T0140694

V&Runipress

Pflegewissenschaft und Pflegebildung

Band 1

Herausgegeben von
Prof. Dr. Hartmut Remmers

Hartmut Remmers (Hg.)

Pflegewissenschaft im interdisziplinären Dialog

Eine Forschungsbilanz

Mit 8 Abbildungen

V&R unipress

Universitätsverlag Osnabrück

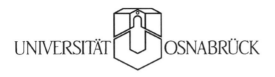

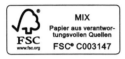

Bibliografische Information der Deutschen Nationalbibliothek

Die Deutsche Nationalbibliothek verzeichnet diese Publikation in der Deutschen
Nationalbibliografie; detaillierte bibliografische Daten sind im Internet über
http://dnb.d-nb.de abrufbar.

ISBN 978-3-89971-545-3

**Veröffentlichungen des Universitätsverlags Osnabrück
erscheinen im Verlag V&R unipress GmbH.**

Inhalt

Hartmut Remmers

Pflegewissenschaft als transdisziplinäres Konstrukt. Wissenschaftssystematische Überlegungen – Eine Einleitung

Vorbemerkung

Der vorliegende Band stellt erste Ergebnisse von Bemühungen dar, Pflegewissenschaft im Zusammenspiel mit den Stimmen anderer relevanter wissenschaftlicher Disziplinen gleichsam zu orchestrieren. Wir glauben, dass der durch Kooperationen und Zusammenführung unterschiedlicher Perspektiven zu erschließende Anregungsreichtum verwandter Fächer genauer erkannt, stärker gewürdigt und ausgiebiger genutzt werden sollte. Aus diesem Grunde ist die Edition der Beiträge dieses Bandes mit einigen wissenschaftssystematischen Überlegungen verknüpft. Ein Ertrag dieser Überlegungen besteht in dem gewiss etwas paradox anmutenden Vorschlag, den disziplinären Status der Pflegewissenschaft, die wie alle praxisorientierten Wissenschaften eine typische Querschnittsdisziplin ist, von ihren fachlich diversifizierten Bezügen und Fragestellungen her als ein transdisziplinäres Unternehmen – wir nennen es: Konstrukt – zu begründen. Dieser Vorschlag wird sich zudem handlungswissenschaftlich untermauern lassen.

Der vorliegende Band soll diesen wissenschaftsphilosophischen Begründungsversuch gewissermaßen illustrieren. Die hier vorgelegten, fachwissenschaftlich breit gestreuten Beiträge stehen allesamt in ihren Thematiken und Fragestellungen in engem Zusammenhang mit aktuellen, originär pflegewissenschaftlichen Problemstellungen. Und wir meinen, dass sie alle einen pflegewissenschaftlich unverzichtbaren, systematisch zu adoptierenden Wissensvorrat darstellen. Die nachstehenden, über den konventionellen Charakter einer Einleitung hinaus weisenden Überlegungen werden pflegewissenschaftlich interessierten Kolleginnen und Kollegen zugleich einen Einblick in die für den Ausdifferenzierungsprozess neuer Disziplinen typischen Selbstverständigungsdebatten schenken.

1. Zur Entwicklung der Pflegewissenschaft in Deutschland

Pflegewissenschaft gehört zu den sehr jungen Fachdisziplinen in Deutschland. Sie kann allerdings mit Blick auf eine Vielzahl europäischer und nordamerikanischer Länder auf eine inzwischen etwa 100-jährige Tradition der Akademisierung der Pflege verweisen.

Für die Akademisierung des Pflegeberufs und die Entwicklung der Pflegewissenschaft in Deutschland gab es verschiedene Anlässe: seit mindestens den letzten beiden Jahrzehnten hat sich das herkömmliche Berufsverständnis erheblich gewandelt. Es zeichnen sich eindeutige Tendenzen der Professionalisierung ab (höhere Eigenständigkeit, wachsende Aufgaben-/Entscheidungsverantwortung). Hinzu kommt ein grundlegender demographischer Wandel vor allem westlicher Industrieländer (Zuwachs des Anteils älterer und hochbetagter Menschen), der von folgenreichen epidemiologischen Veränderungen (wachsende Zahl von Menschen mit Mehrfach-Erkrankungen sowie zunehmende Chronifizierung von Krankheitsverläufen) begleitet wird. Diese Veränderungen erzeugen einen erhöhten Bedarf qualifizierter pflegerischer Leistungen, mit dem ein Neuzuschnitt beruflicher Aufgaben (vor allem im ambulanten Bereich) bei Abflachung tradierter Berufshierarchien verbunden ist. Zugleich sind Übergänge von der Krankheitsorientierung hin zur Gesundheitsorientierung zu verzeichnen. Das gesamte gesundheitliche Versorgungssystem befindet sich zur Zeit in einem noch nicht absehbaren Strukturwandel.

Damit stellen sich neue Aufgaben- und Qualifikationsanforderungen an die berufliche Pflege, die wissenschaftlich begleitet und fundiert werden müssen. Ohne den Aufbau und die Entwicklung von Pflegewissenschaft und Pflegeforschung an bundesdeutschen Hochschulen sind diese Aufgaben nicht zu leisten.[1]

---

1   Zur Entwicklung der Pflegewissenschaft in Deutschland hat der Hochschulstandort Osnabrück einen historisch beachtenswerten Beitrag geleistet: Bereits 1980 wurde an der Universität Osnabrück der Studiengang »Weiterbildung für Lehrpersonen an Schulen des Gesundheitswesens« (LGW) eingerichtet; 1981 nahm der Weiterbildungsstudiengang für Pflegedienstleitungen an der Fachhochschule Osnabrück (heute Pflegemanagement) seine Arbeit auf, 1984 der »Weiterbildungsstudiengang Unterrichtsschwester/Unterrichtspfleger« (heute »Pflegepädagogik«) sowie 1985 der »Weiterbildungsstudiengang Pflegedienstleitung« an der Katholischen Fachhochschule Norddeutschland (Osnabrück). Die erste deutsche Professur für »Krankenpflege und Sozialwissenschaften« wurde 1987 an der Fachhochschule Osnabrück eingerichtet. Auf der Grundlage einer Rahmenvereinbarung der Kultusministerkonferenz der Länder vom 12.05.1995, mit der »Pflege« als 16. berufliche Fachrichtung in den Katalog der universitären Lehramtsstudiengänge aufgenommen wurde, richtete das Niedersächsische Ministerium für Wissenschaft und Kultur zum Wintersemester 1996/97 an der Universität Osnabrück den Studiengang »Lehramt an berufsbildenden Schulen / berufliche Fachrichtung Pflegewissenschaft« ein. Bundesweit existieren damit drei Studiengänge dieser Art. - Am Hochschulstandort Osnabrück sind gegenwärtig sehr unterschiedlich profilierte pflegewissenschaftliche Studienrichtungen vertreten, die sich durch

Eine besondere Herausforderung stellen damit gesundheitspolitisch wachsende, auf spezielle pflegewissenschaftliche Wissensbestände angewiesene Qualifizierungsbedarfe dar. Strittig dabei ist, inwieweit diese Wissensbestände, die stets an eine bestimmte disziplinäre Genese gebunden sind, die ihrerseits einem bestimmten gesellschaftlichen und kulturellen Vermittlungszusammenhang unterliegt, rein utilitaristischen Ansprüchen ihrer beruflichen Verwertbarkeit zu genügen haben, sich also am instrumentellen Kriterium ihrer praktischen Indienstnahme zu bewähren haben. Diesen vor allem bildungstheoretischen Fragen gehen wir an dieser Stelle nicht weiter nach.

Eine methodisch anspruchsvolle Zeitgeschichtsschreibung der Pflegewissenschaft in Deutschland, die eine gegenwärtige Entwicklungen kritisch begleitende Aufklärungsfunktion zu erfüllen hätte, ist nicht in Sicht. Ihr obläge es insbesondere zu klären, inwieweit die Etablierung dieser jungen Disziplin markt- oder wissenschaftsgetrieben ist. Für eine Marktgetriebenheit sprechen politisch-administrative sowie von Berufsorganisationen autorisierte Stellungnahmen bzw. Verlautbarungen.[2] Für eine Marktgetriebenheit sprechen ferner auf wissenschaftspolitischer Ebene deutlich erkennbare Präferenzen von Fachhochschulen, die sich in Anbetracht ihres Selbstverständnisses und Qualifikationsrahmens nahtlos einem durchgängig gestuften System beruflich verwertbarer Bildungsabschlüsse (Bologna-Prozess) einpassen. Auswirkungen auf das konzeptionelle Selbstverständnis der Pflegewissenschaft werden diese politisch-administrativen Richtungsentscheidungen insoweit haben, als unterschiedliche, möglicherweise auch sektoral differenzierte Interessenszusammenhängen der Gesundheitswirtschaft bei der Ausprägung eines disziplinenspezifischen Lehr- und Forschungsprofils in Führung gehen. Die Etablierung der Pflegewissenschaft als eigenständige Wissenschaftsdisziplin an deutschen Hochschulen seit Beginn der 1990er Jahre ist nicht das Ergebnis innerwissenschaftlicher Diskurse; entstammt nicht Einsichten, hervorgegangen aus disziplinär verzweigten Arbeits- und Forschungszusammenhänge mit pflegebezogenen Fragestellungen. Sie ist vielmehr das Ergebnis eines politisch-administrativen Willensbildungsprozesse unter dem zunächst im medizinischen Versorgungsbereich entstandenen Problemdruck. Diese besonderen strukturellen Voraussetzungen sind nichts völlig Ungewöhnliches bei der Ausdifferenzierung neuer Fächer

---

wachsende Kooperation und Vernetzung von Forschungsinfrastrukturen wechselseitig bereichern.

2 Zusammengefasst in: Krüger, H., Kriesel, P., Piechotta G. & Remmers, H. (2000): Endbericht des BLK-Modellversuchs »Entwicklung und Erprobung eines Studiengangs mit berufspädagogischem Fachrichtungsprofil für Lehrkräfte in der Alten- und Kranken-/Kinderkrankenpflege«, Universität Bremen.

und Disziplinen, worauf wir später noch genauer eingehen werden. Von entscheidender Bedeutung erweisen sie sich allerdings in einer etwas ungewöhnlichen, selektiven Ausprägung mit Blick auf die Etablierung der Pflegewissenschaft im deutschen Universitätssystem.

2. Systematisierungsansätze

Trotz ihres noch immer jungen Entwicklungsstands kann die Pflegewissenschaft in Deutschland inzwischen auf beachtenswerte Leistungen bspw. in der klinischen Interventions- oder in der Versorgungsforschung, zum Teil auch in der Qualifikationsforschung verweisen. Dabei dürfte Einigkeit darüber bestehen, dass die akademische Anerkennung dieser jungen Disziplin in sehr entscheidender Weise von ihren empirischen Forschungsleistungen abhängig sein wird. Die verständlicherweise aus kompetitiven Gründen (Anerkennung vorrangig im Medizinsystem) starke Hinwendung zur klinischen Forschung hat allerdings in der wissenschaftlichen Fachöffentlichkeit nicht nur bildungswissenschaftliche Aspekte der Befähigung zur Wahrnehmung komplexer Aufgaben in den Hintergrund treten lassen, sondern vor allem den grundlagentheoretischen Diskurs (vgl. etwa Stemmer 2004), der in diesem Zusammenhang nicht mit der frühen Rezeption pflegetheoretischer Modelle verwechselt werden darf (Schaeffer, Moers, Steppe & Meleis 1997). Dieser Mangel lässt sich durch drei Beobachtungen illustrieren:

(a) Nicht allein die deutsche Pflegewissenschaft (was ihrem wissenschaftsgeschichtlich noch jungen Status geschuldet sein mag), sondern die auf internationaler Bühne im Konzert der Einzelwissenschaften fest etablierte Pflegewissenschaft lässt noch immer eine bei ihren Nachbarwissenschaften gleichsam kanonisierte Fachsystematik vermissen. Von einem Mitte der 1990er Jahre veröffentlichten bibliothekarischen Klassifikationssystem der Pflegewissenschaft (Müller & Reipschläger 1997) hätte erwartet werden dürfen, dass es als Diskussionsgrundlage für Arbeiten an einer solchen Fachsystematik dienen würde. Diese Erwartungen mussten indes unerfüllt bleiben. Und dies mag unter anderem damit zusammen hängen, dass jenes Klassifikationssystem jeder inneren Logik, jeder theoretischen Begründung entbehrte, dass es in auffälliger Weise vielmehr an die medizinische Systematisierung ärztlicher Fachgebiete bzw. Krankheitsbilder angelehnt war. Dieser theoretische Mangel kann auf Differenzierungsdefizite einer im angloamerikanischen ebenso wie im deutschen Kontext der Pflegewissenschaft nicht wirklich ernsthaft aufgenommenen Diskussion um die wissenssystematische Ortsbestimmung im Geflecht disziplinärer Verzweigungen zurückgeführt werden. Die hier vertretene (und weiter zu begründende) These lautet, dass sich die Pflegewissenschaft aus diesem Geflecht multidisziplinärer Bezüge auch im Prozeß ihrer Autonomisierung nur um den Preis eines Verzichts auf substantielle Erkenntnisquellen, Wissensbestände und methodische Anregungen wird herauslösen können (vgl. Remmers 1999).

(b) Wie Fragen einer Fachsystematik beantwortet werden, gibt zugleich Auskunft über die »theoretische Ordnungsform des Wissens«, die als konstitutiv für die Disziplinarität eines Faches angesehen wird. (Becker 1998, 44). Aus epistemologischer Perspektive ist für Heckhausen (1987, 132f.) das jeweilige »theoretische Integrationsniveau« ausschlaggebend für die Disziplinarität eine Faches. Dabei bemisst sich die graduelle Ausprägung eines theoretischen Integrationsniveaus daran, inwieweit bestimmte Phänomene oder funktionelle Zusammenhänge auf explanatorischer Ebene als »Wirkungsgefüge«, zusammengesetzt aus »beschreibenden und erklärenden Konstrukten«, verständlich gemacht werden können. Ein Beispiel wären Untersuchungen von Körperfunktionen auf physiologischem, anatomischem oder molekularem Integrationsniveau (Heckhausen 1987, 133). Anders stellen sich Merkmale der Disziplinarität eines Faches aus einer soziologisch-funktionalistischen Perspektive dar (Luhmann 1991). Als ausschlaggebend erweisen sich hier Kommunikationen einer Wissenschaftsgemeinschaft, kraft derer Fächer kognitiv ausdifferenziert und sozial institutionalisiert und nach Außen als Disziplinen abgrenzt werden. Eine andere Beurteilung von Disziplinarität ergibt sich, wenn man sich neuere Trends in der Forschung klar macht. So weist Becker (1998, 45) darauf hin, dass sich die Forschung »in vielen Bereichen längst aus ihren fachlichen und disziplinären Bindungen gelöst hat, ihre Probleme fachunabhängig formuliert und bearbeitet.«

Damit stellt sich die Frage, wie es gelingt, neues Wissen fachlich systematisch zu ordnen. Für die Herausgeberinnen eines älteren *Handbuchs Pflegewissenschaft* (Rennen-Allhoff & Schaeffer 2000a; 2000b) schien es sich (im Anschluss an eine prominente Pflegetheoretikerin: Orem) nahe zu legen, einen spezifischen Pflegebedarf resp. Pflegebedürftigkeit in Verbindung mit zentralen ›Bereichen‹ bzw. beruflichen Herausforderungen als Ansatz für eine Systematisierung der Pflegewissenschaft zu wählen. Betrachtet man die dem Abschnitt *Pflegebedarf, Pflegebedürftigkeit, Handlungsfelder* zugrunde gelegte Gliederung, so werden darin zwei Systematisierungsprinzipien miteinander verschränkt: ein gewissermaßen an Krankheitsbildern, Einschränkungen usw. orientiertes Prinzip objektiver Bedingungs- bzw. Auslösefaktoren sowie ein an klassischen, den

Auslösefaktoren zum Teil korrespondierenden Tätigkeitsbereichen/ Berufsfeldern von Pflege orientiertes Segmentationsprinzip (z.B. Schwangerschaft und Geburt einschl. Wöchnerinnen-Pflege, Kinderkrankenpflege, Altenpflege, Heilerziehungspflege sowie fachlich spezialisierte Teilbereiche der [Erwachsenen-] Krankenpflege). Mit einem gleichsam quer liegenden Strukturierungsprinzip soll sektoral differenzierten Kontexten der Pflege (ambulant, stationär, teilstationär) Rechnung getragen werden. Nun ist es Sinn und Zweck eines wissenschaftlichen Handbuches, in komprimierter Form breite fachliche Orientierung zu geben. Freilich konnte der hier repräsentierte Wissensstand noch nicht zu einer systematischen Ordnungsform gelangen, insoweit das disziplinäre Konstrukt Pflegewissenschaft einer wissenschaftssoziologischen, -historischen sowie -theoretischen Begründung ermangelt. Zehn Jahre bis zu einer völlig neuen, aber am alten »bewährten« Gliederungsprinzip grosso modo festhaltenden Ausgabe dieses Handbuches (Schaeffer & Wingenfeld 2011) haben nicht gereicht, dieses Desideratum zu beseitigen.

(c) Fragen einer Fachsystematik stellen sich allerdings auch aus einer weiteren Perspektive. Dabei handelt es sich vorrangig um bildungswissenschaftlich bzw. wissenschaftsdidaktisch zu beantwortende Fragen nach der strukturierten Vermittlung eines Faches in der Lehre. In concreto lautet die Frage demnach: Nach welchen wissenschaftlichen Ordnungsprinzipien soll ein spezifisches Wissen in Gestalt eines welchen »Ausbildungscurriculums« gelehrt werden? In einem jüngst vorgelegten gestuften Curriculum-Modell für pflegewissenschaftliche Ausbildungsgänge ist der Versuch unternommen worden, wissenschaftliches Wissen und handlungsbezogene Kompetenzen in Form einer Matrix zu integrieren (vgl. Hülsken-Giesler et al. 2010). Die Autorinnen und Autoren sind sich offenbar bewusst, dass Prinzipien einer Wissensordnung und ihre Vermittlung nicht im objektivistischen Schein reiner Tatsachen begründet werden können; vor allem dann nicht, wenn diese Wissensordnung dem epistemischen Status (beispielsweise bei Diagnosen, die stets einen Entscheidungsaspekt enthalten) einer auf fachlich und ethisch rechtfertigungsfähige Eingriffe spezialisierten Handlungswissenschaft genügen muss. Und Handlungswissenschaften, auf deren wissenschaftstheoretische Besonderheiten wir später genauer eingehen, führen bekanntlich von Haus aus ein praktisches Erkenntnisinteresse mit sich.

Genau dies ist der Grund, warum professionelles, wissenschaftliches Wissen für sich einen epistemischen Sonderstatus in Anspruch nehmen muss. Der Konstitutionsprozess professionellen Wissens ist durch eine Doppelseitigkeit der Erfahrungsorganisation gekennzeichnet: auf der einen Seite eine handlungsentlastete, in speziell dafür vorgesehenen Institutionen sich vollziehende, wissenschaftlich standardisierte Erfahrungsorganisation; auf der anderen Seite eine in die praktische Arbeit, das heißt in die Beziehung mit Patienten, Klienten usw. unmittelbar eingelassene, unter stetem Handlungs- und Entscheidungsdruck stehende, vor allem an paradigmatischen Fällen orientierte Erfahrungsorganisation. Wir haben es demnach mit unterschiedlichen Wissensformen zu tun, die unterschiedlichen Evidenzcharakter aufweisen (vgl. Behrens & Langer 2006, Kap G). Angesichts dieser epistemischen Besonderheiten handlungswissenschaftlicher Wissensbestände und ihrer erst noch zu klärenden Ordnungsprinzipien dürften wissenschaftsdidaktisch angemessene Grundsätze ihrer Vermittlung diejenigen eines Fall bezogenen, exemplarischen Lernens sein. Eine besondere Aufgabe wäre weiterhin zu klären, nach welchen Prinzipien jene disparaten Wissensformen methodisch zusammengeführt werden können.

2.1 Wissenschaftssoziologische Rekonstruktion: das berufswissenschaftliche Konzept in den USA

Bei dem Versuch einer wissenschaftssystematischen Klärung halten wir es für zweckmäßig, zunächst in einer historisch-rekonstruktiven Perspektive die Originalgeschichte der Pflegewissenschaft in den USA etwas genauer zu betrachten. Wir beschränken uns dabei auf den konzeptionellen angloamerikanischen Begründungdiskurs der Pflegewissenschaft. Eine rein wissenschaftshistorisch immanente Analyse erscheint uns allerdings unbefriedigend, insofern sie sozial- und institutionengeschichtlichen Besonderheiten der Berufs- und Wissenschaftsentwicklung eines Landes zu wenig Aufmerksamkeit schenkt. Wir werden daher die sehr knapp gehaltene wissenschaftshistorische Analyse mit wissens- bzw. wissenschaftssoziologischen Rekonstruktionsmethoden in der Tradition Max Schelers (1926) sowie Karl Mannheims (1929) kombinieren. Denn nur auf diese Weise kann zwei hervorstechenden Besonderheiten der USA Rechnung getragen werden: Zum einen jener spezifischen, vor allem durch den amerikanischen Pragmatismus geprägten Wissenschaftskultur, deren Selbstverständnis gemäß Wissenschaft am Prinzip der Lebensdienlichkeit zu orientieren ist. Daraus leitet sich die gesellschaftspolitische Forderung einer Verwissenschaftlichung sämtlicher Lebensbereiche ab, die es erlaubt, ein feinmaschiges Netz wissenschaftlicher Experten zu knüpfen, deren Rat und Beistand in allen erdenklichen kritischen Lebenslagen aufgesucht werden kann. (vgl. Remmers 2000, 127ff). Zum anderen kann die Originalgeschichte der amerikanischen Pflegewissenschaft nicht hinreichend verstanden werden, ohne sie im Zusammenhang mit Emanzipationsanstrengungen amerikanischer Frauen Ende des

19. Jahrhunderts zu betrachten: Die Überwindung einer »Verhäuslichung« der bürgerlichen Frau und Ablösung durch Expertenarbeit (vgl. Raeitel 1988, 83 ff.). Wissenschaftsgeschichtlich greifen damit zwei soziale Bewegungen als ein großangelegtes amerikanisches Mittelschicht-Projekt ineinander: Die Emanzipation bürgerlicher Frauen und die Professionalisierung der ihr traditionell zugewiesenen Aufgaben durch höhere Ausbildung.

Mit der Verwissenschaftlichung der Pflege in den USA wird also zunächst eine Anhebung des beruflichen Status durch Akademisierung verfolgt; eine Tendenz, die sich teilweise in einem berufswissenschaftlichen Konzept der amerikanischen Pflegewissenschaft übergangsweise niederschlägt. Allerdings wird man sich die institutionell hoch beschleunigte Ausdifferenzierung der amerikanischen Pflegewissenschaft in den 1950er und 1960er Jahren und die mit diesem Prozess verbundenen akademischen Auseinandersetzungen um das wissenschaftstheoretische Selbstverständnis dieser jungen Disziplin nicht hinreichend klar machen können, ohne jene prägenden Grundanschauungen der amerikanischen Wissenschaftskultur mit zu berücksichtigen: ein Verständnis von Wissenschaft als ein Rationalisierungsinstrument, vermöge dessen sich gleichermaßen soziale wie natürliche Lebensprozesse beliebig steuern lassen. (vgl. hierzu ausführlich: Remmers 2000, 134ff).

Vor diesem Hintergrund sind berufliche Kämpfe um gesellschaftliche Anerkennung als Profession mit Definitionskämpfen um einen bestimmten Wissenschaftstyp stets zusammen zu betrachten. Dabei handelt es sich vorrangig um Fragen der Klassifikation pflegewissenschaftlichen Wissens, welche von Johnson (1968) funktionalistisch beantwortet werden. In ihren Augen präsentieren sich spezifische Probleme der Pflege einzig im kategorialen Bezugsrahmen von »Naturereignissen«, die es zu beherrschen gilt. Aus dieser Sichtweise legen sich verhaltenswissenschaftliche Modelle einer der naturwissenschaftlichen Medizin analogen Gesetzeswissenschaft als Prototypus der Pflegewissenschaft nahe. Ihre wissenschaftliche Legitimation wiederum verdankt die Pflegewissenschaft ihrer funktionellen Verklammerung mit Problemen beruflicher Praxis. Unter dieser Prämisse kann sie in Abgrenzung von reinen theoretischen Grundlagenwissenschaften den besonderen Typus angewandter Wissenschaften für sich reklamieren – ein Ansatz, der später von Walker (1971) zum Zwecke methodologischer bzw. konzeptueller Spezifizierungen ins Spiel gebracht, von Dickoff & James (1971) dagegen vehement zurückgewiesen wird.

Die Ende der 1960er Jahre von Johnson eingeführte Unterscheidung zwischen sogenannten Berufsdisziplinen und akademischen (oder grundlagentheoretischen) Disziplinen wird später nochmals von Donaldson & Crowley (1978) unterstrichen und zugleich – in Anknüpfung an das oben bereits aufgewiesen

Selbstverständnis der amerikanischen Wissenschaftskultur – zugespitzt. Der Pflegewissenschaft wird eine normative Orientierung zugeschrieben, derzufolge ihre Aufgaben in einer wissenschaftlichen Rationalisierung der beruflichen Praxis bestehe (Donaldson & Crowley 1978, 207 f.; 211 f.); des Weiteren müsse der Pflegewissenschaft, dem Muster angewandter Praxisdisziplinen gemäß, der Status einer Fachkräftedisziplin zugesprochen werden. Interessant an dieser Position ist aber weniger die Tatsache, dass die Theorie pflegerischer Professionalisierung normativ auf Dimensionen einer technischen Rationalisierung festgelegt und dieses Theoriekonzept folgerichtig in naturwissenschaftlichen Begriffbildungen entfaltet wird. Bemerkenswert ist vielmehr die Einsicht, dass in dem Maße, in dem praktisch erfolgreiches Handelns allein durch berufliche Kooperation gewährleistet werden kann, der pflegewissenschaftliche Wissenskorpus eine fachsystematisch multi- bzw. interdisziplinäre Zusammensetzung verlangt. Inwieweit interprofessionelle Kooperationen tatsächlich als entscheidendes Argument für die Ausbildung interdisziplinärer Schnittmengen beruflichen Wissens in Anspruch genommen werden kann, dürfte zumindest kontrovers sein (vgl. Donaldson & Crowley 1978, 209 ff.). Jedoch wird man sich als Hintergrund dieser Überlegungen von Donaldson & Crowley die vor allem in den 1970er Jahren sich ausbreitenden interdisziplinären Großforschungsinstitute in den USA klar machen müssen. Mit gleichem Erfolg haben sich interdisziplinäre Lehrangebote allerdings nicht etablieren können. (vgl. Trow 1978, 29ff.).

Als Zwischenergebnis kann festgehalten werden, dass sich bei allen tonangebenden amerikanischen Pflegewissenschaftlerinnen ein funktionalistisches Verständnis wissenschaftlichen Wissens im Sinne der Rationalisierung beruflicher Praxis findet. Wissenschaft hat der Verfeinerung (sophistication) eines beruflichen Systems erfolgsorientierter Handlungs- und Leistungskontrollen zu dienen. Dieser Grundkonsens wird auch durch Versuche einer die historische Wissenschaftstheorie beispielsweise Th. Kuhns (1976) in Anspruch nehmenden wissenschaftsphilosophischen Grundlegung der Pflegewissenschaft bei Silva & Rothbart (1984) nicht infrage gestellt. Bezeichnenderweise haben die durch Silva & Rothbart (1984, insbes. 268 f.) angeregten Debatten nicht nur zu einer Revision des bislang gültigen Verständnisses einer Praxiswissenschaft und zu einer kritischen Bewertung ihrer normativen Implikationen geführt. Sie haben vor allem mit Kim (1989) den Blick für die Mehrdimensionalität pflegerischer Phänomene und für einen der Komplexität des Gegenstandsbereichs angemessenen Pluralismus der Erkenntnismethoden und der wissenschaftsparadigmatischen Orientierungen geschärft. Kim (1989) hat damit den Weg für ein entspanntes Verhältnis gegenüber anderen, in höherem Grade theoretisch orientierten, nicht unmittelbar auf praktische Verwertbarkeit ausgerichteten Wissenschaften und damit für eine handlungstheoretische Konzeptualisierung der Pflege vorbereitet, mit der wir uns im Folgenden beschäftigen werden.

2.2 Wissenschaftstheoretische Ortsbestimmunq: das handlungswissenschaftliche Konzept

Die knappe Skizze einer wissenschaftstheoretischen Ortsbestimmung der us-amerikanischen Pflegewissenschaft hat deutlich gemacht, dass sich hinter Fragen nach Klassifikationssystemen pflegewissenschaftlichen Wissens gleichsam Abgrenzungskämpfe um einen eigenen Wissenskorpus verbergen. (Hülsken-Giesler 2008, insbes. 283ff.). Bei diesen Bemühungen wurden jedoch zwei wichtige Fragen aus dem Auge verloren: zum einen die Frage nach dem Status dieses Wissens, zum anderen die damit verknüpfte Frage nach der Relevanz, genauer gesagt: nach der Bedeutsamkeit dieses Wissens für professionelles Handeln, welches bekanntlich mehrere Dimensionen sowie organisationale Bezüge umgreift.

Nicht allein, dass sich im Falle der Pflegewissenschaft eine disziplinäre Ordnung des Wissens in unterschiedliche Sphären mit unterschiedlichen rationalen Geltungsansprüchen differenziert (Status-Fragen), stellt hier eine besondere Herausforderung dar (Remmers 2000, 168ff.; 1999). Von mindestens ebenso entscheidender Bedeutung erweist sich im Falle der Pflegewissenschaft der Professionsbezug disziplinär strukturierten Wissens, wobei der Professionsbezug durch zwei charakteristische Eigenschaften markiert ist: zum einen durch die Komplexität praktischer Herausforderungen, der mit dem Prinzip der Kontextualität bzw. der Kontextualisierung eines Problems und der für dieses Problem zu entwickelnden Lösung entsprochen wird; zum anderen durch die Komplexität professionellen Wissens, das nicht nur mehrere Dimensionen, sondern ebenso mehrere Wissensformen (explizite, implizite) umschließt.

Beide Charakteristika verlangen systematische Beachtung bei der disziplinären Konstruktion von Pflegewissenschaft als Handlungswissenschaft, deren wissenschaftstheoretischer Sonderstatus durch eine *methodologische Doppelseitigkeit* zwischen personalem Handlungs- und allgemeinem Wissenschaftsbezug gekennzeichnet ist – ein Grund auch, warum das handlungswissenschaftliche Verhältnis von Theorie und Praxis als eine widersprüchliche Einheit verstanden werden muss (Remmers 1999; Hülsken-Giesler 2008). Jedes professionelle Handeln ist auf der einen Seite charakterisiert durch Inanspruchnahme eines theoretisch allgemeingültigen, wissenschaftlichen Erklärungswissens. Ihm korrespondieren operationelle Einstellungen der Optimierung von Regelabläufen mit entsprechenden technisch-therapeutischen Empfehlungen. Dieses Wissen stellt jedoch nur die allgemeine Seite eines professionellen Problemlösungstypus dar. Die besondere Seite ist demgegenüber, in Anknüpfung an das oben genannte Prinzip der Kontextualisierung, im strikten Personenbezug zu sehen. Auf dieser Seite haben wir es mit einem individualisierenden Fallverstehen zu tun. Es verlangt hermeneutische Kompetenzen der Beurteilung eines Einzelfalls *in der Sprache des Falls*.[3] Beide Komponenten: instrumentelles »Verfügungswissen« (Max Scheler) auf der einen Seite, hermeneutisches »Deutungswissen« (Max Scheler) auf der anderen, sind praktisch untrennbar, jedoch in Anbetracht unterschiedlicher Rationalitätstypen inkommensurabel. Sie dürfen deshalb auch nicht praktisch vereinseitigt werden. Das wäre bspw. dann der Fall, wenn Gütekriterien evidenzbasierter Pflegepraxis *ausschließlich* an ihrer Übereinstimmung mit Ergebnissen hochwertiger Studien bemessen werden. Professionalität erweist und bewährt sich demgegenüber durch die Fähigkeit, »Erkenntnisse je nach den Erfordernissen der Situation flexibel und effektiv zu nutzen.« (Schilder 2010, 59; in Anlehnung an Kirkevold 2002). Die Tatsache, je nach individueller Situation kategorial und logisch inkommensurable Wissensbestände stets neu zusammenführen zu müssen, ist im übrigen auch der Grund, warum sich professionelles Handeln nur sehr begrenzt standardisieren lässt.

Hinzu kommt, dass beide Wissenstypen wissenschaftlich institutionalisierten gesellschaftlichen Lernprozessen unterworfen sind. Praktische berufliche Erfahrungen unzulänglicher Lösungskompetenz werden in der Regel als Anlass der Wissensvermehrung bzw. -Erneuerung betrachtet (wissenschaftliche Fort- und Weiterbildung). Praktische Erfahrungen können aber auch – jenseits eines kumulativen Modells der Wissensvermehrung – auf dem Wege einer kritisch angeleiteten Reflexion als professionelle Lernprozesse in der Weise eines sophisticated knowledge verarbeitet werden: als Verfeinerung des Wahrnehmungs- und Erkenntnisvermögens, als kognitive Abspeicherung und Wiederabrufbarkeit sogenannter paradigmatischer Fälle, an deren Rändern sich diagnostische Fähigkeiten der Spezifikation ebenso wie der Gestaltwahrnehmung auszubilden vermögen – mithin Fähigkeiten, die im Horizont der Expertisenforschung von erfahrungsgesättigten Beständen sogenannten impliziten Wissens zehren.

---

3 Mit diesem Ansatz können zum Teil extreme Herausforderungen an berufliches Können verbunden sein; insbesondere dann, wenn es sich um demenziell fortgeschritten erkrankte Personen handelt. Vgl. Berg, Hallberg & Norberg (1998). Neuerdings auch: Remmers (2010); aus einer mikrogenetischen Perspektive: Ehret (2010); des Weiteren zahlreiche Arbeiten in: Kruse (2010).

Wir haben es hier also mit erfahrungsgeleiteten Lernprozessen und ihren praktischen Wissenskorrelaten zu tun, die in der Sprache der Medizin zutreffend als »Klinik« firmieren. Das entscheidende Kriterium von Professionalität ist daher die wissenschaftlich hoch informierte, gleichwohl dem teleologischen Modus professionellen Handelns genügende Urteilsfähigkeit. Denn am Ende wird immer durch Verschränkung mehrerer Perspektiven zu entscheiden sein, was getan werden kann und soll. Die reflektierende, also nicht-subsumierende Urteilskraft des Professionellen ist sozusagen die disziplinäre raison d'être praktischer Wissenschaften, bei denen sorgfältig unterschieden werden muss zwischen den Logiken von *Entdeckungszusammenhängen* komplexer Sachverhalte, die subjektive Methoden etwa der Gestaltwahrnehmung oder Analogieschlüsse nach Maßgabe paradigmatischer Fälle einschließen können, und den Logiken von *Rechtfertigungszusammenhängen* wissenschaftlicher Aussagen, bei denen das Objektivitätsideal im Sinne deduktiver Überprüfungen eine maßgebende Rolle spielt. (Kliemt 1992).

Die Komplexität professionellen Handelns ist aber nicht allein durch jene methodologische Doppelseitigkeit charakterisiert. Als komplizierender Faktor kommt hinzu, dass das gesamte Praxisfeld der Pflege durch eine *Mehrschichtigkeit* von Aufgaben und eine entsprechende *Mehrdimensionalität* von Handlungsorientierungen mit jeweils unterschiedlichen epistemischen Korrelaten gekennzeichnet ist: So wird der Klienten- bzw. Patientenbezug durch unterschiedliche (subjektive und objektive) Leidenskategorien und evaluative Perspektiven strukturiert, weshalb hier auch den Ansprüchen praktischer Ethik als Entscheidungsmedium Rechnung zu tragen ist; so wird der Wissenschaftsbezug angesichts wachsender interprofessioneller Aufgabenzuschnitte durch unterschiedliche therapeutische Programme strukturiert; und so werden schließlich organisationale Fragen im Ordnungszusammenhang formalen Rechts bzw. informeller Strukturen gelöst. Eine handlungswissenschaftliche Konzeptualisierung von Pflegewissenschaft steht damit vor der Aufgabe, mehrere Handlungsdimensionen reflexiv zu integrieren.

Unsere bereits an anderem Ort (vgl. Remmers 1999) vertretene These lautet daher: Alle unter diesem Vorverständnis zu erörternden *grundlagentheoretischen Fragen* der Pflegewissenschaft müssen in einem übergreifenden Zusammenhang mit hoch komplexen Anforderungen einer auf unterschiedlichen Handlungsebenen sich bewegenden professionellen Praxis ausgeleuchtet werden. Dieser übergreifende Zusammenhang legt es zunächst nahe, der Pflegewissenschaft einen *transdisziplinären Wissenschaftsstatus* zuzuschreiben. Dieser Vorschlag ist Ausdruck einer gewissen Verlegenheit. Und sein Preis besteht in einer wahrscheinlichen Unschärfe, angesichts derer sich eine zentrale, unserer Auffassung nach bis heute nicht zureichend beantwortete Frage aufdrängt: Von welchen *praktischen* und *wissenschaftlich-analytischen Rekonstruktionsprinzipien* wird auszugehen sein, um überhaupt einen pflegewissenschaftlich eigenständigen, also disziplinär unverwechselbaren Wissenskorpus und einen eigenen Problemlösungsbestand entwickeln zu können? Von Rekonstruktionsprinzipien, die es aufzufinden gilt, sprechen wir deshalb, weil allein sie es erlauben, eine systematische Ordnung der Disziplin und ihrer stets zu erneuernden Wissensbestände zu stiften. Wir vermuten, dass sich die von uns reklamierten Rekonstruktionsprinzipien gewissermaßen als Ergebnisse einer elementarisierenden Analyse pflegerischen Handelns erschließen.

3. Berufsspezifischer Wissenskorpus und Prinzipien der Inter- bzw. Transdisziplinarität

Ein Großteil der modernen Forschungsförderung setzt bekanntlich interdisziplinäre Zusammenarbeit zur Bearbeitung wissenschaftlicher Problemstellungen voraus, deren Komplexität fachlich und methodisch hoch spezialisierte Einzeldisziplinen analytisch nicht gewachsen sind. Dabei bleibt das Verständnis dessen, was mit Interdisziplinarität eigentlich gemeint ist, häufig im Ungefähren. Eine systematische Aufklärung insbesondere des semantischen Gehaltes sowie des praktischen, methodischen Anspruchs von Interdisziplinarität, die sich von Multidisziplinarität ebenso wie von Transdisziplinarität unterscheiden solle, wäre aber zunächst eine Aufgabe der Wissenschaftsphilosophie.

Dabei liegt es auf der Hand, in einem ersten Schritt den Anspruch wissenschaftlicher Disziplinen zu klären. Eine Disziplin ist eine besondere Form menschlicher Aktivität, die darauf gerichtet ist, ein möglichst hohes Maß gesicherten Wissens zu generieren. Definitionsgemäß werden Disziplinen durch folgende Identität stiftende Elemente gekennzeichnet: relativ homogener Kommunikationszusammenhang von Wissenschaftlern, gemeinsam geteilte Wissensbestände, relevante Forschungsprobleme, anerkannte Methoden und Problemlösungen, spezifische Karrierestrukturen. (Defila & Di Giulio 1998, 112f.; Hinweis in Sukopp 2010, 20f.). Inwieweit ein bestimmter Gegenstandsbereich Disziplinen konstituierende Bedeutung hat, ist umstritten. Dies zeigt der Gegenstand Pflege, mit dem sich wissenschaftshistorisch verschiedene Disziplinen oder Wissenschaften befasst haben. Ebenso umstritten sind relevante Kriterien, mittels derer Disziplinen sich gegenseitig abgrenzen. Wissenschaftsgeschichtlich hat sich zum einen gezeigt, dass die Einteilung der Wissenschaften beispielsweise in bestimmte Fächer kulturellen Einflussfaktoren unterliegt; zum

anderen, dass mit der Erweiterung oder Veränderung von Gegenstandsberei-
chen auch die für ihre wissenschaftliche Bearbeitung spezifischen Methoden
modifiziert werden – ein Vorgang, der in Richtung interdisziplinärer Kooperation weist. (Voigt 2010, 32). Was besagen nun Multi-, Inter- oder auch Transdisziplinarität in concreto? Und was bedeutet das im Hinblick auf eine Disziplin, die auf Lösungen praktischer Probleme ausgerichtet ist?

3.1 Multi-, Inter- und Transdisziplinarität

Unter Multidisziplinarität verstehen wir das lockere, systematisch kaum gesteu-
erte, relativ unverbindliche Nebeneinander disziplinärer Aktivitäten. Solche
Phänomene wurden bereits in der wissenschaftlichen Literatur der 50er Jahren
beschrieben (Balsiger 2005, 151). Mit Fragen der Interdisziplinarität hatte sich
Anfang der 70er Jahre Erich Jantsch (1970) am Beispiel der *Crossdisziplinarität*
befasst. Mit diesem ersten systematischen Klärungsversuch wird gezeigt, in welcher Weise sich fremddisziplinäre methodische Ansätze oder Forschungsprogramme für die Arbeit der eigenen Disziplin nutzen lassen. Wissenschaftsgeschichtlich wird man sich überdies in Erinnerung rufen, dass erste große Projekte institutionalisierter interdisziplinärer sozialwissenschaftlicher Forschung
(deren Zentrum vielschichtige Vermittlungszusammenhänge zwischen Gesellschaft, Individuum und Kultur bildeten) durch das Frankfurter Institut für Sozialforschung Anfang der 1930er Jahren ins Leben gerufen wurden (zur Pro-
grammatik vgl. Horkheimer 1931). Hier bestand ein klares Bewusstsein, dass
wichtige und dringende Probleme nicht aus der Perspektive nur einer Disziplin
definiert und gelöst werden können. In Zukunft, so ist gegenwärtig die Meinung,
werden aus interdisziplinären Kooperationszusammenhängen eher zufällig, also
ohne zielbewusste Planungen, neue Forschungsgebiete entstehen, die mit einer
Ausdifferenzierung neuer Disziplinen verbunden sein werden. (Jungert 2010, 4).
Für die Begründung von Interdisziplinarität als Forschungs- und Wissenschaftsprinzip bieten sich verschiedene »Kontakt-Modelle« wie Gegenstands-, Metho-
den- oder Problembezug an (vgl. Voigt 2010).

Befassen wir uns zunächst mit dem *Gegenstands-Kontakt*-Modell. Wir hatten
vorstehend bereits die Auffassung problematisiert, Disziplinen würden durch
Bezug auf einen bestimmten Gegenstandsbereich konstituiert. Wissenschaftsgeschichtlich hat sich vielmehr gezeigt, dass ein konkreter Gegenstandsbereich
durch verschiedene Disziplinen bearbeitet werden kann. Auf spezifische Gegenstände können daher Disziplinen keinen exklusiven Erkenntnisanspruch
erheben. Das galt bislang für die Pflege. Ein besseres Beispiel wäre der Erkennt-
nisgegenstand: lebende Systeme, die ihrerseits aus verschiedenen Perspektiven

experimentell beobachtet, vermessen oder auch seziert werden können. Für je nach Fragestellung zureichende Erkenntnisse müssten also zum einen die Komplexität des Gegenstandes und die dieser Komplexität angemessenen disziplinären Bezüge, zum anderen das theoretische Integrationsniveau der auf einen komplexen Forschungsgegenstand ausgerichteten Disziplinen geklärt werden. (Sukopp 2010, 20). Das Verhältnis verkompliziert sich allerdings, wenn man von Annahmen des neueren Konstruktivismus ausgeht, denen zufolge es keine beobachtungsneutralen Gegenstände gibt. Diese Prämissen schließen aus, dass Erkenntnisgegenstände Disziplinen und damit auch Interdisziplinarität konstituieren. (Voigt 2010, 40f.).

Ein anderer Begründungszusammenhang für Interdisziplinarität beruht auf dem *Methoden-Kontakt*-Modell. Dieses Modell besagt, dass sich über gegenstandskonstituierende Methoden mit verschiedenen Kombinationsmöglichkeiten Beziehungen zwischen den Wissenschaften herstellen (Voigt 2010, 41f.). Bereits Jantsch (1970) hatte auf die sinnvolle Übernahme disziplinenspezifischer methodischer Ansätze zu Erkenntniszwecken als ein Merkmal von Interdisziplinarität aufmerksam gemacht. Dabei stellt sich allerdings die Frage, ob es sich hierbei nicht eher um das Phänomen einer »Hilfsinterdisziplinarität« handelt, also um ein lediglich partielles Lernen und Anwenden fachfremder Methoden, ohne dass sich das »theoretische Integrationsniveau« derjenigen Disziplin, die sich einer ihrem Forschungsstandard eher ungewöhnlichen Methode bedient, verändert. (Jungert 2010, 5). Dies wäre z.B., nach Heckhausen (1987), im Falle psychologischer Testverfahren im Rahmen der Pädagogik gegeben. Freilich zeigt die Wissenschaftsentwicklung inzwischen, dass gleiche Methoden durchaus von verschiedenen Disziplinen genutzt werden. Sie zeigt aber auch, dass von Methoden hierarchische Effekte auf eine Ordnung der Wissenschaften mit bestimmten Leitdisziplinen ausgehen können (Voigt 2010, 41f.). Eine hierarchische Ordnung von Disziplinen nach einem einheitswissenschaftlichen Ideal wird auf Grund eines damit verbundenen Reduktionismus als problematisch zurück zu weisen sein. Vielmehr scheint sich ein ganz anderer, nichthierarchischer Ordnungszusammenhang von Disziplinen anzudeuten, die in eben dem Maße, wie sie sich durch spezifische Ausprägungen einer Methode auszeichnen, zugleich auf wechselseitige Ergänzungen angewiesen sind.

Bedacht werden sollte bei alledem ein wissenschaftshistorischer Einwand Feyerabends (1986, 385ff.), den Stellenwert von Methoden nicht zu überschätzen, um den ohnehin »nicht klar formulierbaren Unterschied« zwischen Mythos und Wissenschaft nicht zu verwischen – eine zweifellos provokante Position eines in den Naturwissenschaften beheimateten Wissenschaftshistorikers.

Bedacht werden sollte ferner, dass sich nicht nur unter dem Gesichtspunkt eines gemeinsamen Erkenntnisinteresses, sondern auch gemeinsamer Forschungsmethoden die disziplinären Grenzen zu verwischen scheinen, allerdings sich Disziplinen auch in einem großen Spielraum kombinieren lassen. Die entstehenden Überlappungsbereiche stellen gewissermaßen »Einfallstore für inter- und transdisziplinäre Kooperation« dar (Sukopp 2010, 20).

Allerdings wird man den Anspruch von Interdisziplinarität als fächerübergreifende Zusammenarbeit auch nicht überdehnen dürfen. Denn die Anwendung bspw. bestimmter Methoden (oder auch Theorien) eines Faches in einem anderen ist limitiert. So weist Sukopp (2010, 13) darauf hin, dass es außergewöhnlich fachspezifische Methodiken geben kann, welche die interdisziplinäre Zusammenarbeit eher hemmen; bspw. der biologischen und physikalischen Wissenschaften auf der einen und der Sozial- und Verhaltenswissenschaften auf der anderen Seite. Bieten sich interdisziplinäre Kooperationen aus sachlichen Fragestellungen an, werden deren vielfältige Voraussetzungen genau zu prüfen sein.

Es gibt gute Gründe dafür, dass Normalforschung in Anbetracht ausdifferenzierter Methoden weiterhin monodisziplinär bleiben wird. Heckhausen (1987, 140) macht geltend, dass wahrscheinlich nur durch monodisziplinäre Sichtweisen auf einen in dieser Weise fest umschriebenen Gegenstand eine vertiefte wissenschaftliche Erkenntnis zu erreichen ist; und er verweist dabei auf experimentell gängige Methoden der künstlichen Isolierung einzelner Faktoren, »um deren Wirkung in planmäßiger Bedingungsvariation oder Bedingungskontrolle zu prüfen«. Die unvermeidliche Ausblendung konkurrierender Sichtweisen anderer Disziplinen ist der Preis schärfster Erkenntnisse. (Sukopp 2010, 16f.). An diesem monodisziplinären Erkenntnisideal gemessen, müssen durch interdisziplinäre Sichtweisen gewonnene Erkenntnisse aber nicht »dilettantisch« sein. Für deren Bedeutsamkeit sprechen vermehrte wissenschaftliche Doppelqualifikationen, die wiederum ein Indikator für neue Problemlagen sind, die wegen ihrer Beschaffenheit vorwiegend als Systemprobleme durch eine hohe Komplexität interagierender Faktoren gekennzeichnet, im Bezugsrahmen von Einzeldisziplinen nicht mehr zu bearbeiten und insoweit nur mehr interdisziplinär zu lösen sind. (Jungert 2010, 8; ebenso Sukopp 2010, 18).

Damit wäre bereits das dritte Begründungsmodell wissenschaftlicher Interdisziplinarität angesprochen: die gemeinsame, allein durch wissenschaftsübergreifende Kooperation zu leistende Arbeit an der Lösung mehrschichtiger *Probleme*. Durchgesetzt hat sich inzwischen die Einsicht, dass Interdependenzen innerhalb komplexer Problembestände die Einbeziehung vieler Perspektiven erforderlich machen. Als eine Reaktion auf neuartige Probleme kann die Ausbildung neuer Disziplinen verstanden werden. Auf diese Weise wäre auch die Institutionalisierung der jungen Disziplin Pflegewissenschaft zu explizieren. Es kann aber auch der Bearbeitungsmodus neuartiger komplexer Problemlagen zu wissenschaftlichen Arbeits- und Kooperationsformen in Gestalt einer »Transdisziplinarität« führen, mit der wir uns später beschäftigen werden.

Festzuhalten ist zunächst, dass in der Wahrnehmung komplexer Probleme ein wissenschaftsinternes Motiv für interdisziplinäre Arbeitsweisen besteht; dass sich disziplinäre Segmentierungen dagegen als nachteilig für die Bearbeitung solcher Probleme erwiesen haben. (Jungert 2010, 10). Allerdings ist Interdisziplinarität stets mit besonderen Herausforderungen assoziiert. Diese ergeben sich vor allem aus der Tatsache, dass zwischen den miteinander kooperierenden Disziplinen ein durch unterschiedliche theoretische Integrationsniveaus charakterisierter Abstand besteht.

Eine weitere Herausforderung besteht darin, inwieweit es gelingt, in bestimmten Grenzbereichen zwischen Disziplinen (z.B. Psychobiologie, Psycholinguistik), die sich durch unterschiedliche Integrationsniveaus auszeichnen, Strukturbeziehungen im Sinne eines theoretischen Ergänzungsverhältnisses (»Supplementary Interdisciplinarity«) herzustellen. Es versteht sich von selbst, dass mit geringerem Abstand theoretischer Integrationsniveaus verschiedener Disziplinen Chancen interdisziplinärer Zusammenarbeit wachsen. Unklar ist, im welchem Maße gemeinsame *Erkenntnisinteressen* verschiedene Disziplinen mit jeweils spezifischen methodischen Erkenntnisinstrumenten und »theoretischen Integrationsniveaus« zusammenführen können. Sicher ist allerdings, dass Intransparenz hinsichtlich disziplinärer Erkenntnisinteressen mit Verständigungsschwierigkeiten zwischen unterschiedlichen Wissenschaftskulturen einher geht. (Sukopp 2010, 15).

Dies führt uns zu neuartigen Phänomen. Es gibt offensichtlich ein Zusammentreffen vor allem dreier Faktoren wie: öffentlich als dringend und relevant beurteilte Probleme, ein dezidiert politisches Interesse ihrer Lösung im gesellschaftlich-öffentlichen Raum und eine auf herkömmlichen disziplinären Segmentierungen der Wissenschaft beruhende Unzulänglichkeit, Problemlagen genau zu definieren und Lösungen zu entwickeln; ein Zusammentreffen, das laut Mittelstraß (2001, 89ff.) die Stunde der *Transdisziplinarität* markiert (vgl. auch Sukopp 2010, 24). Transdisziplinarität heißt: konsequente Weiterentwicklung von Interdisziplinarität als »Forschungs- und Wissenschaftsprinzip, das immer dann wirksam wird, wenn sich Probleme innerhalb historischer Grenzen sowie epistemischer Engführungen von Disziplinen und Fächern nicht mehr lösen lassen.« (Mittelstraß 2001, 118). Bei der Idee einer Transdisziplinarität handelt es sich erklärtermaßen um ein Arbeitsprogramm, in dem sich zwar die ursprüngliche Idee einer Einheit der Wissenschaft anmeldet, allerdings in den »Konturen einer praktischen Einheit«.

Zunächst einmal drängen sich mit wachsendem Einzug außerwissenschaftlicher Probleme zunehmend auch Fragen der Dauerhaftigkeit sowie der Transformation disziplinärer Orientierungen auf. (Jungert 2010, 7). Es lockern sich aber nicht nur die herkömmlichen Grenzen zwischen den Disziplinen, welche zum Zwecke der Erweiterung wissenschaftlicher Wahrnehmungsfähigkeiten und Problemlösungskompetenzen einen gewissen Verschmelzungscharakter (als Forschungsprinzip, nicht als Theorieprinzip) aufweisen (Mittelstraß 2001, 118). Es schwinden zunehmend auch die Grenzen zwischen der »Innenwelt« der Wissenschaft und ihrer »Außenwelt«. Das Verhältnis zwischen Wissenschaft und gesellschaftlicher Praxis wird reflexiver.

Gewiss bedürfen transdisziplinäre Vorgehensweisen institutioneller Ordnungen (Sukopp 2010, 26). Das deutsche Forschungssystem wird sich daher in den Augen von Mittelstraß (2001, 107) ändern müssen. Dabei könnten sich »Forschungsverbünde auf Zeit« als eine »richtige Organisationsform« erweisen, dürften aber, was bei Mittelstraß etwas unterbelichtet bleibt, nicht darüber hinweg täuschen, dass gute Disziplinarität stets eine Voraussetzung für Interdisziplinarität bleiben wird. Und naturgemäß rücken Disziplinen nur sehr ungern davon ab, was sie als ihren Kern betrachten. Daher auch besteht das Programm von Interdisziplinarität in einer konkreten Forschungskooperation auf Zeit unter Wahrung disziplinärer Orientierungen und Grenzen. Wahre Interdisziplinarität dagegen besteht für Mittelstraß (1992, 101) im Prinzip der Transdisziplinarität: einer neuen, fachliche Orientierungen verändernden, disziplinäre Grenzen auflösenden wissenschaftssystematischen Ordnung. (Sukopp 2010, 23f; Schweitzer 2010, 112).

3.2 Pflegewissenschaft als Bündelungsprinzip und als transdisziplinäres Konstrukt

Eine differenzierte und schlüssige Definition dessen, was Pflegewissenschaft ist, findet sich kaum. Sie wird sich nicht, folgt man dem gegenwärtigen wissenschaftstheoretischen Diskussionsstand, an einer Beschreibung des Gegenstandsbereichs im Sinne eines Abgrenzungskriteriums »mit gegeneinander abgeschlossenen Regionalontologien« orientieren können (Luhmann 1991, 451). Denn an diesem Unternehmen waren bislang auch andere Wissenschaften oder Disziplinen beteiligt, freilich aus ihrer besonderen fachlichen Perspektive. Sucht man einen definitorischen Kern, so erschließt dieser sich zunächst historisch: Pflegewissenschaft verdankt sich hier wie dort – und die usamerikanische Disziplingeschichte ist dafür ein beredtes Zeugnis – einem gesundheits- und berufspolitischen Gründungsakt als Berufswissenschaft, die primär der wissenschaftlichen Fundierung beruflicher Qualifikationen aus sehr wohl unterschiedlichen analytischen Perspektiven mit unterschiedlichen Relevanzsystemen dient.[4]

Sprechen wir von Pflegewissenschaft als *Forschungsdisziplin*, so gibt es im Anschluss an Heckhausen (1987) vielleicht gute Gründe dafür, sich für einen monodisziplinären Zuschnitt mit einem schon beachtlich ausdifferenzierten Methodenrepertoire auszusprechen. Es gibt vermutlich aber nur sehr wenige, vorrangig experimentelle Fragestellungen, die eine künstliche Ausblendung konkurrierender Sichtweisen zwingend erfordern. Mit Zunahme an Komplexität der zu bearbeitenden Probleme im Gesundheitswesen wird Pflegewissenschaft automatisch zum Partner interdisziplinärer Forschungsprojekte. Das zeigen die Graduiertenkollegs ‹Multimorbidität im Alter› (Berlin) oder ‹Demenz› (Heidelberg), das zeigen die pflegewissenschaftlichen, zumeist interdisziplinär zusammengesetzten Forschungsverbünde (BMBF) und pflegewissenschaftlich begleitete Forschungsnetzwerke wie beispielsweise GAL[5], mit gewissen Einschränkungen auch die Konsortien der Nationalen Expertenstandards Pflege. Angesichts komplexer interdependenter Problemkonstellationen und des Bedarfs hoch differenzierter Lösungen kommt dem Prinzip perspektivischer Öffnung und methodischer Ergänzungen große Bedeutung zu. Wie und nach welchen Organisationsprinzipien interdisziplinäre Zusammenarbeit stattfindet, ist thematisch abhängig. So wird pflegewissenschaftliche Forschung je nach thematischen Bezügen und Problemstellungen in stets neuen interdisziplinären Kombinationen stattfinden. Schon jetzt zeichnet sich ab, dass die Pflegewissenschaft im Prozess interdisziplinärer Zusammenarbeit noch vor Klärung ihrer disziplinären Gestalt sich verändern wird.

---

4 Die markantesten Entwicklungsmomente sind diese: 1923 der in die Annalen der amerikanischen Pflegegeschichte eingegangene, von der Rockefeller Foundation finanzierte »Goldmark Report«, veröffentlicht unter dem Titel »Nursing and Nursing Education in the United States«. In der Folge wurden etliche universitäre Schools of Nursing gegründet. – 1948 der von der Carnegie Stiftung finanzierte »Brown Report«, veröffentlicht unter dem Titel »Nursing for the Future«. – 1963 der »Surgeon General's Report«, veröffentlicht unter dem Titel »Toward Quality in Nursing: Needs and Goals«. In engem Zusammenhang ist damit der Nurse Training Act von 1964 zu sehen. Vgl. Doheny, Cook & Stopper 1997.

5 Siehe zur Information: Lower Saxony Research Network Design of Environments for Ageing: http://www.altersgerechte-lebenswelten.de/index.php?id=21&L=1

Anders stellt sich das Problem einer disziplinären Logik der Pflegewissenschaft nicht als Forschungsdisziplin, sondern als Einheit der Ausbildung mit beruflichen Verwendungsmöglichkeiten, kurzum als *Lehrgebiet* dar. Aus diesem Blickwinkel erheben sich Fragen nach der bislang nicht geklärten internen Wissenschaftssystematik. Es dürfte unstrittig sein, dass Pflegewissenschaft einen multidisziplinär hochgradig aggregierten Wissenskorpus besitzt, dessen spezifische Inhalte je nach Ausbildungsrichtung und Ausbildungziel eines Referenzstudienganges und je nach disziplinärer Verankerung in einer wissenschaftlichen Organisationseinheit unterschiedlich aussehen kann. Hier nun stellt sich die Frage nach dem *Bündelungsprinzip* bzw. den *Rekonstruktionsprinzipien* bezugswissenschaftlich unverzichtbarer Wissensbestände, insbesondere aber nach der handlungswissenschaftlichen Logik, derer gemäß die Fachinhalte der zu lehrenden Bezugsdisziplinen nach Relevanzkriterien geordnet und gelehrt werden.

Rekonstruktionsprinzipien dienen nicht allein der Begründung einer Fachsystematik, sondern auch der Strukturierung eines Curriculums der Disziplin. Auch hier geht es um eine Ordnung nicht nur theoretischen, sondern auch kontextgebundenen Wissens, jedoch strukturiert unter logischen Gesichtspunkten ihrer Darstellung und Aneignung mit dem Ziel einer wissenschaftlichen Befähigung zur erfolgreichen Lösung praktischer Probleme. Auf welchem theoretischen Integrationsniveau dies (in einem gestuften Prozess) geschehen kann, ist ungeklärt. Was für eine Vielzahl praktischer oder Handlungswissenschaften wie Medizin, Sozialarbeit, aber auch für Ingenieurwissenschaften gilt, betrifft auch die Pflegewissenschaft. Sie alle stehen vor dem »Problem, rekombinierbare disziplinäre Wissensbestände lehrbar und studierbar zu machen, also zersplitterte Wissensbestände zu systematisieren, um überhaupt eine professionelle Ausbildung zu ermöglichen.« (Becker 1998, 47). Weitere damit zusammenhängende Herausforderungen lauten, auf methodologischer Ebene das Verhältnis natur-, sozial- und geisteswissenschaftlicher Bezüge zu klären – eine Herausforderung, der sich auf professionelle Eingriffe spezialisierte Wissenschaften stets konfrontiert sahen.

Dabei sollte Interdisziplinarität nicht mit interprofessioneller Zusammenarbeit unter gemeinsamen Arbeitszielen verwechselt werden. Interprofessionalität wird ohne den Perspektivenreichtum interdisziplinär geteilten Wissens eher unwahrscheinlich sein. Um aber Interprofessionalität im Tätigkeitsbereich von Gesundheitsberufen einschließlich Medizin auch tatsächlich institutionalisieren zu können, bedarf es ganz bestimmter, über fachliche Schnittmengen hinausweisender Kernkompetenzen, zu denen vorrangig die methodische Beherrschung von Fallanalyse und Fallarbeit gehören. Wir sehen darin eines der wichtigsten Bündelungsprinzipien pflegewissenschaftlich relevanter Wissensbestände und eine wesentliche Voraussetzung, »das Profil der eigenen Disziplin weiter zu schärfen, um den konkreten und unverwechselbaren Beitrag einer professionalisierten Pflege für das Gesundheitssystem zu verdeutlichen und weiterzuentwickeln.« (Hülsken-Giesler et al. 2010, 222).

Dies führt uns zu einer abschließenden Überlegung. Mit dem Prinzip der Interdisziplinarität sollte nicht nur ein Orientierungshorizont für große Teile pflegewissenschaftlicher Forschung aufgewiesen werden. Interdisziplinarität scheint uns auch das nicht wegzudisputierende Charakteristikum eines unter Relevanzgesichtspunkten strukturierten pflegewissenschaftlichen Wissenskanons zu sein. Jedoch auf welche disziplinären Merkmalsdefinitionen wird eine Pflegewissenschaft sich stützen können, um den Status einer vollgültigen, eigenständigen Disziplin geltend machen zu können? Eine Antwort auf diese Frage hat sich zunächst vorbereiten lassen durch eine historische Rekonstruktion des in der us-amerikanischen Pflegewissenschaft geführten wissenschaftsphilosophischen Diskurses. Darin wurde deutlich, dass sich Entwicklung, Selbstverständnis und Erkenntnishaltung der Disziplin nur in engem Bezug zu einem gesellschaftlichen Subsystem und einer in diesem Subsystem sich ausdifferenzierenden Profession begreifen lassen. Dieser in unseren Augen theoretisch zwar noch unzureichende Begründungsanspruch macht jedoch den Weg frei für einen diskursiven Selbstverständigungsprozess, in dem sich das disziplinär Genuine und Eigenwertige der Pflegewissenschaft auf phänomenologischem Wege einer eidetischen Reduktion dessen, worin das im Vergleich mit anderen Disziplinen oder Professionen Einmalige und Unverwechselbare pflegerischer Praxis sich wird auffinden lassen. Wir sind der Auffassung, dass dieser unverwechselbare, nach einer umfassenden und differenzierten Verwissenschaftlichung verlangende »Kern« in dem besteht, was als pflegerisches »Arbeitsbündnis« (Behrens & Langer 2006) oder als *Beziehungsarbeit* apostrophiert wird. Alle weiteren denkbaren pflegerischen Aufgaben und Funktionen empfangen letztlich im Rekurs auf dieses Zentrum ihren Sinn. Was hat es mit diesem Zentrum auf sich?

Stets ist Pflege, unabhängig davon, ob es sich um eine professionelle oder informelle Leistung handelt, durch ganz bestimmte Anlässe charakterisiert, die mit Entwicklungs- oder Störungseigenschaften der biopsychosozialen Lebenseinheit eines Menschen (vorrangig im Falle von Einschränkungen, Erkrankungen, Leiden oder Gebrechen) assoziiert sind. Aus Störungen beispielsweise resultieren Bedürfnisse nach Unterstützung bei der Wiederherstellung jener

Lebenseinheit bzw. nach Aufrechterhaltung auf einem möglicherweise einge-
schränkten, aber tolerablen Niveau. Von diesen elementaren Strukturmerkma-
len ausgehend kann Pflege als eine an Grundbedürfnissen hilfebedürftiger
Menschen ansetzende Beziehungsarbeit verstanden werden. Diesem Charakteristikum genügen vorrangig in sozialwissenschaftlichen Begriffsbildungen in-
teraktionistischer oder kommunikationstheoretischer Provenienz entfaltete
Theorien pflegerischen Handelns jedoch nicht. Denn allen als Pflege prädizier-
baren helfenden Beziehungen eignet ein physisch-körperliches Substrat mit
einer spezifisch sinnlich-leiblichen Anschaulichkeit und einer darin fundierten
affektuellen Komponente. Hinsichtlich wesentlicher Unterscheidungsmerkmale
ist daher pflegerisches Handeln primär Handeln sowohl am als auch mit dem
Körper als einer vorsprachlichen Entität. (vgl. Remmers, Busch & Hülsken-
Gielsler 2004, Hülsken-Giesler 2008, Friesacher 2008).

Gewiss: Dieses Charakteristikum teilt Pflege mit der Medizin. Gleichwohl
hebt sie sich vom heilkundlichen System der Schulmedizin unter zwei entscheidenden Gesichtspunkt ab: Gegenüber fast ausnahmslos naturwissenschaftlich
geschulten Ärzten und damit zusammenhängenden Haltungen sind Pflegepersonen dazu genötigt, sich auf einen Menschen zu beziehen, der – einer gleichsam anthropologisch tiefsitzenden Struktur nach – nicht nur Körper ist, sondern auch Körper hat (Helmut Plessner), also seiner Leiblichkeit gegenüber ein
jeweils soziokulturell bestimmtes Verhältnis auszubilden vermag. Der Zugang
zum leidenden Menschen wird daher auch ein anderer sein, versteht man Leiden auch als einen Zustand, in dem der regulative Austausch zwischen Organismus und Umwelt[6] gestört ist und insoweit Fähigkeiten der Selbstregulation
(Autopoiesis) auf verändertem Niveau inneviert und gestärkt werden müssen.
Der damit zugleich angesprochene rehabilitative Ansatz wird daher stets ein
komprehensiver sein. (vgl. Kruse 2009). Damit hängt ein weiteres Differenzkri-
terium zusammen: Auf Grund jener bereits genannten biopsychosozialen Lebenseinheit des Menschen wird in helfenden Beziehungen auf eine persönlich-
emotionale Beteiligung niemals verzichtet werden können. Die Beziehungssze-
ne bräche bei einer innerlich distanzierten Haltung, die fälschlicherweise oft als
ein Kennzeichen von Professionalität betrachtet wird, zusammen.

Beziehungsarbeit folgt einer eigenen »Grammatik« bei der Unterstützung
und Begleitung von Bewältigungsprozessen mit spezifisch emotionalen Anforderungen eines psychophysischen Engagements. Da sich helfende Beziehungen
aber vom physischen Substrat leiblicher Gegenseitigkeit nicht ablösen lassen,
bergen sie mehrere Risiken: zum einen Risiken einer Symbiose ohne Schutz vor

---

6 In Anlehnung an ein beispielsweise in der Gestalttherapie entwickeltes Körpermodell; vgl. etwa
   H.-P. Dreitzel (1982).

grenzenloser Verausgabung, zum anderen Gefahren des Missbrauchs. Unter restriktiven Rahmenbedingungen mangelnder Ressourcen bestehen Risiken des »Burnout«.

Mit dem Beziehungscharakter von Pflege sind aber noch weitere Probleme assoziiert: Probleme der Diffusität und der Kontrolle. Diffusität resultiert aus dem naturgebundenen Charakter zeitlich zum Teil extrem synchronisierter Tätigkeiten wie: Organisation von Versorgung, leibliche Zuwendung, affektive Balance. In der primären Orientierung an natürlichen, zyklisch wiederkehrenden, jedoch stets variierenden Bedürfnissen sind diese Tätigkeiten zeitlich nur schwer planbar sowie kaum kontrollierbar und, was das Erfolgserleben so erschwert: sie verflüchtigen sich in ihren Resultaten. Denn ihnen fehlt häufig eine materielle Anschaulichkeit (vor allem bei therapeutischer Aussichtslosigkeit, Siechtum, Verfall). Diese Charakteristika anthropologisch nicht hintergehbarer Beziehungsarbeit mögen ein Grund sein dafür, dass der Professionalisierung dieses offenbar immer noch die ganze Person in mehreren Wahrnehmungsschichten gleichzeitig affizierenden Kernbereichs der Pflege nicht eine wissenschaftlich besonders herausragende Aufmerksamkeit geschenkt worden ist. Beziehungsarbeit, die immer auch vom Eigensinn, von der natürlichen Selbsttätigkeit des Mit- oder auch Gegenspielers ausgehen muss, rangiert in der Statushierarchie insbesondere therapeutischer Berufe eher niedrig. Sie wird aber auf lineare Zeitstrukturen – ein geradezu klassisches Kennzeichen industrialisierter Arbeits- und Kooperationsformen – nur um den Preis einer Aushöhlung essentieller, nicht nur am messbaren Nutzen (cui bono?) orientierter Aufgaben umgestellt werden können. Gegenwärtige Anstrengungen, durch methodische Verfahrensweisen etwa in der Diagnostik, durch strukturierte Interventionen und Wirksamkeitsprüfungen die Professionalisierung weiter voran zu bringen, gehören gewiss zu einem unverzichtbaren Unternehmen der Verwissenschaftlichung, sollten aber über den Umstand nicht hinweg täuschen, dass sie nur einen kleinen Ausschnitt pflegerischer Expertise darstellen. In unseren Augen würde es deshalb zur Professionalisierung dieses Elementarbereichs pflegerischer Aufgaben auch gehören, das im praktischen Umgang mit Anbefohlenen erworbene Wissen, einschließlich die dieses Wissen charakterisierenden, gleichsam in den Gegenstand eingelassenen, qua mimetischem Vermögen konstituierten, im strengen Sinne: vorrationalen Wissensformen sowohl zu rehabilitieren als auch zum Gegenstand einer zunächst einmal phänomenologischen Analyse zu machen.[7] Das aber wäre nur ein erster Schritt. Betrachtet man die

---

7 Die hier angesprochenen Wahrnehmungsweisen und Wahrnehmungsvermögen hat vor allem Hülsken-Giesler (2008) in seiner Untersuchung vor Augen. Vgl. ebenso in wissenschaftshistorischer sowie wissenschaftstheoretischer Betrachtung: Böhme (1993, 9-31); Böhme (1997).

inzwischen in anderen Disziplinen auf einem theoretisch wie auch empirisch-
methodisch anspruchsvollen Niveau traktierten Fragen zu den Eigentümlich-
keiten intuitiver Bewusstseinsleistungen – ein beispielsweise in neueren Strömungen einer empirisch hoch informierten Philosophie des Geistes ebenso wie
in fachlichen Spezialisierungen beispielsweise der experimentellen Neuro- oder
Kognitionspsychologie thematisierter Fragenkomplex, der näher besehen mitten ins Zentrum pflegewissenschaftlicher Expertisenforschung[8] führt –, so wird
in ersten Umrissen deutlich, mit welchen interdisziplinären Herausforderungen
eine allein auf diesen Kernbereich konzentrierte Pflegeforschung konfrontiert
sein wird.

Es ist unsere Auffassung, dass zukünftige Pflegeforschung, möglicherweise
schon bei eher kleinteiligen experimentellen Beobachtungsstudien, vor allem
aber zur Lösung naturgemäß komplexer pflegerischer Handlungsprobleme auf
empirische Informationsquellen anderer Fächer auch im Rahmen interdisziplinär anspruchsvoller Forschungskooperationen angewiesen sein und bleiben
wird. Selbst die Ergebnisse beispielsweise klinischer RCTs werden ohne systematische Anschlüsse an handlungswissenschaftlich informierte, empirisch
gesättigte Theoriebestände sich ihrer *Bedeutsamkeit,* die ganz andere Studien-
designs verlangt, schwerlich versichern können.

Welchen Status wird man nun aber einem akademischen Fach zuschreiben
können, das auf der einen Seite sich gegenüber benachbarten Fächern disziplinär wird abgrenzen müssen, auf der anderen Seite gleichwohl in der Aggregati-
on eines eigenständigen Wissenskorpus in Lehre und Forschung auf einen
engen Austausch mit eben jenen Disziplinen angewiesen ist? Eine – und vielleicht nur eine – Antwort auf diese Frage besteht im Rekurs auf epistemische
Besonderheiten einer Handlungswissenschaft, die – neben einer Fülle von Be-
rührungsflächen mit verwandten »Praxisdisziplinen« wie Medizin, Sozialar-
beitswissenschaft, abgeschwächt auch mit etlichen Therapiewissenschaften –
hinsichtlich ihres identitätsstiftenden Kerns auf pflegerische Arbeitsprozesse
zugeschnitten ist, welche ohne jenes mimetische, in körperlich-leibliche Aus-
drucksschichten des Gegenüber eingelassene Wahrnehmungsvermögen mit
spezifischen Informationsgehalten auf lediglich formale ebenso wie formelhafte
Prozeduren herabsänken. Es versteht sich von selbst, dass auf diesen Hand-
lungsradius pflegerische Expertise nicht beschränkt werden kann. Es versteht
sich aber ebenso von selbst, dass pflegerischer Expertise, ohne einen das dualis-
tische Konzept der Schulmedizin (Körper als physikalisch-biochemischer Da-
tenträger) übersteigenden epistemologischen Sonderstatus für sich geltend zu

---

8   Vgl. hierzu die grundlagentheoretischen Ausführungen von Friesacher (2008: 199ff.).

machen, erhebliche professionelle Abgrenzungsschwierigkeiten erwüchsen. Diesem Umstand haben wissenschaftstheoretische Statusfragen der Pflegewissenschaft ebenso wie Fragen der innerwissenschaftlichen Theoriebildung Rechnung zu tragen.[9] Von daher sei abschließend eine gewiss paradox anmutende These formuliert: Angesichts der Komplexität beruflich zu lösender Problem- und Krisensituationen, aber auch angesichts rationeller Fragen der Organisation und Strukturierung adäquater Hilfen in unterschiedlichen administrativen Kontexten, und schließlich: angesichts einer wissenschaftsphilosophisch ebenso wie grundlagentheoretisch über den Funktionskreis rein naturwissenschaftlicher Begriffsbildungen hinaus zu entfaltenden Körperlehre als Substrat pflegerischen Handelns, wird man den Status der Pflegewissenschaft in Abgrenzung von »normalen Disziplinen« als den eines transdisziplinären Faches explizieren müssen.[10] Von Transdisziplinarität würden wir, im Anschluss an Mittelstraß (2001), vor allem mit Blick auf einen von der Pflegewissenschaft einzulösenden Anspruch der Verschmelzung paradigmatischer Perspektiven sprechen. Die Frage, ob sich mit dem Konzept einer Transdisziplinarität die ursprüngliche Idee einer Einheit der Wissenschaften als deren Integration (Mittelstraß 1992) werde realisieren lassen, ist wohl eine interessante, aber an dieser Stelle abwegige. Hier geht es allein darum, die Idee der Transdisziplinarität für das Selbstverständnis und das Organisationsprinzip einer Wissenschaft in Anspruch zu nehmen, deren politischer Auftrag und gesellschaftliche Legitimation primär in der Sicherstellung und fortlaufenden Verbesserung wissenschaftlich informierter und beruflich verantwortlicher Expertise begründet ist.

4. Fruchtbarkeit interdisziplinärer Dialoge – ein Blick auf die Beiträge

Die in diesem Band versammelten Beiträge stehen in einem mehr oder weniger engen Zusammenhang mit empirischen und theoretischen Untersuchungen, die gegenwärtig in der Arbeitsgruppe Pflegewissenschaft an der Universität Osnabrück vorgenommen werden. Einige Arbeitserträge sind direkt in diese Sammlung eingeflossen. Insgesamt repräsentieren die Beiträge ein thematisches Spektrum, in dem wir die pflegewissenschaftliche Arbeit auch in Zukunft weiter

---

9 Wir nehmen mit Interesse und Sympathie zur Kenntnis, dass eine Pflegetheoretikerin der jüngeren Generation die von uns ins Zentrum gerückten Fragen eines epistemologischen Sonderstatus der Pflegewissenschaft, resultierend aus einem komplizierten Verhältnis zwischen praktischem Wissen und verwissenschaftlichtem Wissen, zum Ausgangspunkt der Theoriebildung nimmt. Vgl. Kim (2000, insbes. Introduction).

10 Ähnlich lautet die Argumentation von Luhmann (1991, 459), der wir uns hier anschließen.

zu entfalten gedenken. Wir möchten im Folgenden einen kurzen zusammenfassenden Überblick über die hier publizierten Arbeiten geben, die für uns als pflegewissenschaftliche Inspirationsquellen für die Theoriebildung und zukünftige Forschung von hohem Wert sind und unseren vorstehenden konzeptionellen Überlegungen eine gewisse Plausibilität in der Gesamtschau verleihen können

Teil I: Krankheit und Krankheitsbewältigung

Es sind wahrscheinlich staatliche, soziotechnische Ordnungsimperative, die wissenschafts- und kulturgeschichtlich zu einer auch sozialrechtlich übernommenen Dichotomisierung von Krankheit und Gesundheit geführt haben. Aus einer historisch-anthropologischen Perspektive weisen *Farideh Akashe-Böhme und Gernot Böhme* am Beispiel chronischer Krankheit solche Dichotomisierungen als atavistisch zurück. Vielmehr empfiehlt es sich, die conditio humana als die eines riskierten Lebens zu betrachten, weil Einschränkungen und Behinderungen in der einen oder anderen Weise etwas Normales darstellen. Insoweit legt sich auch ein nicht-utopischer Gesundheitsbegriff nahe, in dem das Streben nach Gleichgewichten mit der Fähigkeit des Erleidens als eines Könnens große Bedeutung gewinnt. Im Umkreis einer Theorie der »pathischen Existenz« zeichnet sich Leben stets durch Bewältigung der Begrenzungen menschlichen Seins in seinen vitalen Funktionen und Sinnesleistungen aus. In diesem Lichte muss auch die Bewältigung einer Krankheit als Bestandteil der Lebensführung betrachtet werden; als eine Weise, Leben neue Form und vernünftiges Maß zu geben. In unserer technischen Zivilisation mit ihren Machbarkeitsutopien werden jedoch diese Haltungen, die eine »Billigung von Abhängigkeit« einschließen, ausgezehrt.

Am Beispiel der japanischen Kultur einer *Amae* zeigen *Farideh Akashe-Böhme und Gernot Böhme*, dass überzogene Ansprüche einer alle natürlichen Grundlagen abstreifenden Selbständigkeit menschlichen Lebens an jenen anthropologischen Tatsachen seiner sozialen Angewiesenheit scheitern müssen. Aus dieser Perspektive kritisieren sie theoretische Modelle der Pflege, in denen zur Rechtfertigung professioneller Eingriffe von einem »Selbstpflegedefizit« ausgegangen wird. Defizitär erscheint ihnen vielmehr eine Disziplin, die sich ihrer sozialanthropologischen Fundamente – einer »Praxis gegenseitiger Fürsorge, die auch sonst das Zusammenleben von Menschen bestimmt« – nicht mehr zureichend bewusst ist. Unterstrichen wird dagegen, dass es sozial unaufgebbare Formen der Solidarität und des Schutzes gibt, die ebenso für die

Krankheitsbewältigung essenziell sind und aus diesem Grunde eine Verabschiedung von Fiktionen eines autonomen Subjekts verlangen.

Realität oder Fiktion – für hartgesottene Empiristen scheint nur das Wirklichkeit zu sein, was sie in methodisch präzisem Zugriff als Datensätze in Händen halten. Dass die soziale Welt des Kranken sich aber auch in einer anderen Weise zu erkennen gibt, etwa durch Literatur oder darstellenden Kunst, wird häufig mit dem Verweis auf die darin zum Ausdruck gebrachte Subjektivität, Spontaneität, Phantasie als Fiktion entkräftet – ohne Bewusstsein dafür, dass in der Sprache der Lyrik, des Dramas oder des Romans eine *Lebenswelt* in genau ihrer eigenen semantischen Kapazität erschlossen und in dieser Weise der »Komplexität der gespeicherten kulturellen Inhalte, der Deutungs-, Wert- und Ausdrucksmuster« authentisch zur Darstellung verholfen wird.[11]
Mit seinem Beitrag eröffnet *Dietrich von Engelhardt* ein ungewöhnlich breites Panorama der literarischen Verarbeitung all jener Themen, die uns in medizinsoziologischer bzw. -psychologischer Forschung stets aufs Neue begegnen: jene komplizierten Beziehungen und Interaktionsverhältnisse zwischen Kranken und Gesunden in ihrer Auseinandersetzung mit Krankheit, körperlichseelischem Verfall, Sterben und Tod. Dabei erweist sich gerade die Literatur als ein sozialwissenschaftlich kaum nachahmbarer Seismograph menschlichen Verhaltens in Krisensituationen, das von sensibler Unterstützung und Solidarität, freundschaftlicher Hingabe und Liebe, inneren ethischen Reifungs- und Wachstumsprozessen derer, die Fürsorge als Partner übernehmen, bis hin zu herrschaftlichen und zerstörerischen Übergriffen, ja sogar unvorstellbar verbrecherischen Akten kranker Personen reichen kann. An vielfältigen Konstellationen im Verhältnis von Gesunden und Kranken und ihren bis ins Absurde gesteigerten Krankheitsbewältigungsversuchen zeigt *von Engelhardt,* dass im Gegensatz zu den künstlichen Abstraktionen der Wissenschaft, »die mit dürren Händen Blut und Saft des wirklichen Lebens einzufangen trachten, ohne es doch je zu erhaschen«[12], literarische Objektivationen eine Informations- und Erkenntnisquelle sui generis von Lebensphänomenen im historischen Gestaltwandel des sozialen Alltags sind. Im Vergleich mit der Medizin steht das Genre einer literarisierten Pflege noch aus.

Dennoch wird man sagen können, dass die durch Max Weber in Folge seiner Nietzsche-Rezeption und der damit einhergehenden Problematisierung neuzeitlicher okzidentaler Rationalitätskonzepte aufgebaute Skepsis ein nachhalti-

---

11 So Habermas 1981, Bd. II, 191.
12 Weber 1919: 595.

ges Echo in etlichen Wissenschaften und ihren grundlagentheoretischen Fächern bewirkt hat – bis hinein in therapeutische, insbesondere psychotherapeutische Strömungen und Schulbildungen. Unter Gesichtspunkten grundlagentheoretischer Fundierung der Pflegewissenschaft als Handlungswissenschaft dürften beispielsweise die Einflüsse fernöstlicher Heilsanschauungen, die sich gegenwärtig in einer starken Hinwendung auch psychotherapeutischer Ansätze zu Spiritualität und Kontemplativität bemerkbar machen, besonders hervorzuheben sein.

Aus der Perspektive psychotherapeutischer Eingriffe erweisen sich gegenwärtige Forschungen zur Aufmerksamkeitsregulation (Achtsamkeit) als hoch relevant, da hier Fragen im Zentrum stehen, welche Bereitschaft vorhanden ist, »die von einer Situation hervorgerufenen psychischen Zustände bewusst zu erleben.« *Manuel Waldorf, Karl Heinz Wiedl und Henning Schöttke* gehen diesen für gesundheitsbezogenes professionelles Handeln wichtigen methodischen Fragen in ihrem Beitrag nach. Sie führen zunächst in die Grundbegriffe der *Acceptance and Commitment Therapy* (ACT) ein, deren Kern die nichtbewertende Akzeptanz ist. Bei der Bewertung etlicher Therapiestudien beschränken sich die Autoren auf ein durch Menschen mit Psychose-Symptomen charakterisiertes Anwendungsspektrum unter der Frage, welche stabilen Langzeitpräferenzen ohne Gefühlsunterdrückung aktiviert werden können.

Als erfolgreich hat sich das ACT insbesondere bei Ängsten und Depressivität erwiesen. Klarheit dürfte auch darin bestehen, dass die Methodik des ACT besonders für Berufsgruppen mit intensiven, lang andauernden Patientenkontakten geeignet ist. Der empfohlene Gebrauch von Metaphern in der Patienten-Kommunikation ist Pflegefachkräften keineswegs fremd, jedoch ebenso schulungsbedürftig wie die wertorientierte Gesprächsführung und das Vorleben eigener Achtsamkeit im Stations- oder Heimalltag. Therapeutische Effekte belegen, dass die Abwendung von operativ-zielorientierten Kriterien sinnvoll sein kann. Die Adaption dieses therapeutischen Ansatzes, beispielsweise in Form eines achtsamkeitsbasierten Trainings, liegt daher auch für die Konzeptentwicklung der Pflege – keineswegs beschränkt auf das psychiatrische Setting – nahe.

Weniger mit methodisch-konzeptionellen, als vielmehr mit subjektiven Aspekten der Krankheitsverarbeitung beschäftigen sich *Martina Ludwig, Josef Rogner und Susanne Windhagen* in ihrem Beitrag, der auf das Erleben und Bewältigen einer chronischen Erkrankung wie Multiple Sklerose zugeschnitten ist. Eine zentrale Frage ist, wie die Betroffenen mit den die Krankheit charakterisierenden, das Alltagsleben stark beeinträchtigenden Stressoren wie Schmerzen, körperliche Veränderungen oder Fatigue umzugehen lernen. Dies ist eine für die pflegerische Begleitung, Unterstützung und Schulung dieser Menschen höchst bedeutsame Frage. Den Autoren geht es darum, jene für die richtige Unterstützung dieser Patienten wegweisenden Faktoren empirisch zu überprüfen, die bei der Krankheitsverarbeitung eine wichtige Rolle spielen. Sehr plausibel konzentrieren sie sich dabei auf das Selbstkonzept, verstanden als das Resultat der in sozialen Interaktionen gewonnenen Erfahrungen mit sich selbst und dem eigenen Körper, das durch symptomatische Begleiterscheinungen einer MS erheblich gestört wird. Zwei Fragen sind Weg weisend: zum einen welche Rolle das Selbstkonzept bei der Krankheitsverarbeitung als emotionaler, kognitiver und/oder aktionaler Vorgang spielt; zum anderen wie die Erfahrung einer chronischen Erkrankung in das Selbstkonzept integriert wird.

Ergebnisse ihrer Studie zeigen, dass das Ausmaß der Diskrepanz zwischen aktuellem und erinnertem Selbstbild Auswirkungen darauf hat, wie stark mit einem depressiven Krankheitsverarbeitungsstil zu rechnen ist. Vieles spricht dafür, dass sich das Selbstkonzept als eine Schlüsselvariable zum Verständnis des verminderten Wohlbefindens bei einem Patienten mit Multipler Sklerose erweist, dessen Anpassung an die Anforderungen seiner chronischen Erkrankung weniger gut gelingt. Es liegt auf der Hand, dass Pflegekräften (neben nächststehenden Personen) im Rahmen der zu leistenden sozialen Unterstützung, ermutigenden Zuwendung und Schulung eine Schlüsselrolle bei der Stabilisierung des Selbstkonzepts zukommt. Sie werden von diesen Erkenntnissen profitieren.

Freilich – darauf machen auch *Ludwig, Rogner und Windhagen* aufmerksam – benötigen gut abgestimmte therapeutische und pflegerische Interventionen präzise Kenntnisse über die charakteristische Bedürfnislage bestimmter Patienten. Diesem Aspekt gehen *Martina Holtgräwe und Christiane Pinkert* in besonderer Weise nach bei ihrer Untersuchung der spezifischen Belastungssituation und der ersten Krankheitsbewältigungsanstrengungen von Frauen mit Brustkrebs während der chirurgischen Primärtherapie. Die beiden Autorinnen interessiert vor allem die Frage, ob es Differenzen oder Gemeinsamkeiten zwischen der Selbsteinschätzung der Bewältigungsformen durch die betroffene Patientin und der Fremdeinschätzung durch die sie betreuende Krankenpflegeperson gibt. Zu den vier identifizierten Belastungsarten gehören: die unmittelbare Belastung durch den chirurgischen Eingriff, Veränderung des Selbstbildes als operatives Ergebnis, die Angst vor Ungewissheit sowie Belastungen durch das soziale Umfeld, das seinerseits in vielen Fällen – und das ist eine geradezu paradoxe Aufgabe der betroffenen Frauen – der Tröstung und Stärkung bedarf.

Im Ergebnis erweisen sich körperliche Beschwerden als weniger belastend im Vergleich mit Fragen der Weiblichkeit. Die starke emotionale Belastungssituation erzeugt große Erwartungen hinsichtlich persönlicher Wertschätzung, Nähe und Unterstützung. Hier scheint das von *Waldorf, Wiedl und Schöttke* untersuchte Methodenrepertoire einer *Acceptance and Commitment Therapy* ebenso bedeutsam zu sein. Während sich die gefundenen Bewältigungsformen der Patientinnen überwiegend mit anderen Forschungsergebnissen decken, kommen *Holtgräwe und Pinkert* jedoch zu einem etwas irritierenden Ergebnis, insofern Pflegekräfte im Umgang mit Ängsten, die kommunikativ ausgeklammert werden, erhebliche Probleme zeigen. Irritierend deshalb, weil sich das Aufgabenprofil der Pflege weit überwiegend als ein psychoemotionales erweist, das offensichtlich vermehrt die systematische Einbeziehung von Angehörigen und ihren Nöten umgreifen muss.

Dass die Bewältigung einer Krankheit auch jene schweren kognitiven Beeinträchtigungen, die Folge einer neurodegenerativen Erkrankung wie die einer Demenz sind, mit einschließen kann und auf diesem Wege eine Verbesserung der Lebensqualität zu erzielen ist, haben etliche Studien zeigen können. *Bernhard Müßgens und Carolin Finkemeyer* zeigen nun auf, wie zur seelischen Stabilisierung dieses Patientenkreises qualifizierte musikalische und musiktherapeutische Angebote beitragen können – und wie dabei Musik auch den Pflegepersonen ihre anspruchs- und verantwortungsvollen Aufgaben erleichtern kann.

Erste musikalische Erfahrungen macht der Mensch durch den Gesang der Mutter. Musik begleitet ihn sein Leben lang bis ins Alter, in dem sie als *die* klassische Alltagsaktivität gilt. Musik ist das hervorragendste Kommunikationsmedium, das einen authentischen Austausch von Gefühlen, Erfahrungen und Erwartungen ermöglicht. Und sie birgt deshalb auch vielfältige Kompensations- und Stabilisierungsmöglichkeiten bei verschiedensten Beeinträchtigungen. Was *Müßgens und Finkemeyer* besonders betonen, ist die erinnerungsaktivierende Funktion der Musik durch kontinuierliche Erlebniserfolge. Dieser Funktion kommt die Plastizität neurobiologischer Strukturzusammenhänge entgegen.[13] So erscheinen Menschen mit Demenz während des Singens orien-

---

13 Da der Begriff Plastizität zu den neurobiologischen Schlüsselbegriffen gehört, bedarf er einer knappen Erläuterung. Es werden darunter bis ins Alter (»adulte Neurogenese«) fortbestehende Phänomene der »Formbarkeit« des Gehirns auf Grund dynamischer Zusammenhänge kognitiver Funktionen und fluider hirnorganischer Strukturen verstanden. Charakteristikum der Plastizität sind zeitliche Veränderungen der Hirnstruktur, die durch Verluste ebenso wie durch Zugewinne gekennzeichnet sind (Kempermann 2007). Für das hohe Alter indes scheinen gewisse Grenzen der auf Plastizität beruhenden Gesetzmäßigkeiten einer »selektiven Optimierung mit

tierter und gesünder. Die vokale Lautbildung wirkt als physische Stimulanz. Noch deutlicher macht sich die Plastizität hirnphysiologischer Organfunktionen bei rhythmischen Bewegungen des Tanzes bemerkbar, bei denen ausgedehnte Strukturen des Gehirns möglicherweise neu belebt und neu verschaltet werden. Die Autoren können gut begründen, warum qualifizierte musiktherapeutische Angebote für Ältere, gleich welchen Gesundheitszustandes, im Privathaushalt oder im Heim, hilfreich sind. Sie machen aber auch deutlich, dass die musikalische Aktivierung der Erinnerung mit Risiken belastet ist: der Schmerzhaftigkeit negativer Erinnerungen (Krieg) oder der Missbilligung positiv assoziierter Erinnerungen (NS-Zeit).

Teil II: Umgang mit Alter, Altern und Lebensende

Es ist in jüngster Zeit wiederholt auf Grund empirischer Befunde darauf hingewiesen worden, dass kulturelle Deutungen und Bilder des Alters einen erheblichen Einfluss auf dessen gesellschaftliche Institutionalisierung, mithin auch auf Zuteilungsbereitschaften gesundheitlicher Versorgungsleistungen sowie Einstellungen professioneller Helfer haben.[14] Diesem Aspekt nähert sich *Andreas Kruse* in seinem komparatistisch ausgerichteten Beitrag, in dem er die kulturelle Verschiedenartigkeit heraus arbeitet, in der sich Gesichter des Alters und dahinter stehende Deutungen präsentieren. Kulturelle Prägungen stellen gleichsam einen transzendentalen Rahmen der empirischen Erkenntnis und gesellschaftlichen Bewertung von Potenzialen des Alters dar. Das ist keineswegs unerheblich. Denn es zeigt sich, dass je nach kulturell dominantem Einstellungs- und Wertesystem beispielsweise Phänomene der Biomorphose des Alterns entweder auf Verminderungen physiologischer Anpassungsfähigkeit beschränkt oder aber gleichzeitig auch psychologische und soziale Entwicklungspotenziale registriert werden. Biologische Befunde einer prinzipiell beeinflussbaren Plastizität des Alterns sind insoweit keine neutralen Befunde, sondern unterliegen soziokultureller Akzeptanz.

Auch wenn in Deutschland eine gewisse »Reserviertheit« gegenüber dem Alter prägend ist, so scheinen sich mehr und mehr Entwürfe einer selbständigen Lebensführung im Alter in den Vordergrund zu schieben. Dabei stellen Balancen zwischen Selbstverantwortung, Mitverantwortung und Verantwortung der Gesellschaft eine große Herausforderung dar. Nach den hier präsentierten Be-

---

Kompensation« wegen einer »noch langfristig unfertigen biokulturellen Architektur des Vierten Alters« zu bestehen. (Baltes 2007, insbes. 32f.).
14 Walter & Remmers 2010.

funden können solche Tendenzen in Brasilien mit einer stark jugendzentrierten
Kultur nicht festgestellt werden. Einen Kontrast dazu bildet die Bewertung des
Alters in Japan als eine durch lange Tätigkeit ausgezeichnete sinnerfüllte Lebensphase, die gleichwohl normativ mit Abhängigkeit als etwas Natürliches
assoziiert wird. Demgegenüber scheint in Frankreich das Generationenverhält-
nis ausgeglichener, bezeichnenderweise die Pflege älterer Menschen stärker
individualisiert zu sein. Und schließlich erweist sich Norwegen von seiner geradezu vorbildlichen sozialen Versorgungsstruktur her als das europäische Land,
in welchem dem Alter mit Respekt und großer Verantwortung begegnet wird –
ein Zusammenhang, der hinsichtlich der Gesundheitsprofessionen Ethos bil-
dend sein dürfte. Die Ergebnisse der Studie zeigen insofern auch die Dringlichkeit an, ebenso komparatistisch Altersbilder von Gesundheitsprofessionen im
internationalen Kontext zu untersuchen.

Der Plastizität von Alternsprozessen widmen auch *Henning Schöttke, Bärbel
Küpers und Karl Heinz Wiedl* besondere Aufmerksamkeit, jedoch aus der Perspektive der Coping-Forschung, deren Ergebnisse ebenso wegweisend sind für
eine grundlagentheoretische Fundierung pflegerischer Aufgaben und Kompetenzen. Alternsprozesse – das ist die hier favorisierte Sichtweise – lassen sich
zureichend nur verstehen im konzeptionellen Rahmen der Lebensspannenpsychologie. Um darüber hinaus erfolgreiches Altern trotz Einschränkungen analytisch fassen zu können, empfiehlt sich das von Baltes und Mitarbeitern entwickelte Modell der »selektiven Optimierung mit Kompensation« (SOK). Das
Modell adressiert insbesondere bestimmte Ausgleichsstrategien, die der Regulation von Verlusten dienen, beispielsweise durch den Aufbau sozialer Netzwerke
mit emotionalem bzw. praktischem Unterstützungsgewinn.

Dem gegenwärtigen Forschungsstand zur Bewältigung (coping) altersassozi-
ierter Belastungen zufolge kommt es vorrangig auf Anpassungsleistungen an.
Dies können kognitive, auf Umdeutungen bzw. positiven Bewertungen beruhende Verarbeitungsformen unerwünschter Erlebnisse sein. Sie lassen sich vor
allem im stationären Bereich der Altenhilfe präventiv nutzen. Religiosität wäre
eine dieser Verarbeitungsformen. Eine andere wäre, bei älteren Paaren anschei-
nend weniger häufig praktiziertes, dyadisches Coping; ein Befund, der gewiss
weiterer empirischer Klärung bedarf. Die Autoren machen deutlich, dass das
SOK-Modell von zentraler Bedeutung für die Pflege ist: beispielsweise für einen
präventiven Aufbau von Ressourcen, die Förderung von Eigenständigkeit, aktive, auch körperbezogene Coping-Strategien; nicht zu vergessen die besonders
im Alter akuten Verarbeitungsprozesse von Verlust und Trauer, die zwar auch
als Chance gedeutet werden können, gleichwohl seitens professioneller Helfer

viel Empathie verlangen. Abgesehen davon, dass altersspezifische Klassifikationen (ICD) psychischer Störungen fehlen, kommt der Pflege hinsichtlich ihrer
Prävention oder ihrer adjunkten Behandlung wachsende Bedeutung zu, insbesondere im kompensatorischen Rahmen (SOK) der kommunikativen Präsenta-
tion von Gefühlen.

Fragen des Umgangs mit Gefühlen nähert sich *Susanne Kreutzer* in ihrem Beitrag aus einer anderen, einer pflegehistorischen Perspektive. Ihr Blick richtet
sich jedoch nicht auf pflegebedürftige Menschen, sondern auf die sie betreuenden und unterstützenden, Fürsorge leistenden Frauen im Umkreis der kirchlichen Krankenpflege. Dabei stehen zwei Fragen im Mittelpunkt: Was leistet zum
einen der institutionelle Rahmen des Diakonissenhauses, zum anderen der
christliche Glaube als Hilfe bei der Bewältigung täglicher Belastungen im Umgang mit schwer kranken und sterbenden Menschen? Denn rückblickend wird
man sagen können, dass der Belastungsgrad einer Diakonisse auch wegen des
christlichen Konzepts einer »Einheit von Leibes- und Seelenpflege« ein großer,
die Balance zwischen Nähe und Distanz – ein Kennzeichen von Professionalität
– eine häufig prekäre war. Immerhin wurde seit Anbeginn der evangelischen
Krankenpflege eine »Kultur des Sterbens« als ihr Herzstück verstanden. Eine
palliative Orientierung war der christlichen Krankenpflege insofern stets immanent.

Doch wie gestalteten sich die Bewältigungsformen damit einher gehender
körperlicher und seelischer Belastungen? In ihrem lebensgeschichtlich-
interpretativen Zugang zeigt *Kreutzer*, dass häufig das Durchleben früher Erkrankungen sich zu einem Motiv, als Diakonisse berufen zu sein, verdichtete.
Das sinnstiftende Motiv solcher Berufungserlebnisse wird durch religiöse Deutungen des Leidens und Sterbens Anbefohlener, durch eine institutionalisierte
gemeinsame Sprache sowie durch Ritualisierungen stets aufs Neue bekräftigt.
Kommt das Mutterhaus als eine unterstützende Umwelt hinzu, so haben wir es
hier mit einem in aller Regel gut funktionierenden, freilich auch durch viele,
auch schmerzliche Brüche charakterisierten Coping-System zu tun. Deshalb
sind alle rückblickenden Beschönigungen einer von den institutionellen Bedingungen her hoch belastenden Tätigkeit verfehlt.

Susanne Kreutzer hat noch einmal deutlich gemacht, dass es neben der Medizin
kaum eine andere Profession gibt, die mit menschlichen Grenzsituationen im
Umkreis von Lebensbeginn und Lebensende so unmittelbar konfrontiert ist wie
die Pflege. Kaum eine andere Berufsgruppe zeigt sich daher auch von der Frage
bewegt, ob Geburt und Tod ausschließlich unter Kategorien der technischen

Beherrschbarkeit oder auch in den Bereich metaphysisch kontingenter Phänomene fallen – eine Frage, die für den Beitrag von *Reinhold Mokrosch* von zentraler Bedeutung ist. Offensichtlich gibt es viele Analogien zwischen Geburt und
Tod, vor allem in zeitlicher und existenzieller Hinsicht, die eine Menge Konflikte bergen. Es ist deshalb ein besonderes Anliegen dieses Beitrages, Kriterien für
schwierige Konfliktentscheidungen am Anfang und Ende des Lebens auf der
Basis einer theologisch-metaphysischen Ethik der ‹Mitgeschöpflichkeit› und –
in Anlehnung an Dietrich Bonhoeffer – des ‹situativen humanen Kompromisses› aufzufinden. Auf dem Hintergrund eines Richtungsstreits protestantischer
Bioethiker werden vielfältige Alternativen entwickelt, die sich in einem bereits
von Max Weber vorbereiteten Spannungsfeld zwischen Gesinnungsethik und
Verantwortungsethik bewegen. Aus der Tatsache, dass schöpfungstheologisch
die ‹Gottes(eben)bildlichkeit› menschlichen Seins im Zentrum ethischer Überlegungen steht, ergeben sich bemerkenswerte Querverbindungen zu einer impliziten Lehre der Natur, deren Prädikationen im historischen Wandel von
grundlegender Bedeutung sind für das wissenschaftliche Selbstverständnis der
Medizin einerseits, der Pflege andererseits. Solche Überlegungen sind von
Mokrosch zwar nicht intendiert, jedoch: die hier angesprochenen schöpfungs-
theologischen Implikationen sind Weg weisend für die Konstruktion ethisch
bedeutsamer Leidenskategorien, damit häufig (falsch) assoziierter Schuld- und
schließlich auch Entscheidungskategorien. Es wird offenbar, dass Fragen der
Leidensminderung sowie der menschlichen Würde ebenso wie Fragen der
Ausweitung von Therapiemöglichkeiten am Anfang wie auch am Ende des
Lebens zwar von Vorstellungen einer ‹Gottes(eben)bildlichkeit› des Menschen
geleitet, letztlich nur mehr im existenziellen Bewusstsein seiner Fehlbarkeit
entschieden werden können – eine Position, die als hilfreich und entlastend
empfunden werden kann in Lebenssituationen, in denen »Dauerreflexion«
(Helmut Schelsky) schwerlich institutionalisierbar ist.

Teil III: Organisation und Technik

Eher indirekt befassen sich Jutta Busch, Christiane Pinkert, Winfried Hardinghaus und Hartmut Remmers mit pflegerischen Entscheidungs- und Hand-
lungsproblemen am Lebensende in ihrem Beitrag zur Entwicklung und empirischen Fundierung eines Konzeptes zur Optimierung regionaler Palliativversorgung. Im Zentrum ihrer analytischen Befunde stehen vielmehr organisatorische
sowie qualifikatorische Rahmenbedingungen, unter denen palliative Interventionen überhaupt erst wirksam werden können. Gewiss ist die Institutionalisierung und Professionalisierung der Palliativversorgung in Deutschland bereits

gut vorangeschritten. Jedoch sind immer noch bestimmte Entwicklungsschwierigkeiten und Barrieren festzustellen, welche die Autorinnen am Beispiel einer ausgewählten Region annähernd flächendeckend empirisch untersucht haben. Es wurden dazu alle in irgendeiner Weise mit der Versorgung von Palliativpatienten befassten Berufsgruppen einschließlich ehrenamtlich Tätige befragt nach dem Stellenwert, den diese Patientengruppe in ihrer Arbeit hat, nach Ausmaß der Vernetzung, der Qualifizierung, nach typischen Schwierigkeiten und nach Visionen für die Zukunft.

Wie auch durch andere Studien belegt, erweist sich Kooperation als das Kernproblem in der Palliativversorgung. Dabei zeigt sich aber, dass eine Differenzierung dieses Kernproblems hinsichtlich unterschiedlicher faktorieller Einflüsse wie: Qualifizierung, Koordination und Kommunikation vorgenommen werden muss. Erst langsam setzt sich die Einsicht durch, dass wir es im palliativen Versorgungsbereich generell mit komplexen Situationen zu tun haben. Die Autorinnen und Autoren zeigen entsprechend deutlich die Notwendigkeit interdisziplinär ausgerichteter Qualifizierungsmaßnahmen auf, die methodische Ansätze interdisziplinärer Fallarbeit ebenso wie monodisziplinäre Ausbildungsanteile umschließen. Der hohe Komplexitätsgrad ist wiederum ein Grund für auffällig häufige Informations- und Koordinationsprobleme im Versorgungsablauf, die zu beseitigen eine Frage zu verbessernder interprofessioneller Kommunikation ist, die freilich auch die Beratung und Unterstützung von Angehörigen, auch hinsichtlich ihrer Entlastungsmöglichkeiten, einzuschließen hat.

Eine der sehr beunruhigenden Erkenntnisse besteht darin, dass die Qualifikation von Pflegekräften in stationären Einrichtungen der Altenhilfe höchst unzureichend ist, zumal diesen Einrichtungen vermehrt Funktionen einer Palliativstation oder eines Hospizes zuzuwachsen scheinen. Besondere Herausforderungen wiederum ergeben sich aus einem steigenden Anteil von Patienten mit geistiger Behinderung oder Demenz, mit AIDS, Obdachlosen und Patienten mit Migrationserfahrung.

Mit der Option, jene nicht allein im Palliativbereich zu verzeichnenden Koordinationsprobleme unterschiedlicher Versorgungsleistungen durch EDV-gestützte Kommunikationsinstrumente zu lösen, beschäftigt sich *Manfred Hülsken-Giesler* in seinem Beitrag zu *Neuen Technologien in der häuslichen Umgebung älterer Menschen*. E-Health, tele-nursing usw. sind Stichworte, die Trends einer Technisierung der Pflege, zunächst auf der Ebene systematischer Pflegeplanung und –dokumentation, markieren. Pflegerische Dienstleistungen werden aber zukünftig auch mit weiteren, beispielsweise assistiven Technologien in Privathaushalten älterer Menschen gekoppelt. Ziel der Einführung solcher Technologien (Smart Home Technologien im Umkreis von AAL, die bis zur Robotik reichen) ist es, selbständige sowie selbstbestimmte Lebensformen bei bestimmten Beeinträchtigungen oder gesundheitlichen Störungen zu unterstützen und damit zur Verbesserung von Lebensqualität beizutragen. Für *Hülsken-Giesler* eröffnen sich in diesem Zusammenhang verschiedenste Probleme, zu denen nicht nur Fragen der Techniknutzung, Akzeptanz und Kompetenz professioneller Akteure gehören, sondern auch Fragen, welcher Erkenntniswert elektronisch hoch formalisierten diagnostischen Instrumenten auf der Grundlage standardisierter Assessment- und Klassifikationssysteme zugesprochen werden kann in Anbetracht professioneller Grundsätze differentieller Berücksichtigung des Einzelfalles. Eine andere Frage ist, inwieweit technische Unterstützungssysteme personelle substituieren können bzw. dürfen.

Hülsken-Giesler legt in seinem Beitrag die Ergebnisse einer Anforderungsanalyse vor, die auf dem Wege einer Expertenbefragung im Rahmen eines größeren Forschungs- und Entwicklungsverbundes gewonnen wurden. Dabei erweist sich die Mensch-Maschine-Schnittstelle von entscheidender Bedeutung und eine dementsprechend frühzeitige Einbeziehung potenzieller Nutzer. Bieten assistive Technologen älteren Menschen mehr Sicherheit und Hilfe bei der Verrichtung alltäglicher Lebensaktivitäten, so sind auch Gefühle der Fremdsteuerung oder Kontrolle zu registrieren. Bei der Entwicklung und Implementierung assistiver Technologien im häuslichen Milieu darf nicht nur die Kompensation von Defiziten maßgebend sein, sondern die Stabilisierung und Verbesserung von Kompetenzen. Dieser Aspekt wird zukünftig bei einer verantwortungsvollen Entwicklung und Implementierung assistiver Technologien eine viel größere Rolle spielen müssen.

Zustimmend, jedoch nicht ohne Vorbehalte zeigt *Hülsken-Giesler*, dass die Einführung von IuK-Technologien Potenziale zur Verbesserung der Versorgung einer klar definierten Nutzergruppe birgt: zum einen durch Gewährung einer selbständigen und durch größere Sicherheit ausgezeichneten Lebensform, zum anderen durch technisch effektiveres Ausschöpfen von Koordinations- und Vernetzungsmöglichkeiten verschiedener Dienstleister. Genau damit aber öffnet sich in den Augen *Heiner Friesachers* das Einfallstor für ein bis in die Antriebs- und Motivationsstruktur von Patienten oder Klienten hineinreichendes Machtgeflecht aus Gesundheitsökonomie und Gesundheitsmanagement. In seinem ebenso institutionenkritisch wie wissenschaftshistorisch ausgerichteten, die Macht-Analytik des späten Foucault adoptierenden Beitrag zeigt *Friesacher*, dass die zwischen 1940 und 1960 hoch in Mode gekommene Kybernetik eine

Art zweite Maschinisierung sämtlicher Lebensbereiche darstellte; dass sie jedoch erst jetzt, nach ihrem wissenschaftskonjunkturellen Abstieg, als ein funktionelles Organisationsprinzip den gesamten gesundheitlichen Versorgungssektor umzustrukturieren vermag. Welche Gestalt nehmen unter dieser Prämisse dann aber die gesundheitswissenschaftlich stets unterstützten Prinzipien wie: ‹Aktivierung›, ‹Empowerment›, ‹Partizipation› an? Der Analyse Friesachers zufolge mutieren sie zur nur mehr nominalistischen Münze eines frei flottierenden Wertesystems, welches Substanzielles (beispielsweise in Gestalt sinnerfüllten Lebens) nicht mehr zu repräsentieren vermag. ‹Aktivierung› beispielsweise würde dabei herabsinken auf eine lediglich funktionelle Größe, deren monetärer Gegenwert sich als Rationalisierungsgewinn neuer Organisationsformen des Selbst in Verknüpfung mit neuen Organisationsprogrammen wie: Managed Care, Disease Management und Clinical Pathways, Case Management usw. darstellen lasse. Es entspräche dem in diesem Band skizzierten Konzept der Pflegewissenschaft, die hier vorgelegten Diagnosen nunmehr in einem disziplinär größeren Rahmen empirisch zu überprüfen. Und das in Anknüpfung an das in der älteren Kritischen Theorie programmatisch formulierte Verhältnis zwischen empirisch informierter Theoriebildung und einzelwissenschaftlicher Tatsachenforschung, das Horkheimer (1931) als »fortwährende dialektische Durchdringung« charakterisiert.

Mit der Publikation dieses Bandes verbindet sich der Wunsch, nicht nur einem engeren Fachpublikum, sondern einer größeren Wissenschaftsgemeinschaft pflegewissenschaftlich bedeutsame Ergebnisse humanwissenschaftlicher Forschung, der wir in diesem Zusammenhang die Geisteswissenschaften einmal mit gutem Grund assoziieren möchten, zur Kenntnis zu bringen. Erfreulich wäre es, auf diesem Wege zugleich den theoriengeleiteten kritischen Diskurs in der Pflegewissenschaft verlebendigen zu können.

Allen Autorinnen und Autoren sei an dieser Stelle nochmals herzlich gedankt – auch für die Geduld, die sie angesichts vieler Verzögerungen bei der Drucklegung aufgebracht haben. Dank sei auch Kathrin Andrees für ihre technische Unterstützung ausgesprochen.

Literaturverzeichnis

Apostel, L., Berger, G., Briggs, A. & Micheaud, G. (Hrsg.) (1972): Interdisciplinarity. Problems of Teaching and Research in Universities. Paris: Organisation for Economic Co-Operation and Develepment (OECD).

Balsiger, Philipp W. (2005): Transdisziplinarität. München: Fink.

Baltes, P. B. (2007): Alter(n) als Balanceakt. Im Schnittpunkt von Fortschritt und Würde. In: Gruss, P. (Hrsg.): Die Zukunft des Alterns. Die Antwort der Wissenschaft. München: Beck, S. 15–34.

Becker, E. (1998): Theorien gegen das Veralten der Universität. In: Olbertz, J.-H. (Hrsg.): Zwischen den Fächern – über den Dingen? Universalisierung versus Spezialisierung akademischer Bildung. Opladen: Leske + Budrich, S. 35–71.

Behrens, J. & Langer, G. (2006): Evidence-based Nursing and Caring: interpretativ-hermeneutische und statistische Methoden für tägliche Pflegeentscheidungen. Vertrauensbildende Entzauberung der »Wissenschaft«. 2., vollst. überarb. und erg. Aufl., Bern: Hans Huber.

Berg, A., Hallberg, I.R. & Norberg, A. (1998): Nurses' reflections about dementia care, the patient, the care and themselves in their daily caregiving. In: International Journal of Nursing Studies, 35, pp. 271–282.

Böhme, G. (1993): Am Ende des Baconschen Zeitalters. Studien zur Wissenschaftsentwicklung. Frankfurt/M.: Suhrkamp.

Böhme, G. (1997): Wissenschaft. In: Ders.: Einführung in die Philosophie. Weltweisheit, Lebensform, Wissenschaft. Frankfurt/M.: Suhrkamp Verlag, S. 62–77.

Brand, Frank /Schaller, Franz / Völker, Harald (Hrsg.) (2004): Transdisziplinarität. Bestandsaufnahme und Perspektiven. Göttingen: Universitätsverlag Göttingen.

Defila, R. & Di Giulio, A. (1990): Evaluating Transdisciplinary Research – Evaluation Criteria for Inter and Transdisciplinary Research. In: Panorama. Special Issue 1/99.

Dickoff, J. & James, Pa. (1971): Clarity to What End? In: Nicoll, L. H. (Ed.) (1992): Perspectives on Nursing Theory. 2nd ed. Philadelphia u.a.: Lippincott. S. 53–63.

Doheny, M. O'Bryan, Cook, C. Benson & Stopper, M. C. (1997): The Discipline of Nursing. An Introduction. Fourth Edition. Stamford, Connecticut: Appleton & Lange.

Donaldson, S. K. & Crowley, D. M. (1978): The Discipline of Nursing. In: Nicoll, L. H. (Ed.) (1992): Perspectives on Nursing Theory. 2nd ed., Philadelphia u.a.: Lippincott. S. 204–215.

Dornheim, J., van Maanen, H., Meyer, J.A., Remmers, H., Schöniger, U., Schwerdt, R. & Wittneben, K. (1999): Pflegewissenschaft als Praxiswissenschaft und Handlungswissenschaft. In: *Pflege und Gesellschaft* 4(4), S. 73–79.

Dreitzel, H. P. (1982): Der Körper in der Gestalttherapie. In: D. Kamper & C. Wulf (Hrsg.): Die Wiederkehr des Körpers. Frankfurt/M.: Suhrkamp.

Ehret, S. (2010): Potenziale von Menschen mit Demenz: Propulsivität – Begegnungsfähigkeit – Reifen. In: Kruse, A. (Hrsg.): Potenziale im Altern. Chancen und Aufgaben für Individuum und Gesellschaft. Heidelberg: Akademische Verlagsgesellschaft. S. 331–342.

Feyerabend, P. (1986): Wider den Methodenzwang. Frankfurt/M.: Suhrkamp.

Friesacher, H.: Theorie und Praxis pflegerischen Handelns. Begründung und Entwurf einer kritischen Theorie der Pflegewissenschaft. Bd. 2 der Schriftenreihe *Pflegewissenschaft und*

Pflegebildung, hrsg. v. H. Remmers. V & R unipress, Göttingen: Universitätsverlag Osnabrück.

Habermas, J. (1981): Theorie des kommunikativen Handelns, 1. u. 2. Bd. Frankfurt/M.: Suhrkamp.

Heckhausen, H. (1987): ›Interdisziplinäre Forschung‹ zwischen Intra-, Multi- und Chimären-Disziplinarität. In: Kocka, J. (Hrsg.): Interdisziplinarität. Praxis–Herausforderung–Ideologie. Frankfurt/M.: Suhrkamp, S. 129–145.

Horkheimer, M. (1931): Die gegenwärtige Lage der Sozialphilosophie und die Aufgaben eines Instituts für Sozialforschung. In: Ders.: Sozialphilosophische Studien. Aufsätze, Reden und Vorträge 1930–1972, Frankfurt/M.: Fischer, 1972, S. 33–46.

Hülsken-Giesler, M. et al. (2010): Kerncurriculum Pflegewissenschaft für pflegebezogene Studiengänge – eine Initiative zur Weiterentwicklung der hochschulischen Pflegebildung in Deutschland. In: Pflege & Gesellschaft 15(3), S. 216–236.

Hülsken-Giesler, M.: Der Zugang zum Anderen. Zur theoretischen Rekonstruktion von Professionalisierungsstrategien pflegerischen Handelns im Spannungsfeld von Mimesis und Maschinenlogik. Bd. 3 der Schriftenreihe *Pflegewissenschaft und Pflegebildung*, hrsg. v. H. Remmers. V & R unipress, Göttingen: Universitätsverlag Osnabrück.

Jantsch, E. (1970): Inter- and Transdisciplinary University: A Systems Approach to Education and Innovation. In: Policy Sciences 1(1), pp. 403–428.

Johnson, D. E. (1968): Theory in Nursing: Borrowed and Unique. In: Nicoll, Leslie H. (Ed.) (1992): Perspectives on Nursing Theory. 2nd ed. Philadelphia u.a.: Lippincott. S. 112–117.

Jungert, M. (2010): Was zwischen wem und warum eigentlich? Grundsätzliche Fragen der Interdisziplinarität. In: Jungert, M., Romfeld, E., Sukopp, Th. & Voigt, U. (Hrsg.): Interdisziplinarität. Theorie, Praxis, Probleme. Darmstadt: Wissenschaftliche Buchgesellschaft, S. 1–12.

Kempermann, G. (2007): Nicht ausgeliefert an Zeit und Welt: Die Plastizität des alternden Gehirns. In: Gruss, P. (Hrsg.): Die Zukunft des Alterns. Die Antwort der Wissenschaft. München: Beck, S. 35–50.

Kim, H. S. (2000): The Nature of Theoretical Thinking in Nursing. 2nd. Edition. New York: Springer Publishing.

Kim, H. S. (1989): Theoretical Thinking in Nursing: Problems and Prospects. In: Nicoll, L. H. (Ed.) (1992): Perspectives on Nursing Theory. 2nd ed. Philadelphia u.a.: Lippincott. S. 157–167.

Kirkevold, M. (2002): Pflegewissenschaft als Praxisdisziplin, 1. Aufl., Bern u.a.: Hans Huber Verlag.

Kliemt, H. (1992): Zur Methodologie der praktischen Wissenschaften. In: Deppert, W. et al. (Hrsg.): Wissenschaftstheorien in der Medizin. Ein Symposium. Berlin, New York: de Gruyter. S. 97–114.

Kocka, Jürgen (Hrsg.) (1987): Interdisziplinarität. Praxis-Herausforderung-Ideologie. Frankfurt/M.: Suhrkamp.

Kruse, A. (2009): Coping – Anthropologische Überlegungen zur Auseinandersetzung des Menschen mit Aufgaben und Belastungen. In: Schaeffer, D. (Hrsg.): Bewältigung chronischer Krankheit im Lebenslauf. Bern u.a.: Hans Huber. S.179–205.

Kruse, A. (Hrsg.): Lebensqualität bei Demenz? Zum gesellschaftlichen Umgang mit einer Grenzsituation im Alter. Heidelberg: Akademische Verlagsgesellschaft.

Luhmann, N. (1991): Die Wissenschaft der Gesellschaft. 2. Auflage. Frankfurt/M: Suhrkamp.

Mannheim, K. (1929): Ideologie und Utopie. 6. Aufl., Frankfurt: G. Schulte-Bulmke, 1978.

Mittelstraß, J. (1992): Die Stunde der Interdisziplinarität? In: Ders.: Leonardo-Welt. Über Wissenschaft, Forschung und Verantwortung. Frankfurt/M.: Suhrkamp, S. 96–102.

Mittelstraß, J. (2001): Wissen und Grenzen. Philosophische Studien. Frankfurt a.M.: Suhrkamp.

Müller, E. & Reipschläger, C. (1997): Die Erstellung eines Klassifikationssystems Pflegewissenschaft für die Bibliothek der Universität Bremen. In: *Pflege* 10(5), S. 292–298.

Olbertz, J.H. (Hrsg.) (1998): Zwischen den Fächern – über den Dingen? Universalisierung versus Spezialisierung akademischer Bildung. Opladen: Leske und Budrich.

Raeitel, G. (1988): Geschichte der nordamerikanischen Kultur in drei Bänden. Bd. 2. Weinheim, Berlin: Quadriga.

Remmers, H. (1999): Pflegewissenschaft und ihre Bezugswissenschaften. Fragen pflegewissenschaftlicher Zentrierung interdisziplinären Wissens. In: Pflege 12(4), S. 367–376.

Remmers, H. (2000): Pflegerisches Handeln - Wissenschafts- und Ethikdiskurse zur Konturierung der Pflegewissenschaft. Bern u.a.: Hans Huber.

Remmers, H., Busch, J. & Hülsken-Giesler, M. (2004): Berufliche Belastungen in der onkologischen Pflege. In: Henze, K.-H. & Piechotta, G. (Hrsg.): Brennpunkt Pflege. Beschreibung und Analyse von Belastungen des pflegerischen Alltags. Frankfurt/M.: Mabuse, S. 16–47.

Remmers, H. (2010): Der Beitrag der Palliativpflege zur Lebensqualität demenzkranker Menschen. In: Kruse, A. (Hrsg.): Lebensqualität bei Demenz? Zum gesellschaftlichen Umgang mit einer Grenzsituation im Alter. Heidelberg: Akademische Verlagsgesellschaft. S. 117–133.

Renner-Allhoff, B. & Schaeffer, D. (2000a) (Hrsg.): Handbuch Pflegewissenschaft. Weinheim, München: Juventa.

Renner-Allhoff, B. & Schaeffer, D. (2000b): Einleitung. In. Dies. (Hrsg.): Handbuch Pflegewissenschaft, Weinheim, München: Juventa, S. 9–13.

Schaeffer, D. & Wingenfeld, K. (Hrsg.) (2011): Handbuch Pflegewissenschaft. Neuausgabe. Weinheim, München: Juventa.

Schaeffer, D., Moers, M., Steppe, H. & Meleis, A. (1997): Pflegetheorien - Beispiele aus den USA. Bern u.a.: Hans Huber.

Scheler, M. (1926): Die Wissensformen und die Gesellschaft. 3., durchges. Auflage, Bern u.a.: Francke, 1980.

Schilder, M. (2010): Zur Bedeutung der klinischen Pflegewissenschaft für eine forschungsbasierte Praxisentwicklung. In: Pflege & Gesellschaft 15(1), S. 48–64.

Silva, M. C. & Rothbart, D. (1984): An Analysis of Changing Trends in Philosophies of Science on Nursing Theory Development and Testing. In: Nicoll, L. H. (Ed.) (1992): Perspectives on Nursing Theory, 2nd ed. Philadelphia u.a.: Lippincott. S. 260–272.

Stemmer, R. (2004): Aktueller Stand und Perspektiven der Pflegewissenschaft. In: Pflege und Gesellschaft, 9(4), S. 127–132.

Sukopp, Th. (2010): Interdisziplinarität und Transdisziplinarität. Definitionen und Konzepte. In: Jungert, M., Romfeld, E., Sukopp, Th. & Voigt, U. (Hrsg.): Interdisziplinarität. Theorie, Praxis, Probleme. Darmstadt: Wissenschaftliche Buchgesellschaft, S. 13–29.

Trow, M. (1978): The American Academic Department as a Context for Learning. In: Angewandte Sozialforschung, 6. Jg., H. 1/2. S. 23–34.

Voigt, U. (2010): Interdisziplinarität: Ein Modell der Modelle. In: Jungert, M., Romfeld, E., Sukopp, Th. & Voigt, U. (Hrsg.): Interdisziplinarität. Theorie, Praxis, Probleme. Darmstadt: Wissenschaftliche Buchgesellschaft, S. 31–46.

Walkcr, L. O. (1971): Toward a Clearer Understanding of the Concept of Nursing Theory. In: Nicoll, L. H. (Ed.) (1992): Perspectives on Nursing Theory. 2nd ed. Philadelphia u.a.: Lippincott. S. 29–39.

Walter, U. & Remmers, H. (2010): Altersbilder in Medizin und Pflege. In: Kruse, A. (Hrsg.) (2010): Leben im Alter. Eigen- und Mitverantwortlichkeit in Gesellschaft, Kultur und Politik. Festschrift zum 80. Geburtstag von Prof. Dr. Dres. h.c. Ursula Lehr. Akademische Verlagsgesellschaft: Heidelberg, S. 103–115.

Weber, M. (1919): Wissenschaft als Beruf. In: Ders., Gesammelte Aufsätze zur Wissenschaftslehre. Tübingen: Mohr (Siebeck), 4. Auflage, 1973, S. 582–613.

Teil I: Krankheit und Krankheitsbewältigung

Farideh Akashe-Böhme / Gernot Böhme

Krankheit und Behinderung.
Der Lastcharakter des Daseins

Krankheit und Behinderung sind die Widerfahrnisse, die einen unsausweich-
lich mit dem Faktum Leib zu sein konfrontieren. Sie sind es, die uns darauf
stoßen, dass unsere Weise zu sein heißt leiblich zu existieren. Und auch hier
wieder müssen wir einsehen – wie beim Thema Schmerz –, dass diese Erfahrung primär eine negative ist: Krank und behindert zu sein bedeutet, den Last-
charakter des Daseins zu spüren. Die Konsequenz auch hier: die durchschnittliche Weise mit Krankheit und Behinderung umzugehen ist durch eine Flucht-
und Verdrängungstendenz bestimmt. Krankheit und Behinderung muss man
bekämpfen, wegarbeiten. Krankheit und Behinderung sind nicht das eigentliche
Leben, sie sind Beeinträchtigung, Störung, Zwischenfall. Das eigentliche Leben
ist das gesunde, Gesundheit im Grunde der Begriff des Lebens selbst. Diese
Auffassung bedeutet allerdings eine Verdrängung und Verleugnung von
Krankheit, im Alltagsbewusstsein wie in der Organisation des gesellschaftlichen
Lebens, und sie bedeutet im Alltagsbewusstsein wie in der Philosophie eine
Auffassung von menschlicher Existenz, nach der der Mensch nicht eigentlich
Leib ist, sondern irgendwie etwas Höheres, Geistiges.

Wenn man dagegen ernst nimmt, dass das menschliche Leben wesentlich
leibliche Existenz ist, scheint eine solche Auffassung paradox. Sie schließt nämlich gerade die Erfahrungen aus dem Selbstverständnis aus, in denen am ein-
dringlichsten deutlich ist, was es heißt Mensch zu sein. Dies ist vor allem in den
Anthropologien der Fall, in denen die irdische Existenz des Menschen als eine
Inkarnation, nämlich als eine Verleiblichung einer Seele oder eines Geistes oder
als Wiederverkörperung eines Karma verstanden wird, d.h. also in griechischen
und indischen Lehren. Anders scheint es mit der christlichen Anthropologie zu
stehen, soweit sie überhaupt unabhängig von griechischem Geist- und Unsterb-
lichkeitsdenken zu fassen ist. Danach könnte der Mensch radikal leiblich gefasst
sein, so dass selbst die Auferstehung als Auferstehung im Leibe zu verstehen ist.

Freilich gibt es hier den Unterschied zwischen dem paradiesischen und dem nachparadiesischen Leben. Krankheit und Tod kennzeichnen dann menschliche Existenz nicht schlechthin, sondern nur im nachparadiesischen Zustand, als *natura rapta*, gefallene Natur – und die ist freilich das Normale.

Krankheit und Behinderung werden nicht als normal, sondern als Ausnahmen, Zwischenfall, Störung betrachtet, als Einschränkung und Beeinträchtigung des Lebens. Diese Auffassung dürfte erschüttert werden, wenn man sich die Statistiken anschaut bzw. sich eingesteht, was durchschnittlich menschliches Leben bedeutet, auch dann wenn man sich auf die Statistiken bezieht, die ein vom Weltdurchschnitt her gesehen wohlversorgtes Land wie die Bundesrepublik Deutschland betreffen. Dann zeigt sich nämlich, was kaum glaublich ist, dass eigentlich jeder Mensch krank ist, und wohl die meisten an sich kennen, was Behinderung bedeutet.

Man wird beide Thesen, wenn man zunächst sich selbst erforscht und dann über den eigenen Bekanntenkreis und die Verwandtschaft nachdenkt, nachvollziehen können. Freilich sind dazu einige Begriffsklärungen notwendig. Zunächst und zumeist wird Krankheit ja gerade als die akute Störung des normalen Lebens verstanden – und damit als etwas, das behebbar ist, oder sein sollte. Hier handelt es sich jedoch nur um den Bereich akuter Erkrankungen. Von diesen sind nun in der Tat viele etwas Vorübergehendes, eine Beeinträchtigung des normalen Lebens, die durch Heilmaßnahmen behoben werden sollte und zu einer Auszeit zwingt. Aber schon hier macht man die Erfahrung, dass für viele dieser Erkrankungen das Krankwerden nur ein Anfang ist, der Anfang eines Zustandes, mit dem man sich auf Dauer auseinandersetzen muss. Eine vorübergehende Lähmungserscheinung kann sich als erster Schub einer MS-Erkrankung herausstellen, ein Herzinfarkt mag in seinen unmittelbaren Folgen etwas Vorübergehendes sein und zwingt doch auf Dauer zu einer Lebensumstellung, ein Bandscheibenvorfall zeigt eine bleibende Verschleißerscheinung an, die einen ständig mit der Bedrohung weiterer Zwischenfälle rechnen lässt. Das führt uns zu dem Gebiet der chronischen Krankheiten. Sie sind es eigentlich, die die These rechtfertigen, dass jeder Mensch, jedenfalls jeder erwachsene Mensch krank ist. Damit stoßen wir zum ersten Mal auf das Paradox, dass kranke Menschen gesund sein können und gesunde krank. Dieses Paradox aufzulösen wird eine der Hauptaufgaben sein, um ein für die menschliche Existenz als leibliche angemessenes Krankheitsverständnis zu entwickeln.

Was Behinderung angeht, so stellt man sich gewöhnlich unter einem behinderten Menschen jemanden vor, der entweder schwer körperbehindert ist – der im Rollstuhl sitzt –, oder der geistig behindert ist und mit dem normale Kommunikation nicht möglich ist. Schon solche Vorurteile hinzuschreiben, macht

Mühe, weil man damit offenbart in einen Tabubereich gerät: Behinderte Menschen sind quasi die Anderen schlechthin, geschützte Outcasts. Es liegt in diesem Gefühl eine bedenkliche und nur zivilisatorisch oder gar rechtlich gebremste Abwehrhaltung, vorsichtig formuliert, eine Unerfahrenheit und ein entsprechendes Unvermögen mit Behinderten umzugehen. Dieser Mangel ist natürlich wiederum eine Folge der Segregationsstrategie, durch die unsere Gesellschaft mit dem Faktum der Behinderung meint umgehen zu müssen. Er hat aber auch seinen Grund darin, dass eine riesige Kluft zwischen Normalität und Behinderung aufgerissen wird, indem der Begriff der Behinderung sich an extremen Fällen ausbildet. Diese Kluft muss geschlossen werden, indem man mit Graden der Behinderung rechnet und sich klarmacht, dass man in der Regel aus eigener Erfahrung weiß, was Behinderung ist.

Zunächst: geistige Behinderung ist immer auch körperliche Behinderung – das sei nur gesagt, um diesen Bereich nicht aus unserer Betrachtung auszuschließen. Ferner ist nur ein kleiner Teil der behinderten Menschen durch vorgeburtliche oder während der Geburt aufgetretene Schädigungen betroffen. Statistisch gesehen gehört der größte Teil der Menschen, die amtlich als behindert anerkannt werden, zu der Gruppe, die durch Krankheitsfolgen, durch Unfall oder durch Alter beeinträchtigt sind. Schließlich fängt der Bereich der Behinderung mit sehr trivialen und im Alltag bewältigten oder weggesteckten Tatsachen an: wie Kurzsichtigkeit, Impotenz, Skoliose. Wenn man im Blick auf solche Beeinträchtigungen die These aufstellt, dass jeder Mensch, zumindest jeder erwachsene Mensch irgendwie behindert ist, so soll das nicht eine Minderung der Probleme schwerer Behinderung bezwecken oder zu einer neuen Art, die Menschen, die davon betroffen sind, nicht ernst zu nehmen, führen. Vielmehr sollte dadurch ein besseres Verständnis von Behinderung entstehen, ein Verständnis, das die Kluft zu den gewöhnlich so genannten Behinderten überbrückt, und die Kompetenzen, mit Behinderung bei sich und anderen umzugehen, erhöht. Behinderte sind normale Menschen, die mehr Hilfe benötigen, heißt es in einem einschlägigen Buch zum Thema[1] – damit könnte ein Hinweis gegeben sein, wie Behinderung in ein allgemeines Verständnis menschlicher Existenz zu integrieren ist.

Wenden wir uns den Zahlen zu:

»Wie das Statistische Bundesamt mitteilt, lebten zum Jahresende 1999 in Deutschland 6,6 Mill. Schwerbehinderte; das waren rund 10 000 Menschen bzw. 0,2 % mehr als am Jahresende 1997. Bezogen auf die Bevölkerung war somit in

---

1 Klauß, T. 1999, S. 105

Deutschland jeder zwölfte Einwohner (8,1 %) schwerbehindert. Als schwerbehindert gelten Personen, denen von den Versorgungsämtern ein Grad der Behinderung von 50 und mehr zuerkannt worden ist. Knapp über die Hälfte (53 %) der Schwerbehinderten waren Männer. Behinderungen treten vor allem bei ältern Menschen auf: So waren 51 % der Schwerbehinderten 65 Jahre und älter: weitere 24 % gehörten der Altersgruppe zwischen 55 und 65 Jahren an. Nur 2,5 % waren Kinder und Jugendliche unter 18 Jahren. In den weitaus meisten Fällen (86 %) wurde die Behinderung durch eine Krankheit verursacht; 4,5 % der Behinderungen waren angeboren, 2,5 % auf einen Unfall zurückzuführen.«[2]

Diese Zahlen sind schon eindrucksvoll genug. Sie zeigen, dass mit wachsendem Alter Behinderung quasi als normal anzusehen ist. Dabei ist aber noch zu berücksichtigen, dass die genannten Zahlen nur die von den Versorgungsämtern anerkannten Behinderten erfassen. Um aber anerkannt zu werden, muss man einen Antrag stellen – und den zu stellen schämen oder scheuen sich viele Menschen: es ist peinlich als behindert zu gelten. Ferner werden in der Statistik nicht jene kleinen Behinderungen mitgezählt, bzw. von den Ämtern anerkannt, die wir gerade, um die Kluft von Normal und Behindert zu überbrücken, angeführt haben. Als behindert gelten im Sinne der Bundesbehindertenberichts »alle, die von Auswirkungen einer nicht nur vorübergehenden Funktionsbeeinträchtigung betroffen sind, die auf einem von dem für das jeweilige Lebensalter typischen Zustand abweichenden körperlichen, geistigen oder seelischen Zustand beruht«.[3]

Nach dieser Definition müssten die sog. kleinen Behinderungen sehr wohl mitgerechnet werden. Wenn man das täte, käme man sicher zu einer Abschätzung nach der mindestens jeder zweite Mensch behindert ist.

Um den Krankenstand in der Bevölkerung abzuschätzen, muss man sich die Zahlen aus den verschiedenen Statistiken zum Gesundheitswesen zusammensuchen.[4] Dabei sind für uns vor allem die Zahlen bzgl. der chronischen Krankheiten wichtig, denn sie geben einen Eindruck, für wie viele Menschen es zum gewöhnlichen Alltag gehört, mit einer Krankheit zu leben. Aber auch die Fehlzeiten sind interessant, denn sie geben einen Eindruck davon, wie viele Men-

---

2   http://www.destatis.de/presse/deutsch/pm2000/p3760085.htm

3   Bundesbehindertenbericht, Abschnitt 1.2. Die Formulierung »von dem für das jeweilige Lebensalter typischen Zustand abweichend« trägt leider nicht zur Klärung bei. Danach wäre etwa Alterstaubheit keine Behinderung oder gar Alzheimer im hohen Alter.

4   Ich stütze mich 1. auf Statistisches Bundesamt (Hg.), Gesundheitsbericht für Deutschland, Stuttgart: Metzler-Poeschel 1998, 2. auf Bundesministerium für Gesundheit (Hg.) Daten des Gesundheitswesens, Ausgabe 2001, Baden-Baden: Nomos 2001; 3. auf Bundesministerium für Gesundheit (Hg.) Statistisches Taschenbuch Gesundheit 2002.

schen durchschnittlich von einer akuten Krankheit betroffen sind, und zwar
von einer akuten Krankheit, die zumindest so schwer ist, dass sie eine Freistel-
lung von der Arbeit erlaubt, bzw. erzwingt.

Die Bevölkerung der BRD beträgt gegenwärtig ca. 82,4 Millionen. Nimmt
man nach dem Gesundheitsbericht die großen chronischen Krankheiten zusammen, so sind davon bereits ein Viertel der Bevölkerung betroffen.

Arthrose	5,0 Mio.
Wirbelknochendeformationen	4,1 Mio.
Depressionen	4,1 Mio.
Diabetis mellitis	4,0 Mio.
Chronische Leberkrankheiten	4,5 Mio.
Summe	21.7 Mio.

Nimmt man jetzt noch die Aussage hinzu, dass 10–30 % der Bevölkerung an
chronischer Bronchitis leiden, also etwa 13,6 Mio., dass von den 25–74 Jährigen
40 % angeben, sie litten heute an Rückenschmerzen, also etwa 30 Mio., dann
kommt man bereits auf 65,3 Millionen. Dabei sind die vielfältigen Formen von
Allergie noch gar nicht berücksichtigt.[5] Allerdings kann man die Zahlen für die
einzelnen Krankheiten nicht so einfach addieren, weil ja viele Patienten gleichzeitig an mehreren Beschwerden leiden. Aber andererseits sind in diesen Zahlen ja noch nicht die Herz- und Kreislaufkrankheiten enthalten und ebenso
wenig die Krebsleiden, weil letztere nicht unbedingt zu den chronischen
Krankheiten gerechnet werden können[6]. Wenn sie nicht zum Tode führen, sind
es jedoch Erkrankungen, die auch nach akuter Phase den Gesundheitszustand
eines Menschen auf Dauer zeichnen. Es kommt uns hier aber auch nur darauf
an, mit Hilfe der Zahlen die These plausibel zu machen, dass fast jeder erwachsene Mensch im Alltag mit einer Krankheit fertig werden muss. Das lassen
bereits die Zahlen für chronische Krankheiten vermuten. Um auch die akuten
hinzuzunehmen, empfiehlt es sich einen Blick auf die Statistiken der Gesetzli-
chen Krankenversicherungen (GKV) zu werfen. Sie lassen natürlich nur eine
Einschätzung des Krankenstandes in der Erwerbsbevölkerung zu, die in der
BRD gegenwärtig ca. 38 Millionen umfasst. Nach der Statistik sind ca. 4 % jeweils akut arbeitsunfähig geschrieben, das macht also 1,5 Mio.[7] Wenn man nun
die Zahlen für die Arbeitsunfähigkeitsfälle ansieht, so ergibt sich, dass praktisch
jeder Arbeitnehmer einmal im Jahr arbeitsunfähig geschrieben ist – es sind

---

5 Nach Angaben des Gesundheitsberichtes leiden etwa 17 % der 25 bis 65 Jährigen unter Allergien.
6 Bzw. weil der Gesundheitsbericht hier keine entsprechenden Zahlen angibt. Es werden lediglich
   die Mortalitätsziffern mitgeteilt.
7 Die Zahl ist auf die ganze Erwerbsbevölkerung hochgerechnet – die GKV erfasst natürlich nur
   Arbeiter und mittlere Angestellte.

nämlich 31,5 Mio. allein von den bei GKVs Versicherten[8]. Die Zahl der Krankheitsfälle pro Person nimmt dabei mit dem Alter ab, die Krankheitsdauer zu. In der Mitte, also bei den Jahrgängen 40–45 hat man durchschnittlich einen Krankheitsfall pro Person und Jahr und von einer durchschnittlichen Dauer von 17 Tagen.

Es ist bedauerlich, dass es keine repräsentative Erhebung gibt etwa zu der Frage: Leiden Sie gegenwärtig an einer akuten oder einer chronischen Krankheit oder sind Sie in irgendeiner Weise behindert?

Aber auch ohne die Ergebnisse einer derartigen Untersuchung des Krankenstandes der Bevölkerung wird man wohl sagen können:

Krankheit und Behinderung sind nicht Zwischenfälle oder Ausnahmesituationen, sie sind die Regel und sie gehören zum normalen Leben.

Krankheit/ Behinderung ein Existenzial?

Wenn Krankheit und Behinderung etwas ist, mit dem ein sehr großer Teil der Bevölkerung, wahrscheinlich sogar der größere Teil, akut oder dauernd zu tun hat, fragt man sich, ob es der Sache angemessen ist, Krankheit und Behinderung als Abweichung, als Störung des Lebens, als nicht normal einzustufen. Nun gibt es allerdings einen Unterschied in der Bedeutung des Wortes *normal*. Den Zustand eines Menschen als nicht normal zu bezeichnen, kann bedeuten, dass er von dem durchschnittlichen Zustand abweicht. Die oben angeführte Definition des Behindertenberichtes macht Gebrauch von einem solchen Begriff von Normalität. Als nicht normal kann man aber auch den Zustand eines Menschen bezeichnen, wenn er nicht so ist, wie er sein sollte. Norm in diesem Sinne ist ein wünschenswertes oder der Sache angemessenes Optimum. Die Weltgesundheitsorganisation (WHO) bezieht sich auf eine solche Norm. Danach ist Gesundheit »das vollkommene physische, psychische und soziale Wohlbefinden«.[9] Man kann nun Krankheit und Behinderung als Abweichung von einer solchen Norm, d.h. als suboptimales Leben ansehen. Dieses Verständnis von Norm hat eine lange Tradition, es dürfte wohl auf Aristoteles zurückgehen.

Beide Arten, Krankheit bzw. Behinderung als Abweichung von der Norm zu verstehen, haben ihre Probleme. Auf der einen Seite kann man ja nicht Hunger als normal in einer Bevölkerung akzeptieren, weil der größte Teil der Menschen

---

8   Hier wären also noch die Privatversicherten und Nicht-Versicherten hinzuzufügen, so dass man sich wohl der Zahl 38 Mio. nähert.

9   Zitiert nach von Engelhardt, D. 1986, S.131.

in der betreffenden Bevölkerung hungert. Ebenso wenig ist suboptimales Leben bereits mit Krankheit gleichzusetzen. Doch andererseits hat man beispielsweise im Kampf um den § 218 des Deutschen Strafgesetzbuches geltend gemacht, dass man wohl kaum eine Handlung – in diesem Fall die Abtreibung – als Verbrechen ansehen kann, wenn ein sehr großer Teil der Bevölkerung diese Handlung vollzieht. Die Normen des Rechtes müssten so sein, dass Normabweichung auch Abweichung vom Normalverhalten, d.h. dem Verhalten des größten Teils der betroffenen Bevölkerungsgruppe sei. Sonst wäre auch eine Strafverfolgung nicht durchführbar. Aber um eine Normsetzung im Sinne einer Vorstellung des Wünschenswerten und des Angemessenen kommt man auch nicht herum. Ohne eine solche Vorstellung gäbe es keinen Begriff von Krankheit und Behinderung: Krankheit und Behinderung bemessen sich an einer Vorstellung davon, wie Leben sich eigentlich vollziehen sollte und welche Fähigkeiten man haben sollte, um sein Leben angemessen zu vollziehen.

Es ergibt sich aus dieser Lage einerseits die Aufgabe, was menschliches Leben ist, so zu konzipieren, dass es als solches nicht durch Krankheit und Behinderung gemindert[10] wird: Menschliches Leben ist derart, dass zu ihm auch durchschnittlich Krankheit und Behinderung gehören. Andererseits muss der Begriff Krankheit so konzipiert werden, dass Krankheit nicht in einem ausschließenden Gegensatz zu Gesundheit steht.

Was den Krankheitsbegriff angeht, so gibt es durchaus schon Ansätze zu einem veränderten Verständnis. Diese wurden bereits im 19. Jahrhundert vorbereitet, als man nämlich erkannte, dass Krankheiten ein eigenes Wesen haben, d.h. genauer: dass sie jeweils einen bestimmten, typischen Verlauf darstellen, nämlich des Lebens selbst. Dann wurde, wohl im Umfeld der anthropologischen Medizin, Krankheit als Leben unter veränderten Bedingungen definiert. In beiden Auffassungen bahnt sich schon ein Verständnis von Krankheit an, nach dem die Krankheit nicht eine Störung des normalen Lebensablaufes ist, sondern vielmehr gerade die Reaktion des lebendigen Organismus, bzw. des Menschen auf eine Störung, eine Beeinträchtigung der Umwelt oder eine sonstige Irritation. Damit wird schon deutlich, dass das fundamentale Problem gar nicht im Krankheitsbegriff liegt, sondern vielmehr im Gesundheitsbegriff. Wenn man nämlich Gesundheit als vollkommenes Wohlbefinden oder als störungsfreien Lebensvollzug definiert, dann gerät sie zwangsläufig in einen Gegensatz zum Krankheitsbegriff, bzw. Krankheit wird dann als Gegensatz zu Gesundheit verstanden. Den Schritt zu einem Gesundheitsbegriff, der Gesundheit aus diesem Gegensatz herausdreht hat Dietrich von Engelhardt vollzogen:

---

10 Wenn man das menschliche Leben überhaupt bewertet, ist auch die Möglichkeit, von lebensunwertem Leben zu sprechen nicht fern. S. dazu auch das zitierte Buch von Klauß, T. 1999, Kap. 4.

»im Gegensatz zu der bekannten und utopischen WHO-Definition von Gesundheit als physischem, psychischem und sozialem Wohlbefinden (physical, psychical and social well-being) müsste Gesundheit auch nicht als totales Freisein von Krankheit, sondern könnte eher als Fähigkeit verstanden werden, mit Behinderung und Schädigungen leben zu können«.[11]

Damit sind Krankheit und Gesundheit keine strikten Gegensätze mehr. Es wird denkbar, dass es gesunde Kranke gibt und kranke Gesunde. Der Unterschied besteht darin, dass das Leben überhaupt nicht mehr als ein Vollzug gedacht wird, der im Prinzip störungsfrei sein könnte. Leben ist Auseinandersetzung mit Störungen, Leben ist Wachsen gegen Widerstände, Leben ist Kampf gegen Beeinträchtigungen, Leben ist die ständige Restabilisierung eines Gleichgewichtes unter irritierenden Umweltbedingungen.

Man hat diese Einsicht schon längst und häufig unter Tröstungsgesichtspunkten und zur moralischen und psychologischen Verarbeitung von Krankheitsheimsuchungen vermittelt. Man solle an Krankheiten wachsen, sie seien eine moralische Prüfung, ein Läuterungsgeschehen. Wenn man diese Weisheiten ihrer Sinn-ideologischen Verbrämung entkleidet – die Krankheiten müssten doch einen Sinn haben – dann bleibt die einfache Wahrheit, dass das Leben eben kein lieblicher Fluss ist, sondern die stets gefährdete Bemühung, einen ganz unwahrscheinlichen Zustand zu stabilisieren, auszudehnen, zu steigern.

Das nimmt den Krankheiten nicht ihren Schrecken, erlaubt jedoch, sie anders einzuordnen. Einige Krankheitsverläufe kann man selbst als gesunde Reaktion auf eine Irritation ansehen. Das ist insbesondere bei Infektionskrankheiten der Fall. In anderen Fällen kann man jemanden geradezu als gesund bezeichnen, weil er es vermag, seine Krankheit zu bewältigten. Das sind die Fälle, die v. Engelhardt vornehmlich in seinem Buch *Mit der Krankheit leben* im Sinn hat. Schließlich muss man aber auch sehen, dass es Krankheiten gibt, die geradezu in einer Fehlprogrammierung des Lebens bestehen. Von der Art sind Autoimmunkrankheiten und für Teilbereiche des Organismus auch der Krebs. Sie sind offenbar von der Art, dass eine Destabilisierung sich selbst verstärkt.

Wenn also Krankheit so grundsätzlich zum Leben gehört, sollte man dann sagen sie sei ein Existenzial? Als Existential hatte Heidegger in seiner Anthropologie – die er selbst Fundamentalontologie nannte – solche Strukturbestimmungen bezeichnet, die das Seiende Mensch ausmachen, nämlich Weisen zu existieren. Nun eine Weise zu existieren ist Kranksein sicher. Doch ein Existenzial im Sinne von Heidegger ist immer ein Sein-Können. Dem steht entgegen, dass zwar mit Krankheit fertig zu werden ein Können verlangt, mit dem Psy-

---

11 v. Engelhardt, D. 1986, S. 21

chologen Maslow[12] zu sprechen: Coping-Strategien, dass jedoch das Kranksein selbst einem widerfährt. Wir haben es hier nicht mit dem Handeln, sondern mit dem Erleiden zu tun – und es wäre sicher verfehlt, das Erleiden in ein Tun transformieren zu wollen. Es geht ja vielmehr darum anzuerkennen, dass zum Leben auch das Erleiden gehört, genauer: dass man das Leben auch erleidet. Wie die Dinge allerdings stehen, ist es nicht einfach dies anzuerkennen – und da liegt es nicht fern zu sagen: auch das Erleiden muss man können, oder: man muss sich etwas widerfahren lassen können. Ich will nicht gleich behaupten, das sei der erste Schritt zur Gesundheit. Aber es ist jedenfalls der erste Schritt dazu, die Krankheit wirklich als die eigene zu erfahren. In unserer durchschnittlichen, auf Aktivität, Leistung und Autonomie ausgerichteten Haltung, wird Krankheit nur allzu leicht als etwas Fremdes, nicht dazu–, nicht zu mir Gehöriges abgewehrt. Das mag einen auch um Heilungschancen bringen, es bringt einen aber zunächst einfach um Lebenschancen. Diese bornierte Grundhaltung hat dazu Anlass gegeben, in besonderen Fällen sogar von der *Krankheit, nicht krank sein zu können*[13] zu sprechen.

Worauf es in der Haltung zur Krankheit grundlegend ankommt, ist, sich selbst als jemanden zu verstehen, dem etwas widerfahren kann, der verletzlich ist, der getroffen werden kann. Leibliche Existenz ist wesentlich pathische Existenz. Das heißt keineswegs, dass man sich einfach in Leiden ergeben muss – obgleich das u.U. auch sein kann –, aber es bedeutet vor allem erst einmal eine Entmoralisierung des Krankheitsgeschehens. Menschsein heißt eben auch, Krankheiten ausgesetzt zu sein. Da hat man sich nichts vorzuwerfen, aber es ist auch kein höheres Geschick. Krankheiten sind zunächst und zumeist kontingent: es trifft einen eben. Und deshalb verlangt Kranksein-Können immer auch, Kontingenz aushalten zu können.

Krankheit und Behinderung sind nicht einfach dasselbe, obgleich Krankheiten immer auch in gewissem Sinne mit Behinderungen verbunden sind. Krankheit ist immer auch eine Einschränkung der Leistungsfähigkeit. Aber Krankheiten können auch mit spezifischen Ausfällen verbunden sein oder zu ihnen führen. Behinderung dagegen ist nicht unbedingt eine Krankheit. Vielmehr können Behinderte durchaus gesund sein, manchmal sind sie es sogar mehr als *normale* Menschen. Behinderung ist immer ein Nicht-Können oder eine eingeschränktes Können. Man sieht daran bereits, dass Behinderung quasi von au-

---

12 Maslow, A. H. 1978
13 Bräutigam, W. (Hg.) 1980, S.113–142. Diese Arbeit, die dem Bereich der anthropologischen Medizin angehört, deutet das Phänomen allerdings als verhinderte Somatisierung eines psychischen Problems, die dann mit der Gefahr verbunden ist, zu psychotischen oder schizophrenen Zuständen zu führen. Ich würde es eher deuten als die Unfähigkeit, sich auf das Pathische einzulassen.

ßen definiert wird. Was hier *normal* ist, definiert die Gesellschaft mit den Leistungsanforderungen an ihre Teilnehmer. Sicher gibt es auch Behinderungen gemessen an dem, was eigentlich zur Naturausstattung des Menschen gehört. Laufen-Können und Sehen-Können sind solche Fähigkeiten, die man zur Naturausstattung des Menschen rechnet. Schwierig wird es bereits mit Unfruchtbarkeit und Impotenz. Dass die Gattung sich reproduziert, d.h. der Naturzweck erfüllt wird, hängt nicht vom einzelnen Individuum ab. Eindeutig gesellschaftlich bedingt ist ein Begriff wie Lernbehinderung oder Leseschwäche (Legasthenie). Es ist die spezifische Einrichtung unserer Gesellschaft, die so etwas wie Legasthenie überhaupt zu Tage treten lässt. Entsprechend Lernbehinderung: in einer traditionalen Dorfgesellschaft war ein gewisser Grad von *Zurückgebliebenheit* durchaus normal und die Betroffenen hatten ihren Platz in der Gemeinschaft. Der Begriff der Behinderung, der sich an gesellschaftlichen Erwartungen orientiert, ist in jedem Fall der weitere und wir werden uns deshalb auf ihn beziehen.

Behinderte Menschen sind danach solche, die – ohne Hilfe – bestimmte Leistungen nicht erbringen können, die von der Gesellschaft dem einzelnen zugemutet werden. Man sieht an dieser Definition, dass in sie nicht bloß der Begriff der gesellschaftlichen Leistungserwartung eingeht, sondern auch der Begriff des selbständigen Individuums, bzw. der Begriff der Autonomie oder gar der Autarkie. Das gibt Anlass zur Gesellschaftskritik, insofern sie nämlich durch ihre besondere Einrichtung die Behinderten erst zu Behinderten macht. Diese Feststellung soll das Problem der Behinderung nicht verkleinern. Sie soll darauf hinweisen, dass es häufig nicht auf Seiten des Behinderten angepackt werden muss, sondern auf Seiten der Gesellschaft.

Von daher ergibt sich ein erster Ansatz, wie Behinderung lebbar werden kann. Wie Krankheit ist Behinderung zunächst und zumeist kein Können. Auch Behinderung widerfährt einem, man erleidet sie. Behinderung gehört deshalb zum Pathischen in der menschlichen Existenz. Mehr noch als Krankheit ist sie jedoch explizit ein Nicht-Können und sie wird auch so erfahren, bzw. sie so zu erfahren legt einem die Gesellschaft nahe. Gleichwohl muss auch Behinderung gelebt werden: im Sinne des Lebensvollzuges stellt sich Behinderung eher als Randbedingung dieses Lebensvollzuges dar. Der einzelne muss sein Behindertsein auch so oder so vollziehen – und dazu gehört ein gewisses Können.

Die Basis des Behindertsein-Könnens ist die Einsicht, dass jedes menschliche Können beschränkt ist. Nehmen wird als Beispiel die Sehbehinderung, zu der ja als schwache Form auch die Kurzsichtigkeit gehört. Gemessen an der Tatsache, dass für jeden Menschen die Fähigkeit zu sehen Grenzen hat, ist die Kurzsichtigkeit nur ein Mehr an Einschränkung. Ein Brille zu tragen, d.h. diese Sehbehinderung technisch auszugleichen, ordnet sich damit ein in das Spektrum technischer Bewältigung der Begrenzungen menschlichen Sehens vom Mikroskop über die Lupenbrillen, wie sie Feinmechaniker und Zahnärzte tragen, bis hin zum Teleskop. Allerdings gibt es auch Blindheit – und hier ist die Möglichkeit diese Einschränkung technisch auszugleichen, gegenwärtig noch nicht gegeben. Ihre Bewältigung muss in der Regel durch Ausweitung der sinnlichen Kompetenzen auf anderen Gebieten – des Fühlens, des Hörens – und letztlich durch die Hilfe der Sehenden geleistet werden. Dieses *Letztlich* ist natürlich der entscheidende Punkt, insofern er vom Betroffenen verlangt, das eigene Selbstverständnis von der allgemeinen Autonomie-Forderung abzukoppeln, bzw. von den Mitmenschen, ihre Achtung des Anderen nicht davon abhängig zu machen, in welchem Maße er autonom bzw. autark ist.

Aber bevor wir uns im letzten Abschnitt dieses Kapitels mit diesem entscheidenden Punkt ausführlicher beschäftigen, soll doch noch einmal betont werden, dass Behinderung in ein Spektrum des Mehr- oder Weniger-Könnens gehört, in das sich jeder Mensch hineinfinden muss. Das wird noch deutlicher, wenn man menschliches Können nicht parametrisiert, sondern ganzheitlich betrachtet: nach einzelnen Dimensionen des Könnens gerechnet gibt es natürlich auch Totalausfälle – wir haben das Beispiel der Blindheit erwähnt. Aber da jedes menschliche Können das Zusammenspiel vieler Dimensionen verlangt, ist auch ein solcher Totalausfall nur eine beschränkte Behinderung: bei Blindheit werden andere Sinne besser entwickelt, bei Sprachunfähigkeit andere Kommunikationsweisen, bei eingeschränkter intellektueller Fähigkeit etwa der emotionale Bereich[14].

Jeder Mensch muss mit Krankheit zu leben lernen, jeder Mensch sich in ein Spektrum des Könnens einordnen. Krankheit und Behinderung sind Widerfahrnisse, die nicht leicht zu bewältigen sind. Aber sie dürfen nicht Anlass sein, eine ausschließende Alternative zwischen gesundem Leben und krankem zu etablieren und eine Kluft zwischen normalem und behindertem Leben.

---

14 Man hat in den letzten Jahrzehnten dem schon Rechnung getragen, indem man einen erweiterten Begriff von Intelligenz entwickelt hat, in dem die Emotionalität schon eingeschlossen ist. Man spricht dann im Kontrast zum üblichen IQ von einem EQ, dem Quotienten emotionaler Intelligenz.

Coping-Strategien

Der Begriff der Coping-Strategien ist von dem Psychologen Maslow entwickelt worden. Er wollte damit ein gegenüber der Tradition anderes Umgehen mit psychischen Krankheiten initiieren. Nicht die Lösung oder Auflösung von Problemen sollte das Ziel sein, sondern ihre Bewältigung. Es sollten von den Patienten Fähigkeiten entwickelt werden, mit ihren Problemen zu leben. In diesem Sinne wollen wir allgemeiner nach Strategien fragen, mit Krankheit und Behinderung zu leben. Diese Frage ergibt sich zwangsläufig aus der Einsicht, dass Krankheit und Behinderung im menschlichen Leben nicht etwas ist, das eigentlich nicht dazugehört und deshalb möglichst weggeschafft werden muss. Therapie ist nicht die einzige Art mit Krankheit umzugehen, vielmehr sogar: sie ist es in den meisten Fällen oder während der längsten Lebenszeit nicht. Es gilt, mit Krankheit und Behinderung zu leben.

Die Grundlage dafür wurde bereits in den vorhergehenden Abschnitten gelegt, nämlich dadurch, dass für Krankheit und Gesundheit, für Behinderung und Normalität andere Begriffe, bzw. ein anderes Verhältnis zwischen den Begriffen entwickelt wurde. Diese Arbeit ist noch weit von der Praxis entfernt, trägt aber zu den Coping-Strategien eine erstes Moment bei, das ethische, nämlich die Grundhaltung zu Krankheit und Behinderung als Widerfahrnis im Leben. Wir werden darüber hinaus zwei weitere betrachten, nämlich das diätetische und das therapeutische Moment. Das eine betrifft die Lebensführung, durch die man Krankheit und Behinderung bewältigt, das andere die Maßnahmen, die mit Hilfe der Ärzte, Physiotherapeuten, Heilpädagogen etc. zu ergreifen sind.

Beginnen wir mit der *therapeutischen* Dimension, damit von vornherein klar ist, dass ethische und diätetische Krankheitsbewältigung nicht Verzicht auf Therapiemaßnahmen heißen kann. Eine solche Haltung ist durchaus denkbar und aus religiösen wie philosophischen Traditionen bekannt: aus Heroismus oder Leibverachtung, aus Gottvertrauen oder Schicksalsgläubigkeit haben immer wieder Menschen auf die Hilfe der Medizin verzichtet. Einer solche Haltung soll hier, trotz der grundsätzlichen Anerkennung des Pathischen im menschlichen Leben, nicht das Wort geredet werden. Natürlich soll man sich der Mittel, Leiden zu mindern, Schäden zu beheben, Einschränkungen auszugleichen, bedienen. Aber in vernünftigem Maß. Was das vernünftige Maß ist, wird letztlich der einzelne selbst herausfinden müssen, aber allgemein lässt sich sagen, dass therapeutisches Vorgehen in ein Gleichgewicht mit der ethischen Verarbeitung und der Einbettung von Krankheit und Behinderung in den Lebenszusammenhang gebracht werden muss. Es besteht nämlich in unserer technischen Zivilisation die Tendenz, vom Arzt bzw. der medizinischen Technologie alles zu erwarten, und sich deshalb auch ihrem System ganz auszuliefern. Diese Strategie ist nicht nur illusorisch, sondern eines mündigen Patienten auch unwürdig. Sie ist illusorisch, weil auch die Medizin ihre Grenzen hat, weil jede therapeutische Maßnahme auch Nebenfolgen hat und schließlich weil gerade bei den lebensbestimmenden Krankheiten, nämlich den chronischen, Therapie nicht die entscheidende Strategie sein kann. Therapie als Strategie von Krankheitsbewältigung muss also durch Ethik und Diätetik im Lot gehalten werden, – sonst divergiert sie.

Die *ethische* Strategie zu Bewältigung von Krankheit und Behinderung ist die jeweilige Einstellung zur Krankheit. Hier sind in der kulturellen Tradition bedeutende Angebote gemacht worden. Einen Teil davon habe ich kritisch unter dem Stichwort einer *Moralisierung* von Krankheit und Behinderung benannt. Es hilft offenbar vielen Menschen, mit ihrem Krankheitsgeschick fertigzuwerden, wenn sie es als Prüfung oder Strafe, oder, wie im indischen Karmadenken, als Abarbeitung eines vorgeburtlichen Sündenregisters verstehen. Ich möchte derartige Auffassungen nicht diskreditieren, nicht nur aus Respekt vor den religiösen Traditionen, die dahinterstehen, sondern auch wegen ihrer faktischen Nützlichkeit als Coping-Strategien. Nur möchte ich die Frage stellen, ob es notwendig ist, dass Coping-Strategien Krankheit und Behinderung einen Sinn verleihen.[15] Der Philosoph muss demgegenüber feststellen, dass dadurch der Kontingenzcharakter von Krankheit und Behinderung geleugnet wird. Das Menschliche an der Krankheit besteht ja gerade darin, dass sie mich treffen kann – und damit fertigzuwerden, verlangte diese Kontingenz auszuhalten, nicht sie zu verschleiern oder durch Spekulationen wegzuarbeiten. Annehmbarer erscheinen da schon jene Strategien, die das Geschick, das einen trifft als Schickung verstehen, und dadurch die Möglichkeit eröffnen, Krankheit und Behinderung in demütiger Haltung gegenüber einem höheren Willen oder Allah zu ertragen. Diese Coping-Strategie hat gegenüber der Moralisierung wenigstens den Vorteil, dass sie den Betroffenen nicht noch zu seinem Leiden mit einem schlechten Gewissen belastet. Gleichwohl stellt sich in diesem Falle nur allzu leicht die schwere Frage nach dem Warum? Warum gerade ich? Warum jetzt? und schließlich, gerade wegen der Grundlosigkeit des Geschickes, die

---

15 Genau das ist es, was D. v. Engelhart einführend allgemein über Coping-Strategien sagt: »Krankheits-Coping hieße demnach: Krankheit integrieren, ihr einen Sinn abgewinnen, sie in das eigene Leben und Selbstverständnis aufnehmen zu können«, aaO. S. 9.

Frage nach der Gerechtigkeit Gottes. Die Geschichte des Hiob in der Bibel ist das klassische Beispiel dafür.[16]

Ethisch im engeren Sinne sind die Coping-Strategien, die zur Bewältigung von Krankheit und Behinderung Tugenden ausbilden oder abrufen. Dabei steht neben der bereits genannten Demut an erster Stelle die Tapferkeit. Tapferkeit wird ja traditionell als Standhalten, Schmerzen-Aushaltens-Können und schließlich als Furchtlosigkeit verstanden. All dies sind ja in der Tat Kompetenzen, die gefordert sind, um ein Krankheitsgeschick bewältigen zu können. Und zumindest ein Minimum an Schmerzbereitschaft ist gefordert, um eine Auslieferung an ausufernde Therapie-Strategien zu verhindern.

Die Furchtlosigkeit verdient hier eine besondere Aufmerksamkeit. Fast jede Krankheit ist ja etwas Beängstigendes, schon wegen ihres Charakters als eines grundlosen Geschickes, aber vor allem wegen des unbestimmten Ausgangs, der drohenden Folgen. Krankheit bedeutet immer auch Sorge um sich und zwar in dem Sinne, dass sie einen in der Seinsgewissheit erschüttert. Solche Besorgnis ist berechtigt und sollte ja auch zum Aufsuchen eines Arztes und zur verlässlichen Befolgung eines Therapieprogramms – zur Compliance, wie die Fachleute sagen – führen. Also: Furchtlosigkeit als ethische Haltung zur Bewältigung von Krankheit darf nicht Sorglosigkeit, gar Vernachlässigung des Leibes oder Nachlässigkeit in der Therapie sein. Sokrates hat in Platons Dialog Laches, in dem es um die Tapferkeit geht, deshalb auch Tapferkeit und Draufgängertum unterschieden. Tapferkeit ist bei ihm nicht schlechthin Furchtlosigkeit, sondern vielmehr die Haltung, in der man fürchtet, was wahrhaft zu fürchten ist. Und natürlich kommt dabei für den kriegerischen Zusammenhang, in dem damals die Tapferkeit primär gesehen wurde, heraus, dass der Tod weniger zu fürchten sei als die Schande. Aber auch für uns, die wir die Tapferkeit viel mehr im zivilen Zusammenhang sehen – es scheint, dass Tapferkeit etwa qua ziviler Ungehorsam viel schwieriger ist als in kriegerischen Auseinandersetzungen –, könnte die sokratische Unterscheidung nützlich sein: Zur ethischen Bewältigung von Krankheit gehört allerdings eine gewisse Fruchtlosigkeit gegenüber dem Tod. Krankheit ernst zu nehmen heißt, – selbst wenn man im Einzelfall gute Aus-

---

16 Ein neueres findet sich in Bernd Sommer, Christoph Kuonath, Biographie und Behinderung: Krankheit, Rehabilitation und Lebensgeschichte eines Jugendlichen in Selbstzeugnissen. Ein autobiographisch orientierter Forschungsansatz. Frankfurt/M. : Dr. Hänsel-Hohenhausen, 2001. Der betroffene Patient (Christoph Kuonath) findet den Sinn seiner Krankheit geradezu darin, dass sie ihn auf den Weg der Suche nach der »höheren Macht« bringt. Es ist kein Zweifel, dass diese erstaunliche Geschichte einer Rehabilitation und der Patient in seinem entschiedenen Willen zur Rehabilitation Respekt verdienen. Doch fragt man sich, was für die Akzeptanz eines grundlosen Geschicks gewonnen ist, wenn man es einer höheren Macht zuschreibt, die es verhängt.

sicht hat, sie zu therapieren –, sich klarzumachen, dass es zur condution humaine gehört, das wir in letzter Instanz unterliegen werden. Das sollte zu einer gewissen Gelassenheit im Einzelfall führen. Auch die ethische Art Krankheit zu bewältigen kann divergieren, d.h. aus dem Zusammenhang mit den anderen Momenten des Coping, Therapie und Diätetik, ausscheren. Insbesondere die Vernachlässigung von Therapiemöglichkeiten ist in einer ethisch-heroischen Haltung eine Gefahr. Es wird von dergleichen aus den Kreisen der antiken Stoa berichtet, aber auch ein allzu großes Gottvertrauen kann in einzelnen Fällen dazu führen, dass man die notwendigen Therapiemaßnahmen nicht ergreift oder zu spät.

Als drittes Moment der Coping-Strategien hatten wir die *Diätetik* genannt. Der Ausdruck *Diätetik* kommt vom griechischen diatesis' und heißt Lebensform. In der Tradition der Medizin bezeichnete der Ausdruck neben Therapeutik und Rehabilitation eines der Felder der ärztlichen Tätigkeit, nämlich die Prophylaxe. Das Konzept der Diätetik ist in manchen Perioden geradezu zum Hauptgebiet der Medizin erklärt worden, so in der Hippokratik und dann noch einmal im achtzehnten Jahrhundert als die Ärzte Hufeland und Tissot für mehr oder weniger alle Lebensbereiche und Bevölkerungsgruppen Diätetiken schrieben. In unserem Zusammenhand muss Diätetik weiter verstanden werden und bezeichnet insbesondere die Dimension des Krankheits-Coping, die in der Art der Lebensführung liegt: Mit Krankheit und Behinderung fertig zu werden, heißt sie in das gewöhnliche Leben zu integrieren und sie so in gewisser Weise aus dem Status dessen , was einem bloß widerfährt herauszudrehen.

»Krankheiten müssen nicht nur als Einschränkungen, sie können auch als Herausforderungen verstanden werden, deren Bewältigung bereichert und das Selbstbewusstsein stärkt«, schreibt Dietrich von Engelhardt (aaO. S. 21). Diese Auffassung folgt für uns schon aus dem Verständnis von Leben selbst. Leben ist Entwicklung gegen Widerstände, deshalb heißt Kranksein auch, den Kampf gegen Widerstände aufzunehmen, bzw. sollte es heißen. Man könnte dies noch zum ethischen Teil der Coping-Strategien rechnen, es sollte aber zu einer konkreten Praxis führen, beispielsweise zur Aufnahme einer Therapie oder eben auch zu diätetischen Maßnahmen im engeren Sinne: Regelung von Essen und Bewegung, Verteilung von Arbeit und Freizeit in einem für die Krankheitsbewältigung günstigen Sinne. Der Krankheit sollte auch im gewöhnlichen Leben eine angemessene Aufmerksamkeit und eine angemessene Zeit zugebilligt werden. Das *Angemessene* muss betont werden. Es gibt nämlich auch eine mögliche, um nicht zu sagen notwendige Form der Lebensführung, durch die Krankheit und Behinderung bewältigt werden, nämlich über sie hinwegzuleben.

Amae

Die Haltung zu Krankheit und Behinderung ist in der Regel nur Thema als Frage nach der Haltung der Gesunden, der Normalen zu den Kranken und Behinderten. Natürlich ist das ein wichtiges Thema, vor allem was die Behinderung angeht, weil es in dieser Beziehung so starke Vermeidungstendenzen und Segregationspraktiken gegeben hat.[17] Doch das ist hier nicht unser Thema, vielmehr geht es um die Frage, wie sich Kranke und Behinderte zu sich selbst verhalten. Hier nun verzeichnet Klauß ein schwerwiegendes Wissensdefizit: »Doch leider wissen wir wenig darüber, wie sich Menschen mit geistiger Behinderung selbst sehen und verstehen, ...« (aaO. 205) Die allgemeine Vermutung ist nach Klauß, »sie seien häufig leicht kränkbar, überschätzten sich maßlos, neigten dazu, andere abzuwerten und sich als wertlos zu empfinden, wenn sie der Realität ihrer nicht nur körperlichen sondern auch geistigen Behinderung ins Auge schauten« (aaO. S. 205). Klauß hat sich zwar vornehmlich mit geistiger Behinderung beschäftigt, aber seine Vermutung könnte doch allgemeiner gelten, zumal man ja gerade bei geistig Behinderten in vielen Fällen mit einer glücklichen Naivität rechnen kann. Aber dort, wo Krankheit und Behinderung bewusst sind, dürften sie für die Betroffenen in der Regel Anlass zu Ressentiments sein. Was immer man über Krankheit und Behinderung denkt, unsere Gesellschaft ist jedenfalls so organisiert, dass sie Kranke und Behinderte in eine Lage bringt, in der sie sich nicht als vollgültige Menschen fühlen können.

Um das besser zu verstehen, dürfte für viele Menschen eine Erinnerung an die Kindheit hilfreich sein. Als Kind krank zu sein, bedeutete und deutet auch heute noch in vielen Familien, in einen privilegierten Zustand zu kommen. Nicht nur, dass man mit guten Gründen zu Hause bleiben darf und den Druck der Schule eine Weile los ist, sondern auch im Hause selbst ist man entpflichtet, man wird umsorgt, man kann sich vieles erlauben und sich wohlig in der Fürsorge der Mutter (oder gegebenenfalls des Vaters) einrichten. Als Kind ist man manchmal gern krank.

Die Japaner haben jene Situation, die wir vornehmlich und fast ausschließlich aus der Beziehung zwischen einem Kind und seinen Eltern kennen, kultiviert und zu einem eigenständigen Typ von Liebe werden lassen. Ihr Wort für diese Liebe ist *Amae*[18], ein Wort, für das es in europäischen Sprachen kein Äquivalent gibt. Ich würde diesen Typ von Liebe als hingebungsvolle Abhän-

---

17 Siehe dazu Klauß aaO. Kap. 2. Die empirischen Untersuchungen zeigen nach Klauß seit den 70er Jahren eine Verbesserung der Einstellung in der Bevölkerung gegenüber Behinderten.
18 Doi, T. 1993

gigkeit (im Beispiel: von Seiten des Kindes) und als hingebungsvolle Fürsorge (im Beispiel: von Seiten der Eltern) bezeichnen.

Das Entscheidende an dieser Auffassung von Liebe ist die Zustimmung zur Abhängigkeit. Es ist dieses Moment, das die Generalisierung eines Verhältnisses, das wir nur aus der Beziehung zu Kindern und gar kranken Kindern kennen, zu einem Liebestyp in Europa verhindert. Und selbst in der Beziehung zu Kindern ist die Billigung von Abhängigkeit nur eine vorübergehende. Kinder sollen erwachsen werden und das heißt selbständig – und Eltern sollen loslassen können. Wo das nicht gelingt, redet man von Unreife, wo hingebungsvolle Abhängigkeit gar von einem Erwachsenen gegenüber einem anderen praktiziert wird, vermutet man Masochismus, wo sie von der anderen Seite gebilligt und gefördert wird, vermutet man Bevormundung und tyrannische Fürsorge. *Amae* ist im Grunde mit den Werten der Autonomie und der Selbständigkeit nicht zu vereinen. *Amae* mag in der Beziehung zu Kindern angemessen sein, sie auf Dauer zu stellen widerspricht dem, was wir als Persönlichkeitsentwicklung sehn und erwarten.

Diese kulturellen Tatsachen haben verheerende Folgen für die Beziehung zu Kranken und Behinderten und für deren Selbstverständnis. Kranke, jedenfalls die Kranken, um die es uns hier geht, also die, die auf Dauer mit Krankheit leben müssen, sind in der Regel auf die Hilfe anderer angewiesen, und das gilt mehr noch für Behinderte: sie sind ja in ihrer Lage geradezu durch diese Angewiesenheit definiert. Also versucht man mit allen Kräften, die Kranken dahin zu bringen, dass sie wieder *auf eigenen Beinen stehen können*, man versucht mit allen Mitteln, insbesondere technischen, Altersbehinderten ihre Unabhängigkeit zu erhalten. Rehabilitation bei erworbener Behinderung besteht im Wesentlichen in der Rückgewinnung der Selbstständigkeit[19].

Natürlich hängt diese Einstellung tief mit dem europäischen Verständnis von Persönlichkeit und Individualität zusammen und wird verstärkt durch die Entwicklung der Auflösung der Familie, der Entwicklung des Singletums, also letzten Endes der Entwicklung des Kapitalismus. Und insofern wird man die Rahmenbedingungen durch Empfehlungen an Betroffene, an Familienmitglieder und Pfleger nicht ändern können. Aber es könnte doch die Grundhaltung verändern, wenn man sich im Blick auf die japanische Kultur des Amae klarmacht, dass Selbstständigkeit, Autonomie oder gar Autarkie nicht unbedingt die Grundzüge einer erfüllten menschliche Existenz sein müssen. Ich habe

---

19 Charakteristisch auch hier wieder der bereits zitierte Rehabilitationsbericht von Sommer und Kuonath: »Das selbständige Angehen und eigenverantwortliche Erfüllen von Anforderungen des alltäglichen Lebens.....steht zu Beginn seiner Weiterbildung an einem für ihn fremden Ort im Mittelpunkt der Gedankenwelt«, aaO. S.85.

deshalb auch schon vor langer Zeit die Idee des souveränen Menschen der des autonomen Menschen entgegengesetzt.[20] Souverän ist man gerade dann, wenn man sich auch etwas widerfahren lassen kann, wenn man Frustrationen ertragen kann, wenn man sich in seiner Abhängigkeit akzeptieren kann. Die Abhängigkeit, die unsere menschliche Existenz zeichnet, ist vor allem eine Abhängigkeit von der Natur, aber ebenso eine von den anderen Menschen. Man hat in Europa alles daran gesetzt, diese Abhängigkeiten wegzuarbeiten und darin gerade die Entwicklung des Menschen zum Menschen gesehen. Emanzipation ist dafür die große Maxime: Emanzipation von der Natur, Emanzipation von den anderen Menschen.

Die schwierige Aufgabe für den Kranken und Behinderten besteht also gerade darin, souverän zu werden. Er darf sein Selbstbild nicht davon beeinträchtigen lassen, dass er von der Hilfe anderer abhängig ist, ja, er täte gut daran, sich in dieser Abhängigkeit auch wohl zu fühlen. Natürlich ist er dabei auch auf das Wie der Zuwendung der anderen, der Familienmitglieder, der Betreuer, der Mitmenschen überhaupt angewiesen. Nun hat es in Europa ja schon immer eine Tugend gegeben, die diese Zuwendung trug und auch heute noch, wo sie häufig einfach professionelle Arbeit ist, weiterhin trägt: die Nächstenliebe. Ein Glück, dass unsere Kultur durch diesen Liebestyp geprägt ist. Er hat aber verglichen mit *Amae* charakteristische Schwächen. Das fällt schon auf, wenn man danach fragt, was denn die Nächstenliebe für den bedeutet, auf den sie sich richtet. Das Konzept der Nächstenliebe ist nicht nur asymmetrisch – das ist Amae auch – es ist vielmehr auch einseitig: es sieht für die Haltung des von der Nächstenliebe Betroffenen gegenüber seinem Wohltäter keine besondere Rolle vor. Dadurch kommt er, weil er sich nicht revanchieren kann, weil er nichts als der Abhängige ist, nur allzu leicht in die Rolle des Gedemütigten. Diese Situation mag im ursprünglichen Konzept der Nächstenliebe nicht unbedingt mitgegeben gewesen sein, unter den Bedingungen von Gleichberechtigung, Autonomie, Selbständigkeit ist jedoch Nächstenliebe zu empfangen in der Regel demütigend, und für den, der Nächstenliebe übt, wird es gerade zur hochdialektischen Aufgabe, diese Demütigung zu vermeiden. Es ist inzwischen – wohl seit der Gewerkschaftsbewegung des 19. Jahrhunderts – ein Konzept entwickelt worden, das das zu leisten verspricht: Solidarität. Freilich ist Solidarität auch eine Sache auf Gegenseitigkeit und kann nicht viel dazu beitragen, eine auf Dauer gestellte Abhängigkeit anzuerkennen.[21]

---

20 Böhme, G. 1994.

21 Siehe dagegen meinen Begriff von Solidarität als »Sich betreffen lassen von dem, was den anderen betrifft«, ein Begriff, der die Asymmetrie der Beziehung nicht ausschließt. Böhme, G. 1995, S. 46.

Krankheit und Behinderung zu bewältigen verlangt also letztlich eine für uns Europäer ganz grundsätzliche Veränderung unserer Einstellung zum Menschsein. Es verlangt die Einsicht, dass wir unser Menschsein letztlich nicht in uns selbst, als Individuen erfüllen können. Damit wird für die abhängige Existenzweise von Kranken und Behinderten Raum und für die, die ihnen helfen, wird eine unverkrampftere Zuwendung möglich. In unseren Beziehungen zu Kindern haben wir Gelegenheit, uns in diese Form der Liebe, Amae, einzuüben. Aber es kommt alles darauf an, sie nicht als eine Beziehung zu Kindern zu praktizieren, wo sie im Verhältnis zu Erwachsenen nötig ist. Das führt uns zum Thema *Pflege*.

Pflege

Man fasst das, was die anderen, die Gesunden, für den Kranken tun, traditionell unter dem Begriff der Pflege zusammen. Doch was heißt Krankenpflege? Es dürfte unzureichend sein, das pflegerische Tun bloß als Substitution dessen anzusehen, was der Kranke, wäre er gesund, in seiner Sorge für sich selbst zu leisten hätte. Dieses von der ehemaligen Krankenschwester Dorothea E. Orem (1997) entwickelte Konzept gilt heute in der Pflegetheorie – zumindest in den USA, aber vielleicht sogar weltweit – als führend. Orem begreift Pflege als Substitutionshandeln, als Behebung eines *Selbstpflegedefizits*. Sicher, derartiges kommt vor. Ein bettlägeriger Kranker mag nicht in der Lage sein, sich selbst zu waschen, im extremen Fall sogar nicht einmal selbst zu essen. Doch einerseits unterstellt dieses Konzept das Ideal der autarken Persönlichkeit, andererseits enthält es nicht das, was man für den Kranken tut, um ihn zu entlasten und zu schützen. Schließlich berücksichtigt dieses Konzept nicht, dass der Kranke, dadurch dass er mit seiner Krankheit in den Einzugsbereich des medizinischen Systems gerät, bestimmte medizinische Dienstleistungen benötigt, die er auch, wenn er gesund wäre, sich nicht selbst applizieren könnte, weil sie professionelle Kompetenzen voraussetzen.

Der erste Punkt ist entscheidend. Er bedeutet nämlich, dass die Pflege, die man im Krankheitsfalle einem Menschen angedeihen lässt, nur eine Fortsetzung der Praxis gegenseitiger Fürsorge ist, die auch sonst das Zusammenleben von Menschen bestimmt. Auch im gesunden Zustand ist der Mensch nicht autark. Natürlich kann durch die Krankheit eines Partners in die gegenseitige Fürsorge eine Asymmetrie hineinkommen. Man darf nicht leugnen, dass ein Kranker in seiner Familie eine große Belastung darstellen kann. Doch man fragt sich, ob es angemessen ist, von Belastung zu reden, jedenfalls dann, wenn es sich wie bei chronisch Kranken um einen Dauerzustand handelt. Leben mit der

Krankheit heißt auch hier, wo es um das Leben mit einem Kranken geht, sich auf ein Leben einzustellen, das eben bestimmte Rahmenbedingungen hat. Sicher verlangt das von dem, dem die Rolle des Pflegenden zufällt, eine reife moralische Grundeinstellung zum Leben. Aber sie ist im Prinzip nicht anders als die Haltung, die verlangt ist, wenn beispielsweise einer in der Familie arbeitslos wird. Solidarität heißt eben auch hier, sich von dem betreffen lassen, was den anderen betrifft.

Pflege, sagten wir, ist mehr als für den anderen tun, was er aufgrund seiner Krankheit nicht selbst tun kann. Pflege bedeutet tatsächlich für den anderen eine Ausnahmesituation zu schaffen, gewissermaßen einen Schonraum, der ihm ermöglicht, krank sein zu können. Man könte glauben, dass diese Auffassung von Pflege nur für den Fall akuter Krankheit Gültigkeit habe, dass es also nur vorübergehend richtig sei, dem Kranken eine privilegierte Stellung einzuräumen. Das wäre aber nicht gerechtfertigt. Denn auch der chronisch Kranke braucht einen Schutz gegen die Zumutungen des medizinischen Systems. Er sollte zumindest teilweise von all den administrativen Lästigkeiten, die mit dem Kranksein verbunden sind, befreit werden und in der Beurteilung und Entscheidung von Alternativen zumindest Hilfe erfahren. Ferner ist bei chronischen Krankheiten mit Verschlechterungstendenz, wie zum Beispiel bei Multipler Sklerose, die Entlastung des Kranken, insbesondere seine Bewahrung vor Stress als eine prophylaktische Maßnahme anzusehen. Es ist überhaupt verfehlt, dem Kranken zuzumuten, immer all das zu leisten, was er jeweils leisten kann.

Damit ist ein heikler Punkt berührt. Der gesunde Mensch muss dem kranken Raum geben, krank zu sein und darf ihn gleichwohl nicht in Gefahr bringen, sich als unzulängliches Mitglied der Gemeinschaft zu fühlen. Eine schwierige Balance, die von Seiten des Gesunden vielleicht in dem Bewusstsein, dass es auch ihn eines Tages treffen kann, leichter geleistet werden mag. Für alle Beteiligten aber gilt, dass das Leben eben auch darin besteht, gemeinsam Krankheiten zu bewältigen.

Die Einsamkeit des Kranken

Wir haben gesehen, warum ein Pflegekonzept wie das Dorothea Orems, das aus der Perspektive von Pflege als Beruf geschrieben wurde, unzulänglich ist: es postuliert den Menschen als autarkes Subjekt und nimmt den einzelnen Menschen als isoliertes Individuum. Wir dagegen gingen von einer Situation als conditio humana aus, in der einzelne Mensch quasi verfilzt in einer Familien- und Freundschaftsgemeinschaft lebt. Pflege ist danach nichts anderes als

eine Verlängerung der ohnehin sich vollziehenden gemeinsamen Fürsorge, das
Mittragen der Krankheit des Anderen nur eine Modifikation der schon bestehenden Solidarität. Nun könnte es allerdings sein, dass ein Pflegekonzept wie
das von Dorothea Orem gemessen an unserer gesellschaftlichen Realität durchaus angebracht ist. Wenn man bedenkt, dass in der Bundesrepublik Deutschland 36,7 % der Haushalte (Mikrozensus 2002) und in Städten wie Hamburg
sogar mehr als die Hälfte der Haushalte Single-Haushalte sind, wenn man hin-
zunimmt, dass als oberstes Ziel personaler Entwicklung in der westlichen Zivilisation seit dem 18. Jahrhundert das autonome Subjekt gilt und die selbständige
Persönlichkeit, dann scheint in der Tat Pflege als Beheben eines *Selbstpflegedefizits* der richtige Ansatz. Wenn nur nicht bereits die Lebensform der Singles wie
schon das Ideal der selbständigen Persönlichkeit defizitär wären. Dass sie es
sind, wird gerade deutlich in der Situation von Krankheit und schließlich mit
dem Alter. Dann nämlich tritt hinter allem konkreten Leiden als Hintergrund
ein Leiden an der Einsamkeit hervor.

Fassen wir zusammen: Krankheit und Behinderung können nicht als Zwischenfall oder als Sonderfall menschlichen Lebens aufgefasst werden. Es ist eine
Illusion, das wahre das richtige Leben mit Gesundheit zu identifizieren. Jeder
Mensch muss damit rechnen, sein wahres Leben auch mit Behinderungen und
unter der Bedingung von Krankheit zu leben. Die herrschende Ideologie der
Leistungsgesellschaft und das Ideal des autonomen und autarken Menschen
lassen jedoch in der Regel die entsprechende Einstellung zu sich selbst und zum
anderen Menschen als kranken nicht zu. Demgegenüber gilt es für den Einzelnen zu lernen auch in Abhängigkeit sich als ganzer Mensch zu fühlen und dem
anderen, dem kranken Menschen gegenüber eine Art von Pflege zu entwickeln,
die dem anderen auch die Chance gibt krank sein zu dürfen und im Konkreten
nichts anderes ist als die Ausweitung der Solidarität, die man dem anderen auch
sonst im Alltag entgegenbringt.

Literaturverzeichnis

Bundesministerium für Gesundheit (Hg.) (2001): Daten des Gesundheitswesens, Baden-Baden: Nomos.

Bundesministerium für Gesundheit (Hg.) (2002): Statistisches Taschenbuch Gesundheit.

Böhme, G. (2010): Anthropologie in pragmatischer Hinsicht. Bielefeld. Aisthesis Verlag.

Böhme, G. (1995): Briefe an meine Töchter, Frankfurt/M. Insel, S. 46.

Doi, T. (1993): Amae. Freiheit in Geborgenheit. Zur Struktur japanischer Psyche. Frankfurt/M. Suhrkamp, 4. Aufl.

Elias, N. (1982): Über die Einsamkeit der Sterbenden in unseren Tagen, Frankfurt a.M.

Klauß, T. (1999): Ein besonderes Leben. Was Eltern und Pädagogen von Menschen mit geistiger Behinderung wissen sollten. Heidelberg. C. Winter Verlag.

Maslow, A. H. (1978): Motivation und Persönlichkeit, Düsseldorf. Walter Verlag.

Müller-Eckhard, H. (1980): Die Krankheit, nicht krank sein zu können. In: Walter Bräutigam (Hg.): Medizinisch-psychologische Anthropologie, Darmstadt. S.113–142.

Orem, D. E./ Taylor, S. G./ McLaughlin Renpenning, K. (1997): Nursing. Concepts of Practice, dt.: Strukturkonzepte der Pflegepraxis, Bern.

Sommer, B./ Kuonath, C. (2001): Biographie und Behinderung : Krankheit , Rehabilitation und Lebensgeschichte eines Jugendlichen in Selbstzeugnissen. Ein autobiographisch orientierter Forschungsansatz. Frankfurt/M. Dr. Hänsel-Hohenhausen.

Statistisches Bundesamt (Hg.) (1998): Gesundheitsbericht für Deutschland, Stuttgart: Metzler-Poeschel.

Von Engelhardt, D. (1986): Mit der Krankheit leben, Grundlagen und Perspektiven der Copingstruktur des Patienten. Heidelberg: Verlag für Medizin Dr. Ewald Fischer, S.131.

http://www.destatis.de/presse/deutsch/pm2000/p3760085.htm

Dietrich v. Engelhardt

Die soziale Welt des Kranken im Medium der Literatur.
Angehörige – Freunde – Gesellschaft

Kontext

In einem berühmten Aphorismus des Arztes Hippokrates werden in fünf Sätzen Aussagen zum Wesen der Medizin gemacht, die von bleibender Bedeutung sind, die damals wie heute zutreffen – in der Medizin der Antike und des Mittelalters wie in der Intensiv- oder Notfallmedizin der Gegenwart: »Das Leben ist kurz; die Kunst ist lang; der rechte Augenblick geht schnell vorüber; die Erfahrung ist trügerisch; die Entscheidung schwierig. Nicht nur der Arzt muß bereit sein, das Notwendige zu tun – ebenso müssen es der Kranke, die Angehörigen, die äußeren Umstände.« Diese Wahrheit oder grundlegende Charakteristik der Medizin, fährt Hippokrates fort, gilt aber nicht allein für den Arzt: »Nicht nur der Arzt muß bereit sein, das Notwendige zu tun – ebenso müssen es der Kranke, die Angehörigen, die äußeren Umstände« (Hippokrates 1994).

Literatur wie alle anderen Künste haben seit der Antike immer wieder Krankheit und Kranker, Arzt und Therapie sowie den Kranken in seinen sozialen Beziehungen ebenso detailliert wie beispielhaft dargestellt und gedeutet (v. Engelhardt 1991/2000, v. Jagow u. Steger 2005, Jones 1988, Trautman u. Pollard 1983). Zugleich wurden bei allen offensichtlichen Übereinstimmungen und Verbindungen die Unterschiede zwischen Kunst und Realität für wesentlich gehalten, so auch von Thomas Mann (*Bilse und ich*, 1906): Für Dichter und Leser sollte »ein abgründiger Unterschied zwischen der Wirklichkeit und seinem Gebilde bestehen bleiben – der Wesensunterschied nämlich, welcher die Welt der Realität von derjenigen der Kunst auf immer scheidet.« Fjodor Michajlowitsch Dostojewskij (*Der Idiot*, 1868/69) sprach der Literatur zugleich einen besonderen Realitätsstatus und damit auch eine spezifische Erkenntnisfunktion zu: »In der Regel schildern die Schriftsteller in ihren Romanen und Novellen nur solche Typen der Gesellschaft, die es in Wirklichkeit nur äußerst selten in so vollkommenen Exemplaren gibt, wie die Künstler sie darstellen, die aber als Typen nichtsdestoweniger fast noch wirklicher als die Wirklichkeit sind.«

Der Kranke im sozialen Kontext bezieht sich auf verschiedene Ebenen oder Beziehungsbereiche: Gesunde – Kranke, Kranke – Gesunde, Kranke – Kranke sowie Gesunde – Gesunde. Diese unterschiedlichen Beziehungen, die stets auch auf die Gesellschaft und den Staat bezogen sind oder von ihnen umfasst wer den, können konstruktiv oder destruktiv, empathisch, indifferent oder ablehnend ausfallen, können physische, psychische, soziale und geistige Ebenen insgesamt einschließen oder sich auf eine Dimension konzentrieren, können sich an der Gegenwart, Vergangenheit oder Zukunft orientieren. Von zentraler Bedeutung ist in diesem Gefüge ohne Zweifel stets die Beziehung des Kranken zum Arzt – wie auch zur Pflegekraft –, auf die in diesem Beitrag allerdings nicht eingegangen werden soll.

Gesunde – Kranke

Die Beziehungen zwischen Gesunden und Kranken manifestieren in der Literatur – wie ebenfalls in der Realität – ein weitgespanntes Spektrum. Angehörige und Freunde können den Kranken in seinem Umgang mit der Krankheit unterstützen, können ihm mit Verständnis begegnen, können ihm aber auch schaden, für ihn zu einer Belastung werden und aus seiner Krankheit sogar einen Vorteil für sich ziehen. Eine besondere Herausforderung liegt in der Reaktion auf Sterben und Tod. Gesunde wie kranke Menschen haben Rechte und Pflichten, können Rücksicht erwarten, müssen aber ihrerseits Rücksicht nehmen und können sich auch tugendhaft verhalten. Auch der Kranke darf die Gesunden in ihrem Leben nicht gefährden, muss sich von sich aus um soziale Kontakte bemühen, darf die Krankheit nicht verabsolutieren oder das ganze Leben bestimmen lassen. Gesunde können ein Gefühl der Erleichterung, Überlegenheit oder sogar Befriedigung empfinden, wenn in ihrer Umgebung jemand erkrankt oder ein Unglück erleidet. Dostojewskij *(Der Idiot)* hält dieses Gefühl der Befriedigung für allgemein vorhanden: »Von diesem Gefühle ist kein Mensch frei, kein einziger, ohne jede Ausnahme, mag er auch noch so aufrichtiges Mitleid und aufrichtige Teilnahme empfinden.«

Verschiedentlich finden sich in der Literatur seit der Antike Beispiele, in denen Gesunde, die keine Ärzte waren, Kranken beigestanden, ihnen geholfen, sie gepflegt haben. Achill verbindet seinen im Trojanischen Krieg verwundeten Freund Patroklos, Soldaten versorgen auf der Trajanssäule in Rom verwundete Kameraden. Besonders beeindruckt berichtet der Historiker Herodot von der sozialen Zuwendung, die in Babylon Kranken erwiesen wird, die keine Ärzte haben oder sich keine Ärzte leisten können: »Kranke werden auf den Markt getragen; denn sie haben keine Ärzte. Vorübergehende geben dem Kranken gute Ratschläge, Leute, die an derselben Krankheit gelitten haben oder einen anderen an ihr haben leiden sehen. Schweigend an dem Kranken vorüberzugehen, ist nicht erlaubt. Jeder muß fragen, was für eine Krankheit er hat« (*Historien*, 450–425 v. Chr.). Therapie und Pflege haben in diesen Szenen ihre anthropologische Voraussetzung oder Basis, die bei allem wissenschaftlichen und technischen Fortschritt nicht vergessen werden sollten.

Grundlegend nicht nur für Medizin und Pflege sowie die Entwicklung des Hospitals, sondern allgemein für die soziale Solidarität mit kranken Menschen ist das Wort von Benedikt von Nursia aus dem 6. Jahrhundert n. Chr.: »Die Pflege der Kranken steht vor und über allem« (»Cura infirmorum ante et supra omnia adhibenda est«). Die Zuwendung zum kranken Menschen setzt sich im Mittelalter angesichts der Passio Christi über körperliche und seelische Hemmungen und Konventionen hinweg. In der Erzählung Die *Vogelscheuche* (1835) hebt Ludwig Tieck diese Einstellung und Kraft hervor: »Es ist nicht Rohheit, wenn im Mittelalter die Frauen und Mädchen die Kranken pflegten, Wunden verbanden und heilten, und sich auf edle Art Pflichten auferlegten, wovon sich die neue Bildung mit Ekel abwendet.«

Vom veränderten Aussehen der Kranken fühlen sich Menschen immer wieder abgestoßen. Grimmelshausens *Simplicissimus* (1669) muss diese Erfahrung machen, der er zugleich einen positive Seite abgewinnt: »Diese Kindsblattern richteten mich dergestalt zu, daß ich hinführo vor den Weibsbildern gute Ruhe hatte.« Die Erkenntnis, daß seine Geliebte Rhadidja an Lepra erkrankt ist und ihn anstecken könnte, dämpft Costals (Henry de Montherlant: *Die Aussätzigen*, 1939) sinnliche Lust keineswegs, sondern bestärkt ihn vielmehr in seiner männlichen Freude am Wagnis, verringert seine Angst vor einer möglichen eigenen Erkrankung: »Er dachte: ›Ach, mag sie mir doch die Lepra schenken‹, wie eine Frau von einem geliebten Manne denkt: ›Ach, mag er mir doch ein Kind schenken‹.«

Gesunde können Kranke nicht nur im Umgang mit der Krankheit, sondern ebenso in diagnostischen Untersuchungen und bei der Therapie unterstützen. In Somerset Maughams Roman *Der Menschen Hörigkeit* (1915) wird ein schwindsüchtiges Mädchen von ihrer älteren Schwester in die Ambulanz einer Poliklinik begleitet; der Arzt teilt dieser die Diagnose mit, worauf sie zu weinen beginnt, was von ihrer kranken Schwester sofort begriffen wird: »Das Mädchen drehte sich um und sah die Tränen ihrer Schwester. Sie verstand, was das bedeutete. Die Farbe wich aus ihrem lieblichen Gesicht, und die Tränen tropften ihr über die Backen. Die beiden standen ein, zwei Augenblicke da und weinten still, und dann ging die ältere, als hätte sie die gleichgültige Menge, die ihnen zusah, vergessen, zu ihr hin, nahm sie in die Arme und schaukelte sie zärtlich hin und her, als hielte sie ein Kind in den Armen.«

Angehörige pflegen nicht nur, sie engagieren sich auch in der Therapie. Mrs. Crisparkles bereits erwachsener Sohn Hochwürden Septimus (Charles Dickens: *Das Geheimnis des Edwin Drood*, 1870) muss die verschiedensten Aufgusse von Enzian, Pfefferminz, Nelkenblüten, Thymian, Rosmarin usw. aus ihrer Kräuter- und Arzneikammer ebenso überstehen wie Umschlagtücher mit Kräuterkissen. Septimus lässt sich in diese Kammer seiner Mutter »wie ein Opferlamm zu Schlachtbank führen und zeigte dabei, im Gegensatz zu diesem Opferlamm, so wenig von der Pein, die er erduldete, daß die alte Dame vergnügt und geschäftig ihre Heilkunst an ihm übte.« Mit der Hilfe, die der Gesunde den Kranken und Behinderten bietet, kann sich auch sein eigenes Bewusstsein und sein eigenes Leben erweitern. Während Bloom (James Joyce: *Ulysses*, 1922) einen Blinden über die Straße führt, setzt er sich intensiv mit dem Wahrnehmungshorizont und den Sinnesvermögen auseinander, die einem blinden Menschen gegeben sind; zugleich werden von ihm erhellende Vergleiche zur Welt der Sehenden gezogen. »Und dann sieh dir an, was die alles können. Lesen mit den Fingern. Stimmen Klaviere. Oder sind wir ganz baff, daß sie überhaupt ein Hirn haben. Wieso finden wir eigentlich einen Krüppel oder Bucklingen besonders schlau, wenn er was sagt, was wir auch hätten sagen können?«

Die Bereitschaft, sich für den Kranken einzusetzen und zu seiner Behandlung beizutragen, kann gelegentlich recht weit gehen und ethisch fragwürdig werden. In der mittelalterlichen Legende: *Der arme Heinrich* (ca. 1190) von Hartmann von Aue ist ein junges Mädchen zur Spende ihres Herzens bei lebendigem Leib zur Heilung eines leprakranken Ritters bereit, der erst kurz vor dem Eingriff durch den Arzt in Salerno auf diese Lebendspende, die mit dem Tod des Mädchens verbunden gewesen wäre, verzichtet und durch diesen Sinneswandel (»sin altez gemüete in eine niuwe güete«) von der Lepra – Symbol einer gefleckten Seele – geheilt wird. Die Lektüre dieser Krankheit und dieser Verwandlung soll dem Leser »schwere Stunden leichter machen« (»swaere stunde möhte senfter machen«).

Die Unterstützung der Angehörigen und Freunde kann auch darin bestehen, den Kranken vor schmerzlichen Erfahrungen und Empfindungen zu bewahren. In Julio Cortázars *Die Gesundheit der Kranken* (1966) suchen die Angehörigen der Mutter den Tod ihres Sohnes Alejandro wie die Krankheit und den Tod der Tante Clelia zu verheimlichen; »man konnte Mama mit ihrem Blutdruck und ihrem Zucker nicht mit beunruhigenden Nachrichten kommen.« Nicht immer führen gut gemeinte Reaktionen von Familienangehörigen allerdings zum erwünschten Erfolg. Die Familie des Senators James Möllendorpf (Thomas Mann: *Buddenbrooks*, 1901) hat ihrem diabetischen Oberhaupt »das süße Gebäck mit sanfter Gewalt entzogen«, unterstützt von dem Hausarzt Dr. Grabow mit der ihm möglichen Energie. »Was aber hatte der Senator getan? Geistig gebrochen, wie er war, hatte er sich irgendwo in einer unstandesgemäßen Straße, in der Kleinen Gröpelgrube, An der Mauer oder im Engelswisch ein Zimmer gemietet, eine Kammer, ein wahres Loch, wohin er sich heimlich geschlichen hatte, um Torte zu essen... und dort fand man auch den Entseelten, den Mund noch vollhalb zerkauten Kuchens, dessen Reste seinen Rock befleckten und auf dem ärmlichen Tische umherlagen. Ein tödlicher Schlaganfall war der langsamen Auszehrung zuvorgekommen.«

Ihre Liebe haben Frauen in literarischen Texten oft vor allem in der Pflege ihrer kranken Männer entfaltet; besonders eindrucksvoll zeigt sich dieser Beistand in seinen Möglichkeiten wie seinen Grenzen bei geistigen Erkrankungen, die in der Rechtssprechung vieler Länder Scheidungen möglich machen.

In Achim von Arnims Erzählung *Der tolle Invalide auf dem Fort Ratonneau* (1818) will Rosalie ihren an Wahnsinn erkrankten Mann Francoeur auch unter Gefährdung ihres eigenen Lebens retten, was ihr dann auch gelingt: »›Ich kenne ihn‹, sagte die Frau, ›ich will den Teufel beschwören in ihm, ich will ihm Frieden geben, sterben würde ich doch mit ihm, also ist nur Gewinn für mich, wenn ich von seiner Hand sterbe, der ich vermählt bin durch den heiligsten Schwur‹.« Honoré de Balzac beschreibt in *Louis Lambert* (1832) die grenzenlose Liebe der illegitimen Jüdin Pauline de Villenoix zu ihrem unheilbar geistig erkrankten Verlobten Lambert: »Da sie selber fast irrsinnig geworden war, war sie erhaben; aber dadurch, daß sie den Irrsinn erklärte und begriff, fügte sie der Schönheit eines großen Herzens eine Meisterleistung der Liebe hinzu.« In Jean-Paul Sartres Erzählung *Das Zimmer* (1939) versucht Eve vergeblich an den Halluzinationen und Wahnvorstellungen ihres Lebensgefährten Pierre teilzunehmen. In einer bestimmten Phase seines geistigen Verfalls in der Zukunft ist sie zu aktiver Euthanasie entschlossen: »Eines Tages würden sich seine Züge trüben, er würde sein Kinn hängen lassen, die tränenden Augen halb öffnen. Eve neigte sich auf Pierres Hand und drückte ihre Lippen darauf. ›Zuvor töte ich Dich‹.«

Aber auch Männer können in der Pflege kranker Menschen eine besondere Sensibilität entwickeln. Aufopfernd wird bei Charles Dickens der kleine Pip von seinem Schwager Joe umsorgt (*Große Erwartungen*, 1861). Nicholas Nickleby im gleichnamigen Roman von Dickens (1838/39) kümmert sich verständnis- und liebevoll um den erkrankten Smike und begleitet ihn in der Stunde des

Todes. Kinder stehen dem kranken und sterbenden Iljuscha Snegirov und seiner Familie bei (Dostojewskij: *Die Brüder Karamasoff*, 1879/80). Castorp, der eine Vorliebe für Begräbnisse hat, wird in Thomas Manns Roman *Der Zauberberg* (1924) zu einem Krankenpfleger und Sterbebegleiter: »Ich habe mir nun vorgenommen, mich in Zukunft etwas mehr um die Schweren und Moribunden im Hause zu kümmern, das wird mir wohltun.«

Krankenpflege kann soziale Schranken oder persönliche Konflikte verringern oder überwinden. Giovanni Boccaccios Erzählung im *Decamerone* (1349/53) von einer medizinisch tätigen Tochter eines Arztes, die durch ihre Pflege den geliebten Grafen zur unstandesgemäßen Heirat bewegt, wird von Shakespeare und anderen Schriftstellern mehrfach aufgegriffen. Lizzie Hexam (Dickens: *Unser gemeinsamer Freund*, 1864/65) überwindet ebenfalls die Schranken der Klassen; sie rettet und pflegt den ihr sozial überlegenen Wrayborn, der sie, die Tochter eines Fischers, der Leichen zur Plünderung aus der Themse fischt, aus Liebe und Dankbarkeit heiratet.

Die Motive der Hilfe und des Beistandes sind zugleich nicht selten wenig überzeugend; soziales Engagement kann mißlingen und zu negativen Ergebnissen führen. Luciane in Goethes *Wahlverwandtschaften* (1809) zeigt eine Art von grausamer Wohltätigkeit, ist unbeirrbar und unbelehrbar in ihrem Umgang mit leidenden und kranken Menschen: »In allen Familien, wo sie hinkam, erkundigte sie sich nach den Kranken und Schwachen, die nicht in Gesellschaft erscheinen konnten. Sie besuchte sie auf ihren Zimmern, machte den Arzt und drang einem jeden aus ihrer Reiseapotheke, die sie beständig im Wagen mit sich führte, energische Mittel auf; da denn eine solche Kur, wie sich vermuten läßt, gelang oder mißlang, wie es der Zufall herbeiführte.«

Caritas und Egoismus können neben einander bestehen oder sogar ineinander übergehen. Roger Martin du Gard beschreibt in Die *Thibaults* (1922–40), wie die körperlich-seelische Unterstützung seines sterbenden Vaters bei Jacques Thibault ein tiefes und ihm bislang unbekanntes Gefühl auslöst, das er als »egoistische Zärtlichkeit« bezeichnet: »Und plötzlich überwältigte ihn die Berührung mit dieser feuchtwarmen Haut so sehr, daß sie in ihm eine unerwartete Regung hervorbrachte – eine physische Erregung, ein ursprüngliches Gefühl, das über Mitleid und Zuneigung weit hinausging: die egoistische Zärtlichkeit des Menschen für den Menschen.«

Soziale Anteilnahme ist an allen Orten und in allen Zeiten des menschlichen Lebens möglich. Die gesamte Mannschaft des Schiffes ›Narzissus‹ (Josef Conrad: *Der Nigger von der ›Narzissus‹* 1897) leidet an der Krankheit des schwarzen James Wart mit, an seinem chronischen Husten, seiner Melancholie und seinem körperlichen Verfall, hält ihn zeitweilig auch für einen Simulanten, ist dann aber doch von der Ernsthaftigkeit seiner Leiden überzeugt und erfährt weit reichende oder ambivalente Veränderungen in der eigenen Einstellung und im persönlichen Verhalten: »Er war einfach demoralisierend. Wir wurden durch ihn sehr menschenfreundlich, zartfühlend und ganz und gar verweichlicht.« Besonders tut sich der Matrose Belfast in der Pflege von Wart hervor: »Jeden Augenblick seiner freien Zeit verbrachte er in der Kammer des Schwarzen. Er pflegte ihn, sprach mit ihm, war sanft wie eine Frau, mitfühlend und heiter wie ein alter Philanthrop, und überdies so zärtlich um seinen Nigger besorgt wie ein vorbildlicher Sklavenhalter.«

Besondere Herausforderungen ergeben sich für den gesunden Menschen aus dem Umgang mit Sterbenden; auch hier bietet die Literatur ein vielfältiges Spektrum; nur zu oft herrschen Gleichgültigkeit und Lüge vor. In L. N. Tolstojs Erzählung *Der Tod des Ivan Iljitsch* (1886) halten die Angehörigen den Tod des Ehemannes und Vaters nur für das persönliche Schicksal eines anderen Menschen, das sie selbst nichts angeht. Alltag und gesellschaftlichen Zerstreuungen sind der Ehefrau und Tochter wichtiger als die Auseinandersetzung mit dem Tod ihres Angehörigen und damit auch dem eigenen Tod. Nur der einfache Bauernjunge Gerassim begegnet seinem sterbenden Herrn mit unmittelbarer Mitmenschlichkeit, unterstützt ihn physisch, psychisch, sozial und geistig, zeigt aktuelle und prospektive Empathie: »Einzig Gerassim log niemals; er allein hatte ganz einfach mit seinem abgezehrten schwachen Herrn Mitleid [...] ›Alle werden wir sterben. Warum sich nicht ein bißchen Mühe geben‹? Das sagte er und drückte damit wohl aus, daß er dies alles da für einen Sterbenden täte und hoffte, daß einst, wenn ihm sein Stündlein schlüge, jemand ihm ein Gleiches erweisen würde.«

Die Herausforderungen sind wechselseitig, zum Scheitern kann es auf Seiten der Lebenden wie der Sterbenden kommen: »Wissen Sie, was die Sterbenden nicht ertragen können? Es ist nicht die Tatsache, daß sie sterben müssen. Die anderen Menschen sind es, die Nichtsterbenden, die so genannten Gesunden. Ihre lieben Angehörigen. Und nach einer Weile können ihre lieben Angehörigen ihren Anblick natürlich nicht mehr ertragen, haben ihnen kein Wort mehr zu sagen, und die Sterbenden können den Anblick ihrer Lieben nicht mehr ertragen« (Walker Percy: *Das Thanatos-Syndrom*, 1987).

Kranke – Gesunde

Die Beziehung des Gesunden zum Kranken steht im Vordergrund belletristischer Texte. Ebenso finden aber auch die Beziehung des Kranken zum Gesunden wie die Beziehung des Kranken zu anderen Kranken und die Beziehung

Gesunder untereinander angesichts kranker und sterbender Menschen in Romanen und Erzählungen Beachtung.

Krankheit kann soziale Beziehungen steigern und vertiefen wie aber auch gefährden oder zerstören. Der Kranke hat – wie der Gesunde – neben Rechten auch Pflichten; seine Anforderungen dürfen die Existenz seiner Angehörigen und Freunde nicht gefährden, er muss sich auch von sich aus bemühen, die Verbindung zu ihnen nicht abreißen zu lassen. »Der Kranke ist vom Gesunden verlassen, aber der Gesunde vom Kranken auch«, schreibt Franz Kafka an Milena Jesenská am 6. August 1920. Der schwindsüchtige Ippolit macht in Dostojewskijs *Der Idiot* die entsprechende Erfahrung: »Man hatte mir immer gehorcht und niemand wagte mehr, zu mir hereinzukommen, außer zu bestimmter Stunde zum Aufräumen und um mir das Essen zu bringen. Meine Mutter zitterte vor meinen Anordnungen und wagte in meiner Gegenwart nicht einmal zu jammern, wenn ich mich ab und zu entschloss, sie in mein Zimmer hereinzulassen […] Jetzt will ich nichts mehr, ich will auch nichts mehr wollen, ich habe mir das Wort gegeben, nichts mehr zu wollen; mögen sie ohne mich die Wahrheit suchen, mögen sie doch!« Die soziale und vor allem geistige Trennung setzt hier vor der physischen Trennung ein und stellt die Umwelt vor die existentielle Frage, ob und wie diese vom Kranken ausgehende Trennung zu akzeptieren ist oder überwunden werden kann.

Krankheit kann Schutz geben und Illusionen nähren; die Rückkehr zur Gesundheit kann Belastungen verursachen und Enttäuschungen mit sich bringen. Dass der junge Rudolf von Schlitz seiner Braut Anna (Theodor Storm: *Schweigen*, 1883) die zurückliegende und überwundene geistige Erkrankung aus Scham und Angst verschweigt, macht ihn schuldig vor ihr, belastet die junge Ehe, als sie von ihr erfährt, und gefährdet nun von neuem seine psychische Gesundheit. Krankheit kann auch zu einem Mittel werden, Mitleid und Zuwendung zu gewinnen und Herrschaft über die Umwelt auszuüben. Agathe in Robert Musils *Mann ohne Eigenschaften* (1930–52) hat während einer Erkrankung im Übergang von der Kindheit in das Mädchenalter Möglichkeiten entdeckt, sich dem Leben zu entziehen und auf die Menschen ihrer Umgebung Druck auszuüben: »Es ist nicht unmöglich, daß dieser Vorteil, den sie unter so eindrucksvollen Verhältnissen kennenlernte, später den Kern ihrer seelischen Bereitschaft bildete, sich dem Leben, dessen Erregungen aus irgendeinem Grund nicht ihren Erwartungen entsprachen, auf eine ähnliche Weise zu entziehen; es ist aber wahrscheinlicher, daß es sich umgekehrt verhielt und daß jene Krankheit, durch die sie sich den Forderungen der Schule und des Vaterhauses entzog, die erste Äußerung ihres transparenten, gleichsam für einen ihr unbekannten Gefühlsstrahl durchlässigen Verhältnisses zur Welt gebildet hatte.« Soziale Abwendung erscheint zugleich als geistige Zuwendung, als Öffnung für mystische Tiefen der Welt – ein »tertiärer Krankheitsgewinn«, der über die Bedeutung des sekundären Krankheitsgewinn weit hinausgeht.

Von hysterischer Empfindlichkeit und besitzergreifender Selbstbezogenheit gegenüber ihrer Mutter ist die knapp 12-jährige an Anämie leidende Jeanne Grandjean (Emile Zola: *Ein Blatt Liebe*, 1878) geprägt: »Wegen Kleinigkeiten kommt es bei ihr zu Freuden- und Traurigkeitsausbrüchen, die mich beunruhigen, so heftig sind sie... Sie liebt mich mit einer Leidenschaft, einer Eifersucht, die sie zum Schluchzen bringt, wenn ich ein anderes Kind liebkose.« Andere Personen ihrer Umwelt sucht Jeanne ebenfalls mit ihrer autoaggressiven Empfindlichkeit und ihren lebensgefährlichen Anfällen zu beherrschen, was ihr aber offensichtlich keine Freude bereitet. »Am ganzen Leib zitternd, mit den Füßen stampfend, würgend, wiederholte sie: ›Ich will! – Ich will!‹ mit immer heiserer und gebrochener klingender Stimme.«

Die Unterschiede zwischen den Kranken im Umgang mit Gesunden sind auch groß. Krankheit hat in Fontanes *Stine* (1890) eine besondere Sensibilität für die Umwelt entwickelt, nicht nur für Menschen, sondern auch für ihre Lebensräume: »Das Kranksein, das eigentlich von Jugend auf mein Lebensberuf war, es hat auch seine Vorteile; man kriegt allerlei Nerven in seinen zehn Fingerspitzen und fühlt den Menschen und Verhältnissen ab, ob sie glücklich sind oder nicht. Und mitunter sogar den Räumen, darin die Menschen wohnen.« Der Epileptiker Myschkin im *Idioten* von Dostojewskij ist bereit, sich für seine Mitmenschen und Russland zu opfern, dem Tuberkulosekranken Ippolit im gleichen Roman liegt dieses Opfer fern, sein Engagement für den angeblich geschädigten Nächsten ist selbstsüchtig; Myschkin akzeptiert sein Leiden, Ippolit bäumt sich gegen seine Krankheit auf, empfindet unbezähmbaren Neid auf die Lebenden. Will der eine aus Liebe sein Leben beenden, so der andere aus Hass.

Kranke können einen gefährlichen und zerstörerischen Einfluss auf Gesunde ausüben. Der symbolistische Schriftsteller Fjodor Sologub lässt den kleinen Volodja in der Erzählung *Schatten* (1896) seine Mutter in die wahnsinnige Welt seiner eigenen Schattenspiele hineinziehen, in der beide versinken und zugrunde gehen: »In ihren Augen leuchtet der Wahnsinn, der selige Wahnsinn... Und über sie senkt sich die Nacht.« Die kleine Flora in der *Drehung der Schraube* (1898) von Henry James erkrankt durch eine neurotische Erzieherin und die belastende Erinnerung an frühere und inzwischen verstorbene Dienstpersonen an einem Nervenfieber, das bei ihr mit Erfolg behandelt werden kann, während ihr Bruder Miles in einer letzten Konfrontation mit diesen krankhaften Ges-

penstern der Vergangenheit einem Herzschlag erliegt: »Wir waren mit dem
ruhigen Tag allein, und sein kleines Herz, enteignet, stand still.«

Krankheiten können mit Verbrechen zusammenhängen oder Möglichkeiten
zu ihrer Begehung bieten. Die von ihrem Geliebten Alessandro di Francesco
della Stufa enttäuschte und verlassene Madonna Bianca rächt sich in der Flo-
rentiner Novelle *Anno Pestis* (1890) von Isolde Kurz, indem sie den Treulosen
mit der Pest in einer letzten Liebesbegegnung ansteckt: »O was sind alte Pulver
der Borgi und der Medici gegen die Wollust, dem Feinde den eigenen Mud wie
einen Giftbecher zu reichen und zu sagen: Trink! War der Becher nicht verlo-
ckend, war der Trank nicht süß? – Er hat schneller gewirkt als ich dachte.« In
einer Verbindung von Hass und Zärtlichkeit bleibt Bianca bei Alessandro bis
zum gemeinsamen Ende: »Da beugte sie sich zu ihm herab und küßte ihn mit
ihren blutlosen Lippen auf die Stirn. Dann setzte sie sich neben ihn auf den
Rand des Lagers, und unverwandt in das Gesicht des Sterbenden starrend, war-
tete sie ruhig wie ein Todesengel auf seine und ihre letzte Stunde.« In allen
Romanen von Dostojewskij werden Verbrechen immer wieder in Zuständen
der Krankheit begangen (Rodion Raskolnikoff, Stavrogin, Smerdjakoff).

Der Umgang mit Kranken beeinflusst Gesunde, kann neue Wertorientierungen hervorbringen, kann das Verständnis von Gesundheit und Krankheit,
von Geburt und Tod, Leiden und Behinderung verändern, kann sich auch auf
die Einstellung zur Medizin und ärztlichen Therapie auswirken. Der Medizin-
student in Thomas Bernhards Roman *Frost* (1963) wird von der Geisteskrank-
heit des Malers Strauch, den er während seiner Famulatur betreut und beobachtet, in seinem Glauben an die Medizin und an die übliche Unterscheidung von
gesund und krank zutiefst verunsichert: »Das Medizinische ist finster, das sind
nur finstere Wege, ich gehe augenblicklich mit meinem ›schutzlosen Kopf‹
durch das Labyrinth unserer Wissenschaft, die ich wohl als die glorreiche unter
allen unseren Wissenschaften bezeichnen möchte, als die Schreckensherrschaft
aller Wissenschaften, zusammen, die alle, im Gegensatz zu der unsrigen, nur
Scheinwissenschaften sind, obwohl auch die unsere eine reine Vorstufenwissen-
schaft ist.«

Sterben und Tod ereignen sich im sozialen Kontext. Der Sterbende zeigt im
Medium der Literatur abweichende Einstellungen und Verhaltensweisen, gibt
sich oft uneinsichtig und selbstsüchtig, kann aber ebenso Tugenden verwirklichen, an seine Angehörigen und nicht nur sein eigenes Ende denken. Offensichtlich sind die Auswirkungen des sozialkulturellen und historischen Wandels. Im Frankreich des 18. Jahrhunderts wollten Frauen der höheren Schichten
im Sterben, wie Edmund und Jules Goncourt berichten (*Die Frau im 18. Jahr-*
hundert, 1862), ihre Freunde und Angehörigen nicht belasten: »Die Frau dieser

Zeit ist mehr als sanft, sie ist höflich gegen den Tod. Sie läßt an ihrem Sterbebett Lottoapparate für ihre Gäste aufstellen, um vom Geräusch der rollenden
Kugeln das eigene Todesröcheln übertönen zu lassen.«

Balzac hat die Rücksichtsnahme, Fürsorge und Liebe von Kranken und Sterbenden für ihre Umwelt in seinen Romanen wiederholt dargestellt. Pierrette
Lorrain (*Pierrette*, 1840) möchte vor allem in dieser Hinsicht von ihrer tödlichen Verletzung genesen: »Ich möchte leben, lieber Herr Doktor, weniger für
mich als für meine Großmutter, für Brigaut, für Euch alle, die mein Tod betrü-
ben würde.« Leiden, Trauer und Todesangst vor den Angehörigen zu verbergen, ist für die an Schwindsucht sterbende Lady Brandon (Balzac: *Die Grenadiere*, 1832), wie sie ihrem älteren Sohn erklärt, für die individuelle Lebenskunst
ebenso wichtig wie für das soziale Zusammenleben: »Wir müssen unsere
Schmerzen ertragen, damit die Augen Fremder sie nicht sehen; denen müssen
wir ein lachendes Gesicht zeigen, vor ihnen niemals von uns selbst sprechen,
uns mit ihnen beschäftigen.« Umgeben von ihren Angehörigen und ihrer
Freundin und im Blick auf die Natur ihres Gartens stirbt die dreißigjährige
Louise Gaston in den *Memoiren zweier Jungvermählter* (Balzac, 1841/42). Nach
der letzten Ölung singt sie ihren trauernden Angehörigen und sich selbst zum
Trost mit erlöschender Stimme Lieder aus Opern von Bellini und Rossini; vor
ihrem Sterben liest ihre Freundin Renée de l'Estorade für sie das *De Profundis*
vor: »Sie wiederholte im Geist die Worte und drückte ihrem Mann die Hände«
(1980).

Diese eindrucksvolle Haltung sterbender Menschen wird auch von anderen
Schriftstellern beschrieben. Im Bewusstsein des nahenden Todes tröstet Paul
(Dickens: *Paul Dombey*, 1847/48) seinen verzweifelten Vater: »Du darfst mei-
netwegen nicht traurig sein, Papa! Ich bin ganz glücklich, wirklich!« In den
Brüdern Karamasoff (1879/80) von Dostojewskij sucht der kleine Iljuscha Snegirov den Kummer seines Vaters über den bevorstehenden Verlust zu mildern:
»Papa, wein' nicht... wenn ich sterben werde, nimm dann einen guten Knaben
zu dir, einen anderen... wähle von ihnen allen den besten aus, nenne ihn Iljuscha und liebe ihn statt meiner.« Um seiner Frau die Pension zu sichern, be-
müht sich Herr Fiala (Franz Werfel: *Der Tod des Kleinbürgers*, 1927) erfolgreich, sein Sterben hinauszuzögern. Als seine Frau dies begreift, empfindet sie
den ersten und einzigen Schrecken vor Gott in ihrem Leben. »Etwas Ungeheu-
res ging vor. Man konnte es gar nicht erdenken. Ihr Mann, der schon längst tot
war, starb nicht. Wegen der Versicherung erzwang er das Leben. Ihretwegen,
die ihn längst aufgegeben und vertan hatte! Sie taumelte auf, kleine sinnlose
Schreie stieß sie aus, und wie sie war, ohne Umhang, lief sie in den Winter.« Die
letzten Worte der an der Geburt ihres Sohnes Benjamin strebenden Rachel

gelten auch in Thomas Manns Roman *Joseph und seine Brüder* (1933/42) dem geliebten Mann und dem gemeinsamen Leben: »Von dir gehe ich schwer, Jaakob, Geliebter, denn wir waren einander die Rechten. Ohne Rahel musst du's nun sinnend ausmachen, wer Gott ist. Mache es aus und leb wohl.« Das Schöne, das Gute und das Wahre finden sich in diesen letzten Worten und Gedanken von Rachel vereint – ein hohes Beispiel der Ethik des sterbenden Menschen.

Kranke – Kranke

Dostojewskij macht in seinem Roman Rodion Raskolnikoff (1866) die zutreffende Beobachtung: »Leben mit der Krankheit meint nicht nur die Beziehung zu Gesunden, sondern ebenso zu Kranken, Angehörigen und kranken Freunden.« Der Kranke steht in Beziehung zu anderen Kranken; eine Fülle möglicher Einstellungen und Verhaltensweisen tun sich auch in dieser Hinsicht auf: Verständnis und Abwehr, Unterstützung und Desinteresse, Verbundenheit und Einsamkeit.

Kranke setzen sich auch untereinander mit den Themen von Gesundheit und Krankheit auseinander. In Thomas Manns *Der Zauberberg* wird im »großen Kolloquium über Gesundheit und Krankheit« zwischen den Lungenkranken auf einem Spaziergang engagiert über die Themen Gesundheit und Krankheit gestritten – »leicht fiebernd sämtlich, zugleich betäubt vom Gehen und Reden im Höhenfrost, zum Zittern geneigt ohne Ausnahme.« Konträre und unvereinbare Auffassungen und Bewertungen stoßen aufeinander. Für den Jesuiten Naphta gehört Krankheit zum Menschen: »Der Mensch sei wesentlich krank, seine Krankheit eben mache ihn zum Menschen.« Der Aufklärer Settembrini, lungenkrank wie Naphta, erkennt im »Brustkrankengesindel hier oben« nur negative Seiten: »mit seinem Leichtsinn, seiner Dummheit und Liederlichkeit, seinem Mangel an gutem Willen zur Gesundheit.« Der Disput führt allerdings zu keiner Einigung, »das Kolloquium war uferlos.«

Die eigene Krankheit kann zur Pflege anderer Kranker bereit oder fähig machen. Die blinde Bertha Kaleb (Dickens: *Heimchen am Herd*, 1846) wäre gerne einmal in ihrem Leben selbst eine »sanfte Pflegerin in Krankheit« für eine nahestehende und geliebte Person. Emily (Dickens: *David Copperfield*, 1848/49) lindert ihren seelischen Kummer durch die Zuwendung zu Kranken auf dem Schiff, mit denen sie und ihr Onkel Pegotty nach Australien auswandern, um ein neues Leben zu beginnen: »Aber es waren ein paar arme Kranke an Bord, und die pflegte sie und auch die Kinder, und so hatte sie zu tun, und das richtete sie auf.« In Australien kümmert sie sich – als Sühne für ihre persönliche Schuld – weiterhin um andere Menschen, sie unterrichtet Kinder, pflegt Kranke, tröstet Unglückliche: »Alle, die einen Kummer auf dem Herzen haben, kommen zu ihr.« Germaine Mesurat (Julien Green: *Adrienne Mesurat*, 1927), »deren Leben nichts als die Geschichte einer langsam sich entwickelnden Krankheit gewesen war, befand sich, sobald es um Verbände und Medikamente ging, sozusagen in ihrem Element. In solchen Augenblicken erwachte in ihr eine ungewöhnliche Aktivität.« Das Motiv, ihren Vater und ihre Schwester zu behandeln, war aber nicht Mitleid oder Seelengüte, »wohl aber der Instinkt des Kranken, der die Krankheit in allen ihren Formen haßt und sie bei den anderen bekämpft, um sich gewissermaßen für seine Ohnmacht, ihrer Herr zu werden, soweit er selbst davon betroffen ist, zu entschädigen.«

Die Übereinstimmung im Leiden mit ihrem geisteskranken Mann und Cousin François Mouret versetzt die lungenkranke und nervenschwache Marthe Mouret (Zola: *Die Eroberung von Plassans*, 1874) in Angst und Wut: »Marthe war wie festgenagelt. Sie erkannte sich selber dort auf der Erde wieder; so warf sie sich im Zimmer auf den Fliesenboden, so zerkratzte sie sich, so schlug sie sich. Und sogar ihrer Stimme begegnete sie wieder; Mouret hatte genau dasselbe Röcheln wie sie.« In Elsa Morantes Roman *La Storia* (1974) steigert die Epilepsie dagegen die Fähigkeiten von Ida Mancusi, nicht nur liebevoll, sondern auch kenntnisreich auf ihren ebenfalls an Epilepsie erkrankten Sohn Useppe einzugehen. Sie weiß, wie sie sich bei seinen Anfällen zu verhalten hat, sie erlebt an seinen Anfällen, was sie selbst bei ihren Anfällen wegen der Bewusstlosigkeit nicht erleben kann. »Und diesmal sah Ida mit eigenen Augen den ganzen *Anfall* vom ersten Augenblick an, da der Schrei ausgestoßen wurde und Useppe, wie von einem mörderischen Raubtier angefallen, zu Boden stürzte.« Nach seinem Tod an einem status epilepticus will sie nicht mehr weiterleben: »Ida begann mit ganz leiser, tierhafter Stimme zu klagen; sie wollte der Menschengattung nicht mehr angehören.«

Verständnis und Unterstützung können sich in besonderer Weise Kranke und Leidende einander bieten, zugleich können aus dieser Verbundenheit andere Gefahren und Gefährdungen entstehen. In Carson McCullers Roman *Das Herz ist ein einsamer Jäger* (1940) haben der taubstumme John Singer und der ebenfalls taubstumme Spiro Antonapoulos zueinander gefunden und durch ihr Zusammenleben die Einsamkeit überwunden. Nach zehn Jahren muss sich Spiro wegen Affektlabilität in ein Geisteskrankenhaus begeben. Für John bricht eine Welt zusammen: »Nichts schien wirklich zu sein – außer den zehn Jahren mit Antonapoulos.« Mit dem Tode seines Freundes verliert sein Leben jeden Sinn für ihn; er erschießt sich.

Seit der Antike wird diskutiert, ob eigene Krankheiten den Arzt in seiner Therapie und Beziehung zum Kranken fördern oder behindern. Somerset

Maugham lässt das Leiden für den behinderten Arzt Dr. Philip Carey in *Der Menschen Hörigkeit* (1925) zu einem Vorteil in seinem Umgang mit Patienten werden: »Philip fand heraus, daß er mit diesen Leuten hier weniger schüchtern war als sonst; es war nicht eigentlich Mitleid, was er empfand, im Mitleid liegt eine gewisse Herablassung: er fühlte sich einfach wie zu Hause bei ihnen. Er fand, daß er imstande war, ihnen jede Scheu zu nehmen.« In Thomas Manns *Der Zauberberg* (1924) bleibt die Frage des Nutzens oder Nachteils der ärztlichen Krankheit für die Arzt-Patienten-Beziehung offen: »Es läßt sich hören, daß nur der Leidende des Leidenden Führer und Heiland zu sein vermag. Aber ist rechte geistige Herrschaft denn möglich bei dem, der selber zu ihren Sklaven zählt? Kann befreien, wer selbst unterworfen ist?«

Gesunde – Gesunde

Schließlich gehört zur sozialen Welt des Kranken im Medium der Literatur auch die Beziehung der Gesunden untereinander gegenüber dem Kranken und Sterbenden, der Krankheit und dem Tod. Konflikte können ebenso entstehen wie positive Entwicklungen. Vor der Pest ziehen sich im *Decamerone* (1349/53) von Boccaccio im 14. Jahrhundert adlige Frauen und Männer in der Toscana auf das Land zurück und erzählen sich hundert Novellen, die ihrerseits von Krankheit und Sterben, Ärzten und Medizin handeln.

Kranke können die Beziehung unter ihren Angehörigen und Freunden belasten und sogar zerstören. An der Geburt ihrer taubstummen Tochter Camilla zerbricht die Ehe des Ehepaares des Arcis in Alfred de Mussets Erzählung *Pierre und Camilla* (1844), die im 18. Jahrhundert spielt, in welcher von dem Abbé de l'Epée, der von Musset auch erwähnt wird, eine Zeichensprache für Taubstumme entwickelt und Denis Diderot seinen *Brief über die Taubstummen zum Gebrauch derer, welche hören und sprechen können* (1751) veröffentlicht. Zu abweichend sind die Gefühle und Wertvorstellungen der Eltern, zu schwach ihre Verbindung und Liebe, zu stark die Abneigung des Vaters gegenüber der Behinderung: »Es geschah die Trennung, plötzlich und schweigend, die fürchterlicher war als Ehescheidung und grausamer als langsames Sterben. Die Mutter liebte allem Unglück zum Trotz das Kind leidenschaftlich. Der Vater wollte es, hatte Geduld und Güte und konnte doch nicht den Abscheu überwinden, den dieser Fluch Gottes erwirkte.« Der wohlhabende Handelshausbesitzer Dombey (Dickens: *Paul Dombey*, 1847/48) vergöttert seinen Sohn, empfindet dagegen keine Liebe zu seiner Tochter Florence, die ihn immer wieder an die Sterbeszene seiner Frau in inniger Umarmung mit Florence denken läßt: »Diese Sterbeszene konnte er nicht vergessen; und er konnte auch nicht vergessen, daß auf dem klaren, tiefen Grunde ihrer Innigkeit und Wahrheit nur diese beiden Gestalten waren, die sich umschlungen hielten, während er selbst als bloßer Zuschauer über ihnen am Ufer stand, unbeteiligt und völlig ausgeschlossen!«

Gesunde können sich einig sein in der Verherrlichung der Gesundheit und Ablehnung von Krankheit und Behinderung. Monsieur Mesurat und seine Tochter Adrienne (Julien Green, 1927) wollen die Krankheit von Germaine nicht wahrhaben. Der Vater will sich seine Lebensfreude und Heiterkeit bewahren und verbittet sich jeden Hinweis auf das Leiden seiner Tochter: »Ich will meine Ruhe haben. Ich will, dass man mich in Frieden läßt.« Adrienne stimmt mit ihrem Vater überein, ihr Widerwillen gegen Krankheit und Leiden hat bei ihr jedes Mitleid für ihre Schwester vernichtet: »Niemals ging sie dicht an Germaine vorbei, ohne den Atem anzuhalten, um nicht die Luft in sich aufzunehmen, die ihrer Meinung nach die Kranke mit ihrem Atem vergiftete... Zudem verspürte Adrienne in sich einen Widerwillen, den keine Überlegung je würde überwinden können, und verabscheute ihre Schwester, wie man ein Vipernnest verabscheuen würde, das heißt mit jenem natürlichen Grauen, das man allem gegenüber hat, was geeignet ist, das Leben zu verkürzen oder seine Quellen zu verunreinigen.«

Motive und Absichten sind nicht selten ambivalent. In dem Roman *Die Flügel der Taube* (1902) von Henry James versucht Kate, eine Verbindung zwischen ihrem Geliebten Densher mit der tödlichen erkrankten Milly herzustellen, um dieser vor ihrem Ende noch das Erlebnis der Liebe zu schenken, zugleich aber, um an ihr Vermögen zu gelangen. »Ich bin ein Scheusal, wenn es sich um Krankheit handelt. Ich hasse sie«, sagte sie zu Denver. »Einen Augenblick lang sah sie ihn an, als wären sie aus Egoismus glücklich darüber, gesund zu sein. Gesundheit war alles, was ihnen beiden gehörte, aber sie zumindest war unversehrt –, sie besaßen beide die Schönheit, die körperlich Harmonie, die eigene Tugend, die Liebe für den anderen und das Begehren nach ihm. Und doch war es, als stieße eben diese Erkenntnis sie im nächsten Moment auf das Mitleid mit dem armen Mädchen zurück, das alles sonst auf der Welt besaß, das große, wunderbare Gut, das ihnen leider fehlte, und dem andererseits doch gerade dies alles abging.«

Die Beziehung zwischen Gesunden angesichts eines kranken und sterbenden Menschen kann an ethischer und religiöser Tiefe gewinnen. Am Bett der tödlichen erkrankten *Anna Karenina* (Tolstoj, 1875/77) vergisst Karenin seinen Hass und seine Eifersucht auf den Liebhaber Wronski seiner Frau: »Er war auf einmal zu der Einsicht gelangt, daß gerade das, was die Quelle seiner Leiden gewesen, die Quelle seiner seelischen Freude geworden war. Die Frage, die ihm unlösbar erschienen war, als er richtete, verdammte und haßte, war nun, wo er verzieh und liebte, einfach und klargeworden. Er hatte seiner Frau verziehen und sie bemitleidet, gerührt durch ihr Leiden und durch ihre Reue. Er hatte auch Wronski vergeben und Mitleid mit ihm gehabt, besonders als Gerüchte über dessen verzweifelte Tat zu ihm gelangt waren.«

Die Schulkameraden des kleinen Iljuscha (Dostojewskij: *Die Brüder Karamasoff*) unterstützen nach seinem Tod den verzweifelten Vater, begleiten ihn nach der Beerdigung nach Hause, nehmen am Totenmahl teil und lassen sich von Aljoscha Karamasoff erzählen, daß dieses Erlebnis der Krankheit und des Sterbens ihres Kameraden Iljuscha sie ihr ganzes Leben begleiten und ihnen selbst immer wieder Kraft geben werde: »Denn wißt, es gibt nichts, das höher, stärker, gesünder und nützlicher für das Leben wäre als eine gute Erinnerung aus der Kindheit.«

Vor allem die Beziehung der Gesunden untereinander gegenüber den Kranken führt in die Welt von Gesellschaft und Staat. Der Umgang des Kranken mit der Krankheit hängt neben der Hilfe der Angehörigen und Freunde auch von der Unterstützung durch die Gesellschaft und den Staat ab, wird von der Struktur des Gesundheitssystems, von sozialen Institutionen, von kulturellen Normen und Werten beeinflußt. Schriftsteller haben wiederholt an die Bedeutung erinnert, die Gesellschaft und Staat für den Umgang mit Krankheit und Tod besitzen, für die normative Festlegung auch der Grenzen zwischen Abweichung und Normalität. »Krank sein ist nie angenehm; aber es gibt Städte und Länder, die einem in der Krankheit beistehen, wo man sich gewissermaßen gehen lassen kann«, heißt es in *Die Pest* (1947) von Albert Camus. Die Hospitäler für Syphiliskranke erfüllen ihre Aufgabe, wie Charles-Louis de Montesquieu in den *Persischen Briefen* (1721) ausführt, nicht allein im Blick auf den Kranken, sie dienen auch den Gesunden und der Gesellschaft; mit den Häusern für Geisteskranke wird der Anschein erweckt, »als wären die keine Narren, welche draußen sind.«

In Utopien werden Bilder einer Welt ohne Krankheit und Leiden entworfen. Die Menschen der *Schönen Neuen Welt* von Aldous Huxley (1932/1958) werden »weder von Kopfschmerzen noch Mythologie geplagt.« Das Heilmittel Soma lässt Raum und Zeit vergessen, ist eine Droge ohne Nebenwirkungen. »Die Menschen sind glücklich, sie kriegen, was sie begehren, und begehren nichts, was sie nicht kriegen.« Natürliche Geburt ist durch Züchtung ersetzt, der »Bereich bloßer sklavischer Nachahmung der Natur« wurde überwunden. Der Mensch dieser Zivilisation kennt weder Leidenschaft noch Mut, weder Schmerz noch Scham, weder Kummer noch Einsamkeit. Medizin hat nahezu alle physischen und psychischen Krankheiten überwunden, sie schenkt Jugend und Vitalität bis zum Tod, der wie die Geburt verdrängt wird. Im Gespräch zwischen Wilden John und dem Aufsichtratsvorsitzenden Mustapha Mond stoßen zwei unvereinbare Weltanschauungen aufeinander. Entschieden setzt John dem Glück das Unglück, der Gesundheit die Krankheit, der Jugend das Alter, dem Leben das Sterben entgegen. »Ich fordere das Recht auf Unglück«. Ironisch erwidert ihm Mustapha Mond: »›Ganz zu schweigen von dem Recht auf Alter, Hässlichkeit und Impotenz, dem Recht auf Syphilis und Krebs, dem Recht auf Hunger und Läuse, dem Recht auf ständige Furcht vor dem Morgen, dem Recht auf unsägliche Schmerzen jeder Art?‹ Langes Schweigen. ›Alle diese Recht fordere ich‹, stieß der Wilde endlich hervor. Mustapha Mond zuckte die Achseln und sagte: ›Wohl bekomm's.‹«

Alle gesunden Personen in Musils Roman *Der Mann ohne Eigenschaften* sind auf jeweils spezifische Weise mit dem geisteskranken Sittlichkeitsverbrecher Moosbrugger verbunden und tragen seine Logik in sich. Das epileptische oder psychotische Leiden des Sittlichkeitsmörders Moosbrugger wird in einen ebenso faszinierenden wie irritierenden Zusammenhang mit allen Menschen und der gesamten Menschheit gestellt: »Wenn die Menschheit als ganzes träumen könnte, müsste Moosbrugger entstehen.«

Perspektiven

Die Welt der Medizin erscheint seit der Antike bis in der Gegenwart in allen Gattungen der Literatur, in Romanen und Erzählungen, in Dramen und Gedichten, in Essays und autobiographischen Texten: Pathophänomenologie, Ätiologie, Diagnose und Therapie, Subjektivität des Kranken, Bild des Arztes, medizinische Institutionen, soziale Reaktionen und Symbolik. Die Kenntnis des Lebens des Kranken sowie der Diagnostik, Therapie und Pflege trägt zur Interpretation ihrer Wiedergabe in der Literatur bei (literarische Funktion der Medizin). Umgekehrt regen die literarischen Darstellungen und Deutungen Arzt und Pflegekraft in ihrem Verständnis des Kranken und seiner Lebenssituation an (medizinische Funktion der Literatur). Literatur schließlich prägt allgemein jeden Leser in seiner Einstellung zu Gesundheit und Krankheit, zu Geburt und Tod, zu Therapie und Pflege (genuine Funktion der literarisierten Medizin).

Wiederholt wurden in Romanen und Erzählungen die sozialen Verhältnisse des Kranken aufgegriffen – in den Beziehungen zwischen Gesunden und Kranken wie zwischen Kranken und Kranken und ebenso Gesunden und Gesunden. Der Kranke ist abhängig von Angehörigen und Freunden, von der Gesellschaft und dem Staat, die er umgekehrt seinerseits auch beeinflussen kann. Die Akzente werden von den Schriftstellern bald mehr auf die individuelle, bald mehr auf die soziale Seite gelegt. Abweichungen zeigen sich auch in den literarischen

Gattungen – Lyrik, Drama, Prosa. Insgesamt erscheint in der Literatur das weite Spektrum der sozialen Situation des Kranken, in den geglückten wie missglückten Möglichkeiten, in den Details wie ganzheitlichen Zusammenhängen. In Werken der Kunst und Literatur finden sich, wie der anthropologische Mediziner Viktor Emil von Gebsattel (1964) betont hat, die »idealtypischen Strukturen aufgezeichnet und vorgebildet, denen man im Alltagsleben nicht begegnet.«

Arzt und Pflegekraft sind in ihrem Tun und Denken auf diesen sozialen Kontext des Kranken bezogen. Ihr Erfolg in Diagnostik, Therapie und Pflege hängt entscheidend von der Beachtung dieser Zusammenhänge ab. Erzählungen und Romane weisen auf Phänomene und Beziehungen, auf Einstellungen und Verhaltensweisen hin, die für die Medizin, für den Arzt und die Pflegekraft, für den kranken und gesunden Menschen erhellend und hilfreich sein kann. Literarische Texte können mit ihren Darstellungen und Deutungen das Bewusstsein erweitern und auf Situationen des beruflichen Alltags vorbereiten.

Literatur erinnert nicht nur immer wieder an die anthropologische Natur der Krankheit, sondern ebenso an ihre sozialen und kulturellen Seiten. Leiden und Sterben des Kranken erscheinen als Aufgaben für Angehörige und Freunde, für die Gesellschaft und den Staat, auch für den Kranken und Sterbenden. Literatur, Medizin und Realität sind auf vielfältige Weise aufeinander bezogen, hängen zusammen und unterscheiden sich gleichermaßen. Literatur bietet, wovon Schriftsteller, Mediziner und auch Philosophen immer wieder überzeugt waren, einzigartige Möglichkeiten zum Verständnis der Wirklichkeit: »Die harte Rinde der Natur und gewöhnlichen Welt machen es dem Geiste saurer zur Idee durchzudringen als die Werke der Kunst.« (Hegel, 1835).

Literaturverzeichnis

Arnim, A. (1818): Der tolle Invalide auf dem Fort Ratonneau.

Balzac de, H. (1832): Louis Lambert. Dtsch. Übers. des franz. Originals: München 1971.

Balzac de, H. (1832): Die Grenadiere. Dtsch. Übers. des franz. Originals: München 1971.

Balzac de, H. (1840): Pierrette. Dtsch. Übers. des franz. Originals: München 1971.

Balzac de, H. (1841/42): Memoiren zweier Jungvermählter. Dtsch. Übers. des franz. Originals: München 1971.

Benedikt v. N. (2001): Die Mönchsregel des Heiligen Benedikt, Leipzig.

Bernhard, T. (1963): Frost, Frankfurt a.m.

Boccaccio, G. (1349/53): Decamerone. Dtsch. Übers. des ital. Originals: Franfurt a. M. 1972.

Camus, A. (1947): Die Pest. Dtsch. Übers. des franz. Originals: Hamburg 1950.

Conrad, J. (1897): Der Nigger von der ›Narzissus‹. Dtsch. Übers. des engl. Originals: Frankfurt a. M. 1978.

Cortázars, J. (1966): Die Gesundheit der Kranken,. Dtsch. Übers. des span. Originals: Frankfurt a.m. 1976.

Dickens, C. (1846): Heimchen am Herd. Dtsch. Übers. des engl. Originals: München 1957.

Dickens, C. (1847/48): Dombey und Sohn. Dtsch. Übers. des engl. Originals: München 1959.

Dickens, C. (1848/49): David Copperfield. Dtsch. Übers. des engl. Originals: München 1982.

Dickens, C. (1861): Große Erwartungen. Dtsch. Übers. des engl. Originals: München 1956.

Dickens, C. (1864/65): Unser gemeinsamer Freund. Dtsch. Übers. des engl. Originals: München 1967.

Dickens, C. (1870): Das Geheimnis des Edwin Drood. Dtsch. Übers. des engl. Originals: München 1970.

Dostojewskij, F. M. (1866): Rodion Raskolnikoff. Dtsch. Übers. des russ. Originals: München 1964.

Dostojewskij, F. M. (1868/69): Der Idiot. Dtsch. Übers. des russ. Originals: München 1965.

Dostojewskij, F. M. (1879/80): Die Brüder Karamasoff. Dtsch. Übers. des russ. Originals: München 1964.

Engelhardt v., D. (1991/2000): Medizin in der Literatur der Neuzeit, Bd,1–2, Hürtgenwald.

Fontane, T. (1890): Stine, (Original), Frankfurt a.M. 1998.

Gebsattel, V. E. v. (1964): Imago hominis. Beiträge zu einer personalen Anthropologie, Schweinfurt.

Goethe, J. W. v. (1809): Wahlverwandtschaften. Ausgabe: Hamburg 1951.

Goncourt, E. u. J. (1862): Die Frau im 18. Jahrhundert. Dtsch. Übers. des franz. Originals: München 1986.

Green, J. (1927): Adrienne Mesurat. Dtsch. Übers. des franz. Originals: Frankfurt a.m. 1986.

Grimmelshausen, H. J. Ch. v. (1669): Der abenteuerliche Simplicissimus. Ausgabe: Frankfurt a.M. 2009.

Hartmann v. A. (2007): Der arme Heinrich, Frankfurt a.m.

Hegel, G. W. F. (1964): Vorlesungen über die Ästhetik, Stuttgart-Bad Cannstatt.

Herodot (2000/01): Historien, griech. 450–425 v. Chr., München.

Hippokrates (1994): Ausgewählte Schriften, Stuttgart.

Huxley, A. (1932/1958): Schöne Neue Welt. Dtsch. Übers. des engl. Originals: München 1981.

Jagow, B. v., u. Steger, F. (2005): Literatur und Medizin. Ein Lexikon, Göttingen.

James, H. (1898): Drehung der Schraube. Dtsch. Übers. des engl. Originals: Frankfurt a.M. 1972.

James, H. (1902): Die Flügel der Taube. Dtsch. Übers. des engl. Originals: Köln 1961.

Jones, A. H. (1988): Images of nurses, Philadelphia.

Joyce, J. (1922): Ulysses. Dtsch. Übers. des engl. Originals: Frankfurt a.M. 1981.

Kurz, I. (1905): Anno Pestis, Stuttgart.

McCullers, C. (1940): Das Herz ist ein einsamer Jäger. Dtsch. Übers. des engl. Originals: Zürich 1974.

Mann, T. (1906): Bilse und ich. Ausgabe: Frankfurt a.M. 1990.

Mann, T. (1901): Buddenbrooks. Ausgabe: Frankfurt a.M. 1986.

Mann, T. (1924): Der Zauberberg. Ausgabe: Frankfurt a.M. 1967.

Mann, T. (1933/42): Joseph und seine Brüder. Ausgabe: Frankfurt a.M. 1983.

Martin du Gard, R. (1922–40): Die Thibaults. Dtsch. Übers. des franz. Originals: München 1989.

Maugham, S. (1915): Der Menschen Hörigkeit. Ausgabe: Zürich 1975.

Montesquieu, C.-L. de (1721): Persische Briefe. Dtsch. Übers. des franz. Originals: Frankfurt a.M. 1974.

Montherlant de; H. (1939): Die Aussätzigen. Dtsch. Übers. des franz. Originals: München 1963.

Morante, E. (1974): La Storia. Dtsch. Übers. des ital. Originals: München 2005.

Musil, R. (1930–52): Der Mann ohne Eigenschaften. Ausgabe: Hamburg 1952.

Musset de, A. (1844): Pierre und Camilla. Dtsch. Übers. des franz. Originals: München 1989.

Percy, W. (1987): Das Thanatos-Syndrom. Dtsch. Übers. des engl. Originals: München 1989.

Sartres, J.-P. (1939): Das Zimmer. Dtsch. Übers. des franz. Originals: Hamburg 1985.

Sologub, F. (1896): Schatten. Dtsch. Übers. des russ. Originals: Zürich 1960.

Storm, T. (1883): Schweigen. Ausgabe: München 1958.

Tieck, L. (1979): Die Vogelscheuche, Frankfurt a.M.

Tolstoj, L. N. (1875/77): Anna Karenina. Dtsch. Übers. des russ. Originals: München 1958.

Tolstoj, L. N. (1886): Der Tod des Ivan Iljitsch. Dtsch. Übers. des russ. Originals: Stuttgart 1971.

Trautman, J. u. Pollard, C. (1982).: Literature and medicine. An annotated bibliography, Pittsburgh.

Werfel, F. (1952): Der Tod des Kleinbürgers, Frankfurt a.M.

Zola, E. (1874): Die Eroberung von Plassans. Dtsch. Übers. des franz. Originals: München 1965.

Zola, E. (1878): Ein Blatt Liebe. Dtsch. Übers. des franz. Originals: München 1965.

Zola, E. (1893): Doktor Pascal. Dtsch. Übers. des franz. Originals: Zürich 1970.

Manuel Waldorf / Karl Heinz Wiedl / Henning Schöttke

Akzeptanz und Engagement als salutogenetische Faktoren in der Behandlung von Menschen mit Psychose-Erkrankungen

1. Zunehmende Attraktivität achtsamkeitsbasierter Methoden – Zeitgeist und spezifische Behandlungsbedürfnisse

In den letzten Jahren haben einige der buddhistischen Lehre entlehnte saluto-
genetische Prinzipien und Praktiken wie Vipassana- und Zen-Meditation, die
»Achtsamkeit« und »Akzeptanz« anstreben, einen hohen Bekanntheitsgrad und
große Popularität erlangt (z. B. Hanh, 2006). Die Begriffe sind dabei uneinheitlich und häufig nur vage bestimmt: *Achtsamkeit* (engl. *mindfulness*) wird meist
als nicht-wertender und auf gegenwärtige Perzepte fokussierender Prozess der
Aufmerksamkeitsregulation beschrieben (Bishop et al., 2004), der mit hoher
Kontextsensitivität und kognitiver Flexibilität (d. h. »Neugier«, »Offenheit«) im
Alltag einher gehen soll (Langer, 2000): Die Aufmerksamkeit wird dabei immer
wieder auf das unmittelbare, nicht kognitiv elaborierte »Hier-und-Jetzt« gelenkt
(Kabat-Zinn, 1990; Heidenreich & Michalak, 2006a). Hierbei kann es sich um
eine als unangenehm empfundene oder automatisierte Tätigkeit (z. B. Abwa-
schen: Hanh, 2006), eine Stimulus-Repräsentation oder um eine aversive Emotion handeln. So verstanden, setzt Achtsamkeit häufig *Akzeptanz* voraus: die
Bereitschaft, die von einer Situation hervorgerufenen psychischen Zustände
bewusst zu erleben (z. B. Fletcher & Hayes, 2005), ohne Abwehr oder emoti-
onsorientierte Bewältigungsstrategien (z. B. kognitive Vermeidung) zu verwenden (s. Lazarus & Folkman, 1984; Paulhus, Fridhandler & Hayes, 1997; Cramer,
2000).

Parallel und in wechselseitiger Beziehung zum gesamtgesellschaftlichen Klima hat eine Gruppe achtsamkeitsbasierter therapeutischer Ansätze, die auch als
»dritte Welle« (*third wave*) der kognitiven Verhaltenstherapie bezeichnet wurden (s. Hayes, Follette & Linehan, 2004), eine beachtliche Entwicklung erfah-

ren. Hierzu zählen vor allem die achtsamkeitsbasierte Stressreduktion (*Mindfulness-based stress reduction* MBSR: Kabat-Zinn, 1990; s. auch Samuelson et al., 2007), die achtsamkeitsbasierte kognitive Therapie der Depression (*Mindfulness-based cognitive therapy* MBCT: Segal, Williams & Teasdale, 2002), die Dialektisch-Behaviorale Therapie (DBT: Linehan, 1993; Miller, Rathus & Linehan, 2007) und die *Acceptance and Commitment Therapy* (ACT[1]: Hayes, Strosahl & Wilson, 1999; Hayes & Strosahl, 2004), die im Folgenden näher betrachtet werden soll. Eine umfassende Übersicht über Achtsamkeit und Akzeptanz in der Psychotherapie geben Heidenreich und Michalak (2006b).

Im folgenden Abschnitt soll zunächst eine Einführung in die Grundbegriffe der *Acceptance and Commitment Therapy* (ACT) gegeben werden; eine ausführlichere Überblicksarbeit stammt von Sonntag (2006). Anschließend werden Anwendungsfelder der ACT auf dem Gebiet der *Erkrankungen mit Psychose-Symptomen* (v. a. Schizophrenie) erschlossen sowie erste Belege einer gesunderhaltenden Wirkung auf diese Zielgruppe, Anwendungshinweise und eine Übersicht über mögliche ACT-Komponenten präsentiert. Außerdem wird auf mögliche Erweiterungen dieses Konzepts für die Gestaltung des Stationsalltags bzw. Behandlungssettings und auf die Möglichkeiten seiner Implementation im Bereich der Psychiatriepflege eingegangen.

An dieser Stelle seien zwei kurze, einschränkende Vorbemerkungen erlaubt: Die folgende Darstellung versteht sich explizit *nicht* als ACT-Manual für Schizophrenie (s. hierzu Bach, 2005; Bach & Hayes, 2002; Bach et al., 2006; Pankey & Hayes, 2003), sondern versucht, einen ersten Einblick in ein sich rasch entwickelndes Forschungsgebiet zu geben sowie die eingehendere Beschäftigung mit deutschsprachigen Standardwerken (Heidenreich & Michalak, 2006b; Hayes, Strosahl & Wilson, 2004) und eine weitere empirische Bewertung achtsamkeitsinformierter Methoden in der Therapie von Menschen mit Psychose-Symptomen anzuregen.

Zweitens wird der unreflektierte Einsatz achtsamkeitsbasierter Methoden in dieser Patientengruppe durchaus kritisch gesehen: So verweisen Fallberichte auf die mögliche Gefahr einer Erstmanifestation oder Exazerbation von Psychose-Erkrankungen nach Meditation (Kuijpers et al., 2007; Sethi & Bhargava, 2003; Walsh & Roche, 1979), Yoga- (Naveen & Telles, 2003) und Qigong-Übungen (Hwang, 2007).

---

1 Engl. Akronym, das mit »(Handlungs-) Akt« oder auch »Handle!« übersetzt werden kann. DBT und ACT sind allerdings *achtsamkeitsinformierte* und keine *achtsamkeitsbasierten* Ansätze sensu Heidenreich und Michalak (2006a), da Achtsamkeit nicht als primärer Wirkfaktor gesehen und nicht im eigentlichen Sinne meditiert wird.

Eine Überbehütung entaktualisierter Patienten mit Schizophrenie und eine kategorische Ablehnung vermeintlich »esoterischer« Achtsamkeitsansätze von psychiatrischer oder klinisch-psychologischer Seite ist jedoch gerade im Fall der ACT nicht angezeigt: Aufgrund der kasuistischen Natur der Studien und der Salienz einer Dekompensation ist es nicht abwegig, dass es sich bei den berichteten Fällen teilweise um Koinzidenzen handelt. Zudem ist der Charakter kritischer Stressoren mittlerweile recht gut bekannt: Vor allem *sozial-evaluative Stimuli* mit Implikationen für den Selbstwert Betroffener und *unkontrollierbare Bedrohungen motivational relevanter Ziele* sollten bei stabilisierten Patienten zu einer Aggravierung psychotischer Symptomatik führen (z. B. Jones & Fernyhough, 2007; Barrowclough et al., 2003). Eine verantwortungsvoll angeleitete achtsamkeitsinformierte Methode vermeidet derartige Stressoren. Die ACT mit ihrem Fokus auf nicht-bewertende *Akzeptanz* und *Zielklärung* (s. u.) sollte sich darüber hinaus günstig auf eben jene Bereiche auswirken.

Weiterhin deuten einige Befunde darauf hin, dass Personen mit schizotypen Persönlichkeitsstilen (und entsprechend höherem Erkrankungsrisiko: Mason et al., 2004) sowie bestehenden Psychose-Erkrankungen eine gewisse Affinität für esoterische Beratungs- und Heilpraktiken (z. B. Fernheilung: Hergovich & Arendasy, 2007; Astrologie: Claridge et al., 2008) und für »komplementäre und alternativmedizinische« (KAM-) Behandlungen wie Meditation aufweisen, was eine Koinzidenz wahrscheinlicher macht.

In neueren diesbezüglichen Umfragen geben regelmäßig fast die Hälfte der befragten Patienten mit verschiedenen psychischen Störungen an, aus ganz unterschiedlichen Gründen KAM-Therapieformen ausprobiert zu haben (z. B. Elkins, Rajab & Marcus, 2005): In einer US-amerikanischen Stichprobe von 149 Personen mit Schizophrenie, Bipolarer Affektiver Störung und Depression berichteten 50 % von religiösen Aktivitäten und 44 % gaben an, *Meditationsformen* praktiziert zu haben, was bei 77 % zu größerer emotionaler Gelassenheit führte (Russinova, Wewiorski & Cash, 2002).

Ein ähnliches Bild zeigt sich in Deutschland: Etwa 42 % einer von Assion et al. (2007) befragten psychiatrischen Stichprobe (N = 167) hatte bereits eine KAM-Therapie ausprobiert. Brisanz gewinnt dieses Faktum durch den Befund von Elkins et al. (2005), dass die Mehrzahl der hospitalisierten Patienten ihre KAM-Behandlung nicht mit ihrem Psychiater oder Psychotherapeuten abspricht. Dieser Umstand ist insofern ungünstig, als sich nicht ausschließen lässt, dass eine durch KAM-Praktiker ideologisch motivierte Nonadhärenz einen mediierenden Faktor darstellt (vgl. Borras et al., 2007).

Die referierten Befunde weisen auf einen für die Therapie psychiatrischer Erkrankungen bedeutsamen Aspekt hin, der dem praktisch tätigen Kliniker vertraut sein dürfte: Selbst »krankheitseinsichtige« Patienten (s. Amador & David, 2004), die sich häufig der Wirksamkeit antipsychotischer Medikation durchaus bewusst sind, sehen im »treatment as usual« aus Pharmakotherapie, supportiven Gesprächen und Ergotherapie ihre Bedürfnisse nach Hoffnung, Anleitung zu sinnstiftenden Bewältigungsformen und »unterstützter Spiritualität« nicht hinreichend befriedigt (s. Machleidt, 2007; Russinova & Blanch, 2007). Allerdings scheint die Nutzung von KAM-Therapien, zumindest bei Personen mit affektiven Störungen wirklich komplementär stattzufinden und nicht mit der subjektiven Nützlichkeit psychiatrischer Behandlung zusammenzuhängen (Wahlström et al., 2008).

Auch die neuere Forschung zum religiösen Coping (s. Pargament, 1997) erkennt zunehmend die Bedeutung (nicht-wahnhafter) spiritueller Sinnstiftung als Modus der Krankheitsverarbeitung auch bei Menschen mit Psychose-Erkrankungen an (Murphy, 2000; Mohr et al., 2006): Kirov et al. (1998) konnten zeigen, dass sich Religiosität durch das Erleben einer psychotischen Episode bei einem erheblichen Teil der Patienten verstärkt und als sinnstiftende Bewältigungsform verwendet wurde. Phillips und Stein (2007) konnten durch Variablen religiösen Copings längsschnittlich über ein Jahr hinweg eine substanzielle Varianz von Stress und Verlustgefühlen durch die Erkrankung aufklären ($\Delta R2 = .32 - .35$).

Wie KAM-Praktiken werden auch spirituelle Überzeugungen und ihre Auswirkung auf die Krankheitsrepräsentation im psychiatrischen Setting selten thematisiert (Huguelet et al., 2006), was sich ebenfalls vor allem dann negativ auswirkt, wenn eine subjektive Inkompatibilität mit psychiatrischen Behandlungsempfehlungen besteht (Borras et al., 2007).

Ein abschließender Kommentar sei der Darstellung der ACT vorangestellt: Sollte im Verlauf dieses Abschnittes der Eindruck entstanden sein, dass wir achtsamkeitsinformierte Therapie-Methoden in die Nähe esoterischer Praktiken rücken – dies ist nicht der Fall. Es soll lediglich exemplarisch aufgezeigt werden, dass Menschen mit Psychose-Erkrankungen ein Bedürfnis nach Therapieformen artikulieren, die sie bei ihrem Ringen um eine sinn- und wertorientierte Bewältigung unterstützen. Eine Beachtung dieses Umstandes durch Einbezug empirisch abgesicherter achtsamkeitsinformierter Methoden in die Rehabilitation könnte die subjektive »Sinn-Losigkeit« der notwendigen Standardbehandlung lindern und zu einer Verbesserung des Behandlungserfolgs führen.

Grundkonzepte der Acceptance and Commitment Therapy (ACT)

Die *Acceptance and Commitment Therapy* (ACT: Hayes, Strosahl & Wilson, 1999; dt. 2004; Hayes et al., 2006), baut auf der »post-skinnerianischen« Bezugsrahmentheorie (*Relational Frame Theory*, RFT: Hayes, Barnes-Holmes & Roche, 2001) menschlicher Sprache und Kognition auf, die – kurz und vereinfacht gesagt – deren Funktion und evolutionären Anpassungswert in der kontextabhängigen Ableitung von Beziehungen zwischen Reiz-Repräsentationen (*derived stimulus relations*) bzw. kognitiven Objekten sieht: Deren Bedeutungen in einem gegebenen Kontext und ihre vielfältigen Bezüge zueinander werden nicht mehr nur direkt konditioniert, sondern v. a. *erschlossen*, so dass ein komplexer kognitiver Bezugsrahmen aus formal unähnlichen Elementen konstruiert werden kann, die zuvor niemals gepaart dargeboten wurden. So zeigten Lipkens, Hayes und Hayes (1993), dass bereits Kleinkinder die nicht direkt verstärkte Relation eines Stimulus-Tripels (z. B. Ton – Name – Bild) aus den beiden erlernten Beziehungen ableiten können.

Die vielleicht wichtigste Folgerung der RFT ist, dass es durch die wechselseitigen Beziehungen zwischen zwei oder mehreren Objekten (*mutual bzw. combinatorial entailment*) zu einer verhaltenswirksamen und ggf. klinisch relevanten Veränderung der Funktion bzw. Valenz eines Stimulus kommen kann (*transformation of stimulus functions*).

Sonntag (2006) illustriert dies am Beispiel eines Menschen, der durch die Nachricht eines Herztodes in seinem Bekanntenkreis und einen Zeitungsartikel über die Symptome von Herzkrankheit die zuvor neutrale Interozeption einer erhöhten Herzfrequenz ohne entsprechende persönliche Vorerfahrung als Symptom eines drohenden Infarkts wertet – es hat eine Transformation der Reizfunktion des Herzrasens stattgefunden.

Viele psychische Störungen entstehen nach Hayes et al. (1999) durch soziokulturell geförderte, maladaptive kognitiv-behaviorale Prozesse, die mit dem Akronym F.E.A.R. (Furcht) zusammengefasst werden: *Fusion – Evaluation – Avoidance – Reason giving* (d. h. Verschmelzung, Bewertung, Vermeidung, Begründung). Die menschliche Fähigkeit zu komplexer Symbolverarbeitung und Sprache führt nach RFT/ ACT zu einer naiv-realistischen Gleichsetzung von Selbst, Vorstellung (Emotion, Empfindung) und Wirklichkeit. Durch diese kognitive »Fusion« erlangen mentale Ereignisse eine funktionale Äquivalenz zu »nonarbiträren Aspekten« der Existenz (Ciarrochi, Robb & Godsell, 2005) – so wird z. B. Angst mit Furcht vor einer realen Gefahr verwechselt. Falls die habituelle Bewertung (*evaluation*) der »für bare Münze genommenen« mentalen Ereignisse negativ ausfällt, werden diese häufig durch emotionsfokussierendes

Vermeidungscoping (*experiential avoidance*: Hayes et al., 1996) bewältigt, das überdies scheinbar vernünftig und sozial akzeptabel begründet wird (*reason giving*). Diese Vermeidung betrifft nicht nur reale Erlebnisse (z. B. phobische Situationen), sondern auch kognitiv-affektive Komplexe. Der Teufelskreis aus einer komplexen, »kognitiv fusionierenden«, sprachbasierten Repräsentation der Welt in »Bezugsrahmen«, globalen, automatischen (Selbst-) Beurteilungen, Erlebnisvermeidung und Bedurfnisfrustration wird zur Quelle *ubiquitären menschlichen Leids* (s. Fletcher & Hayes, 2005). In dieser Skepsis gegenüber analytischer Erkenntnis lassen sich durchaus Parallelen zu buddhistischen Anschauungen entdecken (s. Hayes, 2002).

Die Akzeptanz-und-Commitment-Therapie (ACT) versucht, mit einer Reihe von Methoden diesen Teufelskreis aufzubrechen, bewusstes Erleben, psychische Flexibilität und damit zielgerichtetes, bedürfnisbefriedigendes Verhalten zu fördern. Die sechs interdependenten Methoden bzw. Zielbereiche veranschaulicht Abbildung 1 (s. Fletcher & Hayes, 2005).

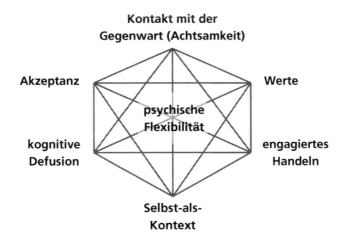

Abbildung 1: Veranschaulichung der ACT-Zielbereiche (nach Fletcher & Hayes, 2005)

Diese lassen sich in akzeptanzorientierte (links) und veränderungsorientierte Prozesse (rechts) einteilen, wobei den intermediären Bereichen (*Achtsamkeit* und *Selbst-als-Kontext*) in der Dialektik von Akzeptanz und Veränderung eine zentrale Bedeutung zukommt. Sie sind einerseits reziprok mit akzeptanzorientierten Prozessen verknüpft und vermitteln andererseits Wertklärung und engagiertes Handeln (*commitment*) auf der Grundlage neu entstehender »kognitiver Freiheitsgrade«.

Akzeptanz/ Bereitwilligkeit

Menschen hegen zuweilen problematische normative Vorstellungen von Gesundheit und Wohlbefinden (»*assumption of healthy normality*«: Hayes et al., 1999, S. 4; vgl. auch die WHO-Definition, Gesundheit sei »(...) *a state of complete physical, mental and social well-being* (...)«) (Konstitution der WHO, 1948, S. 2). ACT versucht, Menschen die Möglichkeit der Annahme *aversiver Aspekte des Erlebens im Dienste der Annäherung an motivational bedeutsame Ziele* zu vermitteln. Hier liegt einer der zentralen Unterschiede zur buddhistischen Religion: Die angestrebte Haltung gelebter Akzeptanz ist nicht, wie die erste der vier sog. Edlen Wahrheiten (»*Das Leben im Daseinskreislauf ist letztlich leidvoll. Dies ist zu durchschauen*«[2]), an transzendierende Ziele geknüpft (»Nirwana«). Sie bildet vielmehr die Voraussetzung der Setzung persönlich sinn- und wertvoller Ziele (s. u.) und damit von Veränderung.

Die Förderung von Akzeptanz in dieser ersten ACT-Phase erinnert an lösungsorientierte Beratungsansätze (z. B. Bamberger, 2005), indem bisherige vergebliche Coping-Versuche eruiert werden, um einen Zustand »kreativer Hoffnungslosigkeit« (Hayes et al., 1999, S. 87) zu induzieren. Ziele dieser Phase sind die Herausarbeitung von Vermeidungszielen und entstehender Kosten (Bedürfnisfrustration) und die Unterminierung der bisherigen erlernten und kulturell geförderten Kontroll- und Veränderungs-Agenda. Angestrebt wird dies z. B. durch die Arbeit mit didaktischen Metaphern (z. B. »Mensch-im-Loch-«, »Lügendetektor-Metapher«: Hayes et al., 1999, S. 101–102 bzw. 123–124). Verwendet werden auch Erlebnisübungen (z. B. mit chinesischen Fingerfallen oder Varianten der Weißer-Bär-Supressions-Übung: Wegner et al., 1987), die die Kosten und Vergeblichkeit aktiver Kontrollstrategien zur Bewältigung mentaler Objekte veranschaulichen sollen. Schließlich erfolgt eine beständige Überprüfung der Zweckdienlichkeit nicht-akzeptierender Bewältigungs-Strategien für die Erreichung motivational bedeutsamer Ziele.

Die von der ACT als Alternative zur Kontroll-Agenda angestrebte Bereitwilligkeit sollte nicht mit positivem Reframing von Schmerz oder mit Resignation gleichgesetzt werden. Sie lässt sich auch nicht durch Instruktionen direkt vermitteln – es handelt sich vielmehr um einen fortwährenden, unterstützten Prozess der graduellen Entwicklung einer funktionaleren Haltung gegenüber lebensnotwendiger Unbill.

---

2 zit. nach der Übersetzung der Deutschen Buddhistischen Union e. V. (DBU): www.dharma.de

Kognitive Defusion

Eine der Grundannahmen der ACT lautet, dass Menschen sich (bzw. ihr »Selbst«) mit dem Inhalt ihrer Gedanken verschmelzen, die »wörtlich genommen«, also naiv-realistisch als Abbild der Wirklichkeit und als notwendige und hinreichende Ursache des Handelns gesehen werden. Ziel der ACT ist es, eine distanzierende »metakognitive« Perspektive auf die eigenen mentalen Vorgänge einzunehmen und sich von der »Diktatur der Sprache« zu befreien (Ciarrochi et al., 2005). Dies geschieht z. B. durch die Sprache objektivierende Metaphern (z. B. bedrohliche psychische Objekte als »*Passagiere im Bus*«: Hayes et al., 1999, S. 157–158); durch häufige Wiederholungen von Kognitionen bis zur subjektiven Sinnlosigkeit (*Milch-Milch-Milch-Übung*: ebd., S. 154–155); durch Etikettierungen der vom Klienten geäußerten Gedanken, Gefühle und Empfindungen (»*Dies ist ein Gefühl*«); durch Erlebnisübungen, bei denen Sagen und Tun dissoziiert werden (z. B. durch kleine Aufgaben, die zugleich mit »*Das kann ich nicht*« kommentiert werden); durch transformative Imaginationsübungen, bei denen aversive Erlebniszustände wie externe Objekte detailliert im Hinblick auf ihre imaginierten physischen Eigenschaften beschrieben werden (ähnliche Vorgehensweisen haben sich auf dem Gebiet der Schmerzmodulation bewährt: z. B. Kohl & Ross, 2004; Peters et al., 1998). Bei einer der zentralen Defusionsübungen, »*Taking your mind for a walk*« (Hayes et al., 1999, S. 162–163), generiert der Therapeut während eines gemeinsamen, vom Klienten gesteuerten Rundgangs einen laufenden Kommentar, um so die Funktion der Psyche als »Evaluationsorgan« mit teilweise trivialem Output erlebbar zu machen.

Kontakt mit der Gegenwart/ Selbst-als-Kontext

Achtsamkeit und Defusion sind eng und reziprok verknüpft. In der ACT wird der Klient ermutigt, in Begleitung des Therapeuten aversive Erlebniszustände (»Symptome«) willentlich, aufmerksam und nicht-bewertend zu bemerken, ohne ihre Form oder Frequenz zu verändern (Kabat-Zinn, 1990). Anstatt formaler Meditation wird z. B. die Übung »*Soldiers in a Parade*« (Hayes et al., 1999, S. 158–161) angeleitet, bei der Gedanken, auf Schilder projiziert, lediglich beobachtet werden sollen. Ein solches Vorgehen weist gewisse Ähnlichkeiten mit gestalttherapeutischen Konzepten auf, Achtsamkeit für mentale Phänomene und deren Hervortreten als konkrete »Objekte« durch kreative externalisierende Übungen zu fördern (vgl. Hartmann-Kottek, 2007).

Mit diesen Objekten kontrastiert wird in der ACT ein »*Selbst-als-Kontext*«: In diesem therapeutischen Bereich wird die Förderung eines überdauernden

Selbst-Bewusstseins angestrebt, das gegenwärtige Erlebnisse und das explizite Selbstkonzept transzendiert (zu den Formen des Selbst vgl. Neisser, 1988) und so dem Individuum eine »stabilisierende Kohärenz« bietet (Hartmann-Kottek, 2007, S. 318). Auch hier werden Metaphern und Vorstellungsübungen eingesetzt (s. u. Tabelle 1).

Werte und engagiertes Handeln

Einer der wesentlichen Neuerungen der ACT ist die konsequente Betonung von übergeordneten *Richtungszielen* (z. B. »*ein selbstständiger Mensch*«, »*ein liebevoller Partner sein*«). Während die (klassische) Verhaltenstherapie traditionell auf operationalisierbare, realistische Teilziele fokussiert, versucht ACT das menschliche Handeln verstärkt in übergeordnete Sinnzusammenhänge einzuordnen, um Engagement zu rekrutieren. Dieses Vorgehen korrespondiert mit Ansätzen der psychotherapeutischen Plananalyse (vgl. Caspar, 2007) und mit Befunden der Therapieforschung, die die Bedeutung einer Aktivierung stabiler Langzeitpräferenzen für die Umsetzung konkreter Absichten im Angesicht kurzfristig aversiver Begleiterscheinungen unterstreichen (Margraf & Berking, 2005) – oder, wie letztere Autoren es in Anlehnung an Nietzsche fassen: »*Mit einem ›Warum‹ im Herzen lässt sich fast jedes ›Wie‹ ertragen*« (S. 254).

In diesem ACT-Bereich werden Richtungs- und Ergebnisziele unterschieden und ein Perspektivenwechsel von der Ergebnis- zur *Prozess-Orientierung* gefördert (z. B. Skifahrer-Metapher, S. 220–221). Werte werden strukturiert für einzelne Lebensbereiche bzw. Rollenfunktionen erarbeitet (z. T. mit speziellen Formularen: Hayes et al., 1999, S. 226–227), wobei *Wahlfreiheit* des Klienten akzentuiert wird. Achtsamkeit für eigene Bedürfnisse und Motive soll – jenseits rationaler Analyse und sozialer Erwünschtheit – gefördert werden, indem Präferenzen und Ziele durch beständiges Nachfragen der ultimativen Begründbarkeit entkleidet werden.

Im Bereich der Förderung *engagierten Handelns* ähnelt ACT anderen verhaltenstherapeutischen Methoden (z. B. Exposition, Shaping, Fertigkeitentraining u. a.: siehe Hayes et al., 2006). Darüber hinaus werden durch spezielle Metaphern (z. B. Handeln als *Wanderung durch den Sumpf*: S. 248) und Übungen (z. B. Augenkontakt halten trotz Unwohlsein: S. 244–245) die Bedeutung der Bereitwilligkeit (s. o.) für engagiertes Handeln herausgearbeitet sowie Barrieren und Rückschritte antizipiert.

ACT und KVT

KVT-Ansätze zielen v. a. auf »kognitive Umstrukturierung« ab (z. B. Wilken, 2006), sind also stärker inhaltsorientiert. ACT hingegen versucht, die Einnahme einer *metakognitiven Perspektive* auf Kognition und Emotion zu fördern (»Defusion«). Hiermit zusammenhängend, setzen KVT und ACT nach Hofmann und Asmundson (2008) an unterschiedlichen Stadien der Emotionsgenese an, unterscheiden sich also im propagierten Modus der *Emotionsregulation*: Im konsensuellen Prozessmodell der Emotion nach Gross (1998) baut die KVT adaptive *antezedenzien-zentrierte* Regulationsstrategien (v. a. Umbewertung) auf, während die ACT maladaptive *reaktions-zentrierte* Strategien (z. B. Gefühlsunterdrückung) abschwächt.

Evaluation von ACT-Methoden

Es liegen bereits eine Reihe von Belegen der Wirksamkeit von ACT außerhalb des Bereichs psychiatrischer Erkrankungen vor (vgl. Pull, 2009): So wurden ACT-Methoden erfolgreich eingesetzt gegen Ängste und Depressivität (Forman et al., 2007), soziale Phobie (Dalrymple & Herbert, 2007), Trichotillomanie (Woods et al., 2006), chronischen idiopathischen Schmerzen (Wicksell et al., 2007), Epilepsie (Lundgren et al., 2008), Marihuana-Missbrauch (Fallstudie: Twohig et al., 2007) sowie um bei US-amerikanischen Studenten das Stigma psychischer Erkrankung (Masuda et al., 2007) und Vorurteile gegenüber Menschen anderer Ethnien (Lillis & Hayes, 2007) zu reduzieren. Die Berücksichtigung von ACT-Elementen scheint die Therapie-Abbruchquote zu verringern (Strosahl et al., 1998). Die Wirksamkeit von ACT-Methoden ließ sich dabei in einer Studie bereits nach einer vergleichsweise kurzen ACT-Einführung von Therapie-Ausbildungskandidaten zeigen (Lappalainen et al., 2007).

ACT bei Psychose-Symptomen

Erkrankungen des Schizophrenie-Spektrums nehmen, über mindestens sechs Jahre betrachtet, in 85 % der Fälle einen rezidivierenden Verlauf (Rosen & Garety, 2005). Trotz der unbestreitbaren Erfolge der Pharmakotherapie sind bis zu 30 % der Betroffenen Non- oder Partialresponder mit persistierender, Antipsychotika-refraktärer Residualsymptomatik (z. B. Shergill, Murray & McGuire,

1998). Neben Nonadhärenz haben sich vor allem stressreiche Ereignisse als Rückfall-Prädiktoren erwiesen (Subotnik, Nuechterlein & Ventura, 2002).

In den vergangenen Jahren wurde vor dem Hintergrund dieser Befunde zunehmend der Wert kognitiv-behavioraler Interventionen zur Behandlung von Positivsymptomatik erkannt (z. B. Wiedemann & Klingberg, 2003). KVT-Interventionen leisten allerdings bislang einen eher moderaten Beitrag zur Reduktion von Symptombelastung und Rehospitalisierungsraten (d = 0,25 bis 0,35 in der Metaanalyse von Lincoln et al., 2007). Angesichts der ersten Belege für die Effektivität der ACT wäre zu prüfen, ob sich (a) die Wirksamkeit von KVT-Interventionen durch die *zusätzliche Berücksichtigung achtsamkeitsinformierter Strategien* steigern lässt (Bach et al., 2006) oder (b) ob sich *differentielle Indikationen* für KVT mit kognitiv-symptomzentriertem vs. Achtsamkeits-und-Akzeptanz-Schwerpunkt stellen lassen unter Berücksichtigung der therapeutischen Präferenzen Betroffener.

Ansatzpunkte

Begründungen für einen Einbezug von ACT-Methoden ergeben sich erstens aus Befunden, die auf eine Mediation der Wirkung des Symptom-Erlebens (z. B. Frequenz von Halluzinationen) auf diesbezüglichen Stress, Coping-Verhalten und assoziierte Behandlungsbedürftigkeit durch Mediatorvariablen aus dem Bereich *kognitiver Bewertungen* hinweisen (z. B. Glaubwürdigkeit von Stimmen: z. B. Gaudiano & Herbert, 2006b; Macht von Stimmen: Birchwood & Chadwick, 1997). Für derartige Modelle sprechen indirekt auch Studien, die eine relativ höhere Prävalenz psychosenaher – aber offenbar nicht krankheitswertiger – Erlebnisse in der Allgemeinbevölkerung als diagnostizierter Störungen ergeben haben (Johns & van Os, 2001).

Zweitens liegen bei Erkrankungen mit Psychose-Symptomen auch dort hohe Prävalenzen komorbider Depressionssymptomatik vor, wo diese kein pathognomonisches Merkmal darstellt (z. B. Hausmann & Fleischhacker, 2000): So fanden wir bei einer Reanalyse zweier großer, unabhängiger Stichproben (jeweils N > 150) jeweils bei einem Viertel der Patienten mit Schizophrenie deutlich erhöhte Depressivitätswerte (hier: PANSS G6 > 3 bzw. SCL-90R-Depressivität T > 70; Daten aus Waldorf, 2005; Watzke, 2006; Längle et al., 2006). Depression stellt auch in dieser Patientengruppe ein behandlungsbedürftiges Syndrom dar, das frühe Rehospitalisierung und Suizidalität prädiziert (Olfson et al., 1999; Tatarelli, Pompili & Girardi, 2007). Es ist dabei durchaus nicht immer als direkter Ausdruck des Krankheitsprozesses zu werten: Gerade der Eindruck des »verlorenen Potentials«, der durch einen höheren sozioökonomischen Status der Herkunftsfamilie noch verstärkt wird (Lewine, 2005), begünstigt Depressivität und Hoffnungslosigkeit und kann damit die Suizid-Wahrscheinlichkeit erhöhen (z. B. Haltenhof, 2003).

Drittens nehmen Modelle der Genese paranoider Ideen an, dass außergewöhnlich saliente internale und externale Perzepte (Kapur, 2003), negative Annahmen über Selbst und Umwelt sowie *Angsterleben* verbal elaboriert werden, wodurch diese sinnvoll, weniger selbstwertbedrohlich und kontrollierbarer werden (Freeman, 2007). Wahnideen könnten darüber hinaus durch *vermeidendes Bewältigungsverhalten* perpetuiert werden (Hacker et al., 2008). Selbst in diesen skizzenhaften Ausführungen lassen sich bereits deutliche Anknüpfungspunkte für die ACT ausmachen, die in der Dominanz verbaler Relationen, im Bedürfnis nach Kontrolle und in Erlebnisvermeidung Schlüsselkonzepte zum Verständnis von Psychopathologie sieht (s. Abbildung 2). Auch erscheint der ACT-Fokus auf Wertklärung und Neubesinnung sinnvoll (vgl. Lewine, 2005).

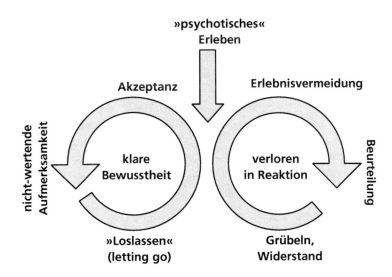

Abb. 2: Achtsame und maladaptive Abwehr-Reaktion auf psychotische Erlebnisse (nach Chadwick et al., 2005)

Einen ersten Hinweis auf den Nutzen einer an die MBSR angelehnten reinen Achtsamkeitsintervention im Gruppenformat für Menschen mit Psychose-Symptomen lieferten Chadwick, Taylor und Abba (2005). Bislang liegen zwei randomisierte, kontrollierte Studien zur Wirksamkeit von ACT in dieser Patientenpopulation vor: Bach und Hayes (2002) untersuchten die Effektivität einer verkürzten und vereinfachten ACT-Intervention an 80 entaktualisierten Patienten mit Positivsymptomatik auf einer psychiatrischen Akutstation. Die Interventionsgruppe erhielt zusätzlich zum Treatment-as-usual (TAU: Medikation, Psychoedukation, Einzeltherapie) vier Einzelsitzungen ACT mit metaphorischer Vermittlung von Akzeptanz-Ideen und Defusionsübungen (s. u.). Während des viermonatigen Follow-up-Intervalls wurden signifkant weniger Personen der ACT-Gruppe rehospitalisiert (20 % vs. 40 %). Interessanterweise zeigte sich, dass *doppelt so viele* ACT-Patienten (60 % vs. 31 %) für diesen Zeitraum Halluzinationen und Wahnideen berichteten, die subjektive *Glaubwürdigkeit* dieser Erlebnisse in dieser Gruppe jedoch signifikant stärker abnahm als in der Kontrollgruppe. Gaudiano und Herbert (2006a) fanden in ihrem Replikationsversuch für die ACT-Gruppe zwar keine statistisch signifikant niedrigere Wiederaufnahmerate (TAU: 45 %; ACT: 28 %), jedoch eine geringere Belastung aufgrund von Halluzinationen und einen höheren Anteil (50 % vs. 7 %) deutlicher Verbesserungen (d. h. min. 2 SD) der Gesamtsymptomatik (*Brief Psychiatric Symptom Scale* BPRS).

Explikation eines Therapie-Moduls

Es liegt gegenwärtig noch kein ACT-Manual für Menschen mit Psychose-Symptomen vor. Die stationäre Psychotherapie ist aufgrund der geringen Verweildauern und der neurokognitiven Beeinträchtigungen Betroffener mit besonderen Schwierigkeiten konfrontiert. Pankey und Hayes (2003) empfehlen generell einen eher »psychoedukativen« Duktus und die Verwendung einfacher und konkreterer ACT-Elemente. Für diese Patientengruppe werden häufig »Stand-alone«-Sitzungen durchgeführt, die einen Querschnitt durch die jeweils kürzer behandelten ACT-Bereiche Akzeptanz/ Bereitwilligkcit, Defusion und Werte/ Ziele enthalten und klare Verbindungen zwischen ihnen aufzeigen (s. Pankey & Hayes, 2003; Bach, 2005; Bach et al., 2006). Der ACT-Therapeut sollte sich konsequent auf übergeordnete Werte und die Funktionalität von Verhalten konzentrieren, statt über inhaltliche Gültigkeit und Logik von Symptomen zu disputieren. Beispiele und Metaphern sollten dabei nicht der Symptomatik des Patienten entlehnt werden; bei technikbezogenen Wahnideen sollten entsprechende Metaphern (z. B. Lügendetektor-Metapher) ggf. abgewandelt werden. Die Verwendung von realen Gegenständen (z. B. Fingerfallen) zur Visualisierung von Metaphern und Durchführung von Erlebnisübungen kann hilfreich sein.

Tabelle 1. Auswahl möglicher Komponenten eines Sitzungsplans in Anlehnung an Pankey & Hayes (2003) und Bach et al. (2006) (Seitenangaben beziehen sich auf Hayes et al., 1999)

ACT-Modell/ kreative Hoffnungslosigkeit	Exploration symptomzentrierter Vermeidungsstrategien Botschaft: Kognitive Unterdrückung ist vergeblich (z. B. Übungen: Gedanken an Schokoladenkuchen unterdrücken [S. 124–125]; Übung mit echten Fingerfallen [Bach, 2005, S. 194]) vereinfachte Einführung der Konzepte Bereitschaft und Achtsamkeit
Achtsamkeit/ nicht-wertendes Beobachten	Botschaft: Nicht Existenz des »Symptoms« per se, sondern Haltung dazu ist bedeutsam (z. B. Kinoleinwand-Metaper [Message on a Computer Screen: Bach, 2005, S. 195]: Erst Distanz von der Leinwand rückt Geschehen in die rechte Perspektive) Festumzugs-Übung (Soldiers in a Parade: S. 158–161): Vorüberziehenlassen von objektivierten Gedanken (s. auch Gedankenstrom-Übung: Pankey & Hayes, 2003, S. 320–321)
Defusion	Botschaft: Mentale Ereignisse nicht buchstäblich nehmen. Gedanken und Gefühle (»Gründe«) sind keine notwendigen und hinreichenden Ursachen von Verhalten Böse-Kaffeetasse-Metapher (S. 169): Einschränkung der Bedeutung rein subjektiver Urteile Übung: Taking your Mind for a Walk (S. 162–163) – gemeinsamer Spaziergang mit Therapeuten als kommentierende und bewertende Psyche des Patienten
Beobachter-Selbst stärken	Botschaft: Überdauerndes, metakognitives Selbst existiert jenseits konkreter psychischer Inhalte Schachbrett-Metapher (S.190–192): Mensch als tragendes Spielbrett, nicht als Figur oder Spieler (auch möglich: Fußballplatz-Metapher) Erfahrung eines zeitlich unabhängigen, »transzendenten« Selbst durch Imagination verschiedener Rollen und vergangener Episoden (S. 192–195)
Werte formulieren (ggf. zu Beginn) und engagiert handeln	Botschaft: Werte als Kompass des Lebensweges – Prozess des Strebens bedeutsamer als Erreichung konkreter Ergebnisziele Unterschiede zwischen Zielen und Werten, Ergebniszielen und Prozesszielen sowie Bedeutung wertgeleiteten Handelns diskutieren (u. a. Skifahrer-Metapher: »Ankommen« ist nicht Ziel [S. 220–221]) angeleitet und strukturiert Werte in unterschiedlichen Lebensbereichen erarbeiten; stets Wahlfreiheit betonen; Barrieren und Rückschritte antizipieren (z. B. Sumpf-Metapher, S. 248)

Kritik und Ausblick

Psychische Störungen wie die Schizophrenie stellen schwere Beeinträchtigungen menschlichen Erlebens und Verhaltens dar, deren Behandlung einen großen Aufwand erfordert und unterschiedliche Ebenen bzw. professionelle Zugänge einschließt. Von einzelnen Elementen der ACT wurde oben berichtet, dass sie gut mit herkömmlichen Therapieverfahren kombinierbar sind. Wir sind der Auffassung, dass diese flexible Integrierbarkeit einzelner Elemente sich nicht nur auf eingegrenzte therapeutische Sitzungen bzw. Maßnahmen bezieht, sondern auch auf den Alltag der stationären oder teilstationären Behandlung ausgeweitet werden kann. Damit erlangen Berufsgruppen, deren Tätigkeit durch intensiven, lang andauernden Kontakt mit den Patienten gekennzeichnet ist, besondere Bedeutung. Insbesondere für psychiatrische Pflegefachkräfte könnte eine Erweiterung ihres Tätigkeitsspektrums darin bestehen, eine Form der Kommunikation und des Umgangs mit Patienten zu pflegen, der – auch außerhalb von ACT-Therapie im engeren Sinne – konsistent ist mit den Prinzipien der Akzeptanz, des Bezugs zur Gegenwart und der Orientierung an langfristigen Werten und Präferenzen (z. B. durch den Gebrauch von Metaphern, wertorientierte Gesprächsführung und das Vorleben eigener Achtsamkeit im Stationsalltag). Es kann angenommen werden, dass im Patienten hierdurch eine Haltung angeregt wird, wie sie auch in der spezifischen Psychotherapie angestrebt wird. Deren Vertiefung sollte allerdings parallel im Rahmen spezifischer Psychotherapie erfolgen.

Ein solches, das Konzept einer konsistenten therapeutischen Stationsumwelt vermittelndes Vorgehen, wie es auch bei anderen psychischen Störungen erfolgreich eingesetzt wird (z. B. Borderline: Lieb, Zanarini, Schmahl, Linehan & Bohus, 2004), hat Konsequenzen für die Ausbildung der im psychiatrischen Bereich tätigen Berufe: Die Philosophie der ACT sowie spezifische Handlungskompetenzen müssen vermittelt werden. Weiterhin wären Veränderungen der Arbeitsweise auf Station im Sinne verstärkter Kooperation der Berufsgruppen und einer Supervision des ACT-informierten pflegerischen Alltagshandelns erforderlich. Dass dieses, wenngleich auf anderer Ebene, gleichzeitig eine achtsamkeitsinformierte Intervention für die Pflegekräfte selbst darstellt, ist offensichtlich. Neben der intendierten Wirkung für die Patienten sollte hiervon auch eine präventive Wirkung für die seelische Gesundheit des Personals ausgehen. Angesichts der besonderen, häufig belastenden Arbeitssituation in der Psychiatriepflege erscheint uns auch dies erstrebenswert. Zwar existieren für die ACT noch keine manualisierten Implementationskonzepte, allerdings werden z. Zt. verschiedene achtsamkeitsbasierte Trainings für professionelle Helfer erstmals erprobt (s. Didonna, 2009; Shapiro & Carlson, 2009). Die Nutzbarmachung, empirische Evaluation und praktische Bewährung der Ideen der »dritten Welle« der Verhaltenstherapie stehen erst am Anfang.

Mit achtsamkeitsinformierten Verfahren wie der ACT sind Behandlungsoptionen in den Vordergrund getreten, die sich zumindest bei einem Teil des Klientels von Psychotherapie einer großen Akzeptanz erfreuen. Es kann vermutet werden, dass eine durch Abwendung von operativ-zielorientierten Kriterien und durch Hinwendung zu mehr Spiritualität und Kontemplativität gekennzeichnete Strömung des Zeitgeistes das Aufkommen dieser Behandlungsansätze begünstigt. Andererseits sind diese Ansätze jedoch auch so beschaffen, dass sie im Rahmen von Behandlungsprogrammen meist ohne größere Schwierigkeiten mit herkömmlichen therapeutischen Methoden, etwa aus der Verhaltenstherapie, verbunden werden können. All dies sollte Anlass genug sein, einigen offenen Fragen gezielt nachzugehen.

Erstere betrifft die Polarität von Integration versus Eklektizismus. Auch wenn pragmatische Argumente letztere Perspektive rechtfertigen mögen, sind doch für die Weiterentwicklung psychologischer Behandlungsverfahren kommensurable theoretische Konzepte unerlässlich. So bedienen sich z.B. die Vertreter der ACT der eher »unüblichen« Terminologie der *Relational Frame Theory* und kritisieren die KVT als mechanistisch und wissenschaftlich unfundiert (z. B. Hayes et al., 2006; vgl. auch Hofmann & Asmundson, 2008). Eine Überprüfung der Überführbarkeit der RFT in lerntheoretische und kognitionspsychologische Konzepte (z. B. Habituation; verdeckte Konditionierung, Konditionierungen höherer Ordnung) wäre u. E. fruchtbarer.

Eine weitere Frage zielt auf die Validität zentraler Konstrukte. Valide sind diese dann, wenn sie schlüssige Ableitungen auf therapeutische Veränderungen erlauben. Dies wäre v. a. für die *dialektische Einheit von Akzeptanz und Veränderung* (Heidenreich & Michalak, 2006a) zu zeigen. Der alleinige Nachweis der Wirksamkeit eines Behandlungsverfahrens, das sich auf dieses Prinzip beruft, genügt hierfür nicht. Hinzu kommen müssen experimentelle oder quasi-experimentelle Therapie- bzw. therapieanaloge Studien, in denen diese Dialektik operationalisiert und auf ihre Wirkungen überprüft werden kann. Dies ist ein anspruchsvolles Unternehmen, das seiner Umsetzung noch harrt.

Gleiches gilt für die Trainierbarkeit und u. U. spezifische Wirkung einer achtsamen Haltung. Gerade für eine bewältigungsorientierte oder einsichtsorientierte Therapie (z.B. Wiedl, 1994) könnte sich hier ein vielversprechender Ansatz, insbesondere für die Behandlung des Umgangs mit psychotischer Symptomatik, ergeben. Ebenfalls fruchtbar könnte der Effekt einer gesteigerten Sensibilität für Veränderungen von Stimmungslagen und Gedanken sein, der

Ansätzen zur Verbesserung der Rückfallprophylaxe zugute käme. Auch hier sind gezielte Studien erforderlich.

Die Konstruktvalidität des zentralen ACT-Konstrukts *Erlebnisvermeidung* muss schließlich kritisch reflektiert werden: So korreliert der zu ihrer Operationalisierung rational konstruierte *Acceptance and Action Questionnaire* (AAQ: s. Hayes, Strosahl, Wilson, Bissett et al., 2004, Tab. 3, S. 562) häufig so hoch mit Angst- und Depressionsskalen wie dem BDI (bis zu r = .72: s. Hayes et al., 2006), dass hier offenbar direkt Aspekte affektiver Störungen wie Rumination bzw. Lageorientierung und Erwartungsangst erfasst werden (z. B. »*I am able to take action on a problem even if I am uncertain what is the right thing to do*«; »*I am not afraid of my feelings*« [umgepolt]).

Ein dritter Aspekt betrifft schließlich die Wirksamkeit achtsamkeitsbasierter Ansätze als Heilverfahren. Wirksamkeit von Psychotherapie hat unterschiedliche Facetten; wo genau achtsamkeitsbasierte Verfahren ihre Wirkung entfalten (könnten), bedarf ebenfalls einer Klärung. Hilfreich scheint uns hier ein mehrschichtiges Wirksamkeitskonzept, das die o. g. spezifische Akzeptanz dieser Verfahren für verschiedene Klientengruppen sowie die damit verbundenen Behandlungserwartungen integrieren kann. Ein solches liegt mit phasentheoretischen Konzeptualisierung psychotherapeutischer Prozesse vor, die Howard et al. (1993) vorgeschlagen haben. Diese Autoren unterscheiden eine initiale Moralisierungsphase mit Betonung salutogenetischer Faktoren (Zunehmen von Hoffnung, Wohlbefinden, Selbstwirksamkeitsüberzeugung, Optimismus) von den nachfolgenden Phasen der spezifischen Symptomreduktion (Remediationsphase) und der erst dann nachfolgenden Phase der Rehabilitation, in der es zur Generalisierung von Therapieeffekten auf Alltagsbewältigung einschließlich der Neudefinition von Rollen, zu einer Zunahme des generellen Wohlbefindens und einer Verbesserung der Umweltbeziehungen kommt. In welcher Phase achtsamkeitsbasierte Verfahren ihre besondere Wirkung entfalten, ist eine interessante Forschungsfrage. Bereits der Nachweis einer Wirkung in der Remoralisierungsphase wäre schon ein Gewinn und würde die Bedeutung dieser Verfahren unterstreichen.

Literaturverzeichnis

Amador, X. F. & David, A. S. (Hrsg.) (2004): Insight and psychosis: Awareness of illness in schizophrenia and related disorders (2. Aufl.). New York: Oxford University Press.

Assion, H. J., Zarouchas, I., Multamäki, S., Zolotova, J. & Schröder, S. G. (2007): Patients' use of alternative methods parallel to psychiatric therapy: Does the migrational background matter? Acta Psychiatrica Scandinavica, 116(3), 220–225.

Bach, P. A. (2005): ACT with the seriously mentally ill. In S. C. Hayes & K. D. Strosahl (Hrsg.), A practical guide to acceptance and commitment therapy (S. 185–208). New York: Springer.

Bach, P. A. & Hayes, S. C. (2002): The use of acceptance and commitment therapy to prevent the rehospitalization of psychotic patients: A randomized controlled trial. Journal of Consulting and Clinical Psychology, 70(5), 1129–1139.

Bach, P. A., Gaudiano, B. A., Pankey, J., Herbert, J. D. & Hayes, S. C. (2006): Acceptance, mindfulness, values, and psychosis: Applying Acceptance and Commitment Therapy (ACT) to the chronically mentally ill. In R. A. Baer (Hrsg.), Mindfulness-based treatment approaches: Clinician's guide to evidence base and applications (S. 93–116). San Diego: Elsevier.

Bamberger, G. G. (2005): Lösungsorientierte Beratung (3. Aufl.). Weinheim: Beltz.

Barrowclough, C., Tarrier, N., Humphreys, L., Ward, J., Gregg, L. & Andrews, B. (2003). Self-esteem in schizophrenia: Relationships between self-evaluation, family attitudes, and symptomatology. Journal of Abnormal Psychology, 112(1), 92–99.

Birchwood, M. & Chadwick, P. (1997): The omnipotence of voices: Testing the validity of cognitive model. Psychological Medicine, 27(6), 1345–1353.

Bishop, S. R., Lau, M., Shapiro, S., Carlson, L., Anderson Carmody, N. D. J., Segal, Z. V., Abbey, S., Speca, M., Velting, D. & Devins, G. (2004): Mindfulness: A proposed operational definition. Clinical Psychology: Science and Practice, 11(3), 230–241.

Borras, L., Mohr, S., Brandt, P.-Y., Gilliéron, C., Eytan, A. & Huguelet, P. (2007): Religious beliefs in schizophrenia: Their relevance for adherence to treatment. Schizophrenia Bulletin, 33(5), 1238–1246.

Caspar, F. (2007): Beziehungen und Probleme verstehen. Eine Einführung in die psychotherapeutische Plananalyse (Huber Psychologie Praxis). Bern: Huber.

Chadwick, P., Taylor, K. N. & Abba, N. (2005): Mindfulness groups for people with psychosis. Behavioural and Cognitive Psychotherapy, 33(3), 351–359.

Ciarrochi, J., Robb, H. & Godsell, C. (2005): Letting a little nonverbal air into the room: Insights from acceptance and commitment therapy: Part 1: Philosophical and theoretical underpinnings. Journal of Rational-Emotive & Cognitive Behavior Therapy, 23(2), 79–106.

Claridge, G., Clark, K., Powney, E. & Hassan, E. (2008): Schizotypy and the Barnum Effect. Personality and Individual Differences, 44(2), 436–444.

Cramer, P. (2000): Defense mechanisms in psychology today: Further processes for adaptation. American Psychologist, 55(6), 637–646.

Dalrymple, K. L. & Herbert, J. D. (2007): Acceptance and commitment therapy for generalized social anxiety disorder: A pilot study. Behavior Modification, 31(5), 543–568.

Didonna, F. (2009): Clinical handbook of mindfulness. New York: Springer.

Elkins, G., Rajab, M. H. & Marcus, J. (2005): Complementary and Alternative Medicine Use by Psychiatric Inpatients. Psychological Reports, 96(1), 163–166.

Fletcher, L. & Hayes, S. C. (2005): Relational frame theory, acceptance and commitment therapy, and a functional analytic definition of mindfulness. Journal of Rational-Emotive & Cognitive Behavior Therapy, 23(4), 315–336.

Forman, E. M., Herbert, J. D., Moitra, E., Yeomans, P. D. & Geller, P. A. (2007): A randomized controlled effectiveness trial of acceptance and commitment therapy and cognitive therapy for anxiety and depression. Behavior Modification, 31(6), 772–799.

Freeman, D. (2007): Suspicious minds: The psychology of persecutory delusions. Clinical Psychology Review, 27(4), 425–457.

Freeman, D., Garety, P. A., Kuipers, E., Fowler, D., Bebbington, P. E. & Dunn, G. (2007): Acting on persecutory delusions: The importance of safety seeking. Behaviour Research and Therapy, 45(1), 89–99.

Gaudiano, B. A. & Herbert, J. D. (2006a): Acute treatment of inpatients with psychotic symptoms using Acceptance and Commitment Therapy: Pilot results. Behaviour Research and Therapy, 44(3), 415–437.

Gaudiano, B. A. & Herbert, J. D. (2006b): Believability of hallucinations as a potential mediator of their frequency and associated distress in psychotic inpatients. Behavioural and Cognitive Psychotherapy, 34(4), 497–502.

Gross, J. J. (1998): Antecedent- and response-focused emotion regulation: Divergent consequences for experience, expression, and physiology. Journal of Personality and Social Psychology, 74(1), 224–237.

Hacker, D., Birchwood, M., Tudway, J., Meaden, A. & Amphlett, C. (2008): Acting on voices: Omnipotence, sources of threat, and safety-seeking behaviours. British Journal of Clinical Psychology, 47(2), 201–213.

Haltenhof, H. (2003): Suizidalität bei Menschen mit einer schizophrenen Psychose: Eine fallbezogene Darstellung. Nervenheilkunde: Zeitschrift für interdisziplinaere Fortbildung, 22(6), 318–321.

Hanh, T. N. (2006): Das Wunder der Achtsamkeit. Einführung in die Meditation. Stuttgart: Theseus.

Hartmann-Kottek, L. (2007): Gestalttherapie. In C. Reimer, J. Eckert, M. Hautzinger & E. Wilke (Hrsg.), Psychotherapie. Ein Lehrbuch für Ärzte und Psychologen (3. Aufl.) (S. 317–341). Berlin: Springer.

Hausmann, A. & Fleischhacker, W. W. (2000): Depression in patients with schizophrenia: Prevalence and diagnostic and treatment considerations. CNS Drugs, 14(4), 289–299.

Hayes, S. C. (2002): Buddhism and acceptance and commitment therapy. Cognitive and Behavioral Practice, 9(1), 58–66.

Hayes, S. C., Barnes-Holmes, D., & Roche, B. (Hrsg.) (2001): Relational frame theory: A post-Skinnerian account of human language and cognition. New York: Kluwer Academic/ Plenum.

Hayes, S. C., Follette, V. M. & Linehan, M. M. (2004): Mindfulness and acceptance: Expanding the cognitive-behavioral tradition. New York: Guilford.

Hayes, S. C., Luoma, J. B., Bond, F. W., Masuda, A. & Lillis, J. (2006): Acceptance and commitment therapy: Model, processes and outcomes. Behaviour Research and Therapy, 44(1), 1–25.

Hayes, S. C. & Strosahl, K. D. (2004): A Practical Guide to Acceptance and Commitment Therapy. New York: Springer.

Hayes, S. C., Strosahl, K. D. & Wilson, K. G. (1999): Acceptance and commitment therapy: An experiential approach to behavior change. New York: Guilford.

Hayes, S. C., Strosahl, K. D. & Wilson, K. G. (2004): Akzeptanz- und Commitment-Therapie. München: CIP-Medien.

Hayes, S. C., Strosahl, K. D., Wilson, K. G., Bissett, R. T., Pistorello, J., Toarmino, D., Polusny, M. A., Dykstra, T. A., Batten, S. V., Bergan, J., Stewart, S. H., Zvolensky, M. J., Eifert, G. H., Bond, F. W., Forsyth, J. P., Karekla, M., McCurry, S. M. (2004): Measuring Experiential Avoidance: A Preliminary Test of a Working Model. Psychological Record, 54(4), 553–578.

Hayes, S. C., Wilson, K. G., Gifford, E. V., Follette, V. M., & Strosahl, K. (1996): Emotional avoidance and behavioral disorders: A functional dimensional approach to diagnosis and treatment. Journal of Consulting and Clinical Psychology, 64, 1152–1168.

Heidenreich, T. & Michalak, J. (2006a): Achtsamkeit und Akzeptanz als Prinzipien in der Psychotherapie. Psychotherapie im Dialog, 7(3), 235–240.

Heidenreich, T. & Michalak, J. (2006b): Achtsamkeit und Akzeptanz in der Psychotherapie. Ein Handbuch (2. Aufl.). Tübingen: dgvt-Verlag.

Hergovich, A. & Arendasy, M. (2007): Scores for schizotypy and five-factor model of a sample of distant healers: A preliminary study. Perceptual and Motor Skills, 105(1), 197–203.

Hofmann, S. G. & Asmundson, G. J. G. (2008): Acceptance and mindfulness-based therapy: New wave or old hat? Clinical Psychology Review, 28(1), 1–16.

Howard, K. I., Lueger, R. J., Maling, M. S. & Martinovich, Z. (1993): A phase model of psychotherapy outcome: Causal mediation of change. Journal of Consulting and Clinical Psychology, 61(4), 678–685.

Huguelet, P., Mohr, S., Borras, L., Gillieron, C. & Brandt, P.-Y. (2006): Spirituality and Religious Practices Among Outpatients With Schizophrenia and Their Clinicians. Psychiatric Services, 57(3), 366–372.

Hwang, W.-C. (2007): Qi-gong psychotic reaction in a Chinese American woman. Culture, Medicine and Psychiatry, 31(4), 547–560.

Johns, L. C. & van Os, J. (2001): The continuity of psychotic experiences in the general population. Clinical Psychology Review, 21(8), 1125–1141.

Jones, S. R. & Fernyhough, C. (2007): A new look at the neural diathesis-stress model of schizophrenia: The primacy of social-evaluative and uncontrollable situations. Schizophrenia Bulletin, 33(5), 1171–1177.

Kabat-Zinn, J. (1990): Full catastrophe living: Using the wisdom of your body and mind to face stress, pain and illness. New York: Delacorte.

Kapur, S. (2003): Psychosis as a state of aberrant salience: A framework linking biology, phenomenology, and pharmacology in schizophrenia. American Journal of Psychiatry, 160(1), 13–23.

Kirov, G., Kemp, R., Kirov, K. & David, A. S. (1998): Religious faith after psychotic illness. Psychopathology, 31(5), 234–245.

Kohl, R. & Ross, U. H. (2004): Progressive Muskelentspannung, imaginative und hypnotherapeutische Verfahren in der Schmerztherapie. Nervenheilkunde: Zeitschrift für interdisziplinaere Fortbildung, 23(1), 44–49.

Kuijpers, H. J .H., van der Heijden, F. M. M. A., Tuinier, S. & Verhoeven, W. M. A. (2007): Meditation-induced psychosis. Psychopathology, 40(6), 461–464.

Längle, G., Bayer, W., Köster, M., Salize, H. J., Höhl, W., Machleidt, W., Wiedl, K. H. & Buchkremer, G. (2006): Unterscheiden sich die Effekte stationärer arbeits- und ergotherapeutischer maßnahmen? – Ergebnisse einer kontrollierten Multizenterstudie des Kompetenznetzes Schizophrenie. Psychiatrische Praxis, 33(1), 34–41.

Langer, E. J. (2000): Mindful learning. Current Directions in Psychological Science, 9(6), 220–223.

Lappalainen, R., Lehtonen, T., Skarp, E., Taubert, E., Ojanen, M. & Hayes, S. C. (2007): The impact of CBT and ACT models using psychology trainee therapists: A preliminary controlled effectiveness trial. Behavior Modification, 31(4), 488–511.

Lazarus, R. S. & Folkman, S. (1984): Stress, appraisal, and coping. New York: Springer.

Lewine, R. R. J. (2005). Social class of origin, lost potential, and hopelessness in schizophrenia. Schizophrenia Research, 76(2–3), 329–335.

Lieb, K., Zanarini, M., Schmahl, C., Linehan, M. M., Bohus, M. (2004): Borderline Personality Disorder. Lancet, 364, 453–461.

Lillis, J. & Hayes, S. C. (2007): Applying acceptance, mindfulness, and values to the reduction of prejudice: A pilot study. Behavior Modification, 31(4), 389–411.

Lincoln, T. M., Suttner, C., Schulze, H.-H. & Nestoriuc, Y. (2007, Mai): Effektivität kognitiver Interventionen in der Behandlung von Schizophrenie. Poster präsentiert auf dem 25. Symposium der Fachgruppe Klinische Psychologie und Psychotherapie der Deutschen Gesellschaft für Psychologie (DGPs), Tübingen.

Linehan, M. M. (1993): Skills training manual for treating borderline personality disorder. New York: Guilford.

Lipkens, R., Hayes, S. C. & Hayes, L. J. (1993): Longitudinal study of the development of derived relations in an infant. Journal of Experimental Child Psychology, 56(2), 201–239.

Lundgren, T., Dahl, J., Yardi, N. & Melin, L. (2008): Acceptance and commitment therapy and yoga for drug-refractory epilepsy: A randomized controlled trial. Epilepsy & Behavior, 13(1), 102–108.

Machleidt, W. (2007): Unconventional and alternative methods parallel to a professional psychiatric treatment. Acta Psychiatrica Scandinavica, 116(3), 161–164.

Margraf, M. & Berking, M. (2005): Mit einem 'Warum' im Herzen lässt sich fast jedes 'Wie' ertragen: Psychotherapeutische Entschlussförderung. Verhaltenstherapie, 15(4), 254–261.

Mason, O., Startup, M., Halpin, S., Schall, U., Conrad, A. & Carr, V. (2004): Risk factors for transition to first episode psychosis among individuals with ›at-risk mental states‹. Schizophrenia Research, 71(2–3), 227–237.

Masuda, A., Hayes, S. C., Fletcher, L. B., Seignourel, P. J., Bunting, K., Herbst, S. A., Twohig, M. P. & Lillis, J. (2007): Impact of acceptance and commitment therapy versus education on stigma toward people with psychological disorders. Behaviour Research and Therapy, 45(11), 2764–2772.

Miller, A. L., Rathus, J. H. & Linehan, M. M. (2007): Dialectical behavior therapy with suicidal adolescents. New York: Guilford Press.

Mohr, S., Brandt, P.-Y., Borras, L., Gilliéron, C. & Huguelet, P. (2006): Toward an integration of spirituality and religiousness into the psychosocial dimension of schizophrenia. American Journal of Psychiatry, 163(11), 1952–1959.

Murphy, M. A. (2000): Coping with the spiritual meaning of psychosis. Psychiatric Rehabilitation Journal, 24(2), 179–183.

Naveen, K. V. & Telles, S. (2003): Yoga and psychosis: Risks and therapeutic potential. Journal of Indian Psychology, 21(1), 34–37.

Neisser, U. (1988): Five kinds of self-knowledge. Philosophical Psychology, 1(1), 1988. pp. 35–59.

Olfson, M., Mechanic, D., Boyer, C. A., Hansell, S., Walkup, J. & Weiden, P. J. (1999): Assessing clinical predictions of early rehospitalization in schizophrenia. Journal of Nervous and Mental Disease, 187(12), 721–729.

Pankey, J. & Hayes, S. C. (2003): Acceptance and commitment therapy for psychosis. International Journal of Psychology & Psychological Therapy, 3(2), 311–328.

Pargament, K. I. (1997): The psychology of religion and coping: Theory, research, practice. New York: Guilford.

Paulhus, D. L., Fridhandler, B. & Hayes, S. (1997): Psychological defense. Contemporary theory and research. In R. Hogan, J. A. Johnson & S. R. Briggs (Hrsg.), Handbook of personality psychology (S. 543–579). San Diego: Academic Press.

Peters, G., Plöhn, S., Buhk, H. & Dahme, B. (1998): Imaginative Schmerztherapie: Effekte imaginativer Transformationen und angenehmer Vorstellungen und der Einfluß der Selbstanwendung zu Hause auf den Behandlungserfolg bei chronischen Kopfschmerzen. Zeitschrift für Klinische Psychologie, 27(1), 1998. pp. 41–50.

Phillips, R. E. III & Stein, C. H. (2007): God's will, God's punishment, or God's limitations? Religious coping strategies reported by young adults living with serious mental illness. Journal of Clinical Psychology, 63(6), 528–540.

Pull, C. B. (2009): Current empirical status of acceptance and commitment therapy. Current Opinion in Psychiatry, 22(1), 55–60.

Rosen, K. & Garety, P. (2005): Predicting recovery from schizophrenia: A retrospective comparison of characteristics at onset of people with singe and multiple episodes. Schizophrenia Bulletin, 31(3), 735–750.

Russinova, Z. & Blanch, A. (2007): Supported spirituality: A new frontier in the recovery-oriented mental health system. Psychosocial Rehabilitation Journal, 30(4), 247–249.

Russinova, Z., Wewiorski, N. J. & Cash, D. (2002): Use of alternative health care practices by persons with serious mental illness: Perceived benefits. American Journal of Public Health, 92(10), 1600–1603.

Samuelson, M., Carmody, J., Kabat-Zinn, J. & Bratt, M. A. (2007): Mindfulness-based stress reduction in Massachusetts correctional facilities. The Prison Journal, 87(2), 254–268.

Segal, Z. V., Williams, J. M. G. & Teasdale, J. D. (2002): Mindfulness-based cognitive therapy for depression: A new approach to preventing relapse. New York: Guilford.

Sethi, S. & Bhargava, S. C. (2003): Relationship of meditation and psychosis: case studies. Australian and New Zealand Journal of Psychiatry, 37(3), 382.

Shapiro, S. L. & Carlson, L. E. (2009): The art and science of mindfulness: Integrating mindfulness into psychology and the helping professions. Washington: American Psychological Association.

Shergill, S. S., Murray, R. M. & McGuire, P. K. (1998): Auditory hallucinations: A review of psychological treatments. Schizophrenia Research, 32(3), 137–150.

Sonntag, R. (2006): Engagiertes Handeln lernen: Die Akzeptanz- und Commitment-Therapie. In T. Heidenreich & J. Michalak (Hrsg.), Achtsamkeit und Akzeptanz in der Psychotherapie. Ein Handbuch (2. Aufl.) (S. XX–YY). Tübingen: dgvt-Verlag.

Strosahl, K. D., Hayes, S. C., Bergan, J. & Romano, P. (1998): Assessing the field effectiveness of Acceptance and Commitment Therapy: An example of the manipulated training research method. Behavior Therapy, 29(1), 35–64.

Subotnik, K. L., Nuechterlein, K. H. & Ventura, J. (2002): Predictors of relapse in recent-onset schizophrenia. In A. Schaub (Hrsg.), New family interventions and associated research in psychiatric disorders (S. 117–133). New York: Springer.

Tatarelli, R., Pompili, M. & Girardi, P. (Hrsg.) (2007): Suicide in schizophrenia. Hauppauge, New York, USA: Nova Biomedical Books.

Twohig, M. P., Shoenberger, D. & Hayes, S. C. (2007): A preliminary investigation of acceptance and commitment therapy as a treatment for marijuana dependence in adults. Journal of Applied Behavior Analysis, 40(4), 619–632.

Wahlström, M., Sihvo, S., Haukkala, A., Kiviruusu, O., Pirkola, S. & Isometsä, E. (2008): Use of mental health services and complementary and alternative medicine in persons with common mental disorders. Acta Psychiatrica Scandinavica, 118(1), 73–80.

Waldorf, M. (2005): Neurokognition, Lernpotential und subjektive Aufmerksamkeitsdefizite bei Schizophrenie. Unveröffentlichte Diplomarbeit, Universität Osnabrück.

Walsh, R. & Roche, L. (1979): Precipitation of acute psychotic episodes by intensive meditation in individuals with a history of schizophrenia. American Journal of Psychiatry, 136(8), 1085–1086.

Watzke, S. (2006): Berufliche Rehabilitation schizophren Erkrankter: Erfolgsvorhersage durch Indikatoren kognitiver Modifizierbarkeit. Hamburg: Dr. Kovač.

Wegner, D. M., Schneider, D. J., Carter, S. R. & White, T. L. (1987): Paradoxical effects of thought suppression. Journal of Personality and Social Psychology, 53(1), 5–13.

Wicksell, R. K., Melin, L. & Olsson, G. L. (2007): Exposure and acceptance in the rehabilitation of adolescents with idiopathic chronic pain – A pilot study. European Journal of Pain, 11(3), 267–274.

Wiedemann, G. & Klingberg, S. (2003): Psychotherapie produktiver Symptomatik bei Patienten mit schizophrener Psychose. Nervenarzt, 74(1), 76–84.

Wiedl, K. H. (1994): Bewältigungsorientierte Therapie bei Schizophrenen. Zeitschrift für Klinische Psychologie, Psychopathologie und Psychotherapie, 42, 89–117.

Wilken, B. (2006): Methoden der Kognitiven Umstrukturierung. Ein Leitfaden für die psychotherapeutische Praxis. Stuttgart: Kohlhammer.

Woods, D. W., Wetterneck, C. T. & Flessner, C. A. (2006): A controlled evaluation of acceptance and commitment therapy plus habit reversal for trichotillomania. Behaviour Research and Therapy, 44(5), 639–656.

Martina Ludwig / Josef Rogner / Susanne Windhagen

Krankheitsverarbeitung, Selbstkonzept und deren Zusammenhänge bei Patienten mit Multipler Sklerose (MS)*

Einleitung

Multiple Sklerose als chronische Erkrankung

Multiple Sklerose (MS) ist die häufigste nichttraumatische neurologische Erkrankung sowie die dritthäufigste Ursache für schwere Behinderungen im frühen und mittleren Erwachsenenalter (Kugler, Kruse & Pöhlau, 2000). Bedeutendste Strukturmerkmale sind der chronisch-entzündliche Entmarkungsprozess im Zentralen Nervensystem, Narbenbildung durch astrozytäre Gliose und Axondestruktion (Poser, Wikström & Bauer, 1981). MS verläuft bei der Mehrheit der Erkrankten (ca. 86%) anfänglich schubförmig mit Remissionen; nach einer mittleren Krankheitsdauer von 10–15 Jahren erfolgt bei der Hälfte der Erkrankten der Übergang in eine sekundär chronisch-progrediente Verlaufsform. Bei bis zu 15% der Erkrankten zeigt sich von Beginn an ein chronisch-progredienter Verlauf (Flachenecker & Zettl, 2002a). Die Gesamtzahl der Betroffenen in der Bundesrepublik Deutschland wird auf 122.000 geschätzt (Flachenecker & Zettl, 2002b). Die Symptomatik der MS ist vielfältig und reicht von motorischen Symptomen und Koordinationsstörungen über sensible Symptome, Schmerzen, Störungen des Sehvermögens, Hirnstammsymptome bis hin zu Störungen der Blasen- und Mastdarmfunktion, der sexuellen Funktionsfähigkeit, Fatigue (Erschöpfung und Ermüdbarkeit, die über das normale Maß deutlich hinausgeht) und mentalen oder psychischen Störungen (Schmidt & Hoffmann, 2002; Hoffmann, 2002). Die Wahrscheinlichkeit, im Laufe ihres Lebens an einer Major Depression zu erkranken, liegt für MS-Betroffene bei 42–54%;

* Herzlichen Dank an Herrn PD Dr. med. P. Haller, vormalig Chefarzt der Klinik für Neurologie, Klinikum Osnabrück, für die Unterstützung dieser Arbeit, welche Teile der Diplomarbeit der Autorin umfasst.

auch die Suizidalität ist deutlich höher als bei Nichtbetroffenen (Schifferdecker, 2002). Zur Analyse und zum Verständnis psychischer Veränderungen ist ein biopsychosoziales Modell erforderlich, innerhalb dessen biologische (hier vor allem physiologische, medizinische und pharmakologische Aspekte), psychologische und soziale Komponenten gleichermaßen als ätiologische und verlaufsbestimmende Faktoren berücksichtigt werden (Schifferdecker, 2002). Besonderheiten der Multiplen Sklerose liegen in der großen Variabilität der Symptome und der relativ hohen Unsicherheit über den Verlauf der Erkrankung.

Personen mit chronischen Erkrankungen sind spezifischen Belastungsquellen ausgesetzt. In einer niederländischen Studie (Heijmans, Rijken, Foets, de Ridder et al., 2004) mit 1305 Patienten aus zehn Erkrankungskategorien (darunter MS) konnten elf allgemeine Stressoren identifiziert werden: Drei davon beziehen sich auf den erwarteten Krankheitsverlauf (lebensbedrohlich, fortschreitende Verschlechterung und intermittierendes Auftreten), zwei weitere auf die Kontrollierbarkeit der Erkrankung (kontrollierbar durch medizinische Betreuung oder eigene Versorgungsanstrengungen) und drei Stressoren auf verschiedene Aspekte von Behinderung (körperlich, sozial oder geistig). Weitere drei Stressoren betreffen die Beeinträchtigung des Alltagslebens, namentlich Schmerzen, körperliche Veränderungen und Fatigue. Aus diesen Ergebnissen schließen die Autoren, dass die Stressoren chronischer Erkrankungen einen Satz Basisaufgaben darstellen, mit denen die Betroffenen krankheitsübergreifend umzugehen lernen müssen (Heijmans et al., 2004).

Aus den Bedrohungen oder Stressoren, die mit einer chronischen Erkrankung einhergehen, können Anpassungsaufgaben in den verschiedenen Lebensbereichen abgeleitet werden. Cohen und Lazarus (1979) beispielsweise identifizieren fünf erkrankungsunabhängige adaptive Aufgaben: Aufrechterhaltung eines positiven Selbstbildes einerseits und des emotionalen Gleichgewichts andererseits, Fortführung befriedigender Beziehungen zu anderen, Duldung der oder Anpassung an negative Vorkommnisse und Gegebenheiten sowie Abbau schädigender Umweltbedingungen und Verbesserung der Genesungsaussichten durch entsprechende Verhaltensweisen (siehe auch Pakenham, 2007, und Stanton, Revenson & Tennen, 2007, für alternative Vorstellungen von Anpassungsbereichen).

Mithilfe qualitativer Auswertung narrativ angelegter Interviews und Gruppendiskussionen mit MS-Betroffenen im chronisch-progredienten Verlaufsstadium zeigt die Arbeit von Hellige (2002) auf, welche vielfältigen Anpassungsaufgaben speziell MS-Betroffene wahrnehmen müssen: die Neudefinition des Selbst- und Körperbildes, die Kompensation möglicher Fähigkeitsverluste, die Anpassung des sozialen Netzes und die Ablösung der Fürsorge durch andere zur Selbstsorge. Die Erfahrungen mit den Institutionen und Akteuren des Gesundheitswesens wirken sich dabei auf die Wahrnehmung der Erkrankung und deren Integration in das Leben aus. Hellige (2002) stellt dar, dass die zu Beginn der Erkrankung (in der Diagnosephase) akzeptierte Fremdsteuerung durch die Professionellen im weiteren Verlauf infrage gestellt wird. Durch die eigenen Erfahrungen im Umgang mit der Erkrankung, die möglicherweise diskrepant zu den Vorhersagen und Empfehlungen der Ärzte sind, sowie die Suche nach zusätzlichen Informationsquellen entwickeln sich die Betroffenen zu Experten in eigener Sache. Zum Abschluss dieses Prozesses haben die MS-Erkrankten sich zumeist Selbstsorgekompetenzen angeeignet, die es zu festigen, zu erhalten und weiterzuentwickeln gilt. Hieran wird deutlich, dass chronische Erkrankungen aus pflegewissenschaftlicher Perspektive vor allem deshalb bedeutsam sind, weil für die Betroffenen vielmehr pflegerische Begleitung, Unterstützung und Schulung im Vordergrund stehen als die medizinische Behandlung (Hellige, 2002).

Das Selbstkonzept

Eine der bei Cohen und Lazarus (1979) und auch bei Hellige (2002) genannten Anpassungsaufgaben durch das Auftreten einer chronischen Erkrankung stellt die Aufrechterhaltung des positiven Selbstbildes dar. Carl R. Rogers (1959) beschreibt das Selbstkonzept (synonym Selbstbild, Selbststruktur) als organisierte, konsistente Gestalt, die dem Bewusstsein zwar zugänglich ist, aber nicht notwendig bewusst ist. Gebildet wird das Selbstkonzept aus den wahrgenommenen Merkmalen des Ich und seinen Beziehungen zu anderen oder verschiedenen Aspekten des Lebens, zusammen mit den Bewertungen dieser Wahrnehmungen. Das Selbstkonzept wird als veränderbar und prozesshaft aufgefasst; das Wesen seiner Gestalt kann jedoch zumindest in Teilen beschrieben und empirisch erfasst werden, beispielsweise mit der Q-Sort-Technik nach Stephenson (1953). Es wird angenommen, dass das Selbstkonzept aus einzelnen Selbstbeschreibungen besteht, die miteinander in Beziehung stehen und auf einem subjektiven Kontinuum (gar nicht wie ich – genau wie ich) angeordnet werden können. In einer frühen Studie von Butler und Haigh (1954) beispielsweise wurden den Probanden 100 selbstbeschreibende Aussagen, die aus Protokollen von Therapiesitzungen stammten, einzeln zur Bewertung vorgelegt. Aus dem Gesamtbild der Zustimmung zu oder Ablehnung der selbstbeschreibenden Aussagen wird auf das bewusst zugängliche Selbstkonzept der Probanden geschlossen. Eine vergleichbare Methode wurde in der vorliegenden Studie eingesetzt (siehe 2. Methoden).

Im Verlauf der menschlichen Entwicklung bildet sich das Selbstkonzept heraus, wenn Erfahrungen mit sich selbst und dem eigenen Körper oder auch aus er Interaktion mit Bezugspersonen in das Bewusstsein aufgenommen und verarbeitet werden (»Symbolisierung«). Diese Prozesse können aufgrund ungünstiger Bedingungen gestört sein. In solch einem Fall werden Erfahrungen, die zu dem bestehenden Selbstkonzept diskrepant sind, nicht in selbiges integriert und dessen Struktur angepasst, sondern als Bedrohung erlebt und abgewehrt. Es besteht eine Inkongruenz zwischen den Erfahrungen und dem Selbstbild, die mit Fehlanpassungen, selektiver Wahrnehmung und einer psychischen Verwundbarkeit einhergehen kann. Im günstigen Fall kann diese Inkongruenz reduziert werden, wenn die betroffene Person eine hohe Selbstwertschätzung aufweist und auch von wichtigen Bezugspersonen bedingungslose Wertschätzung erfährt (Rogers, 1959).

Die Persönlichkeitstheorie von Rogers (1959) ist aus dem klientenzentrierten Psychotherapiekonzept (in Deutschland besser bekannt unter dem Namen Gesprächspsychotherapie) hervorgegangen, jedoch weniger einflussreich. Interessanterweise zeigen sich auf metatheoretischer Ebene und auch bei zahlreichen einzelnen Annahmen große Übereinstimmungen zur empirisch gut belegten Selbstbestimmungstheorie (Ryan & Deci, 2000), die somit auch indirekt Vorstellungen der Persönlichkeitsentwicklung und Bedingungen des Wohlbefindens von Rogers (1959) stützen (Patterson & Joseph, 2007).

Im Kontext der hier vorgestellten Untersuchung wird angenommen, dass die Diagnosestellung einer Multiplen Sklerose, das Erleben unterschiedlichster Symptome und die Unsicherheit über den fortschreitenden Verlauf kontinuierlich in das Selbstkonzept der Betroffenen integriert werden müssen. Vorstellungen über sich selbst als Person und die Funktionsfähigkeit des eigenen Körpers müssen unter Umständen aufgegeben und ein anderes Selbstverständnis entwickelt werden. Gelingt dieser Prozess, ist mit einer höheren psychischen Anpassung zu rechnen als im Falle des Scheiterns, wenn die Inkongruenz zwischen Selbstkonzept und Erfahrungen auf einer bewussten oder unbewussten Ebene als Bedrohung erlebt wird und das psychische Wohlbefinden beeinträchtigt ist.

Von den Bedrohungen und Anforderungen chronischer Erkrankungen, die in die Anpassungsaufgaben münden, bis zu den faktischen Ergebnissen und Folgen des Anpassungsgeschehens ist es ein weiter Weg. Das fehlende Bindeglied zwischen dem Startpunkt und dem Endergebnis liefert die Copingtheorie, die seit der Veröffentlichung von Richard S. Lazarus' bahnbrechender Arbeit (1966) in den Blickpunkt der Stressforschung und Gesundheitspsychologie gerückt ist.

Coping und Krankheitsverarbeitung

Eine Schlüsselrolle für das emotionale Wohlbefinden und die Lebensqualität von chronisch erkrankten Personen nimmt die Krankheitsverarbeitung ein. Verarbeitungsprozessen wird eine maßgebliche Moderatorrolle zwischen den Belastungen, die mit einer Erkrankung verbunden sind, und dem Rehabilitationsergebnis zugeschrieben. Muthny (1995, S. XI) definiert Krankheitsverarbeitung als »die Gesamtheit der Prozesse, um bestehende oder erwartete Belastungen im Zusammenhang mit Krankheit emotional, kognitiv oder aktional aufzufangen, auszugleichen oder zu meistern«. Die Bedeutsamkeit gelungener Krankheitsverarbeitung bezieht sich nicht nur auf das psychologische Wohlbefinden, sondern mutmaßlich auch auf den weiteren Krankheitsverlauf: Es gibt Hinweise darauf, dass psychische Belastung und Stress mit dem Risiko einer erhöhten Krankheitsaktivität bei MS einhergehen und Zusammenhänge zwischen Stress und peripherer Immunaktivität bestehen (Ackermann, Stover, Heyman, Anderson et al., 2003; Foley, Traugott, LaRocca, Smith et al., 1992; Kugler, Kruse & Pöhlau, 2000).

Im deutschsprachigen Forschungsraum wird zur Erhebung des Copings oftmals der Freiburger Fragebogen zur Krankheitsverarbeitung (FKV) von Muthny (1989) herangezogen. In verschiedenen Studien erreichten die Skalen »Aktiv-problemorientiertes Coping« und »Ablenkung und Selbstaufbau« die höchste Zustimmung, »Religiosität und Sinnsuche« fand sich auf dem mittleren Rangplatz wieder und »Bagatellisierung und Wunschdenken« sowie »Depressive Verarbeitung« lagen auf den letzten Plätzen (Lasar & Kotterba, 1998; Muthny, Bechtel & Spaete, 1992; Rumpf & Wessel, 1995; Tesar, Baumhackl, Kopp & Günther, 2003). Zusammenhänge der Krankheitsverarbeitung mit weiteren psychischen Variablen waren evident: Muthny und Mitarbeiter (1992) konnten in ihrer Stichprobe von 207 an MS erkrankten Frauen belegen, dass ein depressiver Krankheitsverarbeitungsstil der bedeutendste Prädiktor für eine geringe Lebenszufriedenheit ist. Bei Rumpf und Wessel (1995) zeigten sich in einer Stichprobe von 209 MS-Betroffenen ebenfalls Zusammenhänge zwischen Krankheitsverarbeitung und Lebenszufriedenheit: Die Krankheitsverarbeitungsmodi »depressive Verarbeitung« und »Bagatellisierung und Wunschdenken« korrelierten signifikant negativ, die Skala »Religiosität und Sinnsuche« signifikant positiv mit der Lebenszufriedenheit.

Das Selbstkonzept ist bislang nur begrenzt im Zusammenhang mit der Krankheitsverarbeitung bei Personen mit Multipler Sklerose betrachtet worden. Brooks und Matson (1982) haben das Selbstkonzept von MS-Betroffenen mithilfe eines siebenstufigen semantischen Differentials zweimal im Zeitraum von sieben Jahren erhoben. Die bedeutsamsten Anpassungsleistungen finden den Autoren zufolge innerhalb der ersten zehn Jahre nach der Diagnosestellung statt, wobei zumeist eine gute Anpassung das Resultat dieses Prozesses ist. Leider sind die Zusammenhänge des Selbstkonzepts mit dem Coping aus dieser Arbeit kaum auswertbar, da lediglich eine offene Frage zur Erfassung der Krankheitsverarbeitung gestellt worden ist und die Fallzahlen teilweise zu niedrig für eine bedeutsame Auswertung sind.

Beland (1982) hat ebenfalls das Selbstbild von Personen mit Multipler Sklerose anhand eines semantischen Differentials von 19 Adjektivpaaren erhoben. 83 MS-Betroffene wurden nach ihren Antworten in fünf Typen der Selbsteinschätzung klassifiziert (selbstbewusst und introvertiert; selbstbewusst und extravertiert; abgeklärt und gleichmütig; angepasst und unauffällig; anklagend und empfindsam). Die Bedeutung der Erkrankung nimmt vom ersten bis zum vierten Typus kontinuierlich zu, ohne jedoch eine zentrale Rolle für das Selbstbild darzustellen. Für den fünften Typus dagegen stehen die Erkrankung und ihre Folgen im Zentrum der Selbstwahrnehmung.

In den zitierten Studien werden die möglichen Zusammenhänge zwischen der Krankheitsverarbeitung und dem Selbstkonzept nicht ausreichend dargestellt. Hinzu kommt, dass keine theoretische Verbindung des Selbstkonzepts zum Coping hergeleitet worden ist. Im Rahmen der vorliegenden Untersuchung wird dagegen angenommen, dass die Erfahrung einer chronischen, fortschreitenden Erkrankung notwendigerweise in das Selbstkonzept integriert werden muss. Der Weg, über den dieses geschieht, könnte die Krankheitsverarbeitung sein.

Untersucht worden sind folgende explorative Fragestellungen:

a) Bestätigen sich in der vorliegenden Stichprobe die bisher gefundenen Ausprägungen der Krankheitsverarbeitungsstrategien?

b) Welche Zusammenhänge weist die Diskrepanz zwischen dem aktuellen und dem erinnerten Selbstkonzept aus der Zeit vor Beginn der Erkrankung zu soziodemographischen und krankheitsverlaufsspezifischen Variablen auf? Welche Zusammenhänge bestehen zu Variablen der Krankheitsverarbeitung?

c) Welche Zusammenhänge weist die Güte der psychischen Anpassung der beiden Selbstkonzepte zu soziodemographischen und krankheitsverlaufsspezifischen Variablen auf? Welche Zusammenhänge bestehen zu Variablen der Krankheitsverarbeitung?

Methoden

Durchführung

Die Datenerhebung wurde Ende des Jahres 2004 durchgeführt. Befragt worden sind an MS erkrankte Patienten der neurologischen Ambulanz des Klinikums Osnabrück. Die Datenerhebung fand vor oder im Anschluss an den Termin zur neurologischen Untersuchung in den Räumen der Ambulanz statt. Den Teilnehmern wurden die Fragebögen einzeln vorgelegt, bei Bedarf wurden Hilfestellungen beim Lesen und Schreiben geleistet. Daten über den Verlauf der Erkrankung, die Medikation und funktionelle Einschränkungen wurden zur Verfügung gestellt.

Stichprobe

107 der angesprochenen Personen willigten ein, die Fragebögen auszufüllen. Von acht Personen lag nur ein unvollständiger Datensatz vor und weitere acht Teilnehmer sind aus rationalen Gründen (z.B. bei sehr starken kognitiven Beeinträchtigungen) a priori von der Datenauswertung ausgeschlossen worden. Die Merkmale der Stichprobe sind Tabelle 1 zu entnehmen.

Tab. 1: Stichprobenmerkmale und Krankheitsverlauf

MS-Betroffene insgesamt (N)	91	
Weiblich	62	68 %
Männlich	29	32 %
Alter in Jahren: M (SD); Range	41.3 (8.2)	21–62
Familienstand:		
Verheiratet oder in fester Partnerschaft	67	73,6 %
Alleinstehend	24	26,6 %
Kinder:		
Ja	52	57,1 %
Nein	39	42,9 %
Schulabschluss:		
Hauptschulabschluss	24	26,4 %
Mittlere Reife	35	38,5 %
(Fach-)Hochschulreife	32	35,2 %
Erkrankungsdauer in Jahren: M (SD); Range	12.3 (7.3)	1–30
MS-Verlaufsform:		
Schubförmig	58	63,7 %
Primär chronisch-progredient	11	12,1 %
Sekundär chronisch-progredient	20	22,0 %

Keine Angabe	2	2,2 %
Momentaner Zustand:		
Aktueller Schub	7	7,7 %
Schub in letzten 6 Monaten	18	19,8 %
Schub länger zurück als 6 Monate	34	37,4 %
Chronische Phase	31	34,1 %
Keine Angabe	1	1,1 %
Expanded Disability Status Scale (EDSS) (N = 90): M (SD); Range	3.9 (2.2)	0–9

Messinstrumente

Freiburger Fragebogen zur Krankheitsverarbeitung

In der hier angewandten Kurzform besteht der FKV aus 35 stichwortartig dargebotenen Kurzbegriffen zur Krankheitsverarbeitung, die auf einer Skala von 1 (trifft gar nicht zu) bis 5 (trifft sehr stark zu) bewertet werden. Aus 23 Items lassen sich fünf Skalen bilden: Depressive Verarbeitung; Aktives, problemorientiertes Coping; Ablenkung und Selbstaufbau; Religiosität und Sinnsuche; Bagatellisierung und Wunschdenken. Die interne Konsistenz (Cronbachs α) wird für eine Stichprobe von MS-Betroffenen mit Werten zwischen .66 (Bagatellisierung und Wunschdenken) und .76 (Depressive Verarbeitung) angegeben (Muthny, 1989). Die Unabhängigkeit der Skalen wurde durch eine faktorenanalytische Konstruktion gewährleistet. Die Konstruktvalidität der Verarbeitungsdimensionen konnte durch die erkrankungsübergreifende Faktorbildung bestätigt werden, während die inhaltliche Validität aus der Ableitung von theoretisch ausformulierten Coping-Konstrukten angenommen wird.

Selbstkonzept

Den Teilnehmern wurden 74 selbstkonzeptrelevante Aussagen (in Anlehnung an Dymond, 1954; vgl. Helm, 1974) mit einer neunstufigen Zustimmungsskala (trifft überhaupt nicht zu – trifft genau zu) vorgelegt. Das Selbstkonzept wurde zweifach erhoben, mit dem Schwerpunkt auf dem aktuellen Selbstbild (gemäß Instruktion »zum jetzigen Zeitpunkt«), bzw. auf dem erinnerten Selbstbild vor Beginn der Erkrankung (»zum Zeitpunkt vor dem Beginn der MS«). Die Reihenfolge der Items und das Vorgehen insgesamt waren dabei identisch, allerdings waren die Items in der Abfrage des erinnerten Selbst im Präteritum formuliert, um die Instruktion stärker zu betonen. Das Ausmaß der Übereinstimmung zwischen diesen beiden Selbstkonzepten stellte als Diskrepanzmaß den ersten Kennwert dar. Zwei weitere Kennwerte beziehen sich auf das Ausmaß der psychischen Anpassung des aktuellen beziehungsweise erinnerten Selbstkonzeptes: Auf der Grundlage der Einschätzung von klinisch-psychologisch tätigen Experten (Dymond, 1954) wurde der Itempool so zusammengestellt, dass jeweils 37 Aussagen positiv beziehungsweise negativ konnotierte Selbstbeschreibungen sind (z.B. »Ich nehme mir selbst gegenüber eine positive Haltung ein« vs. »In meinem Innersten fühle ich mich unsicher«). Damit ist die Grundlage für die Berechnung eines Anpassungswertes gegeben, der Schlussfolgerungen über psychische Gesundheit und Wohlbefinden der Befragten ermöglicht (siehe 3. Ergebnisse).

Krankheitsverlauf

Das noch immer geläufigste Verfahren zur Bestimmung des objektiv vorfindbaren Behinderungsgrads von MS-Betroffenen ist die Expanded Disability Status Scale (EDSS) von Kurtzke (1983). Dabei handelt es sich um ein abgestuftes Bewertungssystem für die neurologische Beeinträchtigung durch MS. In einer standardisierten neurologischen Untersuchung werden acht funktionale Systeme (beispielsweise Kleinhirn-, Hirnstamm-, visuelles oder sensorisches System) auf einer Skala von 0 (keine neurologischen Auffälligkeiten) bis 10 (Tod durch MS) eingeschätzt. Dieser Wert wurde in der vorliegenden Stichprobe durch das erfahrene ärztliche Personal generiert und zur Verfügung gestellt (siehe Tabelle 1).

Ergebnisse

Krankheitsverlauf

Für Erkrankungsdauer, Latenzzeit von den ersten Symptomen bis zur Diagnosestellung und Kategorie der verlaufsbeeinflussenden Medikation (immunmodulatorisch oder immunsuppressiv) konnten erwartungsgemäß keine Zusammenhänge zur Krankheitsverarbeitung und dem Selbstkonzept nachgewiesen werden. Die Werte auf der EDSS korrelierten signifikant positiv mit dem Alter ($r(90) = .51$, $p < .001$) und der Erkrankungsdauer ($r(89) = .47$, $p < .001$), wie es bei einer fortschreitenden Erkrankung zu erwarten ist. Das Ausmaß der Behinderung gemäß EDSS korrelierte nicht signifikant mit den Skalen des FKV oder den Anpassungsmaßen des Selbstkonzepts.

Krankheitsverarbeitung

Auf FKV-Skalenebene zeigte sich folgende Reihenfolge der Zustimmung: Aktiv-problemorientiertes Coping (M = 3.50; SD = 0.69), Ablenkung und Selbstaufbau (M = 3.30; SD = 0.71), Religiosität und Sinnsuche (M = 2.88; SD = 0.73), Bagatellisierung und Wunschdenken (M = 2.29; SD = 0.81) und zuletzt Depressive Verarbeitung (M = 2.23; SD = 0.62).

Die soziodemographische Variable Familienstand wurde dichotomisiert (in Partnerschaft lebend vs. alleinstehend) und mittels t-Test auf Mittelwertsunterschiede geprüft. Es zeigte sich, dass diejenigen Befragten, die in einer festen Partnerschaft lebten, eine signifikant höhere Ausprägung auf der FKV-Skala »Religiosität und Sinnsuche« aufwiesen als Alleinstehende (M = 2.93; SD = 0.67 für in Partnerschaft lebende Personen; M = 2.53; SD = 0.55 für Alleinstehende; t(83) = 2.53, p < .05). Signifikante Unterschiede zeigten sich auch zwischen denjenigen, die Kinder hatten und den Befragten, die keine Kinder hatten: MS-Betroffene mit Kindern gaben bedeutsam mehr »Ablenkung und Selbstaufbau« (FKV-Skala 3) an als Personen ohne Kinder (M = 3.38; SD = 0.69 für Eltern; M – 3.09; SD = 0.62 für Kinderlose; t(83) = 2.03, p < .05).

Selbstkonzept

Zur Erfassung der Diskrepanz zwischen dem aktuellen Selbstkonzept und dem erinnerten Selbstbild wurde ein einfacher Index aus der Summe der absoluten Differenzen der paarigen Items berechnet: Je höher der Summenwert, desto größer die Diskrepanz zwischen den beiden Selbstbildern. Unter Ausschluss von vier Extremfällen erfüllten die Summenwerte die Anforderungen der Normalverteilung (M = 91.4; SD = 33.23). Das Diskrepanzmaß korrelierte signifikant positiv mit dem Ausmaß der Behinderung gemäß EDSS (r(90) = .28, p < .05), so dass eine stärkere Behinderung mit einer größeren Diskrepanz einherging.

Außerdem wurden nach Dymond (1954) zwei Selbstkonzept-Anpassungswerte für jeden Teilnehmer berechnet: Eine gute Anpassung im Sinne psychischer Gesundheit und Wohlbefinden (wie durch die Expertenurteile charakterisiert) sollte sich in der Zustimmung zu den positiven sowie der Ablehnung der negativen selbstbeschreibenden Aussagen zeigen. Entsprechend wurden die Antwortmöglichkeiten zu allen 74 Aussagen in die beiden Kategorien Zustimmung und Ablehnung dichotomisiert und dann (nach erfolgter Umkodierung der negativ konnotierten 37 Items) aufsummiert. Daraus ergibt sich, dass der maximal mögliche Anpassungswert für jeden der beiden erfragten

Zeitpunkte (aktuell und erinnert) 74 beträgt, der minimal mögliche Wert 0 (in der vorliegenden Stichprobe: M = 50.72, SD = 10.29 für das aktuelle Selbst; M = 52.02; SD = 13.40 für das erinnerte Selbst).

Mit den soziodemographischen Variablen ergaben sich folgende Zusammenhänge: Das erinnerte Selbstkonzept von Eltern war besser angepasst als das von Kinderlosen (M = 55.27; SD = 12.68 für Eltern; M = 49.78; SD = 11.71 für Kinderlose; t(83) = 2.04, p < .05). MS-Betroffene mit großer Diskrepanz zwischen aktuellem und erinnertem Selbstbild weisen zugleich eine schlechtere psychische Anpassung in beiden Selbstkonzepten auf (r(88) = -.60, p < .001 für das aktuelle Selbstkonzept; r(88) = -.50, p < .001 für das erinnerte Selbstkonzept).

Zusammenhänge zwischen Selbstkonzept und Krankheitsverarbeitung

Je weniger das aktuelle mit dem erinnerten Selbstbild übereinstimmt, desto höher ist die Zustimmung zu einem depressiven Krankheitsverarbeitungsstil (siehe Tabelle 2). Darüber hinaus gibt es Zusammenhänge zwischen der Anpassungsgüte der beiden Selbstbilder und der Krankheitsverarbeitung: Je schlechter die psychische Anpassung des aktuellen Selbstbildes, desto höher die Zustimmung zu einer depressiven Verarbeitung. Weiterhin geht schlechtere psychische Anpassung zu beiden erfragten Zeitpunkten mit einer höheren Zustimmung zur Krankheitsverarbeitungsstrategie »Bagatellisierung und Wunschdenken« einher.

Tab. 2: Korrelationen (nach Spearman) zwischen Krankheitsverarbeitung und Selbstkonzept

	Selbstkonzept-diskrepanz (n=91)	Anpassung aktuelles Selbstkonzept (n=88)	Anpassung erinnertes Selbstkonzept (n=91)
FKV-Skala 1: Depressive Verarbeitung	.21*	-.32**	-.19
FKV-Skala 2: Aktiv-problemorientiertes Coping	-.01	.15	.12
FKV-Skala 3: Ablenkung und Selbstaufbau	-.02	.05	.06
FKV-Skala 4: Religiosität und Sinnsuche	.07	-.04	.12
FKV-Skala 5: Bagatellisierung und Wunschdenken	.03	-.25*	-.23*

*p < .05; **p < .01

Diskussion

Zusammenfassend zeigt sich in der vorliegenden Stichprobe folgendes Bild: Die psychische Anpassung der an Multipler Sklerose erkrankten Personen stellt sich als insgesamt recht gut dar. MS-Betroffene jedoch, die sich selbst zu den beiden Zeitpunkten vor Beginn der Erkrankung (erinnert) und aktuell sehr unterschiedlich einschätzen, leiden gleichzeitig unter einer signifikant schlechteren psychischen Anpassung ihrer Selbstkonzepte. Soziodemographische und krankheitsverlaufsspezifische Variablen zeigen nur wenige Zusammenhänge zum Selbstkonzept. Die EDSS als objektives Maß für die Behinderungsstärke weist in der vorliegenden Untersuchung keinen Zusammenhang zur Krankheitsverarbeitung auf. Dagegen gibt es eine signifikant positive Korrelation zwischen der EDSS und – als einzigem Kennwert des Selbstkonzepts – dem Diskrepanzmaß der beiden Selbstkonzepte. Möglicherweise erscheint der Kontrast zwischen der Zeit vor Beginn der Erkrankung und der aktuellen Situation bei stärkerer Behinderung größer. MS-Betroffene, die Kinder haben, unterscheiden sich von Kinderlosen dergestalt, dass ihr Anpassungswert für das erinnerte Selbstkonzept signifikant höher ist. Darüber hinaus stimmen Eltern in signifikant höherem Maße der Krankheitsverarbeitungsstrategie »Ablenkung und Selbstaufbau« zu als MS-Betroffene ohne Kinder. Dieses Ergebnis bestätigt die positiven Auswirkungen sozialer Unterstützung (Rumpf & Wessel, 1995).

Zwischen den Variablen des Selbstkonzepts und der Krankheitsverarbeitung ergeben sich verschiedene Zusammenhänge: Je höher die Diskrepanz zwischen den beiden Selbstkonzepten, desto stärker ausgeprägt ist die Zustimmung zu Copingmodi der depressiven Verarbeitung. Eine schlechtere Anpassung des aktuellen Selbstkonzepts geht ebenfalls mit erhöhtem depressiven Coping einher. Darüber hinaus ist eine schlechtere Anpassung beider Selbstkonzepte assoziiert mit einer höheren Ausprägung von »Bagatellisierung und Wunschdenken«. Festzuhalten ist, dass eine schlechte Anpassung sowohl des erinnerten als auch des aktuellen Selbstkonzepts mit Krankheitsverarbeitungsstrategien einhergeht, die als ungünstig beschrieben werden können. Eine schlechte Anpassung wiederum ist assoziiert mit einer größeren Selbstkonzeptdiskrepanz. Während sich keine Hinweise auf eine Schutzfunktion einer hohen Übereinstimmung der beiden Selbstkonzepte zeigen, sprechen die Ergebnisse jedoch dafür, eine große Diskrepanz in der Selbstwahrnehmung als Begleiterscheinung einer maladaptiven Krankheitsverarbeitung zu betrachten.

Die hier vorliegende Studie weist einige Vorteile auf: Untersucht wurde eine mittelgroße Stichprobe von konsekutiv die MS-Ambulanz aufgesucht habenden Personen. Das Maß der Behinderung durch die Erkrankung (EDSS; Kurtzke,

1983) wurde von erfahrenen Fachärzten der Neurologie mit einer Spezialisierung auf dem Gebiet der Multiplen Sklerose ermittelt und kann somit als valide gelten. Durch die Studien von Muthny (1992) liegen Vergleichswerte für MS-Betroffene auf dem Freiburger Fragebogen zur Krankheitsverarbeitung vor, die in diesem Rahmen genutzt werden konnten. Das Selbstkonzept wurde mithilfe eines empirisch generierten Verfahrens erhoben und durch einen normativen Anpassungsindex ergänzt. Die vorliegende Stichprobe unterscheidet sich weder hinsichtlich ihrer soziodemographischen Merkmale noch in Bezug auf die Krankheitsverarbeitung von denen zuvor publizierter Untersuchungen (Muthny, 1989; Muthny et al., 1992; Rumpf & Wessel, 1995; Tesar et al., 2003). Zu den Selbstkonzeptmaßen können nur in geringem Umfang Vergleiche gezogen werden, weil die hier verwandte Methode in keiner zuvor veröffentlichten Arbeit Beachtung gefunden hat. Die Anpassungswerte für das Selbstkonzept basieren auf einem klinisch validen Verfahren nach Dymond (1954).

Kritik kann auf Seiten der verwendeten Maße in der vorliegenden Studie angebracht werden. Die EDSS, obwohl das weitest verbreitete Instrument zur Erfassung der funktionalen Behinderungen, ist vielfach kritisiert worden, weil die kognitive Dimension auf dieser Skala nur unzureichend abgebildet wird. Von einer Teilstichprobe MS-Betroffener konnte neben der EDSS gleichzeitig der sensitivere Functional Composite Index (FCI; Cutter, Baier, Rudick, Cookfair et al, 1999) erhalten werden. Da sich zwischen den beiden Maßen eine hohe Korrelation ($r(36) = -.70$, $p < .001$) zeigte, kann dieser Einwand entkräftet werden. Weiterhin gilt es, das erinnerte Selbstkonzept mit Vorsicht zu interpretieren. Die Aussagen zum Selbstkonzept, wie es retrospektiv vor Beginn der Erkrankung erinnert wird, leiden möglicherweise unter kognitiven Verzerrungen und unterscheiden sich sicherlich vom tatsächlichen Selbstkonzept zu diesem Zeitpunkt. Das erinnerte Selbstkonzept ist jedoch gerade deshalb aufschlussreich, weil es die subjektiven Theorien der Person über sich selbst enthält, die in der rückwärtigen Betrachtung zum Ausdruck kommen.

Die größte Einschränkung der Untersuchung liegt in ihrem querschnittlichen Untersuchungsdesign, welches keinerlei Rückschlüsse auf kausale Zusammenhänge zwischen Selbstkonzept und Krankheitsverarbeitung erlaubt. Das zugrunde liegende Denkmodell betrachtet jedoch die Krankheit als Erfahrung, die auf dem Wege der Krankheitsverarbeitung in das Selbstkonzept integriert werden muss. Krankheitsverarbeitung und die Integration krankheitsrelevanter Erfahrung in das Selbstkonzept werden nicht als Prozesse mit konkretem Endpunkt aufgefasst, sondern verlaufen kontinuierlich, da sich bei einer Erkrankung wie der Multiplen Sklerose auch die Anforderungen und Bedingungen kontinuierlich ändern. Beide wirken sich wiederum darauf aus, welche neuen Erfahrungen überhaupt als potentiell bedrohlich aufgefasst werden und bestimmen somit den weiteren Verlauf der Krankheitsverarbeitung und die Gestalt des Selbstkonzepts. Ob sich dieses Denkmodell langfristig bestätigt, sollten Folgestudien klären. In einer derzeit laufenden Längsschnittstudie werden außerdem objektive Anpassungsmaße, beispielsweise Indikatoren der gesundheitsbezogenen Lebensqualität und des emotionalen Wohlbefindens erhoben, so dass demnächst auch objektive Anpassungsmaße zur Verfügung stehen werden, die weitere Aufschlüsse liefern können.

Forschung zur Krankheitsverarbeitung bei Personen mit MS und den Betroffenen anderer Erkrankungen sollte letztlich kein Selbstzweck sein, sondern den Erkrankten auch zugute kommen. Durch die Erfassung von Bedürfnissen der Betroffenen werden Beiträge zur Verbesserung der psychosozialen Versorgung geleistet. Diese Forderung erstreckt sich auf die Berücksichtigung der notwendigen Veränderungen im Kontakt zwischen Professionellen des Gesundheitssystems und den MS-Betroffenen, wenn diese im Verlauf ihrer Erkrankung zu Experten in eigener Sache werden und eher psychosoziale Unterstützung statt medizinischer Behandlung suchen (Hellige, 2002). Dort, wo die Anpassung der MS-Betroffenen an die Anforderungen einer chronischen Erkrankung weniger gut gelingt, könnte sich das Selbstkonzept als eine Schlüsselvariable zum Verständnis des verminderten Wohlbefindens und einer geringeren psychischen Anpassung erweisen und sollte zukünftig auch in den Rahmen des biopsychosozialen Modells der Depressionsätiogenese bei Personen mit Multipler Sklerose integriert werden.

Literaturverzeichnis

Ackerman, K. D., Stover, A., Heyman, R., Anderson, B. P., Houck, P. R., Frank, E., Rabin, B. S. & Baum, A. (2003): Relationship of cardiovascular reactivity, stressful life events, and multiple sclerosis disease activity. Brain, Behavior, and Immunity, 17: 141–151.

Beland, H. (1982): Multiple Sklerose: Verlauf und Bewältigung einer chronischen Krankheit und ihre Bedeutung im Leben der Betroffenen. Eine empirische Untersuchung. Unveröffentlichte Dissertation, Universität Göttingen, Fachbereich Sozialwissenschaften.

Brooks, N. A. & Matson, R. R. (1982): Social-psychological adjustment to multiple sclerosis. Social Science and Medicine, 16: 2129–2135.

Butler, J. M. & Haigh, G. V. (1954): Changes in the relation between self-concepts and ideal concepts consequent upon client-centered counseling. In C. R. Rogers & R. F. Dymond (Hrsg.): Psychotherapy and Personality Change (S. 55–75), Chicago: University Press.

Cohen, F. & Lazarus, R. S. (1979): Coping with the Stresses of Illness. In G. C. Stone (Hrsg.): Health psychology – a handbook: theories, applications and challenges of a psychological approach to the health care system (S. 217–254). San Francisco: Jossey-Bass.

Cutter, G. R., Baier, M. L., Rudick, R. A., Cookfair, D. L., Fischer, J. S., Petkau, J., Syndulko, K., Weinshenker, B. G., Antel, J. P., Confavreux, C., Ellison, G. W., Lublin, F., Miller, A. E., Rao, S. M., Reingold, S., Thompson, A. & Willoughby, E. (1999): Development of a multiple sclerosis functional composite as a clinical trial outcome measure. Brain, 122: 871–882.

Dymond, R. (1954): Adjustment over therapy from self-sorts. In C. R. Rogers & R. F. Dymond (Hrsg.): Psychotherapy and Personality Change (S. 76–84), Chicago: University Press.

Flachenecker, P. & Zettl, U. K. (2002a): Krankheitsverlauf und Prognose. In R. M. Schmidt & F. Hoffmann (Hrsg.): Multiple Sklerose (S. 50–60). München, Jena: Urban & Fischer Verlag.

Flachenecker, P. & Zettl, U. K. (2002b): Epidemiologie. In R. M. Schmidt & F. Hoffmann (Hrsg.): Multiple Sklerose (S. 4–11). München, Jena: Urban & Fischer Verlag.

Foley, F. W., Traugott, U., LaRocca, N. G., Smith, C. R., Perlman, K. R., Caruso, L. S. & Scheinberg, L. C. (1992): A prospective study of depression and immune dysregulation in multiple sclerosis. Archives of Neurology, 49: 238–244.

Heijmans, M., Rijken, M., Foets, M., de Ridder, D., Schreurs, K. & Bensing, J. (2004): The Stress of Being Chronically Ill: From Disease-Specific to Task-Specific Aspects. Journal of Behavioral Medicine, 27: 255–271.

Hellige, B. (2002): Balanceakt Multiple Sklerose. Leben und Pflege bei chronischer Krankheit. Stuttgart [u.a.]: Kohlhammer.

Helm, J. (1974): Eine vorläufige Kurzform des Persönlichkeits-Q-Sorts. In: J. Helm, E. Kasielke & J. Mehl (Hrsg.): Neurosendiagnostik. Beiträge zur Entwicklung klinisch-psychologischer Methoden (S. 39–56). Berlin: VEB Deutscher Verlag der Wissenschaften.

Hoffmann, F. (2002): Symptomatische Therapie. In R. M. Schmidt & F. Hoffmann (Hrsg.): Multiple Sklerose (S. 182–236). München, Jena: Urban & Fischer Verlag.

Kriz, J (2001): Grundkonzepte der Psychotherapie. Weinheim: Beltz Psychologie Verlags Union.

Kugler, J., Kruse, B., & Pöhlau, D. (2000): Psychoneuroimmunological effects of coping training in patients with multiple sclerosis. Psychologische Beiträge, 42: 50–59.

Kurtzke, J. F. (1983): Rating neurologic impairment in multiple sclerosis: an expanded disability status scale (EDSS). Neurology, 33: 1444–1452.

Lasar, M. & Kotterba, S. (1998): Multiple Sklerose – Der betroffene Mensch im psychosozialen Austausch. In: A. Stark (Hrsg.): Leben mit chronischer Erkrankung des Zentralnervensystems. Krankheitsbewältigung Rehabilitation Therapie (S. 145–158). dgvt-Verlag: Tübingen.

Lazarus, R. S. (1966): Psychological Stress and the Coping Process. New York, St. Louis, San Francisco, Toronto, London, Sydney: McGraw-Hill Book Company.

Muthny, F. A. (1989): Freiburger Fragebogen zur Krankheitsverarbeitung (FKV) – Manual. Weinheim: Beltz.

Muthny, F. A. (1992): Krankheitsverarbeitung im Vergleich von Herzinfarkt-, Dialyse- und MS-Patienten. Zeitschrift für Klinische Psychologie, 21 (4): 372–391.

Muthny, F. A. (1995): Erfassung von Verarbeitungsprozessen mit dem Freiburger Fragebogen zur Krankheitsverarbeitung (FKV). Rehabilitation, 35: IX–XVI.

Muthny, F. A., Bechtel, M. & Spaete, M. (1992): Laienätiologien und Krankheitsverarbeitung bei schweren körperlichen Erkrankungen. Eine empirische Vergleichsstudie mit Herzinfarkt-, Krebs-, Dialyse- und MS-Patientinnen. Psychotherapie, Psychosomatik, Medizinische Psychologie, 42: 41–53.

Pakenham, K. I. (2007): Making Sense of Multiple Sclerosis. Rehabilitation Psychology, 52: 380–389.

Patterson, T. G. & Joseph, S. (2007): Person-Centered Personality Theory: Support from Self-Determination Theory and Positive Psychology. Journal of Humanistic Psychology, 47: 117–139.

Poser, S., Wikström, J. & Bauer, H. J. (1981): Multiple Sklerose und verwandte Krankheiten. In: H. Ch. Hopf, K. Poeck & H. Schliack (Hrsg): Neurologie in Praxis und Klinik, Bd. II. Stuttgart, New York: Georg Thieme Verlag.

Rogers, C. R. (1959): A Theory of Therapy, Personality, and Interpersonal Relationships, as Developed in the Client-Centered Framework. In S. Koch (Hrsg.): Psychology: A Study of a science. 3: Formulations of the Person and the Social Context (S. 184–256). New York: McGraw-Hill.

Rumpf, H.-J. & Wessel, K. (1995): Copingmuster und Adaptivität bei multipler Sklerose. Nervenarzt, 66: 624–629.

Ryan, R. M. & Deci, E. L. (2000): Self-Determination Theory and the Facilitation of Intrinsic Motivation, Social Development, and Well-Being. American Psychologist, 55: 68–78.

Schifferdecker, M. (2002): Psychische Veränderungen – Krankheitsbewältigung – Patientenführung. In R. M. Schmidt & F. Hoffmann (Hrsg.): Multiple Sklerose (S. 291–307). München, Jena: Urban & Fischer Verlag.

Schmidt, R. M. & Hoffmann, F. (2002): Klinik. In R.M. Schmidt & F. Hoffmann (Hrsg.): Multiple Sklerose (S. 44–49). München, Jena: Urban & Fischer Verlag.

Stanton, A. L., Revenson, T. A. & Tennen, H. (2007): Health Psychology: Psychological Adjustment to Chronic Disease. Annual Review of Psychology, 58: 565–92.

Stephenson, W. (1953): The Study of Behaviour: Q-Technique and Its Methodology. Chicago: University of Chigaco Press.

Tesar, N., Baumhackl, U., Kopp, M. & Günther, V. (2003): Effects of psychological group therapy in patients with multiple sclerosis. Acta Neurologica Scandinavica, 107: 394–399.

Martina Holtgräwe / Christiane Pinkert

Belastungen, Bewältigungsformen und pflegerische Bedürfnisse von Frauen mit Brustkrebs während der chirurgischen Primärtherapie

Einleitung

Die Zahl der Brustkrebsneuerkrankungen ist in den letzten Jahren in allen Ländern der westlichen Welt stetig gestiegen. In Deutschland erkranken jährlich schätzungsweise 55.000 Frauen neu an Brustkrebs (BQS, 2007). Die chirurgische Versorgung findet zum überwiegenden Teil in den inzwischen fast 200 zertifizierten Brustzentren statt. Zunehmend werden die Frauen in den Brustzentren bereits von spezialisierten Pflegekräften betreut, den Breast-Care-Nurses. Die fachspezifische Qualifikation von Pflegenden ist allerdings nicht einheitlich geregelt. Zudem ist die pflegerische Begleitung fast ausschließlich an die stationäre Behandlung der Frauen gekoppelt. Eine vollständige Betreuung über den gesamten Krankheitsverlauf hinweg gibt es noch nicht.

Die Tatsache, an Brustkrebs erkrankt zu sein, verursacht bei den betroffenen Frauen und ihren Familien vielfältige Belastungen. Schon kurze Zeit nach der Diagnosemitteilung, wo das Ausmaß und die Reichweite dieser Erkrankung für die Betroffenen noch gar nicht zu überblicken sind, beginnt die Behandlung. Häufig besteht diese zunächst aus der chirurgischen Entfernung des Tumors. Die Phase der chirurgischen Primärtherapie stellt einen bedeutenden Abschnitt in der Krankheitsgeschichte von Frauen mit Brustkrebs dar. Welche spezifischen Belastungen diese Behandlung im Krankenhaus für betroffene Frauen mit sich bringt, ist jedoch noch nicht hinreichend geklärt. Dass neben der medizinische Behandlung auch die psychosoziale Betreuung von Bedeutung ist, zeigen Untersuchungen wonach die psychosoziale Unterstützung betroffener Frauen positive Effekte auf deren Krankheitsverarbeitung haben können (Knobf, 2007; Saares & Suominen, 2005). In der Zeit der stationären Behandlung sind es neben den Angehörigen vor allem auch die Pflegefachkräfte, die

die Frauen begleiten und unterstützen. Trotzdem ist bis jetzt unklar, welche pflegerischen Bedürfnisse Frauen während der Zeit der stationären Erstbehandlung haben, was sie von den betreuenden Pflegekräften erwarten. Um bestmögliche Unterstützung leisten zu können, ist es für Pflegekräfte deshalb wichtig, die spezifische Belastungssituation der Primärtherapie zu kennen und zu wissen, welche Erwartungen und Bedürfnisse die Patientinnen im Hinblick auf die pflegerische Versorgung haben.

In einer von der Deutschen Krebshilfe finanzierten Studie wurde daher die Situation von Brustkrebspatientinnen in der Phase der chirurgischen Primärtherapie untersucht. Das Erkenntnisinteresse bezog sich dabei auf die Belastungen der betroffenen Frauen und ihre Strategien der Krankheitsbewältigung sowie auf ihre Wünsche und Bedürfnisse im Hinblick auf die pflegerische Betreuung während der stationären Behandlung. Leitende Fragen der Studie lauteten:

- Wie ist die Belastungssituation von Brustkrebspatientinnen während ihres Krankenhausaufenthalts charakterisiert?
- Wie bewältigen Brustkrebspatientinnen ihre Erkrankung während ihres Krankenhausaufenthalts?
- Welche Erwartungen und Bedürfnisse haben Brustkrebspatientinnen im Hinblick auf die sie betreuenden Krankenschwestern/-pfleger während des Krankenhausaufenthalts?
- Welche Differenzen und/oder Gemeinsamkeiten lassen sich zwischen den ermittelten Bewältigungsformen der Patientinnen und deren Einschätzung durch die betreuenden Krankenschwestern/-pfleger finden?

Methodisches Vorgehen

Die Situation von Frauen mit Brustkrebs ist aus zwei Perspektiven untersucht worden. Im Hauptteil der Untersuchung standen die betroffenen Frauen selbst und ihre Einschätzungen, Wünsche und Bedürfnisse im Vordergrund. Ergänzend dazu sind auch Krankenschwestern, die in Brustzentren oder auf gynäkologischen Stationen für die pflegerische Begleitung und Beratung von Brustkrebspatientinnen zuständig sind, einbezogen worden. Für die Untersuchung interessant war ihre Perspektive auf die Bewältigungsformen der Patientinnen. Durch diese Fremdeinschätzung sollte ein Zugang zu den Bewältigungsformen gefunden werden, die den Patientinnen selbst unbewusst sind.

Das Forschungsinteresse galt vorrangig der subjektiven Sichtweise der betroffenen Frauen. Deshalb ist ein überwiegend qualitatives Forschungsdesign gewählt worden, das eine weitgehend offene Herangehensweise ermöglichte.

Ergänzend dazu ist für die Selbst- und Fremdeinschätzung der Copingstrategien ein standardisiertes Instrument eingesetzt worden. So konnten in dieser Studie sowohl qualitative als auch quantitative Erhebungs- und Auswertungsmethoden im Sinne einer Methodentriangulation miteinander verknüpft werden.

Datenmaterial

Qualitative Interviews mit betroffenen Frauen

Für die Studie wurden zunächst in zwei nordwestdeutschen Brustzentren halbstrukturierte Leitfadeninterviews mit betroffenen Frauen durchgeführt. In diesen Gesprächen sind die Frauen nach ihren Belastungen, Verarbeitungsstrategien und ihren Wünschen an die betreuenden Krankenschwestern befragt worden. In die Studie wurden nur Frauen eingeschlossen, die: (1) über ihre Krebserkrankung informiert waren, (2) keine neoadjuvanten Therapien erhalten hatten, (3) einen Tumor ≤ 5 cm (Tumorstadium 1-2) hatten, (4) keine Fernmetastasen aufwiesen und (5) die deutsche Sprache verstanden und sich darin ausdrücken konnten. Da vermutet wurde, dass sowohl das Alter der Patientin, als auch die Art der durchgeführten Operation (brusterhaltende Therapie [BET] vs. Mastektomie) einen Einfluss auf das Erleben und die Bedürfnisse haben könnten, wurde eine möglichst gleiche Verteilung der Gesprächspartnerinnen auf vier Gruppen angestrebt: junge (<50 Jahre) Patientinnen mit BET, junge Patientinnen mit Mastektomie, ältere Patientinnen (>51 Jahre) mit BET und ältere Patientinnen mit Mastektomie. Pro Gruppe sollten Interviews mit 12 betroffenen Frauen stattfinden, um so eine Datensättigung zu erreichen. Die theoretischen Überlegungen zur Stichprobenziehung ließen sich in der Praxis jedoch nicht vollständig umsetzen, da vor allem junge Patientinnen durch eine neoadjuvante Chemotherapie vor der Mastektomie bewahrt wurden. Die Gruppe der jungen, mastektomierten Patientinnen ist demnach kleiner als angestrebt (n=6).

BEFO – Berner Bewältigungsformen

Zur Erfassung der Bewältigungsstrategien ist ein standardisiertes Einschätzungsinstrument (BEFO – Berner Bewältigungsformen) eingesetzt worden. Die BEFO sind ein verbreitetes, theoriebasiertes Instrument, dessen qualitative und quantitative Gütekriterien von der Berner Arbeitsgruppe getestet und als befriedigend befunden wurden (Heim et al. 1991; Heim & Valach, 1996). Das Instrument besteht aus 30 Items, die auf die folgenden drei Bewältigungsdimensionen verteilt sind: Handlung (mit 10 Items), Kognition (mit 12 Items) und Emotion (mit 8 Items).

Alle 42 in die Studie eingeschlossenen Patientinnen haben ihre Copingstrategien anhand der BEFO selbst eingeschätzt. Für jede der 42 Patientinnen haben dann sowohl die jeweils betreuende Krankenschwester (auf der Grundlage ihrer Einschätzung im Umgang mit der Patientin) als auch die interviewende Forscherin (auf der Grundlage der Interviews) die Bewältigungsstrategien mittels BEFO eingeschätzt. Zur möglichst übereinstimmenden Verwendung der Fremdratingversion wurden die wissenschaftlichen Projektmitarbeiterinnen in einer externen Schulung, die teilnehmenden Pflegenden in einer Schulung durch die Projektmitarbeiterinnen vorbereitet.

Fragebogen zu soziodemografischen Daten

Da davon ausgegangen wurde, dass das Alter und möglicherweise auch andere soziodemografische Faktoren, sowie das Ausmaß und die Prognose der Erkrankung einen Einfluss auf das Krankheitserleben und die Formen der Bewältigung habe können, ist ein Kurzfragebogen zur Erhebung von soziodemografischen Daten der Patientinnen (Alter, Schulabschluss, Beruf, Erwerbstätigkeit, Partnerschaft, Kinder und andere Personen im Haushalt) eingesetzt worden. Diesen haben die Interviewpartnerinnen jeweils nach dem Interview ausgefüllt. Ergänzend dazu sind mit dem Einverständnis der Patientinnen krankheitsbezogene Angaben (Operationsart, Tumorgröße, Lymphknotenbefall, Hormonrezeptorstatus), soweit vorhanden, aus den Krankenakten entnommen worden.

Datenanalyse

Qualitative Inhaltsanalyse

Im Rahmen der Auswertung der qualitativen Daten wurde zur besseren Übersicht, Handhabbarkeit und Ordnung des Textmaterials die (Textanalyse-) Software MAXqda eingesetzt. Die Auswertung der qualitativen Daten (Interviewtranskripte) erfolgte in Form einer zusammenfassenden Inhaltsanalyse in Anlehnung an Mayring (2000). Da beide Forscherinnen jeweils die Hälfte der Interviews auswerten sollten, wurde ein detailliertes Ablaufmodell (Paraphrasierung, Generalisierung, Reduktion) entwickelt, um eine gleiche Vorgehensweise sicherzustellen. Die Übereinstimmung der Codierungen wurde zunächst anhand von getrennten Auswertungen eines Interviews und immer wieder im Verlauf überprüft und als hoch eingeschätzt. Bei der Entwicklung des Kategoriensystems sind die von Mayring entwickelten Techniken der Zusammenfassung, Explikation und Strukturierung weitgehend berücksichtigt worden. Lediglich auf eine weite Kontextanalyse wurde verzichtet. Das entwickelte Kategoriensystem orientierte sich an den vorgegebenen Kategorien »Belastungen«, »Bewältigungsstrategien« »Bedürfnisse«. Die Ergebnisse der Analyse sind schließlich am Datenmaterial rücküberprüft worden.

Statistische Auswertung

Die Auswertung der BEFO-Selbst- und Fremdeinschätzung erfolgte anhand deskriptiv- und inferenzstatistischer Verfahren mit Hilfe der Statistiksoftware SPSS 13 für Windows. Die Analyse konzentrierte sich dabei vor allem auf die Ausprägung (Stärke) und die relative Häufigkeit der einzelnen Items in allen drei Einschätzungsvarianten (Selbsteinschätzung Patientin, Fremdeinschätzung durch Pflegekraft, Fremdeinschätzung durch Forscherin) sowie auf Unterschiede bzw. Übereinstimmungen zwischen den verschiedenen Einschätzungsperspektiven. Schließlich wurde noch der Zusammenhang der Copingstrategien mit den erhobenen soziodemografischen Variablen untersucht. Zur Darstellung der stärksten und schwächsten BEFO wurden für jedes Item aller drei Ratingvarianten der Mittelwert und die Standardabweichung berechnet. Auf Grund der Schiefverteilung einiger Items und der kleinen Stichprobe fand der Vergleich hinsichtlich der zentralen Tendenz mit Hilfe eines verteilungsfreien rangbezogenen Tests für abhängige Stichproben (*Wilcoxon-Test*) statt. Dabei wurden Unterschiede oberhalb eines Signifikanzniveaus von 1 % als nicht zufällig betrachtet und unterhalb eines 5%igen Signifikanzniveaus von einer Übereinstimmung ausgegangen. Der Zusammenhang der Copingstrategien mit soziodemografischen und krankheitsbezogenen Daten wurde mit Hilfe nichtparametrischer Korrelation (*Spearman-Rho*) und partieller Korrelation überprüft.

Ergebnisse

Stichprobe

Aus den Fragebögen zu den soziodemografischen Daten und der Analyse der Krankendokumentation ergibt sich folgende Stichprobenbeschreibung für die Patientinnen (siehe Tab. 1).

Tab. 1: Soziodemographische Charakteristika

Charakteristika	Patientinnen (n=42)	
	Fälle	%
Alter in Jahren		
30–39	3	7.1
40–49	13	30.9
50–59	9	21.4
60–69	13	30.9
70–79	4	9.5
Bildung		
Hauptschulabschluss	17	40.5
Mittlere Reife	18	42.9
Abitur	2	4.8
Fach-/ Hochschulabschluss	5	11.9
Erwerbstätigkeit		
Ja	22	52.4
Nein	20	47.6
Feste Partnerschaft		
Ja	33	78.6
Nein	9	21.4
Kinder		
Ja	38	90,5
Nein	4	9,5
Alter des jüngsten Kindes		
0–5	3	7.1
6–17	10	23.8
≥ 18	25	59.5
Lebenssituation		
allein	6	14.3
mit Partner/in	16	38.1
mit Kind/ern	2	4.8
mit Partner/in und Kind/ern	16	38.1
mit Sonstigen	2	4.8
Behandlung		
Brusterhaltende Therapie	25	59.5

Mastektomie	17	40.5
Tumorstadium		
T1	21	50.0
T2	15	37.7
Fehlen	6	14.3
Lymphknotenbefall		
Ja	13	31.0
Nein	25	59.5
Fehlen	4	9.5
Hormonrezeptorstatus		
Positiv	27	64.3
Negativ	7	16.7
Fehlen	8	19.0

Belastungen im perioperativen Bereich

Die untersuchten Frauen zeigen während ihres stationären Aufenthaltes zur primären Brustoperation vielfältige Belastungen. Dabei nehmen psychische Belastungen in den Interviews weit mehr Raum ein als körperliche Beschwerden infolge der Operation. Die Belastungen werden in vier Kategorien unterteilt: *unmittelbare Belastungen durch die Operation, Angst durch Ungewissheit, Veränderung des Selbstbildes und Belastungen durch das soziale Umfeld.*

Unmittelbare Belastungen durch die Operation

Kurz vor der Operation plagen die Frauen Ängste und Befürchtungen, die unmittelbar mit Narkose und Operation verbunden sind. Sie geben Angst davor an, nicht wieder aufzuwachen oder hinterher unter Übelkeit zu leiden. Weiterhin werden Ängste vor anschließenden Schmerzen und vor einem unästhetischen Operationsresultat berichtet. Es gibt auch Befürchtungen, nicht so operiert zu werden, wie es vorher besprochen wurde. Die Ängste und Befürchtungen sind verbunden mit Nervosität und innerer Unruhe. Am Tag der Operation kann die Nervosität sehr hoch sein, wodurch das Warten auf den Beginn der Operation zu einer starken Belastung wird.

»Und dann denk ich immer an die Operation, hoffentlich geht alles gut, und wenn doch was dazwischen kommt, oder ich vielleicht noch mal operiert werden muss, es gehen einem tausend Dinge durch den Kopf.« (PA2M)

Postoperativ sind die Patientinnen von narkosebedingte Beschwerden wie Übelkeit und allgemeiner körperlicher Schwäche geplagt. Sie haben Wundschmerzen und können sich durch Verband und Drainagen nur eingeschränkt bewegen. Sie beklagen Taubheitsgefühle im Arm und im Wundbereich sowie Schmerzen beim Verbandswechsel. Insgesamt werden diese Beschwerden jedoch als wenig belastend beschrieben.

Angst durch Ungewissheit

Zwischen Operation und Übermittlung des endgültigen histologischen Befundes vergehen meist mehrere Tage. Bis zur Mitteilung des Befundes ist ungewiss, welche Nachbehandlungen notwendig sein werden. Diese Zeit des Wartens wird von den Frauen als sehr belastend erlebt. Sie befürchten eventuell nötige Nachoperationen und vor allem die Notwendigkeit einer Chemotherapie. Erschreckende Erfahrungsberichte von Familienangehörigen, Freunden oder Bekannten verstärken oft vorhandene Ängste.

Besonders schwer trifft die Frauen die Erschütterung ihrer bisherigen Lebensperspektive. Plötzlich, aus einem Gefühl völliger Gesundheit heraus, sind die Frauen gezwungen, sich mit ihrer eigenen Sterblichkeit auseinanderzusetzen. Ihnen wird bewusst, dass sie möglicherweise viele Dinge, von denen sie wie selbstverständlich ausgegangen sind, nicht mehr erleben könnten. Trotz real guter Heilungschancen befürchten die betroffenen Frauen in naher Zukunft sterben zu müssen.

Veränderung des Selbstbildes

Während der postoperativen Betreuung werden die Frauen zum ersten Mal mit ihrem veränderten Körper konfrontiert. Die Brust als sichtbares Merkmal der Weiblichkeit ist verstümmelt oder wurde gänzlich entfernt. Für die Betroffenen bedeutet die Entfernung eines Teils bzw. der ganzen Brust ein großes Opfer an das Überleben. Gedanken um das Selbstbild, die eigene gefühlte Weiblichkeit und Attraktivität sind mit Unsicherheit und Trauer verbunden.

»Ich mein, ich mach auch ein bisschen Sport, und das ist nicht ganz so interessant, man will ja auch nicht nur nachher nur noch im Schlabberlook rumlaufen, so ungefähr. Wie das dann aussieht. Bisschen eitel ist man auch, und so fürchterlich alt bin ich dann noch nicht, dass es mir egal ist. Obwohl vom Verstand her für mich das natürlich das Wichtigste ist, dass man wieder, dass man nichts weiter gefunden hat, das ist klar. Aber Verstand und Gefühl sind zwei verschiedene Paar Schuhe.« (PA7M)

Als belastend beschreiben die befragten Frauen deshalb auch den ersten Verbandswechsel. Die Konfrontation mit der entstellten Brust bzw. dem Fehlen der ganzen Brust wird als ein entsetzliches Erlebnis beschrieben. Ähnliche Empfindungen löst auch das Anpassen einer Prothese aus. Der Anblick des Wundgebietes ist für die Frauen so schmerzlich, dass sie gar nicht hinsehen können.

Belastungen durch das soziale Umfeld

Eine besondere Belastung ist die Sorge der Betroffenen um ihre Angehörigen. So haben die Frauen Angst, ihre Familie durch detaillierte Informationen über ihre potentiell tödliche Krankheit zu überfordern. Es bestehen auch Befürchtungen, durch die Auswirkungen der Krankheit selbst zur Belastung für die Angehörigen zu werden. Haben die Frauen kleine Kinder oder pflegebedürftige Angehörige, belasten sie Gedanken um deren derzeitige und zukünftige Versorgung. Einige Frauen gaben an, sich um ihre Angehörigen mehr zu sorgen als um sich selbst.

»Das war für mich wirklich das Schlimmste. Dass meine Tochter um mich sich so viel Gedanken gemacht hat und dass sie es wirklich schwer gehabt hat.« (PA18M)

Belastend ist für die Frauen auch, wenn Angehörige, Freunde oder Bekannte ihre eigene Betroffenheit über die Erkrankung offen zeigen. Die Frauen sehen sich dann in der paradoxen Situation, andere trösten zu müssen, weil sie selbst an Krebs erkrankt sind. Schwierig ist es für die Betroffenen auch, wenn sich Freunde und Bekannte, wie sie vermuten, aus Unsicherheit zurückziehen und dadurch z.B. nicht mehr für Gespräche zur Verfügung stehen.

Bewältigungsstrategien der frühen Krankheitsphase

Die betroffenen Frauen wurden nicht nur zu ihren Belastungen befragt, sondern auch gebeten, zu erzählen, wie sie mit der Krankheit und deren Behandlung umgehen. Die so erkundeten Bewältigungsstrategien weisen darauf hin, dass die betroffenen Frauen in der frühen Phase der Erkrankung und Therapie im Allgemeinen ihre Situation mit einer großen Portion Hoffnung akzeptieren, volles Vertrauen in ihr Behandlungsteam setzen und auch selbst aktiv an ihrer Gesundung mitarbeiten. In Tabelle 2 sind die Mittelwerte und Standardabweichungen für alle erhobenen Copingstrategien dargestellt, zum einen aus dem Selbstrating der Patientinnen und zum anderen aus den Fremdratings der Pflegenden und Forscherinnen. Zur besseren Übersicht sind die sechs mittelwertstärksten Bewältigungsformen pro Einschätzungsvariante fett gedruckt.

Tabelle 2: Copingstrategien im Selbstrating der Patientinnen und im Fremdrating von Pflegenden und Forscherinnen

		Mittelwerte				
		Patientinnen		Pflegekräfte		Forscherinnen	
Fragebogen-Items		MWa	SD	MWb	SD	MWb	SD
Handlungsbezogen	Ablenkendes Anpacken	1,76	1,6	1,15	1,1	0,14	0,5
	Altruismus	2,98	1,2	**2,07**	1,0	0,55	1,0
	Aktives Vermeiden	0,07	0,5	0,61	0,8	0,05	0,3
	Kompensation	1,63	1,5	0,83	,09	0,14	0,5
	Konstruktive Aktivität	2,59	1,4	1,61	1,0	0,07	0,5
	Konzentrative Entspannung	1,56	1,6	1,17	1,0	0,10	0,4
	Rückzug (sozial)	1,93	1,4	1,44	0,9	0,90	1,2
	Solidarisieren	2,93	1,2	**2,05**	0,9	**1,26**	1,3
	Zupacken	**3,73**	0,6	**2,32**	1,0	**1,60**	1,4
	Zuwendung	**3,54**	0,7	**2,44**	0,9	**2,31**	1,1
Kognitionsbezogen	Ablenken	**3,18**	1,0	1,24	1,1	0,86	1,1
	Aggravieren	1,34	1,3	1,25	0,9	0,10	0,4
	Akzeptieren/Stoizismus	**3,27**	0,9	**1,83**	1,1	**1,36**	1,2
	Dissimulieren	2,02	1,6	0,83	1,0	**1,26**	1,4
	Haltung bewahren	2,90	1,3	1,56	1,0	0,69	1,2
	Humor, Ironie	2,83	1,2	1,24	1,2	0,40	1,0
	Problemanalyse	2,39	1,4	1,61	1,0	0,81	1,4
	Relativieren	3,22	1,0	1,46	1,0	0,62	1,0
	Religiosität	2,56	1,5	1,38	1,0	0,50	1,0
	Rumifizieren	1,07	1,2	1,05	0,9	0,50	1,0
	Sinngebung	2,34	1,5	1,17	0,9	0,19	0,7
	Valorisieren	**3,27**	1,1	1,66	1,0	0,71	1,2
Emotionsbezogen	Hadern, Selbstbedauern	1,73	1,5	0,88	0,9	0,02	0,2
	Emotionale Entlastung	2,73	1,4	1,22	1,0	0,67	1,0
	Isolieren, Unterdrücken	1,48	1,7	0,90	,09	**1,07**	1,4
	Optimismus	**3,34**	1,1	**2,21**	0,9	0,79	1,1
	Passive Kooperation	**3,73**	0,7	**2,39**	1,0	**1,48**	1,4
	Resignation, Fatalismus	0,10	0,5	0,30	0,5	0,00	0,0
	Selbstbeschuldigung	0,22	0,7	0,07	0,3	0,05	0,2
	Schuld zuweisen, Wut	0,29	0,7	0,41	0,7	0,43	0,9

Anmerkung: a) bezogen auf 5-er Skala mit 0 = nicht zutreffend, 4 = völlig zutreffend
b) bezogen auf 5-er Skala mit 0 = nicht vorhanden, 4 = sehr stark

In der Selbsteinschätzung der Patientinnen finden sich hohe Mittelwerte bei Bewältigungsstrategien, die darauf hinweisen, dass scheinbar nach dem ersten Schock der Diagnose alle Kräfte auf eine erfolgreiche Behandlung konzentriert werden. Zu den mittelwertstärksten Bewältigungsformen zählen hier ›Passive Kooperation‹ und ›Zupacken‹. Als dritt- und viertstärkste Copingstrategien werden von den Patientinnen ›Zuwendung‹ und ›Optimismus‹ angegeben. Auf den folgenden Rangplätzen liegen die kognitionsbezogenen Copingformen ›Akzeptieren/Stoizismus‹, ›Valorisieren‹[1] und ›Ablenken‹.

Die Pflegenden schätzen die Bewältigung der Patientinnen ähnlich ein wie die Frauen selbst. Auch sie erkennen bei den von ihnen betreuten Patientinnen häufig die Strategien ›Zuwendung‹, ›Passive Kooperation‹, ›Zupacken‹, ›Optimismus‹ und ›Akzeptieren/Stoizismus‹. Entgegen der Einschätzung der Patientinnen sehen die Pflegenden noch häufig Bewältigung in Form von ›Altruismus‹ und ›Solidarisieren‹. In der Einschätzung der Forscherinnen sind unter den stärksten Bewältigungsformen auch verdrängendes bzw. verleugnendes Verhalten wie ›Dissimulieren‹[2] und ›Isolieren/Unterdrücken‹.

Übereinstimmend finden sich in den Einschätzungen der Patientinnen und in den Einschätzungen von Pflegenden und Forscherinnen die emotionsbezogenen Bewältigungsformen ›Resignation/Fatalismus‹, ›Selbstbeschuldigung‹, ›Schuld zuweisen/Wut‹ und die handlungsbezogenen Strategie ›Aktives Vermeiden‹ mit sehr geringen Mittelwerten auf den letzten Rangplätzen.

Vergleich Selbstrating – Fremdrating

Im Vergleich der Rangfolgen ist eine hohe Übereinstimmung der Fremdratings mit dem Selbstrating hinsichtlich der stärksten Bewältigungsformen zu finden. Allerdings zeigen sich hier auch folgende Unterschiede: die Strategien ›Valorisieren‹ und ›Ablenken‹ werden nur von den Patientinnen zu den stärksten Strategien gezählt. ›Altruismus‹ ist lediglich in der Einschätzung der Pflegenden eine der stärksten Verarbeitungsformen. Schließlich schätzen nur die Forscherinnen die Strategien ›Dissimulieren‹ und ›Isolieren/Unterdrücken‹ als zwei der sieben stärksten Copingstrategien ein.

---

1 Das bedeutet: eine Stärkung des eigenen Selbstwertgefühls durch Erinnern von Situationen, die erfolgreich gemeistert wurden oder persönliche Anerkennung brachten.
2 Das bedeutet: Verharmlosen der momentanen Krankheitssituation durch Verleugnen und Bagatellisieren offensichtlicher Gegebenheiten.

Korrelation mit soziodemografischen und krankheitsbezogenen Daten

Eine Berechnung von Korrelationen wurde wegen der geringen Stichprobengröße nur für die annähernd gleichverteilten Variablen *Alter, Erwerbstätigkeit, Operationsart, Tumorgröße und Lymphknotenbefall* berechnet. Es zeigt sich, dass mehrere Bewältigungsformen eine deutliche Abhängigkeit vom Alter zeigen. So weisen im Selbstrating sechs von 30 Bewältigungsformen einen signifikanten korrelativen (*Spearman-Rho*) Zusammenhang mit der Altersvariable auf. Mit zunehmendem Alter kommt eine stärkere Anwendung von ›Zupacken‹ (r =.39, p =.01), ›Akzeptieren/Stoizismus‹ (r =.31, p=.05), ›Dissimulieren‹ (r =.36, p =.02), ›Relativieren‹ (r =.31, p =.05) und eine geringere Nutzung von ›Rumifizieren‹ (r =-.32, p =.05) und ›Schuld zuweisen / Wut‹ (r =.36, p =.02) zum Tragen. Im Pflegerating zeigen ältere Patientinnen vermehrt die Strategien ›Akzeptieren/Stoizismus‹ (r =.31, p =.05) und ›Religiosität‹ (r =.32, p =.05) und weniger die Form ›Zupacken‹ (r =-.31, p =.05). Das Fremdrating der Forscherinnen zeigt, dass eher jüngere Frauen die Modi ›Solidarisieren‹ (r =.41, p =.007), ›Zuwendung‹ (r =.45, p =.003) und ›Ablenken‹ (r =-.34, p =.03) einsetzen.

Wird das Alter kontrolliert, finden sich vor allem Korrelationen mit der *Tumorgröße* (A) und der *Operationsart* (B). In der Fremdratingversion der Pflegenden sind sowohl Tumore der Größe T1 als auch eine BET korreliert mit einer vermehrten Nutzung der BEFO ›Konstruktive Aktivität‹ (A: r =-,47, p =.02, B: r =-,44, p =.03), ›Zuwendung‹ (A: r =-.49, p =.01, B: r =-.44, p =.03) und ›Problemanalyse‹ (A: r =-.40, p =.04, B: r =-.44, p =.03). Im Forscherinnenrating findet sich eher bei Frauen nach ME die Strategie ›Dissimulieren‹ (r =.46, p = .02) und das Selbstrating zeigt eine Assoziation von mehr ›Emotionaler Entlastung‹ (r =.41, p =.04) nach BET und mehr ›Solidarisieren‹ (r = -.48, p =.02) bei Tumorgröße T1.

Pflegerische Bedürfnisse

Die Bedürfnisse der Patientinnen an die pflegerische Versorgung wurden in den Interviews als Wünsche, positive Erwartungen und Wertvorstellungen ausgedrückt. Diese umfassen eine Vielzahl von Faktoren, die sich als Wünsche an die *Beziehung zu den Pflegenden*, an die *Fachkompetenz der Pflegenden* und an die *äußeren Rahmenbedingungen der Behandlung* kategorisieren lassen.

Wünsche an die Beziehung zu Pflegekräften

In dem in der Studie fokussierten Zeitraum der chirurgischen Primärtherapie stehen für die betroffenen Frauen die emotionale Verarbeitung der Diagnose und die Bewältigung von Zukunftsängsten im Vordergrund. Sie suchen vor allem in einer fürsorglichen und wertschätzenden Beziehung zu den Pflegenden Unterstützung für diese schwierige Zeit.

Die geäußerten Wünsche und Bedürfnisse lassen sich thematisch drei Subkategorien zuordnen: Wertschätzung, emotionale Unterstützung und soziale Kompetenz. Diese Kategorien beinhalten ihre Wünsche an die Art und Weise, wie sie selbst als Mensch und Individuum gesehen werden wollen, an die Unterstützung, die Krankenschwestern ihnen anbieten sollen und daran, wie sie ihnen als Person und Mensch begegnen sollen.

Wertschätzung

Die Patientinnen wünschen sich in erster Linie, dass sie in der pflegerischen Betreuung als Mensch und Individuum Beachtung finden und sich ganz persönlich mit ihren Anliegen und Bedürfnissen angesprochen fühlen. Sie wollen, dass die Krankenschwestern einen Blick für ihre jeweiligen Besonderheiten haben, damit die Versorgung genau zu ihren individuellen Bedürfnissen passt. Dabei sollen die Krankenschwestern nicht nur auf die körperlichen Bedürfnisse der Frauen eingehen, sondern auch deren psychische und emotionale Belastungen erkennen können. Weiterhin wollen sie das Gefühl vermittelt bekommen, dass ihre Ängste und Fragen ernst genommen werden und dass ihr individueller Bewältigungsprozess akzeptiert wird.

»Ich fühle mich ernst genommen hier, was mir ganz wichtig ist, so wie ich bin und mit meinen Fragen und mit alle dem (…).« (PD15C)

Um eine individuelle Betreuung verwirklichen zu können, sollen die Krankenschwestern ein Gespür dafür haben, wie es ihnen gerade geht und welche Unterstützung sie brauchen, auch ohne dass darüber gesprochen wird oder die Patientin darum bitten muss. Dieses einfühlsame Verstehen kann auch bedeuten, dass die Krankenschwester die Patientin in Ruhe lässt und sie nicht mit Fragen oder Angeboten bedrängt.

Schließlich wünschen sich die Patientinnen eine aufrichtige Anteilnahme an ihrem Schicksal, die ihnen jedoch nicht die Hoffnung auf einen guten Ausgang der Erkrankung verwehrt.

Emotionale Unterstützung

Die Patientinnen erwarten, dass die Krankenschwestern ihnen in schwierigen
Situationen zur Seite stehen. Das kann zum Beispiel durch die Begleitung zu
einer unangenehmen Untersuchung geschehen oder durch ein tröstendes oder
aufmunterndes Gespräch. Nach der Operation ist das routinemäßige Überprüfen der Vitalzeichen und der Befindlichkeit für die Patientin ein Zeichen dafür,
dass sich jemand um sie sorgt. Oft bedarf es nicht vieler Worte, auch kleine
Gesten von emotionaler Nähe, wie das Halten der Hand oder eine Umarmung,
vermitteln den Patientinnen Sicherheit. Ganz wichtig ist für die Patientinnen
auch, dass die Krankenschwestern es verstehen, sie gelegentlich von der Erkrankung und den damit verbundenen Sorgen abzulenken. Das gelingt durch
Humor und Fröhlichkeit, aber auch durch das Führen von ganz normalen All-
tagsgesprächen. Dann haben die Patientinnen das Gefühl, dass das Leben wei-
tergeht und die Krankheit nicht das gesamte Dasein bestimmt.

»(…) die ganze Station ist so fröhlich. Die lachen bis abends spät (…) und
das gibt einem dann so ein Gefühl, ach, ja, man ist ja nicht krank dann. Und das
finde ich toll (…) dann kriegt man auch wieder Lust am Leben, sag ich mir
immer.« (PD1C)
Die Krankenschwestern können durch ihre Anwesenheit und ihren Zuspruch
den Patientinnen auch Mut machen, die aktuelle Krise zu überstehen. Hilfreich
ist es dann, wenn die Pflegende die Patientin auf ihre eigenen Stärken hinweist.
Gelingt es in der kurzen Zeit des Krankenhausaufenthaltes, eine vertrauensvolle
Beziehung zwischen Pflegenden und Patientin herzustellen, trägt das entscheidend zum Wohlbefinden der Patientinnen bei.

Soziale Kompetenz

Die Patientinnen erwarten von den Krankenschwestern nicht nur ein professionelles, fachlich korrektes Verhalten. Die Krankenschwestern sollen auch Gefühle und ihre persönlichen Seiten in die Beziehung zu den Patientinnen mit
einbringen. Trotz aller Zurückhaltung der Patientinnen, in Gesprächen mit
Krankenschwestern über ihre Sorgen und Nöte zu sprechen, schätzen die Patientinnen es dennoch, eine Ansprechpartnerin zu haben. Es gibt ihnen Sicherheit zu wissen, dass die Krankenschwestern sich im Bedarfsfall die Zeit nehmen,
ihnen einfach zuzuhören. Dabei sollte sich die Krankenschwestern jedoch nicht
aufdrängen oder den Patientinnen das Gefühl geben, über ihre Krankheit reden
zu müssen. Weiterhin werden von den Patientinnen auch Erwartungen an eine
angemessene Gestaltung der Gesprächsatmosphäre gestellt. Diese sollte part-

nerschaftlich, aufrichtig, zugewandt und interessiert sein. Die interviewten Frauen schätzen es sehr, wenn sie zu Fragen ermuntert werden und ihnen das Gefühl vermittelt wird, dass keine ihrer Fragen unangemessen erscheint. Vor lauter Aufregung vergessen die Frauen häufig Details, die ihnen bereits mitgeteilt wurden, oder sie verstehen die Fachausdrücke der Ärzte nicht. Dann ist es hilfreich zu wissen, dass auch wiederholt gestellte Fragen gern und verständlich von den Pflegenden beantwortet werden.

Im Umgang mit den Patientinnen sollen die Pflegenden behutsam, ruhig und rücksichtsvoll sein. So haben die Frauen die Möglichkeit, sich den Krankenschwestern gegenüber auch verletzlich und schwach zeigen zu können. Es entlastet die Patientinnen, wenn sie sich nicht zusammenreißen, ihre Gefühle erklären oder verstecken müssen.

»(…) die sind einfach für Sie da! Ich hab gedacht, du heulst jetzt nicht, und dann sitzt da so eine Schwester, die mein Kind sein könnte, und sagt, loslassen. Jetzt, loslassen. Nicht stark sein. Einfach loslassen. Brüllen Sie jetzt einfach hier mal los. Und dann hab ich meine Tränen vergossen, der eine hat mir die Hand gehalten, der andere hat mir das Gesicht gestreichelt (…).« (PD14C)
Manchmal werden die Krankenschwestern auch zu einer Art positiver Identifikationsfigur, wenn sie heiter, lebensbejahend, weiblich und hübsch sind.

Wünsche an die Fachkompetenz der Pflegenden

In den Interviews wurden die Erwartungen an die fachliche Seite der Krankenschwestern von den betroffenen Frauen nur wenig thematisiert. Die Kenntnisse und die Erfahrung der Krankenschwestern wurden als selbstverständlich gegeben vorausgesetzt. Die geäußerten Wünsche an die Fachkompetenz der Pflegenden beziehen sich sowohl auf eine verlässliche als auch auf eine fachlich ausgezeichnete Versorgung.

Verlässlichkeit

Aus der Sicht der Patientinnen zeigt sich Verlässlichkeit vor allem an der konstanten Präsenz des Behandlungsteams. Diese kann zum Beispiel durch die kontinuierliche Betreuung durch eine Krankenschwester (Bezugspflege) erzielt werden. Aber auch die gute Kooperation aller an der Behandlung beteiligten Professionen hat spürbar positive Auswirkungen auf die Patientinnen. Denn das freundliche, entspannte Klima überträgt sich auch auf die Zufriedenheit der Patientinnen.

»(…) man merkt, dass das hier ein sehr gutes, gutes Team ist, die alle zu-
sammenhalten, oder sagen wir mal so, hier ist eine reine Luft.« (PD14C)
Zudem erhöht es in den Augen der Patientinnen die Qualität ihrer Behandlung,
wenn sie keine widersprüchlichen Informationen erhalten oder wiederholt die
gleichen Fragen für jede Berufsgruppe beantworten müssen. Eine gute Abspra-
che zwischen den beteiligten Berufsgruppen gibt den betroffenen Frauen
schließlich die Sicherheit, dass sie die bestmögliche Behandlung erhalten.

Die Interviewpartnerinnen haben die prompte Erfüllung ihrer Wünsche und
Anliegen sehr positiv bewertet. Sie haben nie lange auf Informationen oder
Unterstützung warten müssen. Auch die Tatsache, dass die Pflegenden sich die
Zeit genommen haben, die Wünsche der Patientinnen zu erfüllen, war ihnen
wichtig.

Hohe Fachlichkeit

Die Patientinnen wünschen sich die Krankenschwestern auch als Ansprech-
partnerinnen für fachliche Auskünfte. Dazu gehören Fragen nach der Belastbarkeit des Arms, der Anpassung einer Brustprothese oder eines speziellen
BHs, Fragen zur Körperhygiene und der Behandlung der Wunde und zur Klei-
dung allgemein. Obwohl die Patientinnen die Krankenschwestern selbst nicht
für ihre psychosoziale Beratung in Anspruch nehmen oder zuständig halten,
wünschen sie sich dennoch, dass diese sie auf die Möglichkeiten der Teilnahme
an Gesprächskreisen oder der Inanspruchnahme von psychologischen/ psycho-
onkologischen Beratungen hinweisen.

In der postoperativen Phase, in der Schmerzen, Unbeweglichkeit oder Übelkeit und Kreislaufprobleme als Nachwirkungen der Narkose durchaus vorka-
men, waren die Hilfestellungen von Pflegenden sehr erwünscht. Diese konnten
unterstützend wirken bei der Körperpflege, dem Finden einer schmerzfreien,
angenehmen Schlafposition, den ersten Mobilisierungsversuchen und bei Übelkeit und Erbrechen. Auch der selbstverständliche Umgang mit Schmerzmedi-
kamenten und die rasche Schmerzlinderung haben wesentlich zum Wohlbefinden der Patientinnen beigetragen.

Zur fachlichen Kompetenz der Pflegenden zählt für die Interviewpartnerinnen auch der professionelle Umgang der Krankenschwestern mit ihren eigenen
unangenehmen oder negativen Gefühlen. Ekel, Unlust oder Antipathie werden
den Krankenschwestern grundsätzlich zugestanden. Die betroffenen Frauen
wünschen sich jedoch, dass sie diese vor ihnen zu verstecken verstehen.

»Egal, wie der Patient ist, (…) es ist ihre Arbeit und sei der noch so stieselig,
ich denke, da muss sie sich als Schwester im Griff haben.« (PA14M)

Wünsche an die äußeren Rahmenbedingungen der Behandlung

Die Wünsche der Patientinnen nach einer angenehmen, freundlichen Atmosphäre im Krankenhaus richten sich nicht ausschließlich an die Gruppe der Pflegenden. Erwartungen, die die Organisationsebene betreffen, können zum Teil auch gar nicht von den Pflegenden (allein) erfüllt werden, da sie außerhalb ihres Tätigkeits- oder Zuständigkeitsbereiches liegen. Dennoch nehmen die Interviewpartnerinnen die Krankenschwestern als Mitglieder einer Institution wahr und erleben sie nicht isoliert von den anderen Bereichen oder Mitarbeitern des Krankenhauses.

Freundliche Atmosphäre

Die Erwartungen und Bedürfnisse der Patientinnen an die Institution Krankenhaus beziehen sich sowohl auf bauliche als auch atmosphärische Bedingungen, die ihnen den Aufenthalt dort erleichtern können. Die Interviewpartnerinnen haben es als sehr angenehm empfunden, wenn auf der Station oder insgesamt im ganzen Krankenhaus eine freundliche Atmosphäre herrschte, die einerseits durch den Umgangston des Personals hervorgerufen wurde, sich aber auch in räumlichen Annehmlichkeiten widerspiegelte. Die äußere Gestaltung der Station oder verschiedener Krankenhausbereiche, die die persönliche Handschrift der Mitarbeiter trug, empfanden die Patientinnen als ein Zeichen dafür, willkommen zu sein.

Rückzugsmöglichkeit

Die Interviewpartnerinnen betonten, wie wichtig es ihnen ist, sich auch einmal zurückziehen zu können. Diese Ungestörtheit konnte schon dadurch entstehen, dass der Behandlungsablauf so geplant war, dass die Patientinnen nicht ständig gefordert waren, sondern Zeiten der Ruhe möglich machte. Oft half auch eine räumliche Rückzugsmöglichkeit, die jedoch meistens nur in der Krankenhauskapelle gegeben war.

»(...) für mich war das also ganz gut, dass ich auch mal zur Kapelle runter gehen konnte und für mich die Ruhe da finden kann.« (PD17C)

Diskussion

Die Erkenntnisse über die Situation von Frauen mit Brustkrebs während der stationären Erstbehandlung, die durch diese Studie gewonnen werden konnten, bestätigen, ergänzen oder erweitern bisher bekannte Forschungsergebnisse. Sie werden nun im Licht aktueller Forschungsliteratur diskutiert.

Viele Belastungen in der Zeit der chirurgischen Primärbehandlung von Brustkrebs sind verwoben mit den durch die Diagnosemitteilung ausgelösten existentiellen Ängsten und Unsicherheiten. Ängste vor Metastasen, Tod und Chemotherapie sowie Sorgen um Angehörige und Zukunft sind nicht allein in der Akutversorgung aktuell, und finden sich auch noch in späteren Krankheitsphasen (Aach 1999, Kaufmann & Ernst 2000, Fridfinnsdottir 1997, Wang et al. 1999). Auch die ambivalente Betrachtung der körperlichen Operationsfolgen ist eine Belastung, die über die Primärtherapie hinaus bestehen bleibt (Fesenfeld 2006).

Spezifisch für den perioperativen Bereich ist die extreme psychische Belastung durch die Unsicherheit in der Wartezeit auf den histologischen Feinbefund. Unsicherheit begrenzt Menschen in der Kontrolle über ihr Leben und erhöht dadurch das Gefühl von Hilflosigkeit (Fridfinnsdottir 1997). Dies ist von besonderer Bedeutung, wenn man bedenkt, dass die wahrgenommene Kontrolle sowohl Krankheitsverlauf als auch Krankheitsbewältigung und psychische Anpassung an die Krankheit entscheidend beeinflusst (Cousson-Gélie 2005, Förster 2006). Studien von Palsson & Norberg (1995) und Wilkes et al. (2003) konnten zeigen, dass die Unterstützung durch Professionelle im Gesundheitswesen den Betroffenen helfen kann, ihre Handlungsfähigkeit (sense of control) zu stärken, Hoffnung zu bewahren und ein Gefühl von Sicherheit und Geborgenheit zu vermitteln. Selbst Umgebungsfaktoren wie eine angenehme Krankenhausausstattung haben durchaus einen positiven Einfluss auf das Empfinden von persönlicher Kontrolle (Williams et al., 2008). Dagegen wird in der Studie von Berg & Danielson (2007) deutlich, dass fehlende Informationen und eine diskontinuierliche Betreuung das Gefühl der Verletzlichkeit bei den Patienten noch verstärken kann.

Ein weiterer spezifischer Befund dieser Untersuchung ist das hohe Belastungspotential des ersten Verbandswechsels und/oder der Prothesenanpassung. In dieser Situation wird für die betroffenen Frauen erstmals die bis dahin nicht spürbare Krankheit sichtbar, begreifbar und damit real. Wenn Frauen es vermeiden die Narbe anzusehen und dazu noch durch intrusive (plötzlich eindringende) Gedanken zu ihrem Brustverlust beeinträchtigt sind, weist das nach Yurek et al. (2000) auf einen traumatischen Stresslevel hin. Nach ihren Befunden zeigen Frauen nach einer Mastektomie häufiger ein traumatisches Maß an Stress als Frauen nach Teilresektion.

In weitgehender Übereinstimmung mit den in der Literatur berichteten Befunden (Heim et al., 1990; Knobbe, 1996; Li & Lambert, 2007) setzen Brustkrebspatientinnen in der Phase der Primärtherapie am stärksten die Bewältigungsformen »Passive Kooperation«, »Zuwendung«, »Zupacken«, »Optimismus« und »Akzeptieren/Stoizismus« ein. Allein das »Solidarisieren« tritt hier stärker hervor als in der Literatur beschrieben.

Die Übereinstimmung von Pflege- und Selbstrating hinsichtlich der hohen Bewertung der BEFO »Zupacken« und »Passive Kooperation« entspricht den älteren Ergebnissen von Muthny (1988), welche besagen, dass sowohl Pflegende als auch Patienten die Verarbeitungsformen »Vertrauen in die Ärzte« und Compliance-Strategien hoch einschätzen. Diese und weitere Übereinstimmungen zwischen Pflegenden und Patientinnen in den oberen Rangplätzen der BEFO sprechen u.E. für die gute Fähigkeit der Pflegenden, die Krankheitsbewältigung der Patientinnen auf Grundlage der alltäglichen Versorgung einschätzen zu können. Ein Grund für Einschätzungsunterschiede in den Verarbeitungsmodi »Dissimulieren«, »Isolieren/Unterdrücken« und »Altruismus« zwischen Pflegenden und Forscherinnen könnte eine vom bewussten Wissen abweichende unbewusste Interpretation Pflegender von Verleugnung und Bagatellisierung sein. So ist es möglich, dass Pflegende Frauen, die ihre Krankheit herunterspielen, sich als besonders stark und optimistisch einschätzen, weil diese Patientinnen, ebenso wie Patientinnen mit hoher altruistischer und zuwendungsorientierter Verarbeitungsform, von Pflegekräften als »einfache« Patientinnen wahrgenommen werden (Valach et al., 1991). Demgegenüber stehen Befunde, wonach vermeidendes Coping bei Brustkrebspatientinnen mit problematischer Interaktion mit Mitarbeitern des Gesundheitssystems assoziiert ist (Collie et al. 2005). Ein Thematisieren dieser verleugnenden Verarbeitung birgt Schwierigkeiten, weil dadurch verborgene Ängste der Frauen aktualisiert werden könnten und die Frauen zusätzlich belastet würden. Zukunftsängste und Todesangst belasten aber nicht nur die betroffenen Frauen selbst, sondern auch die sie betreuenden Pflegenden. Nach Rustøn et al. (2003) haben Pflegende in der täglichen Versorgung von Krebspatienten große Probleme mit den Ängsten ihrer Patientinnen und Patienten angemessen umzugehen.

Die geäußerten Betreuungsbedürfnisse und Erwartungen an die Pflegenden sind vielfältig. Studien, die die Bedürfnisse von Patienten in unterschiedlichen Settings untersucht haben, kommen zu ähnlichen Ergebnissen. Stets spielt die Fachkompetenz und die Fähigkeit der Pflegenden zur Beziehungsgestaltung für die Patienten eine wesentliche Rolle (Hallström & Elander, 2001; Boman et al.,

1997; Landmark et al., 2008). Auffällig ist, dass im Bereich der Information und Beratung vor allem alltagspraktische Tipps erwartet werden. Es stellt sich die Frage, warum die vertrauensvolle Beziehung zu den Pflegenden nicht auch Gespräche über sensiblere Themen wie Sexualität oder Ängste ermöglicht. Studien von Wilkinson (1991), die das Kommunikationsverhalten von Pflegenden untersucht haben, kommen zu dem Ergebnis, dass über die Hälfte der Kommunikation durch abblockendes Verhalten von Pflegenden gekennzeichnet ist. Kommunikationsstrategien, die den Patientinnen das Aussprechen von Ängsten und Besorgnissen erleichtern, werden selten angewandt. Als Gründe dafür werden Zeitmangel, Mangel an Fähigkeiten der angemessenen Gesprächsführung, Angst vor dem eigenen Tod oder die Sorge um die Fähigkeiten der Patientinnen, mit ihren Ängsten umzugehen, angenommen. Jarrett & Payne (2000) setzen dem allerdings entgegen, dass das Fehlen von problembezogener Kommunikation und abwehrendes Verhalten nicht notwendigerweise als ein Mangel an kommunikativen Fähigkeiten bei den Pflegenden zu sehen ist. Sie beschreiben abblockendes Verhalten als ›Reframing‹, d.h. als einen Versuch der Pflegenden, den Patienten die positiven Seiten der Situation aufzuzeigen.

Schließlich zeigen die Ergebnisse, dass die Bedürfnisse im Bereich der Beziehungsgestaltung deutlich zu überwiegen scheinen. Zum einen mag das daran liegen, dass durch die Art der für die Interviewpartnerinnen aktuellen medizinischen Behandlung eine rein technisch-funktionale Pflege bezogen auf körperliche Einschränkungen wenig Bedeutung hat, stattdessen aber der Bereich der Fürsorge und Kommunikation stärker hervortritt. Andererseits kann diese Betonung auch ein Zeichen dafür sein, dass die Erwartungen an eine fürsorgliche Betreuung durch die Krankenschwestern als besondere Wünsche formuliert werden, deren Erfüllung nicht selbstverständlich ins Aufgabenrepertoire der Pflegenden gerechnet wird. Die fachliche Qualifikation dagegen wird als gegeben vorausgesetzt.

Schlussfolgerungen

Die Ergebnisse der Studie liefern vielfältige Hinweise für die Entwicklung von pflegerischen Betreuungskonzepten. Aus dem Wissen um die Belastungs- und Verarbeitungssituation der betroffenen Frauen und deren speziell auf die pflegerische Versorgung gerichteten Betreuungswünsche lassen sich u.a. Anforderungen an das Kompetenzprofil von Pflegefachkräften in der Betreuung von Brustkrebspatientinnen ableiten. Im Folgenden soll nun die Bedeutung der Studienergebnisse für Pflegewissenschaft und Pflegepraxis dargelegt werden.

Qualifikation von Pflegenden

Die Ergebnisse der Studie haben die Notwendigkeit pflegerischer Unterstützung deutlich gemacht. Diese ist sowohl im Bereich der Hilfestellung bei körperlichen Einschränkungen durch die Operation, als auch bei der Bewältigung psychischer Belastungen erforderlich. Scheinbar überwiegen in der Phase der chirurgischen Primärbehandlung die vielfältigen Ängste und Besorgnisse der erkrankten Frauen. Daher erscheint es sinnvoll, die pflegerische Unterstützung besonders auf die psychischen Belastungen der Frauen auszurichten. Grundsätzlich ist die psychosoziale Unterstützung von Patienten selbstverständlicher Bestandteil pflegerischer Arbeit. Es scheint jedoch im Bereich der Versorgung von an Brustkrebs erkrankten Frauen ein deutlich spezialisierter Aufgabenzuschnitt notwenig zu sein, der nicht nur die Arbeitsorganisation, sondern auch die qualifikatorischen Anforderungen an die Pflegenden betrifft. Vorrangig sind hier Aufgaben der Beziehungsgestaltung, der emotionalen Unterstützung und der Integration von Angehörigen zu nennen. Dazu benötigen Pflegende zunächst ein fundiertes Wissen über die Belastungssituation der Patientinnen und ihrer Familien, deren Möglichkeiten der Krankheitsverarbeitung und die Bedürfnisse an Hilfestellung und Begleitung. Darüber hinaus ist eine Schulung ihrer Kommunikationskompetenz anzuraten, damit unterstützende und hilfreiche Gespräche auch in Bezug auf heikle Themen wie Angst und Unsicherheit möglich werden. Nicht zuletzt ist auch die Fähigkeit, das eigene Handeln und die erlebte Belastung reflektieren zu können, eine Kompetenz, die ausgebildet werden muss. Denn es ist auch eine professionelle Aufgabe, sich vor Überlastungen zu schützen.

Ein weiterer Aspekt ist die von den betroffenen Frauen gewünschte pflegerische Information und Beratung. Zunehmend wird dieses Aufgabenfeld auch von Pflegenden erkannt. Auch in der internationalen Literatur wird die besondere Verantwortung der beruflich Pflegenden bei der Wahrnehmung edukativer Aufgaben betont (Ewers, 2001). Vor allem die Tatsache, dass einerseits der Kontakt mit Gesundheitsprofessionellen durch sehr kurze Verweildauern im Krankenhaus nur begrenzt zur Verfügung steht und andererseits unstrittig ist, dass die Belastungen der betroffenen Frauen weit über den stationären Aufenthalt andauern, macht edukative Angebote zum Selbstmanagement erforderlich, die dauerhaft wirksam sind. Hier fehlt es noch an geeigneten Konzepten und auch an der Ausbildung entsprechender Kompetenzen der Pflegenden.

Mit der Etablierung von Brustzentren und der damit einhergehenden Zertifizierung dieser Spezialabteilungen ist der Einsatz spezialisierter Pflegekräfte, zumindest auf dem Papier, notwendig geworden. Einige Kliniken und Weiterbildungseinrichtungen haben den Bedarf an Weiterbildungsmaßnahmen zur Breast (Care) Nurse erkannt und mit der Entwicklung und Durchführung von entsprechenden Kursen begonnen. Doch noch zeichnen sich diese Weiterbildungen durch eine sehr uneinheitliche inhaltliche Ausgestaltung aus. Zum Teil basieren die Unterrichtsinhalte auf den Erkenntnissen (pflege-)wissenschaftlicher Studien, häufig jedoch auf persönlichen Erfahrungen der Dozenten und den Anforderungen der jeweiligen Kliniken. Da die Weiterbildungsinhalte in der Regel weder transparent noch an festgelegten Standards orientiert sind, ist das Qualifikationsniveau der Breast (Care) Nurses vermutlich sehr heterogen und wenig vergleichbar. Hier wäre die Berücksichtigung bereits vorhandener pflegewissenschaftlicher Erkenntnisse, wie die der hier vorgelegten Studie, sowie die Förderung weiterer Forschungsvorhaben in diesem Bereich anzuraten.

Theorie-Praxis-Transfer

Die Ergebnisse der Studie in Bezug auf die Belastungen, Bewältigungsstrategien und Bedürfnisse von Frauen mit Brustkrebs können in der Versorgung dieser Patientinnen eine wichtige Entscheidungsgrundlage für Pflegende darstellen. Wissenschaftliche Erkenntnisse entfalten ihre Wirksamkeit für das pflegerische Handeln jedoch nur dann, wenn sie bei den in der Praxis Tätigen Reflektions- oder Veränderungsprozesse anstoßen. Das geschieht bekanntlich nicht allein durch die Publikation und Verbreitung von Studienergebnissen. Hier sind sowohl Pflegewissenschaft als auch Pflegepraxis gefordert, in einem ständig wechselseitigen Prozess Veränderungen und Weiterentwicklungen der pflegerischen Praxis voranzutreiben. Für die Pflegepraxis bedeutet dies auch, Voraussetzungen und Rahmenbedingungen zu schaffen (z.B. klare Rollenzuschreibungen, dezentralisierte Entscheidungsfindung, wissenschaftlich qualifizierte Pflegeexperten usw.), um Veränderungsprozesse zu ermöglichen.

Interventionen

Die vielfältigen Belastungen, die eine Brustkrebserkrankung und deren Behandlung verursachen können, mindern das allgemeine Wohlbefinden und die Lebensqualität der Betroffenen erheblich. Maßnahmen, die auf eine Reduzierung von psychosozialen Belastungen zielen, können daher zur Verbesserung der psycho-emotionalen Anpassung und zu einer Steigerung von Wohlbefinden und Lebensqualität beitragen (Eicher, 2005; Hewitt et al., 2004).

Die Entwicklung von pflegerischen Interventionen im Bereich der Versorgung von Frauen mit Brustkrebs und die wissenschaftliche Überprüfung der Wirksamkeit solcher Interventionen erscheinen daher notwendig und wünschenswert. Mit der vorgelegten Studie ist bereits eine gute Basis dafür geschaffen worden.

Unter Berücksichtigung der Ergebnisse dieser Studie erscheinen zum Beispiel sinnvoll:
- Interventionen zur Reduzierung von Ungewissheit
- Interventionen zur Entspannungsförderung
- die Entwicklung spezifischer Beratungskonzepte, die dem Informationswunsch der Patientinnen entgegenkommen
- die konzeptionelle Entwicklung von Unterstützungsangeboten, die systematisch Familienmitglieder in das Versorgungsgeschehen mit einbeziehen

Möglichkeiten des pflegerischen Beitrags innerhalb eines multiprofessionellen Teams

Die Etablierung von Brustzentren stellt für alle beteiligten Berufsgruppen eine Aufforderung zur multiprofessionellen Zusammenarbeit dar. Diese Herausforderung macht für die Berufsgruppe der Pflegenden eine Positionierung innerhalb des multiprofessionellen Teams notwendig. Sie bietet aber auch die Chance, bisherige Aufgabenfelder zu überdenken, das eigene Profil zu schärfen und ggf. neu zu bestimmen.

Ebenso treten Fragen der Kooperation und interdisziplinären Kommunikation verstärkt in den Vordergrund. Pflegekräfte werden in ihrer Ausbildung auf die Kooperation mit anderen Berufsgruppen schlecht vorbereitet. Für eine gleichberechtigte Zusammenarbeit auf Augenhöhe fehlt es ihnen häufig an Profil, Eigenständigkeit und fundierten Wissensbeständen, die eine sachliche Kritik an Bestehendem und die Entwicklung alternativer Handlungsoptionen ermöglichen würden. Gerade die für die Pflege so wichtigen Aufgaben der Beziehungsgestaltung, emotionalen Unterstützung und Fürsorge lassen sich gegenüber einer dem naturwissenschaftlichen Paradigma verpflichteten Medizin nur schwer behaupten und begründen. Pflegewissenschaftliche Studien, die den Wert fürsorglichen Pflegehandelns für die Krankheitsverarbeitung von Patienten hervorheben, liefern hier eine gute Basis, um den Wert und die Möglichkeiten eines pflegerischen Beitrags im multiprofessionellen Team eines Brustzentrums zu unterstreichen.

Anregungen für die Pflegepraxis

Aus den Ergebnissen der Studie lassen sich auch einige konkrete Anregungen für die Pflegepraxis ableiten.

- *Personale Konstanz:* Hier wäre zu überdenken, welche organisatorischen und strukturellen Rahmenbedingungen den Bedürfnissen der Patientinnen gerecht werden können. Zu nennen wären hier nicht nur Pflegeorganisationssysteme wie zum Beispiel Bezugspflege oder Primary Nursing, sondern auch berufsgruppenübergreifende Managementaufgaben (z.B. Case Management).

- *Information und Beratung:* Im Mittelpunkt pflegerischer Betreuung steht die »Befähigung zur eigenständigen Bewältigung von Alltagssituationen« (Ewers, 2001) und die Unterstützung der Patienten und ihrer Angehörigen bei der Integration der Erkrankung und der daraus erwachsenden Konsequenzen in die alltägliche Lebensgestaltung. In Bezug auf die Gruppe der an Brustkrebs erkrankten Frauen ergeben sich daraus vor allem Aufgaben der Information und Beratung sowie der psycho-emotionalen Unterstützung.

- *Sektorenübergreifende Angebote:* Das derzeitige Behandlungsregime, das durch immer kürzer werdende stationäre Behandlungszeiten gekennzeichnet ist, macht Unterstützungsangebote erforderlich, die über die Grenzen der Krankenhausbehandlung hinausreichen. Hier sind Pflegende aufgefordert, ihre Expertise in der Beratung und Begleitung der betroffenen Frauen und ihrer Familien einzubringen und kreativ neue Möglichkeiten der sektorenübergreifenden Begleitung zu erproben.

- *Interaktion mit Angehörigen:* Das bisherige Aufgabenverständnis von Pflegenden, das sich fast ausschließlich auf die erkrankte Person richtet, sollte überdacht werden. Die Bedeutung der Familie für die erkrankten Frauen sowie die Bedeutung der Erkrankung für die gesamte Familie sollten bei der Pflege nicht nur mitgedacht, sondern aktiv miteinbezogen werden. Konzepte im Sinne einer familienorientierten Pflege sind hier besonders wünschenswert.

- *Kommunikation:* Die Ergebnisse der Studie, die besagen, dass Patientinnen Pflegekräfte nicht als Gesprächspartnerinnen für sensible Themen wahrnehmen, deuten auch auf die Notwendigkeit einer Schulung der Kommunikationskompetenz von Pflegenden hin. Denn nur wenn Pflegekräfte sich ohne Furcht und Vorbehalte auch auf Gespräche über belastende und heikle Themen einlassen können, werden sie damit den betroffenen Frauen Möglichkeiten der Entlastung und Verarbeitung ermöglichen.

- *Reflexion der eigenen Belastbarkeit:* Der ständige Kontakt mit lebensbedrohlich erkrankten Frauen ist auch für alle Behandelnden nicht immer leicht. Gerade die psychische Belastung von Pflegekräften, die häufig einen auch emotional nahen Kontakt zu den Patientinnen haben, ist in vielen Studien dokumentiert (Gerloff, 1999; Herschbach, 1991; Muthny et al., 1998; Muthny et al., 1993; Ullrich, 1989). Deshalb gehört es auch zu den Aufgaben von Pflegekräften, die Grenzen der eigenen Belastbarkeit wahrzunehmen und Möglichkeiten der Entlastung zu suchen. Institutionell verankerte Angebote z.B. in Form von Supervisionen erscheinen in diesem pflegerischen Aufgabengebiet unverzichtbar.

Literaturverzeichnis

Aach, J. (1999): Brustkrebs: die Not einer Krankheit als Herausforderung an Glaube und Krankenhausseelsorge. Echter Verlag, Würzburg.

Berg, L., Danielson, E. (2007): Patients' and nurses' experiences of the caring relationship in hospital: an aware striving for trust. Scandinavian Journal of Caring Sciences, 21, 500–506.

Boman, L., Andersson, J.-U., Björvell, H. (1997). Needs as expressed by women after breast cancer surgery in the setting of a short hospital stay. Scandinavian Journal of Caring Sciences, 1 (11): 25–32.

BQS – Bundesgeschäftsstelle Qualitätssicherung gGmbH (2007): Qualität sichtbar machen – BQS Qualitätsreport, Düsseldorf.

Collie, K; Wong, P; Tilston, J; Butler, L.D.; Turner-Cobb, J.; Kreshka, M.A.; Parsons, R.; Graddy, K.; Cheasty, J.D.; Koopman, C. (2005): Self-efficacy, coping, and difficulties interacting with health care professionals among women living with breast cancer in rural communities. Psycho-Oncology, 14 (10): 901–912.

Cousson-Gélie, F. (2005): Dimensions of Cancer Locus of Control Scale as Predictor of Psychological Adjustment and Survival in Breast Cancer Patients. Psychological Reports, 97 (3), 699–711.

Eicher, M.R.E. (2005): Pflegeexpertise bei Frauen mit Brustkrebs – Ein systematischer Literaturüberblick zur Wirksamkeit von Interventionen durch spezialisierte Pflege. Pflege, 18: 353–363.

Ewers, M. (2001): Anleitung als Aufgabe der Pflege. Ergebnisse einer Literaturanalyse (Vol PO- 115), Veröffentlichungsreihe des Instituts für Pflegewissenschaft an der Universität Bielefeld (IPW).

Fesenfeld, A. (2006): Brustverlust – Zum Leib-Erleben von Frauen mit einer Brustamputation. Tectum Verlag, Marburg.

Förster, C. (2006): Subjektive Krankheitstheorien und Selbstregulation von Tumorpatienten. Zeitschrift für Medizinische Psychologie, 15 (3), 117–127.

Fridfinnsdottir, E.B. (1997): Icelandic women's identifications of stressors and social support during the diagnostic phase of breast cancer. Journal of Advanced Nursing, 25: 526–531.

Gerloff, A. (1999): Psychische Belastungen bei Pflege bei Pflege von Krebspatienten – Wenn sich   das Leiden überträgt. Die Schwester/Der Pfleger, 38(6), 450–454.

Hallström, I., Elander, G. (2001): Needs during hospitalization: definitions and descriptions made by patients. Nursing Ethics, 8(5), 409–418.

Heim, E.; Augustiny, K.-F.; Blaser, A.; Kühne, D.; Rothenbühler, M.; Schaffner, L.; Valach, L. (1990): Stabilität und Variabilität von Copingstrukturen über die Zeit. In: Muthny, F.A. (Hrsg.): Krankheitsverarbeitung: Hintergrundtheorien, klinische Erfassung und empirischer Ergebnisse. Springer-Verlag, Berlin, Heidelberg, New York, 88–106.

Heim, E., Augustiny, K., Blaser, A., Schaffner, L. (1991): Berner Bewältigungsformen: BEFO; Handbuch. Verlag Hans Huber, Bern, Göttingen, Toronto.

Heim, E., Valach, L. (1996): Berner Bewältigungsformen BEFO – ein Instrument zur Selbst- und Fremdbewertung der Krankheitsverarbeitung. Rehabilitation, 35: 31–41.

Herschbach, P. (1991): Psychische Belastung von Ärzten und Krankenpflegekräften, VCH Weinheim.

Hewitt, M.; Herdman, R.; Holland, J. (2004): Meeting psychosocial needs of women with breast cancer. The National Academies Press, Washington D.C.

Jarrett, N.J.; Payne, S. (2000): Creating and maintaining 'optimism' in cancer care communication. International Journal of Nursing Studies, 37: 81–90.

Kaufmann, M.; Ernst, B. (2000): Was Frauen mit Krebs erfahren, empfinden, wissen und vermissen. Deutsches Ärzteblatt, 97 (47): 3191–3195.

Knobbe, A.; Wegner, U., Fischer, R., Hahlweg, B.C., Stauber, M. (1996): Brust- und Genitalkrebspatientinnen – psychosoziale Untersuchung in der prä- und postoperativen Phase. In: Kentenich, H., Rauchfuß, M., Bitzer, J. (Hrsg.): Mythos Geburt und weitere Beiträge der Jahrestagung Psychosomatische Gynäkologie und Geburtshilfe 1995. Psychosozial-Verlag, Giessen, 181–186.

Knobf, M. (2007): Psychosocial Responses in Breast Cancer Survivors. Seminars in Oncology Nursing, (23 (1): 71–83.

Landmark, B.T., Bohler, A., Loberg, K.,Wahl, A.K. (2008): Women with newly diagnosed breast cancer and their perceptions of needs in a health-care context. Journal of Clinical Nursing, 17(7B), 192–200.

Li, J.; Lambert, V.A. (2007): Coping strategies and predictors of general well-being in women with breast cancer in the People's Republic of China. Nursing & Health Sciences, 9 (3): 199–204.

Mayring, P. (2000): Qualitative Inhaltsanalyse: Grundlagen und Techniken (7. Auflage ed.). Deutscher Studien Verlag, Weinheim.

Muthny, F.A. (1988): Einschätzung der Krankheitsverarbeitung durch Patienten, Ärzte und Personal – Gemeinsamkeiten, Diskrepanzen und ihre mögliche Bedeutung. Zeitschrift für Klinische Psychologie, 17 (4): 319–333.

Muthny, F.A.; Stegie, R. (1993) : Kompetenzerleben und Belastung von onkologischem Personal – »Burnout« und Bedarf an psychosozialer Fortbildung und Supervision. In: Muthny, F.A.; Haag, G. (Eds.): Onkologie im psychosozialen Kontext – Spektrum psychoonkologischer Forschung , zentrale Ergebnisse und klinische Bedeutung, Roland Asanger Verlag, Heidelberg.

Muthny, F.A. ; Küchenmeister, U.; Ziemen, P. (1998): Psychische Belastungen und Arbeitszufriedenheit onkologischer Pflegekräfte. Pflege, 11:281–285.

Palsson, M.-B.E., Norberg, A. (1995): Breast cancer patients' experiences of nursing care with the focus on emotional support: the implementation of a nursing intervention. Journal of Advanced Nursing, 21: 277–285.

Rustøen, T.; Schjolberg, T.K.; Wahl, A.K. (2003): What areas of cancer care do Norwegian nurses experience as problems? Journal of Advanced Nursing, 41 (4): 342–350.

Saares, P., Suominen, T. (2005): Experiences and resources of breast cancer patients in short-stay surgery. European Journal of Cancer Care, 14: 43–52.

Ullrich, A. (1989): Die Last der Helfer in der Onkologie. In: Verres, R.; Hasenbrink, M. (Eds.): Psychosoziale Onkologie, Springer Verlag, Berlin, Heidelberg.

Valach, L.; Kühne, D.; Rothenbühler, M.; Schaffner, L.; Heim, E. (1991): Compliance and task versus social related coping in breast cancer operated women. In: Johnston, M.; Herbert, M.; Marteau, T. (Eds.): European Health Psychology. Bocardo Press, Leicester, 164–165.

Wang, X.; Cosby, L.; Harris, M.; Liu, T. (1999): Major concerns and needs of breast cancer patients. Cancer Nursing, 2 (22): 157–163.

Wilkes, L.M., O'Baugh, J., Luke, S., George, A. (2003): Positive attitude in cancer: patients' perspective. Oncology Nursing Forum, 30 (3): 412–416.

Wilkinson, S. (1991): Factors which influence how nurses communicate with cancer patients. Journal of Advanced Nursing, 16 (6): 677–688.

Williams, A.M., Dawson, S. Kristjanson, L.J. (2008): Exploring the relationship between personal control and the hospital environment. Journal of Clinical Nursing, 17, 1601–1609.

Yurek, D.; Farrar, W.; Andersen, B.L. (2000): Breast cancer surgery: comparing surgical groups and determining individual differences in postoperative sexuality and body change stress. Journal of Consulting and Clinical Psychology, 68 (4): 697–709.

Bernhard Müßgens / Carolin Finkemeyer

Musik in der Betreuung dementiell Erkrankter

Musik als Lebenshilfe und Entlastung Pflegender

Musik ist im Alter in all ihren Formen ein wichtiger Bestandteil des Alltags und ein zentraler Bezugspunkt im und zum Leben älterer Menschen. Vertraute Lieder und Melodien erinnern an weit zurück liegende Erlebnisse. Angehörige finden daher bei Eltern und Großeltern oft eine starke Affinität zur Musik. Ältere Hörer bilden einen großen Teil des Publikums von Sinfoniekonzerten. Radiomusikprogramme und Musiksendungen im Fernsehen gehören zu den unverzichtbaren Unterhaltungen. Sie werden auch von anderen Altersgruppen favorisiert. Für die meisten älteren Menschen stehen sie an erster Stelle. Sie gelten als die »klassischen« Aktivitäten im Alter.[1] Immer mehr musikalisch interessierte Pflegende und Angehörige dementiell Erkrankter berichten von erstaunlichen Erfahrungen im Zusammenhang von Musik und Gedächtnis. Pflegebedürftige, die von der folgenreichen psychiatrischen Krankheit Demenz betroffen sind, erkennen und beherrschen nicht selten alle Strophen der Volkslieder, die sie in früher Kindheit lernten und gerne sangen. Selbst wenn die Namen und Gesichter der Angehörigen versunken und die typischen Krankheitssymptome bereits deutlich hervorgetreten sind, spielen frühere Musizierende Teile ihres alten Repertoires sicher auf dem vertrauten Instrument.

Qualifizierte musikalische und musiktherapeutische Angebote tragen nicht nur bei den Erkrankten zur Verbesserung der Lebensqualität und zur seelischen Stabilisierung bei. Musik kann auch Pflegenden ihre anspruchs- und verantwortungsvolle Aufgabe erleichtern. 92% aller Pflegebedürftigen erhalten Unterstützung durch Angehörige oder Bekannte, ca. 2/3 aller Pflegebedürftigen wer-

---

1 Cornelia Wienken: Die Bedeutung von Musik, Rhythmik und Bewegung im Leben älterer Menschen, Vortrag Mainz November 2003, S. 3, zitiert nach Pätz, A.: Die Bedeutung des Wohnumfeldes für die Freizeitgestaltung älterer Menschen. Göttingen 1995, S. 53. (www.musicacademyforgenerations.org/upload/wienken.doc).

den ausschließlich durch informelle Unterstützungssysteme versorgt (vgl. Schneekloth/Wahl 2006). Die Musiktherapeutin Mary Laqua weist auf die e-norme Belastung der »Rund-um-die-Uhr-Betreuung« eines demenzkranken Familienmitgliedes hin.[2] Aktuelle Forschungsberichte bestätigen: »Hoch belastete pflegende Angehörige erkranken häufig selbst und haben (...) eine sechzig Prozent höhere Sterbewahrscheinlichkeit als geringer belastete.«[3] Ihnen fehlen in der Regel die wichtigen Ruhe- und Entspannungsphasen. Viele fühlen sich allein gelassen, wenn es um Beratung, Diagnose oder Fragen der Therapie geht. Die beständige Sorge um das Wohl des Erkrankten verbindet sich mit einer von Schuldgefühlen begleiteten Empfindung der Hilflosigkeit.

Chancen und Risiken biographischer Orientierung

Musiktherapeuten setzen sich seit Anfang der 1990er Jahre zunehmend mit Demenzerkrankungen auseinander. Die biographische Orientierung ist der Grundgedanke jeder wirkungsvollen musikalischen Betreuung. Das Unterstützungspotential von Musik gilt als sicher, wenn Lebensgeschichte und Person umfassend berücksichtigt werden. Der Blick richtet sich damit auf prägende Erfahrungen aus der Kindheit und Jugend der Pflegebedürftigen. Zeitgeschichtliche Umstände der musikalischen Sozialisation Erkrankter spielen dabei eine zentrale Rolle. Sie bilden den prägenden Rahmen für die frühe Entwicklung von Musikpräferenzen. Neben Jugendmusik- und Singbewegung, Stummfilmmusiken und ersten Rundfunksendungen mit ernster und unterhaltender Musik oder dem in den dreißiger Jahren verbotenen Jazz kann etwa Militärmusik eine Rolle spielen. Die Problematik der unter der nationalsozialistischen Diktatur gelernten Lieder muss bedacht werden. Im Einzelfall ist zu beobachten, ob und wie weit Sympathie, Antipathie, Scham und andere, selbst bei fortgeschrittener Demenz weitreichend wirksame Gefühle und Befindlichkeiten gegenüber nationalsozialistisch missbrauchten Liedern empfunden werden. Oft ist das lebensgeschichtliche Verarbeitungsbedürfnis des alten Menschen noch bei hoher Demenz ausgeprägt und deutlich erkennbar. Grenzen und Kontraindikationen werden leider nur in wenigen musiktherapeutischen Erfahrungsberichten thematisiert.

---

2   Mary Laqua: Musik zur Entlastung pflegender Angehöriger, in: Hamberger, Mechthild (Hrsg.): Mit Musik Demenzkranke begleiten. Informationen und Tipps, Praxisreihe der Deutschen Alzheimer Gesellschaft e.V. Bd. 3, Berlin 2005², S. 39.
3   Bundesministerium für Familie, Senioren, Frauen und Jugend: Aktuelle Forschung und Projekte zum Thema Demenz, Berlin 2006, S. 5.

Der Blick auf die frühe Kindheit und auf Kinderlieder birgt eine weitere Gefahr: Demenzkranke werden leicht mit Kindern verglichen. Ein Vergleich alter Menschen im Allgemeinen und besonders Demenzkranker mit Kindern ist nicht zu rechtfertigen. Wohl gehen motorische Fähigkeiten im Krankheitsverlauf so weit zurück, dass das äußere Erscheinungsbild in alltäglichen Situationen kindlich unbeholfen wirken kann. Die Lebenserfahrung der Betroffenen bleibt dabei ungewürdigt. Musiktherapeuten unterscheiden daher zwischen grundlegender Biographieorientierung musikalischer Arbeit mit Demenzkranken unter Bezug auf deren persönliche Kindheit und Jugend und der Kindheit an sich. Die Würde und das Potential des alten Menschen stehen im Mittelpunkt. Andernfalls ist die Chance, Musik als Lebenshilfe in der Pflege älterer Menschen und für die Begleitung Pflegender zu nutzen, vertan und im schlimmsten Fall in ihr Gegenteil verkehrt. Gerontologen, Psychiater und Psychotherapeuten verwenden zu Recht Begriffe wie »ältere Menschen« oder »Ältere« als wertneutrale Bezeichnungen für Personen ab etwa dem sechzigsten Lebensjahr.[4] Respekt und persönliche Wertschätzung gebühren den Betroffenen bei all ihrer Hilfsbedürftigkeit.

Der Bundesaltenbericht unterscheidet die Bevölkerungszahlen für »die älteren Menschen« und die »Hochaltrigen«. Die Phase des Alters ist eine im Vergleich zu früheren Generationen verlängerte Spanne des aktiven Lebens. Gerontosoziologen bezeichnen die zunehmend gesellschaftlich präsente Bevölkerungsgruppe der 60 bis 70jährigen als die »jungen Alten«. Typisch Aktivitäten der ersten erwerbsfreien Zeit sind Reisen, Sport und Weiterbildung. Die Kehrseite dieser Veränderung ist eine Verdrängung des hohen, durch Multimorbidität und Pflegebedürftigkeit gekennzeichneten Alters. Unter den »alten Alten« steigt die Zahl der dementiell Erkrankten beständig und wird weiter steigen. Die Folge ist eine Verschiebung des gesellschaftlich geprägten Bildes der älteren Menschen. Den »jungen Alten« spricht man Jugendlichkeit zu. Sie werden milder beurteilt. Das Bild des alten Menschen wird auf die »alten Alten« projiziert. Musiktherapeuten warnen folgerichtig vor der Polarisierung in ein »gutes Alter« und ein »schlechtes Alter«.[5]

Jede Tabuisierung des Alterungsprozesses und des Abbaus körperlicher und geistiger Kräfte verstärkt Ängste und Minderwertigkeitsgefühle.[6] Die bundesdeutsche Gesellschaft lässt die Alten mit diesem Problem gegenwärtig nicht nur

---

4 Kathrin Holtermann: Horch, was kommt von drinnen raus – Musiktherapie in der Gerontopsychiatrie, S. 3.
5 Kathrin Holtermann: Horch, was kommt von drinnen raus – Musiktherapie in der Gerontopsychiatrie, S. 5–6.
6 Isabell Frohne: Musiktherapie mit alten Menschen, S. 383.

allein. Sie verstärkt es vielmehr durch ihre Jugendfixierung. Möglichkeiten zur Lösung von Erinnerungs- und Gedächtnisproblemen durch gezielte Anwendung von Musik erscheinen manchen noch immer als »Marotte«.[7] Die Gefahr der Verdrängung des Alters war in den 60er Jahren ausgeprägter als heute. Älteren unterstellte man gerade dann Senilität, wenn sie sich mit ihrer persönlichen Vergangenheit beschäftigten. Mancher vermutete darin sogar eine Ursache der Demenz und hinderte Heimbewohner am musikalischen Rückblick in ihre Vergangenheit. Dementielle Erkrankungen wurden erst ansatzweise verstanden. Seit Anfang der 80er Jahre sind Prozesse des Erinnerns und Rückblickens als Stütze und Stärkung von Identität und Selbstwertgefühl zunehmend im öffentlichen Bewusstsein. Das ist erfreulich, wenn auch spät, bedenkt man, dass die Alzheimer-Demenz bereits zu Beginn des 20. Jahrhunderts benannt und beschrieben wurde.[8]

Musik und Persönlichkeit

Musikalische Aktivitäten bieten Altersverwirrten innerhalb einer im Krankheitsprozess enger werdenden Lebenswelt Aufgaben, die ihrer persönlichen Lebensgeschichte, ihren aktuellen Kräften und ihrem Bedürfnis nach Selbstverwirklichung und persönlichem Ausdruck entsprechen.[9] Resignation, Einsamkeit und Antriebsverlust sind längst keine unumgänglichen Folgen der Demenz mehr. Die Identitätsprobleme alter Menschen sind ernst zu nehmen. Sie sind unlöslich mit der gestiegenen Lebenserwartung verklammert. Es geht nicht nur um eine sinnvolle Ausfüllung der »gewonnenen Jahre«, sondern um die notwendige persönliche Orientierung: eine biographische Aufgabe, die mit der Lebensspanne beständig wächst; die bereits so umfassend und komplex geworden ist, dass Kindheit und Jugend, in denen der alte Mensch aufgewachsen ist, Jüngeren wie eine graue Vorzeit erscheinen und dass sich innerhalb der letzten Lebensphase Alltag und Umwelt selbst bereits wieder stark verändern. Neben der einst vertrauten Umgebung, die sich immer rascher wandelt, sind auch kulturelle und musikalische Traditionen und Gewohnheiten in einem unüberschaubaren Veränderungsprozess. Bedrohlich wird es, wenn die im Verlauf des Lebens für das Selbstbild bedeutsam gewordenen Personen sterben,

7   Dorothea Muthesius, Musiktherapeutische Beiträge zu einem veränderten psychosozialen Versorgungsbedarf alter, erkrankter Menschen, S. 89.
8   Peter Georgiy Coleman: Zur therapeutischen Bedeutung von Erinnern und Lebensrückschau – ein kritischer Überblick, in: Psychotherapie im Alter Nr. 4, Gießen 2004, S. 9.
9   Isabell Frohne: Musiktherapie mit alten Menschen, S. 384.

»mit denen man Sinnkonstruktionen teilen« kann.[10] Lebensveränderungen und Verlust der Vertrautheit lassen die Welt fremd werden. Zudem entfremden die Älteren sich den Jugendlichen und umgekehrt. Die Ursachen dieser Entwicklung können weder von den Altersverwirrten noch von betreuenden und pflegenden Personen überschaut, beeinflusst, geschweige den verändert werden. Ruth Grümme hebt daher die erinnerungsaktivierende Funktion der Musik hervor.[11] Musiktherapie bietet die Förderung der Erinnerungaktivität als Kompensationsmöglichkeit an – nicht mehr und nicht weniger.

Leider betrachten Pflegeheime die qualifizierte musikalische Betreuung oft als zusätzliche finanzielle Belastung und beschränken sich auf weniger qualifizierte, kostengünstigere Angebote. Sie werden auf Mitarbeiter abgewälzt, die darauf in keiner Weise vorbereitet sind. Musik ist und bleibt auf absehbare Zeit die klassische Alltagaktivität im Leben älterer Menschen. Sie trägt zur Steigerung der Lebensqualität bei und sollte jedem Menschen zugänglich sein. Langfristig sind Lösungen notwendig, die die positive Wirkung und das unterstützende Potential von Musik garantieren.

Singen, Hören und Bewegung als Faktoren der Identität

Zahlreiche musiktherapeutische Praxisberichte belegen die Bedeutung von Lied und Singen in der Arbeit mit alten Menschen. Dabei sind historische Entwicklungen des Musikhörens und des aktiven Umgangs mit Musik gleich wichtig. Jugendlichen stehen technische Medien zur Verfügung, die zu Kinder- und Jugendzeiten heutiger älterer Menschen gar nicht denkbar waren. Stimme und Körper waren für viele die einzigen Möglichkeiten, musikalisch aktiv zu werden, vokale und instrumentale Ausbildungen wenigen Privilegierten vorbehalten. Für die persönlichen Musikerfahrungen ist bis heute die Stimme zentral. Sie ist aus musiktherapeutischer Perspektive das »Instrument der Wahl.«[12] Friedhelm Scheu bezeichnet die Stimme als das erste und letzte Instrument. Beim Singen mit Älteren steht nicht das Ergebnis, nicht die schöne, harmonische und befriedigende musikalische Aktion im Vordergrund, sondern der

---

10 Dorothea Muthesius: Musiktherapeutische Beiträge zu einem veränderten psychosozialen Versorgungsbedarf alter, erkrankter Menschen, S. 88–89.

11 Ruth Grümme: Situation und Perspektive der Musiktherapie mit dementiell Erkrankten. Beiträge zur sozialen Gerontologie, Sozialpolitik und Versorgungsforschung Bd. 2, Regensburg 1998, S. 76.

12 Dorothea Muthesius: Musik und Biographie – Lieder und Singen im Lebenslauf, in: Deutsche Gesellschaft für Musiktherapie (Hrsg.): Beiträge zur Musiktherapie 451, Berlin 1999, S. 2.

Prozess des Austausches von »Gefühlen, Erfahrungen und Erwartungen zwischen den Teilnehmern.«[13]

Der Kreis derer, die in den Genuss musikalischer Ausbildung kommen, erweitert sich seit Jahrzehnten stetig. Musikschulen bieten jungen und älteren Menschen die Möglichkeit, ein Instrument zu erkunden und zu erlernen und in altersgleichen und altersgemischten Gruppen zu musizieren und zu singen. Kulturelle Sozialisation, persönliche Musikvorlieben und finanzielle Mittel spielen bis heute die Hauptrollen bei der Entscheidung für oder gegen eine Ausbildung am Instrument. Die meisten älteren Menschen verbringen weitaus mehr Zeit mit dem Musikhören als mit musikalischen Aktivitäten. Musiksoziologen und Musiktherapeuten betonen, dass gerade sie die treuesten Hörer der Radiosender sind und durchschnittlich mehr hören als jüngere.[14] Eine größer werdende Zahl nutzt neben dem Radio auch neue Medien.[15] Kenntnisse über den Umgang mit Musik- und Unterhaltungstechnologien sind daher für musikalische und musiktherapeutische Anwendungen in der Arbeit mit alten Menschen von großem Nutzen.

Die heute Älteren machten ihre prägenden musikalischen Erfahrungen weitgehend ohne technische Musikaufzeichnung und -übertragung.[16] Von politisch aktiven Arbeitern wurde Unterhaltungstechnologie bis weit in die zwanziger Jahre als Luxus betrachtet und verurteilt. Hinzu kam die lange Zeit schlechte Klangqualität. Das Grammophon setzte sich erst etwa gleichzeitig mit dem Radio durch.[17] Der Rundfunk spielte ab 1923, der Tonfilm ab 1929 eine größer werdende Rolle: eine Sensation, Bild und Ton gleichzeitig verfolgen zu können. Die Medien machten rückblickend eine vehemente Karriere. Im Umkehrschluss darf nicht davon ausgegangen werden, dass die persönliche Musikpraxis und im besonderen der Gesang zu Gunsten der zunehmend verfügbaren Medien aufgegeben wurde. Im Gegenteil: die so genannte »Hausmusik«, das häusliche Singen und Instrumentalspiel der Familienmitglieder, blieb lange Zeit eine verbreitete und beliebte Form musikalischer Kommunikation.[18] Zwar waren Hauskonzerte wenigen Familien vorbehalten. In Arbeiterwohnungen, in denen

---

13 Friedhelm Scheu: Das erste und das letzte Instrument. Zur Bedeutung der Stimme im Altenheim, in: Musiktherapeutische Umschau Bd. 11, Frankfurt am Main 1990, S. 145.
14 Dorothea Muthesius: Musikerfahrungen im Lebenslauf alter Menschen, Hannover 1997, S. 31.
15 Dorothea Muthesius, »Schade um all die Stimmen…«, S. 68.
16 Dorothea Muthesius: Die ewige Jugend oder Emotionen altern nicht. Musik(therapie) für Alzheimerkranke, in: Schwabe, Christoph; Stein, Ingeborg (Hrsg.): Ressourcenorientierte Musiktherapie. Materialien zur Tagung »Musiktherapie – Lebensgenuss – Freude – ?« Crossener Schriften zur Musiktherapie Bd. XII 2002, S. 323.
17 Dorothea Muthesius, Musikerfahrungen im Lebenslauf alter Menschen, S. 41.
18 Dorothea Muthesius, »Schade um all die Stimmen…«, S. 167.

sich Eltern, Kinder und Großeltern Küche und Stube teilten, wurde gemeinsam gesungen. Jeder war musikalisch aktiv. Es gab keine bloßen Zuhörer.[19]

Starke Unterschiede bestanden zwischen Stadt und Land. Musikalische Vorlieben entwickelten sich in städtischen Einzugsgebieten vielfach durch Tanzerlebnisse, denn selbstverständlich tanzte man, »wenn denn schon einmal Musik gespielt wurde«.[20] Während der 20er Jahre erregten als exotisch geltende lateinamerikanische Musik- und Tanzformen neben Theater und Film große Aufmerksamkeit. Während der Weltwirtschaftskrise prägte ein wahrer Tanzboom das soziale Leben in Groß- und Kleinstädten. Neben der Musik gilt daher auch Tanz als Bestandteil der Altenarbeit. Tanzveranstaltungen richten sich mit speziellen Angeboten an psychisch gesunde und erkrankte Senioren. Ein Beispiel sind die »Tanznachmittage für Demenzkranke und ihre pflegenden Angehörigen« der Alzheimergesellschaft Berlin e.V. Das Projekt »Haus-Musik« bietet neben der Tanzmöglichkeit und der Live-Musik Kaffee und Kuchen. Der Begriff »Tanzcafé« birgt Erinnerungspotential.[21] Neben Veranstaltungen vor allem für Demenzkranke existieren Angebote für nicht demente ältere Menschen, die nach vergleichbaren Prinzipien gestaltet sind. Wichtig sind Auswahl und Zusammenstellung der Musik. Geeignete Disc-Jockey benötigen besondere musikalische Kenntnisse, ein sicheres Gespür sowie umfangreiche Erfahrungen mit der Musikauswahl.[22] Tanzveranstaltungen dieser Art sind erfolgreich, wenn die Musik vor allem den kranken Menschen vertraut ist. Vergleichbare Erfahrungen machen natürlich Veranstalter mit jüngeren Teilnehmern.

Musikpräferenzen und Funktionen des Musikhörens

Von besonderem Interesse erscheint die Ende 1997 vom Institut für Wirtschafts- und Sozialgeschichte der Universität Wien gestartete »Dokumentation lebensgeschichtlicher Aufzeichnungen«. In einem Schreibaufruf zu musikalischen Erfahrungen im Lebenslauf alter Menschen wurden unterschiedliche persönliche Profile in Bezug auf Umgang und Erfahrung mit Musik untersucht. Verallgemeinernde Thesen zur Musik im Leben älterer Menschen lassen sich

---

19 Dorothea Muthesius, Musikerfahrungen im Lebenslauf alter Menschen, S. 19.
20 Dorothea Muthesius, Musikerfahrungen im Lebenslauf alter Menschen: eine Metaphorik zur Selbstverortung, S. 85.
21 Informationsblatt der Alzheimer Gesellschaft Berlin e.V.: Haus-Musik, Betreuung mit Musik für Menschen mit Demenz und ihre pflegenden Angehörigen, http://www.musiktherapie.de/fileadmin/user_upload/medien/pdf/flyerHausMusik.pdf).
22 Dorothea Muthesius, Musikerfahrungen im Lebenslauf alter Menschen: eine Metaphorik der Selbstverortung, S. 47.

aus ihnen nicht ableiten. Die Beiträge können aber neue Fragestellungen für Forschung und Anwendung eröffnen. Dem Aufruf folgten ca. einhundertsechzig, zumeist vor Beginn des Zweiten Weltkriegs geborene Autorinnen und Autoren. Letztlich umfasst die Spanne in Lebensaltern ausgedrückt Erzählerinnen und Erzähler im Alter von 50 bis 95 Jahren und damit fast zwei Generationen. Dorothea Muthesius bündelte sie in ihrer Publikation »›Schade um all die Stimmen…‹ – Erinnerungen an Musik im Alltagsleben«.[23]

Im Unterschied zum heutigen Umgang älterer Menschen mit Musik findet man in den Berichten keine Trennung zwischen Musikrezeption und Musikproduktion.[24] Die meisten Texte haben ihren Schwerpunkt in der Kindheit und weniger in der Jugend. So wird das Singen in Kinderchor und Gesangsverein beschrieben. Eine Autorin berichtet nicht ohne Stolz: »Heute kann ich noch alle Kirchenlieder, und das mit neunundsiebzig Jahren.«[25] Eine andere Autorin schreibt: »Meine Eltern und ich, wir haben gerne gesungen, und so manche Melodie erinnert mich an besondere Momente meines Lebens.«[26] Eine große Gruppe heute alter Menschen machte ihre ersten musikalischen Erfahrungen durch den Gesang der Mutter. Viele möchten diese Erfahrungen weitergeben. Dabei zeigt sich der hohe Stellenwert des Singens innerhalb der Familie: »Es wurde schummrig, der Tag ging in den Abend über. Meine Mutter stellte Stühle ans Fenster, holte Kissen herbei und setzte sich mit meinem jüngeren Bruder und mir ans Fenster […] Und bis es ganz dunkel war, sang meine Mutter mit ihrer hellen, zarten Stimme mit uns die schönsten Volkslieder.«[27]

Eine 1920 geborene Autorin spricht das Problem der Einsamkeit und die hilfreiche Wirkung der Musik offen an: »Im Alter, der Zeit des Alleinseins, hilft mir die Musik sehr. Balsam für die Seele. Oft besser als eine Tablette«[28]. Auch die Wahrnehmung körperlicher Leiden wird gelinder. Ein Leiden an der Lendenwirbelsäule wird von Ärzten einer Autorin mit Spritzen und Tabletten behandelt. »Mir wurde ein Rollator (Gehwagen) verordnet. Nun marschiere ich nach Schallplatten in meiner Wohnung herum. Ohne Musik und Klavierspiel könnte ich die Schmerzen nicht aushalten.«[29] Im Hören und Selbermusizieren findet sie eine Möglichkeit, ihre Situation erträglicher zu gestalten.

---

23 Ebenda, S. 13.
24 Dorothea Muthesius, »Schade um all die Stimmen…«, S. 356.
25 Ebenda, S. 57.
26 Ebenda, S. 84.
27 Ebenda, S. 145.
28 Ebenda, S. 71.
29 Ebenda, S. 34.

Ein weiterer Aspekt birgt Konfliktpotential gegenüber jüngeren Altersgruppen. Deren Musik wird mit Empörung wahrgenommen. Ein Verfasser beklagt die Stilisierung der »Superbands«, die auf ein Knöpfchen am Keyboard drücken, um eine vermeintliche Leistung zu erbringen. Kritisiert werden die hüpfenden »Megastars, die nicht einmal ihr Instrument richtig halten können und zumeist auch nicht wissen was Noten sind«[30]. Die Abgrenzung gegenüber den Jüngeren zeigt, dass Musik ein persönlicher Erinnerungsschatz ist, den man »nicht so leicht an Umweltveränderungen anpassen kann oder will.«[31]

Feste Musikpräferenzen kennzeichnen besonders Personen mit dementiellen Erkrankungen. Prägende Musikerfahrungen – besonders das Singen – werden ausschließlich in Kindheit und Jugend erinnert. Erzählungen über Musik und ihr Erleben brechen im Erwachsenenalter ab. Die Gründe für Brüche in der Darstellung der persönlichen Musikbiographie sind unterschiedlich. Genannt werden die Heirat eines nicht musikalisch interessierten Partners, Mangel an freier Zeit wegen eines Berufs oder der Erziehung der Kinder und der Krieg, der als Grund eine gewichtige Rolle spielt.

Mit musikalischen Erfahrungen während des Nationalsozialismus gehen alte Menschen ebenfalls sehr unterschiedlich um. Erfahrungen innerhalb der »Hitlerjugend« oder im »Bund Deutscher Mädel« stellen ein ungelöstes Problem dar, das automatisiert oder bewusst übergangen wird. Mancher erzählt Kindern und Enkeln davon, die meisten ziehen sich darauf angesprochen zurück. Der Mangel an Berichten zu Musikerfahrungen in dieser Zeit muss nicht heißen, dass keine Musikerfahrungen gemacht wurden. Im Erwachsenenalter ist Musik tendenziell bestimmten Situationen vorbehalten. Sie wird als Kompensationsmöglichkeit für Schicksalsschläge oder zur Stabilisierung in schwierigen Lebenssituationen genannt. Ihre Funktion als Orientierungshilfe und zur Entwicklung der Persönlichkeit ist mit Ende der Jugendzeit in der Regel (vorläufig) erfüllt. Kindheit und Jugend wurden als dynamische, lebendige Lebensalter erfahren, das Erwachsensein mehr als ein individuelles »in der Gesellschaft zu sich selbst« kommen.[32]

---

30 Ebenda, S. 269.
31 Ebenda, S. 13.
32 Dorothea Muthesius, Musik und Biographie, S. 3.

Gesang in der Pflege dementiell Erkrankter – ein Erfahrungsbericht

»Jeder hat das Recht auf Kultur: In jedem Alter und auch unter den Bedingungen von Krankheit, altersbedingten Einschränkungen und Desorientiertheit. Jeder kann Musik machen.«[33] Für die folgenden Beobachtungen wählte Carolin Finkemeyer ein Pflegeheim, das mit seinen Bewohnern einen wöchentlichen Singkreis veranstaltet. Er wird von einer ehemaligen Lehrerin geleitet, die sich seit 17 Jahren mit Pflege und Versorgung Dementer beschäftigt und sich besonders ihrer musikalischen Betreuung verschrieben hat. Sie begleitet am Akkordeon Volkslieder, die gemeinsam gesungen werden.

»Frau F., sie kommen doch heute bestimmt auch mit, oder? Heute ist wieder Singkreis, da haben sie das Letzte mal so schön mitgesungen«, sagt eine Schülerin im Aufenthaltsraum der Station »12 OG«, als sie die alten Menschen zum Singen abholt. Einige der hier lebenden Frauen sträuben sich zunächst. Sie wissen nicht, dass sie jemals am Singkreis teilgenommen haben. Manche lassen sich überzeugen. Nach und nach füllt sich der Raum. Frauen und Männer kommen mit Gehwagen und Rollstühlen und suchen sich einen Platz in einem vorbereiteten Stuhlkreis. Die Leiterin hat Notenständer und Akkordeon bereit. Es ergeben sich Gespräche und ein paar scherzhafte Bemerkungen.

Der Raum ist neu und groß und durch Glasbau hell gestaltet. Man kann das Treiben außerhalb gut beobachten. Heute regnet es. »Lass dat man regnen, dat muss auch mal regnen. Dat wird gebraucht«, macht sich Frau B. bemerkbar. Frau F. fiebert: »Gleich geht's los.« Mancher schüttelt die Hände der Sitznachbarn. Hier und dort huscht ein Lächeln über Gesichter von Personen, die sich erkennen. Andere schauen starr vor sich hin. Ihr Kopf ist geneigt und man hat das Gefühl, als schliefen sie. Zwanzig Heimbewohner versammeln sich, darunter zwei neue, die der Gruppe vorgestellt werden. Die Leiterin beginnt mit dem Begrüßungslied »Wir sind heut beisammen.« Es ist ein »altes neues Lied«, das sich aus einer bekannten Melodie (»Es klappert die Mühle am rauschenden Bach«) und einem neuen Text zusammensetzt. »Können sie die erste Strophe von ›Es klappert die Mühle‹?« fragt die Leiterin. »Nein, um Gotteswillen«, schallt es ihr entgegen; dann wird das Lied angestimmt und nach den Anfangstönen stimmt ein Großteil der Anwesenden in den Gesang ein. Der Text »sitzt« so sicher, dass er auswendig abrufbar ist. Die Freude darüber zeigt sich auf einzelnen Gesichtern.

---

33 Rosemarie Tüpker: Musik bis ins hohe Alter, in: Tüpker, Rosemarie; Wickel, Hans Hermann (Hrsg.): Musik bis ins hohe Alter. Fortführung, Neubeginn, Therapie, Münster 2001, S. 9.

Nun wird das Lied mit der bekannten Melodie und einem neuen Text gesungen. Dazu verteilen zwei Schülerinnen Texte in großer Schrift. »Wer möchte lesen?« Eine ältere Dame meldet sich zaghaft und wird gleich darauf ermuntert. Mit gebrechlicher Stimme liest sie vor, hält bis zum Ende durch und schafft die gesamte Strophe. Frau S. lobt sie und manche Bewohner nicken anerkennend. »Wir versuchen nun einmal, die erste Strophe zu singen.« Frau S. nimmt ihr Akkordeon und stimmt an. Die meisten sind mit Eifer bei der Sache, während eine Gruppe von vier Personen zuhört. Eine Dame mit stark eingeschränkter Sprache wedelt mit dem Blatt zur Musik, eine andere summt die Melodie mit und einer der wenigen Männer singt ebenfalls ohne Text mit kräftiger Stimme. Er hat besondere Freude an der Textpassage »nach vorne, nach hinten, nach links und nach rechts.« Für diesen Teil hat Frau S. für die Bewohner Bewegungen als Sitztanz ausgedacht. Sie motiviert sie beständig durch Lob und Anerkennung.

Plötzlich wird es in der Gruppe unruhig: ein für Demenzkranke immer präsentes Problem. Eine Bewohnerin möchte fort. Keiner weiß warum. Sie kann es selber nicht erklären. Eine der Pflegeschülerinnen bringt sie auf ihre Station. So kehrt Ruhe in die Gruppe zurück. Die nächste Strophe soll vorgelesen werden. Leider traut sich niemand. »Ich glaube Frau Z. möchte gerne vorlesen. Sie können das so gut«, ermuntert die Leiterin. »Ja, wenn sie meinen«, kommt es zögerlich zurück. Frau Z. liest die zweite Strophe ohne Pause. Sie macht dabei einen überraschend konzentrierten Eindruck. Auffällig sind die bewusste Artikulation sowie Bewegungen bei der sich wiederholenden Passage »nach vorne, nach hinten, nach links, nach rechts«. Auf das Singen der zweiten Strophe folgt eine kurze Pause. Dann werden die Texte eingesammelt. Obwohl Frau S. nicht mehr auf ihrem Akkordeon spielt, hört man ein deutliches Summen von einer Dame, die fortwährend mit ihrem Kopf nickt, in dem die Melodie des eben gesungenen Liedes nachklingt.

Das folgende Lied basiert auf der Melodie von »Alle Vögel sind schon da« und dem neuen Text »Wisst ihr noch wie's früher war?«. Er wird von Frau S. als Gesprächsanlass genutzt. Zunächst nicken einzelne Bewohner, ohne sprachliche Äußerung. Dann wird die Melodie erprobt. Frau S. stimmt das Lied an. Ohne Zögern singt Frau Z. – nicht etwa die Hauptmelodie, sondern eine Oberstimme: eine erstaunliche Leistung. Sie sang in Kindheit und Jugend, vor allem zur Schulzeit im Chor und war dort für die Oberstimme zuständig.

Dann wird das Lied mit dem zuvor gelesenen Text angestimmt und von den meisten auf Anhieb richtig gesungen. Am Ende hört man wieder die vor sich hinsummende Bewohnerin. Frau S. fragt alle: »Möchten Sie die alte Zeit zurück haben?« »Nicht hundertprozentig«, antwortet Frau H. Andere äußern, es sei früher eine so schöne Gemeinschaft und die meisten Menschen genügsamer gewesen. Frau Z. sagt: »Das würde irgendwie gar nicht so recht passen, wenn wir jetzt noch mal die Zeiten haben, wie sie früher waren.« Immer mehr äußern sich zum Thema. Sie überwinden in der Gruppe ihre Hemmungen. Es gibt keine richtigen und falschen Antworten. Man spürt das Bedürfnis, sich mitzuteilen. Frau Z. und Frau F. äußern sich zu allen durch die Liedtexte angesprochenen Themen und machen kleine Späße.

Auf eine Pause folgen Lieder wie »Im Frühtau zu Berge« und »Mein Vater war ein Wandersmann«, diesmal in originalen Texten. Wer mitsingen kann, tut es und ist ganz bei der Sache. Die Leiterin stellt nach der ersten Strophe die Aufgabe, bei der Textstelle »Falleri Fallera ha ha ha« singend zu lachen. Viele zeigen ihre Bemühen, diese schwierige Aufgabe gut zu lösen. Das Lied, so die Leiterin später, wird bei jedem Treffen gesungen und findet bei den Patienten großen Anklang. Jeder kann auswendig mitsingen, es werden keine Textblätter benötigt. Am Ende der zweiten Strophe fällt Frau Z. in die Oberstimme und rundet das Ende musikalisch ab. Die Leiterin motiviert sie, da Frau Z. diesbezüglich immer wieder Zweifel äußert: »Gehen sie nicht aus der hohen Stimme heraus, sie machen das sehr gut«. Nach dem »Arme lockern« und »Hände ausschütteln« soll sich nun jeder vorstellen, spazieren zu gehen oder gefahren zu werden. Die Leiterin regt ein Rollenspiel an, in dem es darum geht, eine fiktive »Herta« von einem Spaziergang zu überzeugen. Dieses Spiel ist an den Singkreisnachmittagen ritualisiert. Herr K. erinnert sich und beginnt wissend zu lachen. Die Bewegung ist nach der längeren Sitzphase von Vorteil.

Als Abschlusslied schlägt die Leiterin »Im grünen Wald dort wo die Drossel singt« vor. Frau F. reagiert sofort: »Oh ja, das ist mein Lieblingslied.« Nach der ersten Strophe bricht die Dame, die zuvor vor sich hin summte, ab. Sie legt ihr Blatt beiseite, singt den Text auswendig und lächelt, den Blick ist in die Ferne gerichtet. Dorothea Muthesius beschreibt solche Begebenheiten. »In Liedern, die den Patienten bekannt sind, ist quasi ein Stück Leben codiert bzw. eingeschmolzen, was durch jahre- oder jahrzehntelanges Pausieren in Vergessenheit geraten konnte, aber bei Gebrauch sofort wieder alte Lebendigkeit erreichen kann.«[34] Frau Z. und Frau L. singen wieder die zweite Stimme und Frau Z. ruft am Ende begeistert: »Das war ein wunderschönes Lied.« Auch Frau B. äußert: »Früher wo ich ein Klavier hatte, konnte man da alle Lieder drauf spielen, aber heute habe ich ja leider keins mehr.«

---

34 Dorothea Muthesius: Denkt man doch im Silberhaar gern' vergang'ner Zeiten«. Gruppensingtherapie in der Gerontopsychiatrie, in: Musiktherapeutische Umschau Bd. 11, Frankfurt am Main 1990, S. 132.

Zu schnell ist den Bewohnern die Zeit vergangen. Die Leiterin verabschiedet sich von ihrer Gruppe. Einige haben vom Singen rote Wangen und entrüsten sich, dass nun schon alles zu Ende sei. Schließlich werden alle von den Schülerinnen auf ihre Stationen gebracht. Frau Z., die während des Singens freudige Stimmung, Begeisterung und eine gefestigte Persönlichkeit zeigte, befällt nach einer Viertelstunde ein Unruhezustand. Sie weiß nicht mehr, wo sie sich befindet und hingehört. Dass sie zuvor am Singen teilgenommen hatte erscheint ihr fremd. Als sie der Leiterin begegnet, erwacht die Erinnerung. Dabei stellt sie fest, dass etwas mit ihr nicht in Ordnung ist, was zu weiterer Verzweiflung führt. Britta Warme spricht vom »Verlust um das Wissen des eigenen Selbst, der eigenen Fähigkeiten und Fertigkeiten«: ein erbarmungsloser Aspekt der Krankheit.[35] Fatal, dass die Demenz Fähigkeiten schwächt, die der Patient zur Verarbeitung seiner Defizite und Leistungsversagung am dringendsten benötigt. Stimmungen während des Singens und danach unterscheiden sich oft extrem. Kein Bewohner erinnert sich am nächsten Tag an das gemeinsame Erlebnis. Trotzdem ist der Erfolg der anderthalb Stunden, in denen sie aufblühen, deutlich. Wiederholt sich der aktivere Zustand, so hilft dies den Betroffenen. Sie haben Erfolgserlebnisse. Erinnerungen werden aktiviert und sie befinden und erleben sich in einer Gemeinschaft, in der sie miteinander Lebenszeit gestalten.

Wirkung musikalischer Aktivität im Lebensrückblick

Die Betreuung der Demenzpatienten an diesem Nachmittag spricht für die persönliche Bindung zwischen Mensch und Musik. Die Liedwahl bezog sich auf Bekanntes aus Kindheit und Jugend und nutzte die Verbindung von Biographie und Musik, wenn auch auf allgemeinerer Ebene als zuvor erläutert. Die Gruppengröße rechtfertigt das Vorgehen. Bei 20 Personen, von denen pro Woche ein bis zwei fehlen, ist individuelle Biographiearbeit kaum zu leisten. So bleibt das Risiko, mit einem scheinbar positiven Lied bei einzelnen Personen negative Erinnerungen zu aktivieren. Dies kann der Teilnehmerin geschehen sein, die den Raum verlassen wollte und an diesem Nachmittag nicht mehr am Singkreis teilnahm. Silvia Hansen spricht in ihren Erfahrungsberichten auch unverarbeitete Situationen und Verlusterfahrungen an, die Ältere als unerledigte Erlebnisse mit sich tragen. Kriegserinnerungen kommen ins Spiel. Sie zu verkraften ist nach Hansen nicht möglich. In der Regel bleibt es bei der allgemeinen Aussage:

---

35 Britta Warme: Musiktherapie als Gruppenpsychotherapie mit an Demenz erkrankten Menschen, S. 22.

»Schwere Zeiten waren das!«[36] Demenzpatienten bleibt aufgrund nachlassender Erinnerungs- und Reflexionsfähigkeit ein kritischer Umgang mit nationalsozialistischen Liedern meist verwehrt. Stattdessen kann z.B. ein Gefühl von Faszination in Erinnerung gerufen werden.[37]

Musikalische Repräsentationen und Strukturen aus Kinder- und Jugendzeit sind bei vielen weithin erhalten. Bruhn weist darauf hin, »dass im Alter insbesondere die musikalischen Aktivitäten verfolgt werden, die in Kontinuität mit dem früheren Leben stehen.«[38] Auffällig ist, dass die dementen Teilnehmer während des Singens orientierter und gesunder erscheinen als im Alltag. Linden schließt daraus, »daß die musikalischen Persönlichkeitsanteile und tiefe musikalische Erfahrungen von den cerebralen Abbauprozessen nicht oder kaum tangiert werden.«[39] Weitere Beobachtungen, die Prickett und Moore (1991)[40] schildern, finden sich an diesem Nachmittag wider: Demente, die im Umgang mit neuen Texten keine oder geringe Probleme hatten, konnten sich besser an die alten und bekannten Texte erinnern. Überdies sind einige Patienten in der Lage, neues Material zu lernen, wenn es in Liedform präsentiert und unmittelbar angewendet wird. Die Bewohnerin, die regelmäßig Laute hervorbrachte, äußerte auf ihre Art und Weise eigene Gefühle. Clair betont, dass die vokale Lauthervorbringung als physische Stimulanz »eine tiefere Atmung fördert, die Sauerstoffversorgung des Blutes anreichert und bewirkt, dass die Muskelspannung nachlässt.«[41]

Das Singen in der musikalischen Arbeit mit Demenzpatienten setzt beim Patienten keine Ausbildung voraus. Es ist eine bereits aus Kindertagen bekannte und zugängliche Form des Musizierens. Neben der Freude und dem Erinnerungsvermögen fördert es gesundheitliche Aspekte. Entscheidend wichtig für den einzelnen ist das Erfolgserlebnis. Die Leiterin des Singkreises versäumt es nie, die Teilnehmenden für ihr Engagement beim Singen zu loben und sie weiterhin anzuspornen. Ihre eigene Freude am Singen wird deutlich, so dass die Teilnehmer sich aufgehoben und wohl fühlen. Die von ihr ausgewählten und vorbereiteten Lieder geben der gemeinsamen Aktivität eine Struktur. An ihr können die Bewohner sich orientieren. Selbständig ein Lied zu wünschen oder

---

36 Silvia Hansen: Erinnerungen – Ein Weg zur Gegenwart. Musiktherapie mit alten, chronisch kranken Menschen, in: Musiktherapeutische Umschau Bd. 18, Göttingen 1997, S. 100.
37 Dorothea Muthesius: Musik und Biographie, S. 7.
38 Herbert Bruhn: Musiktherapie, S. 116.
39 Ulrike Linden: »... den Jahren Leben geben«, Ein Praxisbericht zur Gruppenmusiktherapie in der Geriatrie, in: Musiktherapeutische Umschau Bd. 18, Göttingen 1997, S. 148.
40 Melissa Brotons: Literaturüberblick zum Thema Musiktherapie bei Menschen mit dementiellen Erkrankungen, in: Aldridge, David (Hrsg.): Music Therapy World, Norderstedt 2003, S. 47.
41 Alicia Clair: Singen in der Lebensqualität alter Menschen, S. 61.

vorzuschlagen ist für Demenzkranke ein »ähnliches Paradox wie beispielsweise auf Befehl zu entspannen.«[42] Daher vermittelt die von der Leiterin ausgehende Ruhe und Gelassenheit allen Beteiligten emotionale Sicherheit. Kleine Aufgaben und Anregungen beziehen sich auf die gesangliche Umsetzung der Lieder. Frau S. fordert die Singenden, ohne sie zu überfordern. Aufgaben helfen über das Gefühl der eigenen Nutzlosigkeit hinweg und fördern das Selbstwertgefühl der Person, erkennbar am engagierten Gesichtsaudruck, an Gestik und Mimik, die darauf schließen lassen, dass man die Aufgabe gut erfüllen will. Freilich sind Gestik und Mimik in fortgeschrittenen Stadien der Demenz nicht mehr eindeutig. Sie müssen vorsichtig analysiert werden, um Fehldeutungen zu vermeiden.

Entgegen verbreiteter Auffassung ist der Singkreis nicht bloß Unterhaltung. Das Erfolgserlebnis, das die dementen Personen an diesem Nachmittag für sich verbuchen, trägt nach Alicia Clair zur Stärkung des Selbst bei. Sie empfiehlt, das Singen in den Alltag zu integrieren und dabei Situationen einzuplanen, in denen regelmäßig Unruhe oder emotional auffällige Anspannungen auftreten.[43] Die Demenzpatienten sind stolz, ein Lied singen und Melodie und Gesamtstruktur von Text und Lied problemlos nachvollziehen zu können. Susanne Hausmann beschreibt dies treffend: »Sie [die Patienten] wissen nicht, ob morgens, mittags oder abends ist, ob Sommer, ob Winter, ob wir schon gegessen haben oder nicht, aber in dem Moment, in dem wir singen, fühlen sie sich geborgen, fühlen sie sich zu Hause. Es ist ihr vertrautes Leben, das wir wieder beleben.«[44] Wird ein Stück vertrauten Lebens wieder belebt und durch Musik vor Augen gehalten, so kann der an Demenz leidende sich daran für einen Moment festhalten. Er bekommt ein Gefühl der Sicherheit innerhalb eines schwebenden Zustands, der durch kein Zeitgefühl strukturiert ist.

Altbekannte Musikstücke und Rhythmen mobilisieren neben dem Gemeinschaftsgefühl auch das Langzeitgedächtnis. Geschieht dies regelmäßig, so wird die seelische Gesundheit geschützt. Selbst wenn die dementiell Erkrankten noch am gleichen Tag heftig abstreiten, am Singkreis teilgenommen zu haben, zählt ein Augenblick, in dem sie das eigene Selbst verspüren und Musik durch ihre sanfte Kraft den »Schwebezustand« durchbricht, in dem der altersverwirrte Mensch lebt. Matthias Grün überschreibt seine Praxiserfahrungen mit der spontanen Äußerung einer Patientin nach ihrer Musiktherapiesitzung: »Was da alles möglich ist... erstaunlich!«[45]

---

42 Dorothea Muthesius: Musik und Biographie, S. 22.
43 Clair, Singen in der Lebensqualität alter Menschen, S. 67ff.
44 Ekkehart Eichler: Tanzen contra Demenz, (http://www.rbb-online.de/_/fernsehen/magazine/ beitrag_jsp/key=rbb_beitrag_2419636.html).
45 Matthias Grün: »...was da alles möglich ist.« Schöpferische Musiktherapie in der Gerontopsychiatrie, in: Musiktherapeutische Umschau Bd. 18, Göttingen 1997, S. 138.

Drei exemplarische Musikangebote für Demenzkranke – ein Ausblick

Erfahrungsberichte über die musiktherapeutische Arbeit mit diesem Personenkreis liegen seit den 1950er Jahren vereinzelt vor. Die allgemeine Angebotssituation verbessert sich seit den 1990er Jahren durch die intensivere Beschäftigung mit dem Krankheitsbild. Die musikalische Betreuung Demenzkranker bedarf besonderer Kenntnisse und professioneller Weiterentwicklung. Sehr gute Angebote für die an Demenz erkrankten nutzen die Verbindung von Musik und Bewegung, etwa durch die musikalische Begleitung der Tagesabläufe oder in besonderen Programmen mit Tanz und Bewegung. Cornelia Wienken ist dennoch sicher, dass »die Angebote von Musik, Rhythmik und Bewegung im Leben älterer Menschen [...] ausbaufähig« sind.[46]

Besonders häufig nachgefragt werden Tanznachmittage für Demenzkranke und ihre Angehörigen (s.o.). Susanne Hausmann geht einmal im Monat mit Schlagern, Operettenmelodien und Gassenhauern auf »Erinnerungsfindung«. Ihre Musikwahl animiert besonders zum Singen und Tanzen. »... Musik spricht direkt über das Gefühl an und nicht über den Intellekt. Und was wir hier machen, ist in keiner Weise defizitorientiert, sondern wir holen die Leute da ab, wo sie noch Fähigkeiten haben, sie erinnern sich an eine Unmenge an Liedern, Melodien, Texte.«[47] Rhythmische Bewegung ist ein wichtiger Beitrag zur Arbeit mit Demenzkranken. »Durch eine komplexe Aktivität wie Tanzen werden im Gehirn ausgedehnte Strukturen neu belebt, die vorher gewissermaßen ›eingeschlafen‹ waren. Werden solche Aktivitätsschübe in regelmäßigen Abständen ausgelöst, steigt die Chance, dass Nervenzellen sich neu zu verschalten beginnen, das Gehirn also wieder leistungsfähiger wird.«[48] Zwei ausgewählte Beispiele – ein künstlerisches und ein Musikversorgungsprojekt – verdeutlichen abschließend das kreative Potential und die Wirkungsweise der Musik. Öffentlichkeitsarbeit ist ein wichtiger Aspekt der Demenzbehandlung. Er trägt zur Aufklärung innerhalb der Gesellschaft bei. Künstlerische Projekte im Rahmen von Theater- und Tanzaufführungen übernehmen dabei eine den Demenzkranken stärkende Funktion. Sie sorgen für Abwechslung im Alltag und tragen durch den »Tabubruch« auf lange Sicht zu einem besseren Verständnis im Umgang mit dementiell Erkrankten bei.

---

46 Cornelia Wienken, Die Bedeutung von Musik, Rhythmik und Bewegung im Leben älterer Menschen, Vortrag 2003, S. 4–5.
47 Eichler, Tanzen contra Demenz. Online-Publikation.
48 Ebenda.

Wienken erinnert in diesem Zusammenhang an die Lebenssituation älterer Menschen. 93 Prozent im Alter von 65 Jahren und älter wohnen in Privathaushalten. Das sind ca. 12 Millionen Personen. Lediglich sieben Prozent dieser Altersgruppe sind in Pflege- und Altenheimen untergebracht.[49] Der eigene Haushalt gilt als Inbegriff und Ausdruck von Kompetenz und Selbstbestimmung. Mit dem Älterwerden nimmt die Bedeutung der eigenen Wohnung und des Umfeldes zu. Man hält sich die meiste Zeit in der eigenen Wohnung oder im Haus auf. Der Bewegungsradius nimmt ab. Die Studie »Möglichkeiten und Grenzen selbständiger Lebensführung in Privathaushalten«[50] beleuchtet die häusliche Pflege und stellt als zentrales Ergebnis den Wunsch der weitaus meisten dar, auch im Alter selbständig zu leben. Musik spielt dabei eine wichtige Rolle. Sie zählt – wie oben ausgeführt – zu den Hauptaktivitäten und darf Pflegenden und Gepflegten nicht vorenthalten bleiben. »Hausmusik-Projekte«, die die Musik – wie häufig das Essen – auf Rädern nach Hause bringen, können zu einer qualifizierten musikalischen Versorgung älterer Menschen in Privathaushalten beitragen. Die »ambulante Musiktherapie« macht es sich zur Aufgabe, durch Musik mit dementiell Erkrankten in Kontakt zu kommen. Ein Projekt, das diese Grundsätze vertritt, ist das Unternehmen »Musik auf Rädern.«

Der Gedanke zur Gründung kam drei jungen Diplom-Musiktherapeutinnen im Anschluss an ihr Studium an der Westfälischen Wilhelms-Universität Münster.[51] Vorgesehen war ein Dienstleistungsunternehmen für den Raum Münster. Inzwischen existieren vergleichbare Angebote in mehreren deutschen Städten. Das Projekt beruht auf der Erfahrung, dass Demenz lebenswichtige Kontakte verhindert, die durch Singen und Musizieren zustande kommen oder neu belebt werden können. Barbara Keller betont darüber hinaus die seelische Unterstützung für den Kranken.[52] Das auf die Begleitung von demenzkranken Personen ausgelegte Angebot schließt eine Lücke in der Versorgungssituati-

---

49 Cornelia Wienken: Die Bedeutung von Musik, Rhythmik und Bewegung im Leben älterer Menschen, Vortrag 2003, S. 2.

50 Vgl. Bundesministerium für Familie, Senioren, Frauen und Jugend: Möglichkeiten und Grenzen selbständiger Lebensführung und in privaten Haushalten (MuG III). Repräsentativbefunde und Vertiefungsstudien zu häuslichen Pflegearrangements, Demenz und professionellen Versorgungsangeboten, Online-Publikation, (http://www.bmfsfj.de/Publikationen/mug/Abschnitt-3/7-M-glichkeiten-und-grenzen-selbst-ndiger-lebensf-hrung-in-privathaushalten-im-lichte-der-ergebnisse-von-mug-iii/7-2-grundlegende-m-glichkeiten-und-grenzen-der-h-uslichen-pflege.html).

51 Existenzgründung »Musik auf Rädern« – Ambulante Musiktherapie, (http://www.uni-muenster.de/AFO/musik.html).

52 Informationsblatt Musiktherapie in der häuslichen Versorgung älterer Menschen, in: Barbara Keller: »Musik auf Rädern« Ambulante Musiktherapie in der häuslichen Alten- und Krankenpflege, Diplomarbeit Universität Münster 2003, Anhang.

on.[53] Die meist ausschließlich auf das körperliche Wohl ausgelegte häusliche Pflege wird durch Musik um die »seelische Versorgung« erweitert. Die musikalische Versorgung entlastet zugleich die Pflegenden.

Das Unternehmen richtet sich auch an Gruppen von Patienten in Heimen, die kleiner sind als der Singkreis im oben behandelten Praxisbeispiel. Musiktherapeuten setzen die Musik gezielter ein und stimmen das Angebot stärker auf die Bedürfnisse des jeweiligen Patienten ab. Mögliche Funktionen und Wirkungen der Musik können vom geschulten Therapeuten effektiver genutzt werden. Musik vermag in tiefere Schichten vorzudringen als Worte. Die Kosten für die Musiktherapie werden in der Regel nicht von den Krankenkassen getragen. Doch erkennen in der stationären Pflege und Betreuung immer mehr Verantwortliche, »dass Musiktherapie besonders für Demenzkranke eine überaus wichtige Zugangsform sein kann, die mit etwas Phantasie auch zu finanzieren ist.«[54]

Ein künstlerisches Projekt mit dem Titel »Kennen wir uns nicht aus Biarritz?« der Berliner Staatsoper Unter den Linden bezieht Demenzkranke in Proben und Aufführungen ein und arbeitet ebenfalls gezielt mit Musik aus der Lebensgeschichte der Beteiligten.[55] Das Musiktheaterprojekt unter der Leitung der Regisseurin Adriane Altaras entstand 2004. Sie hatte im Vorfeld ein Musikprojekt mit hyperaktiven Kindern geplant. Parallel dazu entstand der Wunsch, mit dementiell erkrankten älteren Menschen zu arbeiten, die eine in ihrer Unruhe vergleichbare Störung aufweisen wie die Kinder. Sie kombinierte schließlich die Musikprojekte mit den ADHS-Kindern (Aufmerksamkeitsdefizit-/Hyperaktivitätsstörung) und den Alzheimer-Patienten. Beide Gruppen weisen Konzentrationsstörungen auf, gelten als gesellschaftliche Außenseiter und leiden an ihrer höchst zerbrechlichen Identität. Zusätzlich wurden Jugendliche als »Mittlergruppe« eingesetzt. Sie übernahmen soziale Verantwortung in beide Altersrichtungen. Die Regisseurin will vor allem Hoffnung geben, wo sie nicht mehr möglich scheint. »Die Alzheimer-Krankheit ist wie ein langsames Zurückziehen aus der Welt, während die hyperaktiven Kinder sehr penetrant in der Welt sind und sich dauernd bemerkbar machen.«[56] Umso erstaunlicher ist es für Altaras, dass gerade das Medium der Musik beiden Gruppen elementare Veränderungen ermöglicht.

---

53 Barbara Keller: »Musik auf Rädern«, S. 47.
54 Alzheimer Info 02/2005: »Musik auf Rädern« bringt Musik ins Haus, (http://www.deutsche-alzheimer.de/index.php?id=209).
55 Für die hier verwendeten Informationen vgl. Informationsmaterial der Staatsoper Unter den Linden: HYP'OP II: Kennen wir uns nicht aus Biarritz? 2003/2004.
56 Kennen wir uns nicht? Alzheimer-Kranke und hyperaktive Kinder in der Staatsoper, Online-Bericht, (www.3Sat.de/).

Selbstverständlich wurde im Vorfeld heftig diskutiert, ob und wie das Projekt der Öffentlichkeit zugänglich gemacht werden soll. Dabei kamen berechtigte Zweifel auf. Keinesfalls wollte man die Gruppen gewissermaßen vorführen. Schließlich sollten nur jene auf der Bühne stehen, die sich bei vollem Bewusstsein dafür entschieden. Die hyperaktiven Kinder ließen ihre Freude daran deutlich erkennen. Sie durften sie selbst sein und konnten sich austoben. Wie aber geht man diesbezüglich mit Demenzkranken um? Sie wissen am nächsten Tag nicht mehr, wo sie am Vortag waren, geschweige denn, was sie dort gemacht oder erlebt haben. Sie haben Freude an Musik-, Theater- und Tanzprojekten und zeigen sie. Jeden Tag aufs Neue in eine für den dementen Patienten ungewohnte Umgebung zu kommen, birgt dennoch die Gefahr negativer Auswirkung. Bei der Realisierung wurden neben moralischen Bedenken logistische Probleme bedacht und gelöst. Die Alzheimer-Patienten erhielten je einen Betreuer zur Seite. Die Proben für das Musiktheaterprojekt dauerten insgesamt fünf Monate und stellten für alle Beteiligten einen Balanceakt zischen Theater und Wirklichkeit dar.

Für die an Demenz Erkrankten verwendete man von ihnen erinnerte Schlager- und Operettenmelodien. Deutlich zeigte sich trotz anfänglicher Bedenken, dass die ausgewählte Musik aus Kindheit und Jugend der Beteiligten und die von ihr untrennbaren Gefühle und Empfindungen länger und genauer erinnert wurden als Absprachen, Handlungen oder Gespräche. Intendant Peter Mussbach berichtet, dass sich beim Hören dieser Musik ein Tor zum Inneren öffnete, zu einer »Erlebnissituation dieser Menschen, die man eigentlich gar nicht mehr für möglich gehalten hätte«.[57] Musik stärkt und stabilisiert Demenzpatienten und schenkt ihnen Momente eigener Identität. Vergleichbare Beobachtungen wurden auch bei den ADHS-Kindern gemacht. Die Dramaturgin Ilka Seifert: »Eigentlich heißt das Erinnern der Musik: da ist Identität«. Sie folgert: »Im Prinzip ist Musik in der Lage, Identität zu beweisen.«[58] Die 90-jährige Elisabeth Jung weiß nicht mehr, wer sie ist. Wenn sie ihre Musik hört und dazu tanzt, ist sie sie selbst und eine andere. Sie verliebt sich in den 80-jährigen Herrn Jung (und weiß am nächsten Tag nicht mehr, wer er ist). Die dementiell erkrankten Sänger, Tänzer und Schauspieler erweisen sich als hoch talentierte Improvisationskünstler, die aus unvorhersehbaren Momenten unvergessliche Einsichten und Erfahrungen vermitteln. Lebenserfahrung, Klugheit und Situationskomik verdichten sich – jenseits jeder Peinlichkeit – zum unwiederholbaren, beglückenden Augenblick.

---

57 Kennen wir uns nicht? Alzheimer-Kranke und hyperaktive Kinder in der Staatsoper, Online-Bericht.
58 Ebenda.

Literaturverzeichnis

Aldridge, David; Aldridge, Gudrun (1999): Musiktherapie und die Alzheimer Krankheit, in: Deutsche Gesellschaft für Musiktherapie (Hrsg.): Beiträge zur Musiktherapie Nr. 405, Berlin.

Aldridge, Gudrun (2003): Improvisation als Assessment zur Ermittlung von Potentialen im Frühstadium der Alzheimer Krankheit durch musikalische Analyse, in: Aldridge, David (Hrsg.): Music Therapy World. Musiktherapie in der Behandlung von Demenz, Norderstedt.

Altenmüller, Eckart; Kopiez, Reinhard (2005): Schauer und Tränen: zur Neurobiologie der durch Musik ausgelösten Emotionen, in: Bullerjahn, Claudia; Gembris, Heiner; Lehmann, Andreas C. (Hrsg.): Mono 12. Musik: gehört, gesehen und erlebt, Festschrift Klaus-Ernst Behne zum 65. Geburtstag, Hannover.

Bensel, Kurt; Rehberg, Karl (1942): Lied im Volk. Musikbuch für höhere Jungenschulen, Der erste Band, Deutsches Volkslied, Leipzig.

Bright, Ruth (1984): Musiktherapie in der Altenhilfe, Stuttgart.

Brotons, Melissa (2003): Literaturüberblick zum Thema Musiktherapie bei Menschen mit dementiellen Erkrankungen, in: Aldridge, David (Hrsg.): Music Therapy World. Musiktherapie in der Behandlung von Demenz, Norderstedt.

Bruhn, Herbert (2000): Musiktherapie. Geschichte – Theorien – Methoden, Göttingen.

Clair, Alicia (2003): Singen in der Lebensqualität alter Menschen, in: Aldridge, David (Hrsg.): Music Therapy World. Musiktherapie in der Behandlung von Demenz, Norderstedt.

Coleman, Peter Georgiy (2004): Zur therapeutischen Bedeutung von Erinnern und Lebensrückschau – ein kritischer Überblick, in: Psychotherapie im Alter Nr. 4, Gießen.

Deutsches Fremdwörterbuch: Deutsch – Fremdwörter, Sonderausgabe ohne weitere Angaben.

Dill-Schmölders, Claudia; Grün, Matthias: Lebensqualität und Musiktherapie – Eine Studie aus der Neurologie, in: Neander, Klaus-Dieter (1999): Musik und Pflege, München.

Dürckheim, Karlfried Graf (1979): Alt werden – Zeit der Verwandlung. Einige Gedanken zur Therapie des alten Menschen, in: Petzold, Hilarion; Bubolz, Elisabeth (Hrsg.): Psychotherapie mit alten Menschen, Paderborn.

Frohne, Isabell (1979): Musiktherapie mit alten Menschen, in: Petzold, Hilarion; Bubolz, Elisabeth (Hrsg.): Psychotherapie mit alten Menschen, Paderborn.

Gembris, Heiner (2008): Musik im Alter. Soziokulturelle Rahmenbedingungen und individuelle Möglichkeiten, Frankfurt am Main.

Gembris, Heiner (2008): Musik in Altenheimen. Eine Bedarfsanalyse, in: Gembris, Heiner: Musik im Alter. Soziokulturelle Rahmenbedingungen und individuelle Möglichkeiten, Frankfurt am Main.

Göttsching, Robert; Heinrichs, Hans (1941): Deutsche Musik in der höheren Schule. Musikbuch II, Ausgabe A für Jungen, Hannover.

Grosse, Thomas (2008): Interaktives Musizieren in Krankenhäusern und Pflegeeinrichtungen, in: Gembris, Heiner: Musik im Alter. Soziokulturelle Rahmenbedingungen und individuelle Möglichkeiten, Frankfurt am Main.

Grümme, Ruth (1998): Situation und Perspektive der Musiktherapie mit dementiell Erkrankten. Beiträge zur sozialen Gerontologie, Sozialpolitik und Versorgungsforschung Bd. 2, Regensburg.

Grün, Matthias (1997): »...was da alles möglich ist.« Schöpferische Musiktherapie in der Gerontopsychiatrie, in: Musiktherapeutische Umschau Bd. 18, Göttingen.

Gutzmann, Hans; Zank, Susanne (2005): Demenzielle Erkrankungen. Medizinische und psychosoziale Interventionen, Stuttgart.

Hagemann, Ruth (1992): Singtherapie in der Gerontopsychiatrie, Diplomarbeit, Universität Münster.

Hamberger, Mechthild (2005): Mit Musik Demenzkranke begleiten. Informationen und Tipps, Praxisreihe der Deutschen Alzheimer Gesellschaft e.V. Bd. 3, Berlin.

Hansen, Silvia (1997): Erinnerungen – ein Weg zur Gegenwart. Musiktherapie mit alten, chronisch kranken Menschen, in: Musiktherapeutische Umschau Bd. 18, Göttingen.

Holtermann, Kathrin (1995): Horch, was kommt von drinnen raus – Musiktherapie in der Gerontopsychiatrie, Diplomarbeit, Universität Münster.

Holtermann, Kathrin (1997): Musiktherapie aus der Sichtweise der Gerontopsychiatrie. Eine Darstellung anhand ausgewählter Literatur, in: Musiktherapeutische Umschau Bd. 18, Göttingen.

Informationsmaterial der Staatsoper Unter den Linden (2003/04): HYP'OP II: Kennen wir uns nicht aus Biarritz?

Informationen zur politischen Bildung (2003): Weimarer Republik Bd. 261, München.

Jansen, M.; Lorenzen, A. (Hrsg.): Musikbuch für Mittelschulen. Erster Teil, Klasse 1–3, Halle a. d. Saale /Breslau o. J.

Keller, Barbara (2003): »Musik auf Rädern« Ambulante Musiktherapie in der häuslichen Alten- und Krankenpflege, Diplomarbeit, Universität Münster.

Keller, Claudia (1999): Musik auf der Intensivstation, in: Neander, Klaus-Dieter (Hrsg.): Musik und Pflege, München.

Kiewitt, Karsten (2006): Musikbiografie und Alzheimer-Demenz. Zur Wirkung der Rezeption biografisch relevanter Musik auf das emotionale Erleben von Alzheimer-Betroffenen, Studien zur Gerontologie Bd. 11, Hamburg.

Kümmel, Werner Friedrich (1977): Musik und Medizin. Ihre Wechselbeziehungen in Theorie und Praxis von 800 bis 1800. Freiburger Beiträge zur Wissenschafts- und Universitätsgeschichte Bd. 2, Freiburg.

Landsiedel-Anders, Susanne (2003): Musiktherapie bei Demenzerkrankungen. Eine klinisch-experimentelle Studie im Rahmen einer Gedächtnissprechstunde, Diplomarbeit, Universität Frankfurt/Main.

Laqua, Mary: Musik zur Entlastung pflegender Angehöriger, in: Hamberger, Mechthild (Hrsg.): Mit Musik Demenzkranke begleiten. Informationen und Tipps, Praxisreihe der Deutschen Alzheimer Gesellschaft e.V. Bd. 3, Berlin 20052.

Linden, Ulrike (1997): »...den Jahren Leben geben.« Ein Praxisbericht zur Gruppenmusiktherapie in der Geriatrie, in: Musiktherapeutische Umschau Bd. 18, Göttingen.

Linden, Ulrike (1999): Gruppenmusiktherapie in der Geriatrie, in: Deutsche Gesellschaft für Musiktherapie (Hrsg.): Beiträge zur Musiktherapie Nr. 406, Berlin.

Maurer, Konrad (1997): Klinische Aspekte der Demenz, in: Musiktherapeutische Umschau Bd. 18, Göttingen.

Muthesius, Dorothea (1990): »Denkt man doch im Silberhaar gern' vergang'ner Zeiten« Gruppensingtherapie in der Gerontopsychiatrie, in: Musiktherapeutische Umschau Bd. 11, Frankfurt am Main.

Muthesius, Dorothea (1991): Gerontopsychiatrische Patienten mit Walkman? Über die musikalische Sozialisation als Kriterium für die Auswahl therapeutischen Materials, in: Musiktherapeutische Umschau Bd. 12, Frankfurt am Main.

Muthesius, Dorothea (1997): Musikerfahrungen im Lebenslauf alter Menschen, Hannover.

Muthesius, Dorothea (1997): Musiktherapeutische Beiträge zu einem veränderten psychosozialen Versorgungsbedarf alter, erkrankter Menschen. Aktueller Stand und Entwicklungsperspektiven, in: Musiktherapeutische Umschau Bd. 18, Göttingen.

Muthesius, Dorothea (1999): Musiktherapie in Medizin und Pflege. Musiktherapie mit altersdementen Patienten, in: Neander, Klaus-Dieter (Hg.): Musik und Pflege, München.

Muthesius, Dorothea: Musik und Biographie – Lieder und Singen im Lebenslauf, in: Deutsche Gesellschaft für Musiktherapie (1999): Beiträge zur Musiktherapie Nr. 451, Berlin.

Muthesius, Dorothea (2001): »Schade um all die Stimmen...« Erinnerungen an Musik im Alltagsleben, Wien.

Muthesius, Dorothea (2002): Die ewige Jugend oder Emotionen altern nicht. Musik(therapie) für Alzheimerkranke, in: Schwabe, Christoph; Stein, Ingeborg (Hrsg.): Ressourcenorientierte Musiktherapie. Materialien zur Tagung »Musiktherapie – Lebensgenuss – Freude – ?« Crossener Schriften zur Musiktherapie Bd. XII.

Muthesius, Dorothea (2002): Musikerfahrungen im Lebenslauf alter Menschen: eine Metaphorik sozialer Selbstverortung, Münster.

Muthesius, Dorothea (2008): Wer wohl am besten sänge: Pflege und Musiktherapie im Streit um die besten Konzepte, Gembris, Heiner: Musik im Alter. Soziokulturelle Rahmenbedingungen und indviduelle Möglichkeiten, Frankfurt am Main.

Rüegg, Johann Caspar (2004): Ein Gedächtnis für Emotionen. Zur Wechselwirkung von Erinnerungsleistung und eindrücklichem Erleben, in: Musiktherapeutische Umschau Bd. 25, Göttingen.

Scheu, Friedhelm (1990): Das erste und das letzte Instrument. Zur Bedeutung der Stimme im Altenheim, in: Musiktherapeutische Umschau Bd. 11, Frankfurt am Main.

Schmutte, Michael (2001): Singen mit alten Menschen in Chorarbeit und Musiktherapie, in: Tüpker, Rosemarie; Wickel, Hans Hermann (Hrsg.): Musik bis ins hohe Alter. Fortführung, Neubeginn, Therapie, Münster.

Schneekloth, U./Wahl, H.-W. (2006): Selbständigkeit und Hilfebedarf bei älteren Menschen in Privathaushalten. Pflegearrangements, Demenz, Versorgungsangebote. Stuttgart.

Söthe, Astrid (2008): Musikalische (Lern-)Fähigkeiten im Alter und mit Alzheimerdemenz, in: Gembris, Heiner: Musik im Alter. Soziokulturelle Rahmenbedingungen und individuelle Möglichkeiten, Frankfurt am Main.

Sonntag, Jan-Peter (2005): Akustische Lebensräume in Hörweite der Musiktherapie. Über das Sonambiente stationärer Betreuung von Menschen mit Demenz, in: Musiktherapeutische Umschau Bd. 26, Göttingen.

Stoppe, Gabriela (2006): Demenz. Diagnostik – Beratung – Therapie, München.

Tomaino, Connie (2003): Arbeit mit Bildern und Erinnerungen von Demenzpatienten, in: Aldridge, David (Hg.): Music Therapy World. Musiktherapie in der Behandlung von Demenz, Norderstedt.

Trilling, Angelika (2004): Erinnern, in: Psychotherapie im Alter, Nr. 4.

Tüpker, Rosemarie (2001): Musik bis ins hohe Alter, in: Tüpker, Rosemarie; Wickel, Hans Hermann (Hg.): Musik bis ins hohe Alter. Fortführung, Neubeginn, Therapie, Münster.

Tüpker, Rosemarie (2006): Neue Wege der Musiktherapie, in: Musiktherapeutische Umschau Bd. 27, Göttingen.

Warme, Britta (2005): Musiktherapie als Gruppenpsychotherapie mit an Demenz erkrankten Menschen – Darstellung relevanter Interventionstechniken, Diplomarbeit, Berlin.

Wickel, Hans Hermann (2001): Musik als Hilfe zur Alltagsbewältigung in lebensgeschichtlichen Krisen, in: Tüpker, Rosemarie; Wickel, Hans Hermann (Hg.): Musik bis ins hohe Alter. Fortführung, Neubeginn, Therapie, Münster.

Wojnar, Jan (1999): Wenn die Abwehrschranken fallen. Erinnerung, Demenz und Nazizeit im Pflegeheim, in: Schulz-Jander, Eva; u.a. (Hg.): Erinnern und Erben in Deutschland. Versuch einer Öffnung, Kassel.

Internetquellen

(Alle Internetseiten wurden am 16.08.2007 zuletzt auf ihren Stand und die Funktionsfähigkeit der Links kontrolliert.)

Alzheimer Info 02/2005: »Musik auf Rädern« bringt Musik ins Haus, Online-Publikation.
http://www.deutsche-alzheimer.de/index.php?id=209

Aue, Nina; Zimmermann, Judith: Möglichkeiten und Grenzen in der musiktherapeutischen Arbeit mit alten Menschen, Online-Publikation.
http://www.oebm.org/jf_zimmermann_aue.pdf

Bundesministerium für Familie, Senioren, Frauen und Jugend: Möglichkeiten und Grenzen selbständiger Lebensführung und in privaten Haushalten (MuG III). Repräsentativbefunde und Vertiefungsstudien zu häuslichen Pflegearrangements, Demenz und professionellen Versorgungsangeboten.
http://www.bmfsfj.de/Publikationen/mug/Abschnitt-3/7-M-glichkeiten-und-grenzen-selbst-ndiger-lebensf-hrung-in-privathaushalten-im-lichte-der-ergebnisse-von-mug-iii/7-2-grundlegende-m-glichkeiten-und-grenzen-der-h-uslichen-pflege.html

Bundesministerium für Familie, Senioren, Frauen und Jugend: Zweiter Altenbericht »Wohnen im Alter«, Bonn 1998.
http://www.landtag.nrw.de/portal/WWW/dokumentenarchiv/Dokument/BAD13-9750.pdf

Bundesministerium für Familie, Senioren, Frauen und Jugend: Dritter Bericht zur Lage der älteren Generation, Berlin 2001.
http://www.bmfsfj.de/RedaktionBMFSFJ/Broschuerenstelle/Pdf-Anlagen/PRM-5008-3.-Altenbericht-Teil-1,property=pdf,bereich=,rwb=true.pdf

Bundesministerium für Familie, Senioren, Frauen und Jugend: Fünfter Altenbericht. Altenbericht im Dialog, Potenziale des Alters in Wirtschaft und Gesellschaft, Berlin 2005.

http://www.bmfsfj.de/bmfsfj/generator/RedaktionBMFSFJ/Broschuerenstelle/Pdf-Anlagen/5.Altenbericht-Folder,property=pdf,bereich=,sprache=de,rwb=true.pdf

Bundesministerium für Familie, Senioren, Frauen und Jugend: Aktuelle Forschung und Projekte zum Thema Demenz, Berlin 2006.

http://www.bmfsfj.de/bmfsfj/generator/RedaktionBMFSFJ/Abteilung3/Pdf-Anlagen/demenz-deutsch,property=pdf,bereich=,sprache=de,rwb=true.pdf

Deutsche Alzheimer Gesellschaft e.V.: Antwort auf die Befragung von Betroffenen-Vereinigungen durch den Sachverständigenrat für die Konzertierte Aktion im Gesund heitswesen. Allgemeine Bemerkungen, Berlin 2000.

http://www.svr-gesundheit.de/Gutachten/Gutacht01/befragung/id-nummern/085.pdf

Eichler, Ekkehart: Tanzen contra Demenz, Online-Publikation.

http://www.rbbonline.de/_/fernsehen/magazine/beitrag_jsp/key=rbb_beitrag_2419636.html

Existenzgründung»Musik auf Rädern« – Ambulante Musiktherapie, Online-Publikation.

http://www.uni-muenster.de/AFO/musik.html

Informationsblatt der Alzheimer Gesellschaft Berlin e.V.: Haus-Musik, Betreuung mit Musik für Menschen mit Demenz und ihre pflegenden Angehörigen.

http://www.musiktherapie.de/fileadmin/user_upload/medien/pdf/flyerHausMusik.pdf

Kennen wir uns nicht? Alzheimer-Kranke und hyperaktive Kinder in der Staatsoper, Online-Bericht.

http://www.3sat.de/3sat.php?http://www.3sat.de/kulturzeit/tips/65876/index.html

Wienken, Cornelia: Die Bedeutung von Musik, Rhythmik und Bewegung im Leben älterer Menschen, Vortrag Mainz, November 2003. Online-Publikation.

www.musicacademyforgenerations.org/upload/wienken.doc

Teil II: Umgang mit Alter, Altern und Lebensende

Andreas Kruse

Die Deutung von Potenzialen und Grenzen des Alters in anderen Kulturen als Grundlage kritischer Reflexion der Altersbilder in unserer Gesellschaft

> Die höchste Kultur aber, welche diesen letzten Zeiten gegönnt sein möge, erwiese sich wohl darin: dass alles Würdige, dem Menschen eigentlich Werte, in verschiedenen Formen nebeneinander müsste bestehen können und dass daher verschiedene Denkweisen, ohne sich verdrängen zu wollen, in einer und derselben Region ruhig neben einander fortwandelten.
>
> J. W. v. Goethe

Altern

Altern ist ein lebenslanger Veränderungsprozess. Im biologischen Sinne bezieht sich der Begriff Altern auf die Tatsache, dass die lebende Substanz über den gesamten Lebenslauf einer fortschreitenden Wandlung (Biomorphose) unterworfen ist. Unter Altern ist dabei jede irreversible Veränderung der lebenden Substanz als Funktion der Zeit zu verstehen[1]. Hier ist die Frage zu stellen, ob der Alternsbegriff nicht durch jenen der Entwicklung ersetzt werden kann, wobei Entwicklung sowohl Differenzierung und Kompetenzzuwachs als auch De-Differenzierung und Kompetenzverluste umfasst[2]. Die Biomorphose und das dahinter stehende Verständnis von Altern (oder Entwicklung) lässt sich anhand des in der römisch-lateinischen Literatur zu findenden Bildes der »Stu-

---

1   siehe schon: Bürger 1947 – ausführlich in: Kruse 2007.
2   Baltes 1990.

fenleiter der Natur« (scala naturae) veranschaulichen: »Natura non facit saltum«, die Natur kennt keine Sprünge. Dies heißt, dass die Veränderungen des Organismus und der Persönlichkeit prinzipiell gradueller Natur sind. Diese graduellen Veränderungen werden nicht nur in physiologischen, sondern auch in psychologischen Beiträgen zum Entwicklungsbegriff betont, etwa wenn es heißt, Entwicklung stelle eine Folge von miteinander zusammenhängenden Veränderungen dar, die verschiedenen Orten des biographischen Kontinuums zuzuordnen sind[3].

Im Kontext einer theoretisch und empirisch fundierten Untersuchung des Alternsprozesses ist die Differenzierung zwischen physiologisch-biologischem, psychologischem und sozialem Altern wichtig. In diesen Dimensionen finden sich verschiedenartige Entwicklungsprozesse. In der physiologisch-biologischen Dimension sind Verringerungen der Anpassungsfähigkeit und Leistungskapazität des Organismus erkennbar, die sich langfristig in einer erhöhten Verletzlichkeit oder Anfälligkeit des Menschen für (chronische) Erkrankungen äußern. In der psychologischen Dimension finden sich sowohl Gewinne als auch Verluste: Gewinne sind vor allem in jenen kognitiven und emotionalen Bereichen erkennbar, die auf Erfahrung und Wissen wie auch auf der gelungenen Auseinandersetzung mit Entwicklungsaufgaben und Krisen in früheren Lebensjahren beruhen. Verluste treten hingegen eher in Bereichen auf, die in hohem Maße an die Umstellungsfähigkeit von Nervenzellverbänden gebunden sind, wie zum Beispiel das Kurzzeitgedächtnis oder eine hohe Geschwindigkeit im Denken. In der sozialen Dimension ist mit Alter auf der einen Seite der Verlust bedeutsamer sozialer Rollen verbunden. Zugleich bedeutet in unserer Gesellschaft das Ausscheiden aus dem Beruf für nicht wenige Menschen eine »*späte Freiheit*«[4], da sie zu diesem Zeitpunkt nicht nur über eine gute Gesundheit, sondern auch über zufrieden stellende materielle Ressourcen verfügen und die Alterssicherung in unserem Land (verglichen mit anderen Ländern, verglichen mit der Sicherung von Kindern) relativ hoch und stabil ist. Die soziale Dimension zeigt aber auch, dass der Einfluss kultureller Deutungen des Alternsprozesses auf den gesellschaftlichen und individuellen Umgang mit Alter hoch ist. Erst allmählich setzt sich in unserer Gesellschaft ein kultureller Entwurf des Alters durch, der die seelisch-geistigen und sozialkommunikativen Stärken älterer Menschen betont und in diesen eine Grundlage für die kreative Lösung von gesellschaftlich relevanten Fragen sieht (hier ist das bürgerschaftliche Engagement zu nennen)[5] [6] [7].

---

3 Grundlegend dazu: Thomae 1966, 1968 – ausführlich in: Kruse 2005; Lehr 2007.
4 Rosenmayr 1983, Severin & Siedler; Rosenmayr, 1996.
5 Expertenkommission 2005.

Neben der Differenzierung zwischen physiologisch-biologischem, psychologischem und sozialem Altern ist es wichtig, die positive Beeinflussbarkeit von Entwicklungsprozessen (hier wird auch der Begriff der »Plastizität« verwendet[8]) im Alter aufzuzeigen. Die Plastizität körperlicher wie auch seelisch-geistiger Prozesse im Alter wird heute erheblich unterschätzt. Von den tatsächlich erbrachten Leistungen älterer Menschen (Performanz) darf nicht auf die potenziellen Leistungen (Kompetenz) geschlossen werden, wie sich diese unter fördernden, anregenden, herausfordernden Umweltbedingungen ergeben; zudem ist auch im hohen Alter von bestehender Reservekapazität, also der Fähigkeit des Erwerbs neuartiger Strategien und Informationen auszugehen[9]. Die positiven Effekte körperlichen und geistigen Trainings auf die Leistungsfähigkeit im Alter sind empirisch eindrucksvoll dokumentiert; diese sprechen für erhaltene Plastizität und damit für positive Beeinflussbarkeit von Entwicklungsprozessen im hohen Lebensalter[10].

Ein Beispiel für einen kulturellen Entwurf des Alters

Hier ist das von Ernst Bloch im Jahre 1959 verfasste Werk »Das Prinzip Hoffnung«[11] bedeutsam, da dieses ausführlich auf das Alter eingeht und dabei zugleich eine Lebenslaufperspektive einnimmt. Wie interpretiert Ernst Bloch das Alter? In seiner Schrift »Das Prinzip Hoffnung« ist zu lesen:

»Insgesamt zeigt das Alter, wie jede frühere Lebensstufe, durchaus möglichen, spezifischen Gewinn, einen, der den Abschied von der vorhergehenden Lebensstufe gleichsam kompensiert« (S. 41).

Körperliche Einschränkungen, der Verlust von sozialen Rollen, die wachsende Konfrontation mit der eigenen Endlichkeit bilden nur die eine Seite des Alters. Die andere Seite bilden die Gewinne, zu denen vor allem gehören: »Überblick, gegebenenfalls Ernte« (S. 41).

»Im Allgemeinen werden derart die Spätjahre eines Menschen desto mehr Jugend enthalten, dem unkopierten Sinne nach, je mehr Sammlung bereits in der Jugend war; die Lebensabschnitte, also auch das Alter verlieren dann ihre isolierte Schärfe« (S. 41).

---

6 Kruse 2007, 2009.
7 Pohlmann 2005.
8 Li, Lindenberger, Hommel, Aschersleben, Prinz, Baltes 2004.
9 Lindenberger 2000.
10 Colcombe, Erickson, Raz, Webb, Cohen, McAuley, Kramer 2003.
11 Bloch 1985.

Mit diesen Aussagen wird die Notwendigkeit betont, sowohl die möglichen Gewinne als auch die möglichen Verluste im Alter differenziert zu betrachten; die einseitige Akzentuierung von Gewinnen (zum Beispiel im Sinne der sich notwendigerweise einstellenden Weisheit im Alter) oder von Verlusten (zum Beispiel im Sinne eines generellen Verlusts aller Fähigkeiten und Fertigkeiten) würde der Differenziertheit von Entwicklung im Alter in keiner Weise entsprechen.

In welchem Umfang im Alter Entwicklungsprozesse stattfinden, ist – darauf weist Bloch ausdrücklich hin – nicht allein von der Person abhängig, sondern auch von der Gesellschaft und Kultur, in der diese lebt. Durch die Rollen- und Statuszuordnung zu den einzelnen Lebensaltern untergliedert die Gesellschaft den Lebenslauf, trennt sie diesen in einzelne *Lebensabschnitte*. Gerade dem älteren Menschen werden von der Gesellschaft persönlich bedeutsame Rollen genommen. Eine »Gesellschaft, die sich verzweifelt auf Jugend schminkt« (S. 40) und die als Norm des gelungenen Alters die möglichst weite Annäherung an die Leistungsfähigkeit sowie an die äußere und innere Gestalt des Jugendlichen wählt, erschwert die selbstverantwortliche, persönlich sinnerfüllte und kreative Gestaltung des Alters.

»Das gesunde Wunschbild des Alters und im Alter ist das der durchgeformten Reife; das Geben ist ihr bequemer als das Nehmen. (…) So gesammelt sein zu können, das verlangt, dass kein Lärm ist. Ein letzter Wunsch geht durch die Wünsche des Alters hindurch, ein oft nicht unbedenklicher, der nach Ruhe« (S. 42).

Alter und Kultur

Kultur umfasst explizite und implizite Verhaltens-, Erlebnis- und Deutungsmuster, die durch soziale Interaktion erworben, aufrechterhalten und weitergegeben werden und die Errungenschaften, Besonderheiten, Chancen und Benachteiligungen von Personengruppen im Vergleich zu anderen definieren und begründen. Kultur besteht in ihrem Kern aus überlieferten Ideen und diesen Ideen zugeordneten Überzeugungen, Werten, Präferenzen und Bewertungen und kann sowohl als Produkt menschlichen Handelns als auch als dessen Ausgangspunkt und Begründung interpretiert und analysiert werden.

Im Unterschied zur alltagssprachlichen Verwendung ist dieser Definition zufolge Kultur nicht auf »höhere Kultur« beschränkt, hier wird also keine Wertung vorgenommen (etwa im Sinne von zivilisiert). Weiterhin – und dies ist für die Argumentation des vorliegenden Beitrags wichtiger – wird der Begriff Kultur nicht synonym mit Gesellschaft verwendet. Während sich der Gesellschaftsbegriff auf ein Kollektiv interagierender Personen bezieht[12], bezieht sich Kultur auf geteilte Verhaltens-, Erlebens- und Deutungsmuster. Erkenntnisse über kulturelle Einflussfaktoren des Alternsprozesses lassen sich sowohl aus kulturvergleichenden Untersuchungen als auch aus Analysen sozialen Wandels ableiten.

Unabhängig vom Lebensalter spiegeln Sichtweisen von Selbst oder persönlicher Identität kulturspezifische Zielsetzungen und Präferenzen wider, die unter anderem auf spezifische Merkmale der Gesellschaftsstruktur sowie auf moralische, religiöse und philosophische Traditionen zurückgehen[13]. In diesem Kontext sind Ergebnisse kulturvergleichender Studien von Interesse, die belegen, dass etwa ältere US-Amerikaner mit erfolgreichem Altern primär die Fähigkeit, sich selbst zu versorgen und alleine zu leben, assoziieren, während in Hong Kong gerade die unter den Nachkommen bestehende Bereitschaft, den finanziellen, psychologischen und körperlichen Bedürfnissen älterer Menschen Rechnung zu tragen, als ein Merkmal erfolgreichen Alterns angesehen wird. Ähnlich orientieren sich ältere US-Amerikaner und Westeuropäer, fragt man sie nach charakteristischen Merkmalen ihrer Persönlichkeit, an ihrem persönlichen Selbst- und Weltverständnis, während sich ältere Menschen in Fernost stärker an der Art und Weise orientieren, wie sie von anderen Menschen gesehen werden[14]. Torres[15] hat Kluckhohns Modell kultureller Universalien[16] für die Analyse kultureller Unterschiede im Verständnis von erfolgreichem Altern genutzt. Dieses Modell unterscheidet fünf grundlegende Wertorientierungen, hinsichtlich derer Kulturen ihre Präferenzen bestimmen müssen. Die erste Wertorientierung bezieht sich auf die Natur des Menschen (wird diese als gut, schlecht oder als eine Kombination aus beidem betrachtet?), die zweite auf das Verhältnis des Menschen zur Natur (Natur kann als etwas zu Beherrschendes/Meisterndes, als etwas zu Erduldendes oder als etwas, mit dem man in »Harmonie« leben soll, angesehen werden), die dritte auf die Zeitperspektive (hier kann eine Vergangenheits-, eine Gegenwarts- oder eine Zukunftsperspektive präferiert werden), die vierte auf den Stellenwert von Aktivität (Kulturen können ihr »Sein«, »Werden« oder »Handeln« in den Vordergrund stellen), die fünfte auf die Beziehung zwischen den Mitgliedern einer Kultur (diese kann im Sinne von Linearität, also im Sinne eines Nebeneinanders, oder im Sinne von Unabhängigkeit gestaltet werden). Vor dem skizzierten theoretischen Hinter-

---

12 Krech, Crutchfield, Ballachey 1962.
13 Wang, Brockmeier 2002.
14 Ikels, Dickerson-Putman, Draper et al. 1995.
15 Torres 2001.
16 Kluckhohn 1950.

grund wurde untersucht, inwieweit nach Schweden eingewanderte Iraner ihr Verständnis von erfolgreichem Altern verändert haben. Die Ergebnisse der Studie belegen, dass Veränderungen insbesondere dann auftreten, wenn eine Diskrepanz zwischen persönlichen Auffassungen, was unter erfolgreichem Altern zu verstehen ist, und den in der Aufnahmegesellschaft mutmaßlich dominierenden Sichtweisen wahrgenommen wird. Im Einzelnen zeigten sich deutliche Veränderungen (a) in Richtung auf ein Verständnis von Natur als etwas vom Menschen zu beherrschendes/zu meisterndes, (b) in Richtung auf eine zukunftsorientierte Zeitperspektive, (c) in Richtung auf ein den Handlungsaspekt akzentuierendes Verständnis von Kultur, (d) in Richtung auf ein Individualität und gegenseitige Unabhängigkeit fokussierendes Verständnis menschlichen Zusammenlebens.

Durch den Vergleich von Umfrage-Daten aus den Vereinigten Staaten und Deutschland konnte belegt werden, dass das Ausmaß, in dem eine Kultur durch individualistische und kollektivistische Werte geprägt ist, eine Identifikation mit jüngeren Altersgruppen nahe legt, um die mit einer Zugehörigkeit zu »den Älteren« verbundenen negativen Auswirkungen auf Identität und Selbstwertgefühl zu kompensieren[17]. Den Ausgangspunkt dieser Studie bildet die Annahme, dass der deutsche Föderalismus, die im Vergleich zu den Vereinigten Staaten kurze demokratische Tradition und der korporatistische Wohlfahrtsstaat in Deutschland zu einer im Vergleich zu den Vereinigten Staaten weniger stark ausgeprägten Orientierung am Individualismus beitragen, während sich mit Blick auf den materiellen Wohlstand nur geringe Unterschiede zwischen den beiden Staaten ergeben[18]. In einem Nationenvergleich wurde gezeigt, dass eine stärker individualistisch geprägte Kultur mit gesteigertem individuellem Wohlbefinden einhergeht[19][20]. Dies wird im Allgemeinen damit erklärt, dass Individuen in individualistisch geprägten Kulturen bessere Chancen haben, persönlichen Zielvorstellungen nachzugehen und diese zu verwirklichen. Gleichzeitig findet sich in stärker individualistisch geprägten Kulturen eine stärkere Tendenz zur Selbstwerterhöhung, die sich darauf zurückführen lässt, dass der Status eines Individuums nicht in gleichem Maße sozial garantiert ist, sondern kontinuierlich erarbeitet und demonstriert werden muss[21]. Individualistische Kulturen sind im Allgemeinen jugendorientiert, was sich prinzipiell eher negativ auf das Selbstwertgefühl älterer Menschen auswirkt. Gleichzeitig bietet sich

17 Westerhof, Barrett, 2005.
18 OECD 2004. http://www.oecd.org/dataoecd/61/56/1876133.xls.
19 Diener, Suh, 1999.
20 Veenhoven (1999, 157–186)
21 Crocker, Park, 2004.

aber durch eine weniger starke soziale Normierung von Lebensläufen auch die Chance einer »jüngeren Altersidentität«[22]. Tatsächlich belegen Ergebnisse[23], dass sowohl in Deutschland als auch in den Vereinigten Staaten eine deutliche Tendenz besteht, sich mit jüngeren Altersgruppen zu identifizieren, wobei diese Tendenz unter älteren Menschen in den Vereinigten Staaten stärker ausgeprägt ist als unter älteren Menschen in Deutschland. Die Ergebnisse machen darüber hinaus deutlich, dass eine jüngere Altersidentität in den Vereinigten Staaten für ältere Menschen adaptiver ist als in Deutschland. Während in beiden Staaten – auch nach Kontrolle von Unterschieden in soziodemografischen Variablen – Lebenszufriedenheit und positive Affekte um so stärker ausgeprägt waren, je jünger sich die befragten Menschen im Vergleich zu ihrem chronologischen Alter fühlten, erwies sich lediglich in den Vereinigten Staaten eine jüngere Altersidentität auch als protektiv im Hinblick auf die Ausprägung negativer Affekte.

Die im Arbeitskreis von Mathilda Riley[24] entwickelte Altersschichtungstheorie bildet einen heuristischen Rahmen für die Analyse von Zusammenhängen zwischen den in aufeinander folgenden Kohorten beobachtbaren individuellen Alternsprozessen und altersbezogenen gesellschaftlichen Strukturen und Rollen. Die für die Angehörigen einer Kohorte charakteristischen lebensaltersspezifischen Erlebnisse und Erfahrungen können einerseits als Ergebnis gesellschaftlicher Altersschichtung interpretiert werden: Die Angehörigen einer Kohorte werden je nach Lebensalter mit unterschiedlichen gesellschaftlichen Anforderungen, Erwartungen, Möglichkeiten und Chancen konfrontiert. Individuelles Erleben und Verhalten wird in vielfältiger Weise sozial normiert und sanktioniert. Andererseits ist aber die gesellschaftliche Altersschichtung keine Konstante, mit der sich die Angehörigen aufeinander folgender Kohorten in vergleichbarer Weise auseinanderzusetzen haben. Vielmehr spiegeln gesellschaftliche Strukturen ebenso den Verlauf und Wandel individueller Alternsprozesse wider wie individuelle Alternsprozesse eine sich wandelnde Sozialstruktur. Die Angehörigen einer jeden Kohorte werden im Alter mit Möglichkeiten und Anforderungen altersbezogenen gesellschaftlichen Strukturen konfrontiert, die nicht mehr mit der aus früheren Lebensabschnitten vertrauten Altersschichtung der Gesellschaft übereinstimmen: Indem sich individuelle Alternsprozesse verändert haben, haben sich auch gesellschaftliche Strukturen gewandelt. Wichtig ist nun, dass der Wandel gesellschaftlicher Strukturen ebenso hinter der Veränderung individueller Alternsprozesse zurückbleiben muss

---

22 Staudinger, Fleeson, Baltes 1999.
23 Westerhof, Barrett, Stevenrink 2003.
24 Riley, Foner, Warner 1988.

wie sich Individuen nur mit zeitlicher Verzögerung an neue Strukturen anpassen können und Gefahr laufen, dass diese Strukturen nicht mehr unverändert Bestand haben, nachdem die Anpassung vollzogen ist. In früheren Kohorten nicht in gleichem Maße erkennbare Potenziale, wie sie in durchschnittlich höheren Bildungsabschlüssen, zusätzlichen finanziellen Ressourcen oder einem besseren Gesundheitszustand deutlich werden, tragen dazu bei, dass die in einer Gesellschaft älteren Menschen zur Verfügung stehenden Rollen in einem nicht mehr tolerierbaren Maße deren Möglichkeiten und Bedürfnissen widersprechen, sodass altersbezogene Strukturen in zunehmendem Maße zur Disposition stehen und verändert werden. Die Anpassung von Strukturen ist aber erst zu einem Zeitpunkt abgeschlossen, zu dem jene, deren Potenziale den Wandel altersbezogener Strukturen angestoßen haben, bereits älter geworden sind und nicht mehr in vollem Umfang vom Strukturwandel profitieren können. Die Angehörigen späterer Kohorten können zwar in vollem Umfang von den veränderten Strukturen profitieren, doch sind diese Strukturen auf die Möglichkeiten und Bedürfnisse der früheren Kohorte abgestimmt. In dem Maße, in dem sich Möglichkeiten und Bedürfnisse weiter verändern, müssen deshalb auch die gesellschaftlichen Strukturen weiter entwickelt werden.

Altersfreundliche Kultur

Inwieweit Menschen im Alter ein an persönlichen Lebensentwürfen, Ziel- und Wertvorstellungen orientiertes Leben verwirklichen können, ist nicht nur von individuellen Kompetenzen und Ressourcen abhängig, sondern auch von der in einer Gesellschaft bestehenden Bereitschaft, die Ausbildung und Nutzung von Potenzialen zu akzeptieren und gegebenenfalls zu unterstützen. Auch wenn die populäre Aussage, unsere Gesellschaft sei durch eine Ablehnung des Alters charakterisiert, in dieser allgemeinen Form nicht haltbar ist[25], kann doch von einer tief greifenden Reserviertheit gegenüber dem Alter ausgegangen werden. Diese spiegelt sich im Bereich der Arbeitswelt insbesondere in einer lange Zeit beliebten Frühverrentungspraxis, einer vergleichsweise geringen Ausschöpfung des Beschäftigungspotenzials älterer Menschen, einem für Ältere erhöhten Risiko von Langzeitarbeitslosigkeit sowie einer im Alter geringeren Weiterbildungsbeteiligung wider[26]. Darüber hinaus wird die angesprochene Reserviertheit gegenüber dem Alter in der aktuellen Diskussion notwendiger Reformen des sozialen Sicherungssystems deutlich, die Risiken des Alters und aus diesen

25 Kruse, Schmitt 2006.
26 Kommission 2005.

resultierende finanzielle Belastungen einseitig fokussiert. Für den Bereich des ehrenamtlichen Engagements kann festgestellt werden, dass die Leistungen älterer Menschen im Allgemeinen eher nicht angemessen gewürdigt und ältere Menschen nach wie vor zu selten als mitverantwortliche Bürger angesprochen werden. Die Tatsache, dass sich Menschen auch im dritten und vierten Lebensalter weiterentwickeln und durch ihre Erfahrungen, ihr Wissen, ihre Handlungsstrategien, aber auch durch ihre Art der Lebensführung einen Beitrag zum Humanvermögen unserer Gesellschaft leisten können, bleibt nach wie vor häufig unberücksichtigt.

Wenn über Potenziale des Alters diskutiert wird, dann stehen – aus gesellschaftlicher Perspektive – häufig materielle Gesichtspunkte im Vordergrund. Doch umfasst der Begriff Potenziale des Alters weit mehr als die Nutzung materieller Ressourcen älterer Menschen. Zu den Potenzialen im Alter gehören neben materiellen Ressourcen insbesondere Gesundheit, Leistungsfähigkeit, Lernfähigkeit, Interesse, Zeit, Erfahrungen und Wissen. Potenziale des Alters entwickeln sich nicht schon allein deshalb, weil Menschen älter werden oder der Anteil älterer Menschen zunimmt. Auch ist durch den Hinweis auf bestehende Potenziale noch keine optimistische Prognose hinsichtlich des Verlaufs von Alternsprozessen in späteren Kohorten, der Entwicklung von Arbeitsmarkt und Innovationsfähigkeit oder des Bestandes und der Tragfähigkeit bestehender Unterstützungssysteme getroffen. Potenziale des Alters verweisen vielmehr auf eine doppelte Gestaltungsmöglichkeit, die ausdrücklich im Sinne von Chance und Herausforderung (für den Einzelnen und die Gesellschaft) zu verstehen ist: Aus individueller Perspektive ergeben sich auf der Grundlage der genannten Potenziale im Vergleich zu früheren Generationen deutlich bessere Möglichkeiten, ein an eigenen Lebensentwürfen, Ziel- und Wertvorstellungen orientiertes Leben zu führen, an gesellschaftlicher Entwicklung teilzuhaben und sich für andere und die Gemeinschaft zu engagieren. Aus gesellschaftlicher Perspektive verweisen die Potenziale des Alters zunächst auf die Möglichkeit, durch motivationale, soziale, kulturelle und institutionelle Rahmenbedingungen dazu beizutragen, dass der wachsende Anteil älterer Menschen möglichst lange ein selbstständiges, selbst- und mitverantwortliches Leben führt. Darüber hinaus stellt sich die Frage, inwieweit eine Gesellschaft auch von den Erfahrungen profitieren kann, die ältere Menschen in der Auseinandersetzung mit Grenzsituationen gewinnen, die gerade im hohen und sehr hohen Alter zunehmend unvermeidbar sind. In diesem Kontext sind Arbeiten von Interesse, in denen aufgezeigt wird, dass die im hohen Alter zunehmende Erfahrung der Begrenztheit – die »Radikalisierung der leiblich verfassten Grundsituation des Menschen« – auch die Chance einer qualitativ neuen Erfüllungsgestalt des

Selbstwerdungsprozesses bietet, indem das eigene Leben als »Gestaltwerdung der singulären Totalität« oder als »Werden zu sich selbst« erlebt werden kann[27] [28].

Der Begriff der altersfreundlichen Kultur soll im Folgenden in dreifacher Weise bestimmt werden:

- Erstens: Unter einer altersfreundlichen Kultur verstehen wir einen sozialkulturellen Kontext, der ältere Menschen – deren Ressourcen ebenso wie deren Werte, Bedürfnisse und Interessen – in gleicher Weise in die Mitte des öffentlichen Raumes stellt wie jüngere Menschen. Dieser Kontext eröffnet älteren Menschen in gleicher Weise wie jüngeren Menschen die Möglichkeit zur Übernahme von Mitverantwortung sowie zur sozialen Teilhabe. Dabei wird mit dem Begriff des öffentlichen Raumes in Anlehnung an Hannah Arendt[29] ausdrücklich auf die *Polis* (= Burg, Stadt, Stadtstaat) Bezug genommen, eine seit dem 8. Jahrhundert vor Christus bestehende Organisationsform des antiken Stadtstaats. Diese umfasste das gesamte öffentliche Leben eines von einer Burg beschützten Territoriums. Der Höhepunkt der Polis-Bildung datiert auf das 5. Jahrhundert vor Christus; als Vorbild der Polis galt Athen. Deren vier zentrale Leitbilder waren (a) politische Autonomie, (b) demokratische Verfassung, (c) wirtschaftliche Unabhängigkeit, (d) Verehrung einer eigenen Gottheit. An dieser Stelle sei erwähnt, dass der Begriff der Politik etymologisch seinen Ursprung zum einen in der Polis hat, zum anderen in der *Politeia*, die die Verfassung und Struktur einer *Polis* sowie die Teilnahme des Bürgers an der Gesetzgebung, der Rechtssprechung und der Verwaltung beschreibt.
- Zweitens: Unter altersfreundlicher Kultur wird darüber hinaus ein sozialkultureller Kontext verstanden, in dem die Entwicklungs- und Handlungsmöglichkeiten des Menschen in gleicher Weise repräsentiert sind und bejaht werden wie die Entwicklungs- und Handlungsgrenzen – so zum Beispiel die Fragilität, die Endlichkeit, die Unvollkommenheit der individuellen Existenz. Menschen werden in einer altersfreundlichen Kultur nicht wegen dieser Grenzen abgewertet, diskriminiert oder ausgegrenzt.
- Drittens: Unter altersfreundlicher Kultur ist auch die Balance zwischen Selbstverantwortung des Einzelnen, Mitverantwortung des Einzelnen für die Gemeinschaft und Verantwortung der Gemeinschaft für den Einzelnen zu verstehen. Auf der einen Seite ist hier das Vorhaltprinzip zu thematisieren,

---

27 Rentsch 1995.
28 Rentsch, Birkenstock 2004.
29 Arendt 1960.

zum anderen das Selbstverantwortungsprinzip[30]: Diese Balance ist konstitutiv für die Subsidiarität. Die Subsidiarität muss dabei, wenn sie aus der Perspektive des Alters betrachtet wird, heute in einer veränderten Weise betrachtet werden: Heute sind Ältere nur vergleichsweise selten die Bedürftigen und vergleichsweise häufig jene, die Bedürftige in den nachfolgenden Generationen wie auch in ihrer eigenen Generation unterstützen (oder unterstützen könnten). Wandlungen im Verständnis von Subsidiarität speziell mit Blick auf die ältere Generation sind auch vor dem Hintergrund der Solidarität zwischen den Generationen zentral. Dieses gewandelte Verständnis ist heute – wenn überhaupt – nur in Ansätzen erkennbar.

Kulturelle Unterschiede in der Gestaltung von Altern

Halten wir fest: Die gesellschaftliche und individuelle Gestaltung des Alterns ist beeinflusst von Altersbildern, die charakteristisch für eine Gesellschaft sind. Dabei lassen sich kulturelle Bedingtheit und Relativität von Altersbildern durch einen Vergleich verschiedener Kulturen aufzeigen. Dieser Vergleich bildete das Thema einer eigenen empirischen Studie, die in Brasilien, Frankreich, Großbritannien, Japan, Kanada, Norwegen, USA durchgeführt wurde; in dieser Studie wurde die Methode des Experteninterviews, der ethnologischen Feldforschung und des biografischen Interviews eingesetzt[31].

Die Zielsetzung dieses Vergleichs lässt sich mit einer Aussage des Ethnologen Claude Lévi-Strauss veranschaulichen[32]: »Wenn es uns gelingt, fremde Gesellschaften besser zu kennen, so verschaffen wir uns die Mittel, uns von der unseren zu lösen, weil sie die einzige ist, zu der wir Distanz gewinnen müssen. Wir verwenden unsere Kenntnis fremder Gesellschaften zur Herausbildung jener sozialen Prinzipien, die uns erlauben, unsere eigenen Sitten und Gebräuche und nicht die fremder Gesellschaften zu verändern.« (S. 66)

Bei allen Begrenzungen in Bezug auf die Repräsentativität der in der Studie getroffenen Aussagen sei betont, dass diese helfen können, die Vielfalt kultureller und gesellschaftlicher Zugänge zu Alter besser zu verstehen und damit den von Lévi-Strauss geforderten selbstkritischen Blick auf unsere eigene Kultur und Gesellschaft zu fördern.

Aus dem Vergleich zwischen den sieben Ländern sollen nachfolgend Aussagen zu den Altersbildern in vier Ländern (Brasilien, Japan, Frankreich, Norwe-

---

30 Bäcker, Bispinck, Hofemann, Naegele 2006.
31 Kruse 2010a.
32 Lévi-Strauss 2008.

gen) getroffen werden – wir beschränken uns auf diese, da unsere Kenntnisse über die dort zu beobachtende gesellschaftliche und kulturelle Gestaltung des Alters lange nicht so differenziert sind wie über die Gestaltung des Alters in Großbritannien, Kanada und den USA.

Die vielfältigen Gesichter des Alters: Brasilien

In der Wahrnehmung vieler Brasilianerinnen und Brasilianer gilt das Land immer noch als *pais jovem*, also als jugendliches Land, in dem der demografische Wandel allenfalls in den wissenschaftlichen Publikationen thematisiert wird. Diese Selbstwahrnehmung ist Teil einer Doktrin, die nicht zuletzt durch die – in Brasilien populären – soziologischen Arbeiten von Freire gestützt wurde, der postulierte, die Singularität der brasilianischen Gesellschaft finde in der Neigung zur Begegnung der Kulturen, zur Synthese der Unterschiede, zur Einheit in der Mannigfaltigkeit ihren Ausdruck. Freire hat den Begriff der Plastizität eingeführt, um diese Fähigkeit der brasilianischen Gesellschaft zur Synthese zu charakterisieren; zugleich wollte er damit die – von ihm angenommene – brasilianische Flexibilität beschreiben, die vor allem in der Fähigkeit zum Ausdruck komme, Benachteiligungen und Einschränkungen in effektiver und kreativer Weise zu bewältigen. Dabei findet der von Freire eingeführte Begriff der Plastizität in dem Wort *jeitinho* seine Entsprechung.

Brasilien weist eine bemerkenswerte Vielfalt an kulturellen Orientierungen auf, die es fast unmöglich macht, zu einer einheitlichen Charakterisierung der »brasilianischen Kultur« zu gelangen. Die von uns aufgeworfene Frage, inwieweit die Hautfarbe, inwieweit die ethnische Zugehörigkeit für die kulturelle Orientierung eines Individuums entscheidend ist, lässt sich wie folgt beantworten: Der ethnische Hintergrund wie auch die regionale Herkunft spielen für diese Orientierung zwar eine nicht unbedeutende Rolle, doch werden diese beiden Merkmale von der Schichtzugehörigkeit als strukturierendem Merkmal – und hier vor allem durch die finanziellen Ressourcen und Bildungsressourcen eines Individuums – überlagert. Eine weitere Differenzierung ist als essenziell für die kulturelle Orientierung anzusehen: Jene zwischen Metropolen, städtischen Regionen, ländlichen Regionen. In den Metropolen sind mittlerweile kulturelle Orientierungen, Lebenseinstellungen und Menschenbilder erkennbar, die Verwandtschaft mit jenen in den Vereinigten Staaten und in Süd-, Nord- und Westeuropa aufweisen; in diesen Metropolen ist zudem ein demografischer Wandel zu konstatieren, der gleichfalls mit Bevölkerungsentwicklungen in den Vereinigten Staaten sowie in Süd-, Nord- und Westeuropa korrespondiert. In den städtischen, vor allem aber in den ländlichen Regionen finden sich hingegen Orientierungen, Einstellungen und Menschenbilder, in denen sich sehr viel stärker eine über Jahrhunderte gewachsene Tradition widerspiegelt. Die nachfolgenden Aussagen sind verallgemeinernder Natur, sie verbinden beide Perspektiven. Doch ist immer wichtig, regionalspezifische Akzentuierungen zu berücksichtigen.

Alterslose Alte?

»Die vielfältigen Gesichter des Alters« – die Übersetzung des Titels einer im Jahre 2003 erschienenen Monografie: »*As multiplas Faces da Velhice no Brasil*«[33] – beschreiben ein Phänomen, mit dem sich man bei der Analyse der Altersbilder in Brasilien rasch konfrontiert sieht: Zum einen sind mit »Alter« sehr unterschiedliche Vorstellungen und Bilder assoziiert, wobei es in Brasilien eine stark ausgeprägte Tendenz gibt, das Alter eher zu leugnen und ältere Menschen als »alterslos« zu betrachten. Zum anderen trägt die rasch ansteigende durchschnittliche Lebenserwartung dazu bei, dass sich die Altersgrenzen relativieren: Das »dritte Lebensalter« beginnt in Brasilien mit spätestens 50 Jahren (zum Teil werden schon 45-jährige Frauen und Männer diesem Lebensalter zugeordnet). Vor drei Jahrzehnten wären – hätte man überhaupt den Begriff des »dritten Lebensalters« anwenden wollen oder können – bereits 40-jährige Frauen und Männer als »junge Alte« angesehen worden. Nur konnte man damals nicht von einem »jungen Alter« sprechen, da die gesundheitliche und wirtschaftliche Situation der im fünften Lebensjahrzehnt stehenden Menschen eine solche Umschreibung gar nicht erlaubt hätte.

Besondere Bedeutung für die Wahrnehmung eines alten Menschen besitzt dessen Einkommenssituation. Von einer vermögenden Person würde man nicht sagen, dass es sich bei dieser um einen »alten Menschen« handelt, von einer armen Person hingegen schon. Der Lebenslauf von Angehörigen sozialer Grundschichten wird untergliedert in die verschiedenen Lebensphasen – Kindheit, Jugend, Erwachsenenalter, Alter –, während dies sehr viel weniger für den Lebenslauf von Angehörigen der mittleren und hohen Sozialschichten gilt.

In Brasilien kann nicht verallgemeinernd von einem negativen Altersbild gesprochen werden. Vielmehr ist eine Differenzierung verschiedenster Altersbilder erkennbar. Dieses Land weist eine hohe Veränderungsdynamik auf, die auch auf wachsende Einflüsse der US-amerikanischen Wirtschaft zurückgeht: Frauen und Männer werden heute sehr dazu angeregt, zu konsumieren, sich als aktiv, als unabhängig, als effektiv darzustellen, die eigenen Bedürfnisse zu arti-

---

33 Cachioni, Neri, de Moraes v. Simson 2003.

kulieren und zu verwirklichen. Medien verstärken dabei das Bild vom gesunden, leistungsfähigen, aktiven, attraktiven Menschen. Sie akzentuieren Aktivität, Leistungsfähigkeit, Unabgängigkeit, Schönheit und Jugendlichkeit als die
wichtigsten Attribute der gesamten brasilianischen Gesellschaft – mithin auch
der Menschen im Alter. Dies bedeutet, dass jene alten Menschen, die unkritisch
Meinungen rezipieren, die in Massenblättern propagiert werden, eher die Tendenz zeigen, sich als Teil der »jungen, jugendlichen brasilianischen Gesellschaft«, aber nicht als Angehörige einer »alten Generation« zu verstehen.

Die Bedeutung von Körperbildern für Altersbilder

Die Menschen- und Altersbilder in Brasilien sind stark von der Einstellung zum
Körper, das heißt, von den Körperbildern beeinflusst. Im Austausch mit anderen Menschen spielt der Körper eine überaus bedeutsame Rolle. Die Tatsache,
dass die Attraktivität sehr stark an den Körper gebunden ist und Brasilien sich
im eigenen Verständnis als »junges Land« sieht – was zum Beispiel dazu führen
kann, dass von Behörden veröffentliche demografische Entwicklungen, die auf
einen Wandel der Bevölkerungsstruktur deuten, in der Gesellschaft keine Beachtung finden oder sogar geleugnet werden –, ist dafür verantwortlich zu machen, dass in den vergangenen fünf bis zehn Jahren ein sprunghafter Anstieg in
der Anzahl von Schönheitsoperationen zu verzeichnen war. Brasilien ist nach
den Vereinigten Staaten jenes Land mit der höchsten Anzahl an Schönheitsoperationen. Sogar Frauen und Männer aus den unteren Sozialschichten sparen
über mehrere Jahre an, um Schönheitsoperationen finanzieren zu können. In
dieser Entwicklung zeigt sich eine gesellschaftliche und individuelle Ambivalenz, die sich auch durch alle der von uns geführten Interviews als ein Leitmotiv
zog: Auf der einen Seite ist bei den im »dritten Lebensalter« stehenden Frauen
und Männern die Tendenz erkennbar, sich selbst nicht wirklich als »alt« anzusehen, sondern als Teil einer »jungen«, »jugendlichen Gesellschaft«. Auf der
anderen Seite ist zu beobachten, wie wichtig die Erhaltung körperlicher Leistungsfähigkeit und Attraktivität für das Selbstbild des Menschen ist und wie viel
getan wird, um körperliche Leistungsfähigkeit und Unversehrtheit – auch nach
außen hin sichtbar – zu bewahren.

Das »vierte Lebensalter« ist in Brasilien kein wirkliches Thema – dies gilt
sowohl für den gesellschaftlichen als auch für den wissenschaftlichen Diskurs.
Dies hat auch damit zu tun, dass der Anteil hoch betagter Menschen in Brasilien noch sehr gering ist (lediglich 1.2 Prozent der Bevölkerung Brasiliens sind
80 Jahre und älter). Das entscheidende Thema bildet vielmehr das »dritte Lebensalter«. Es gibt in Brasilien zahlreiche Einrichtungen, die speziell Angebote

für Frauen und Männer im »dritten Lebensalter« *(Treceira Iadae)* unterbreiten: Bildungsangebote, Freizeitangebote, Sport- und Bewegungsangebote wie auch Universitäten des Dritten Lebensalters.

Hohe öffentliche Präsenz älterer Menschen und Ambivalenz gegenüber dem Alter: Japan

Im Jahre 1920 waren 5.3 Prozent der japanischen Bevölkerung 65 Jahre und älter. Bis zum Jahre 1950 blieb dieser Prozentsatz konstant, bis zum Jahre 1970 stieg er auf 7.1, bis zum Jahre 1985 auf 10 Prozent[34]. Im Jahre 2007 belief er sich auf 19.5 Prozent: 24.8 Millionen Menschen waren – bei einer Gesamtbevölkerung von 127.4 Millionen Einwohnern – 65 Jahre und älter (14.4 Millionen Frauen, 10.4 Millionen Männer). 14.3 Prozent waren in diesem Jahr 0–14 Jahre, 66.2 Prozent 15–64 Jahre alt. Die durchschnittliche Lebenserwartung bei Geburt belief sich im Jahre 2007 auf 81.15 Jahre: bei den Männern auf 77.9 Jahre, bei den Frauen auf 84.6 Jahre. Die Fertilitätsrate betrug 1.23; sie gehörte damit zu den niedrigsten Quoten in den westlichen Industrienationen; im Jahre 2000 hatte sie noch bei 1.42 gelegen.

Es wird angenommen, dass bis zum Jahre 2020 die Anzahl der 65-jährigen und älteren Japanerinnen und Japaner auf über 35 Millionen ansteigen wird, was dann einem Anteil an der Gesamtbevölkerung von über 28 Prozent entsprechen wird[35]. Der sehr hohe Anteil älterer Menschen an der japanischen Gesamtbevölkerung lässt sich mit der durchschnittlichen Lebenserwartung sowie mit der niedrigen Geburtenrate erklären: Die durchschnittliche Lebenserwartung in Japan ist die höchste in der ganzen Welt; die Geburtenrate ist nach dem Babyboom steil abgefallen und verläuft seitdem kontinuierlich niedrig.

Gute wirtschaftliche Stellung und Erwerbstätigkeit älterer Menschen

Die wirtschaftliche Stellung älterer Menschen in Japan ist insgesamt betrachtet gut; es kann von einer relativ hohen wirtschaftlichen Sicherheit der Privathaushalte mit einem älteren Haushaltsvorstand ausgegangen werden. Derzeit gelten 5 Prozent der Haushalte mit einem Haushaltvorstand von 65 Jahren und älter als armutsgefährdet. Im Jahre 2005 waren 23 Prozent der 65-Jährigen und Älte-

---

34 Okazaki 1990.
35 National Institute of Population and Social Security Research 2005.

ren voll erwerbstätig. Dies ist auch darauf zurückzuführen, dass die finanzielle Absicherung durch Altersrenten zum Teil nicht ausreichend ist und sich damit die Notwendigkeit längerer Erwerbstätigkeit ergibt[36]. Es kommt hinzu, dass die Kosten für Ausbildung und Heirat der Kinder vielfach sehr hoch sind und deren Eltern über lange Zeiträume finanziell hoch belasten[37]. Doch ist die Bereitschaft, über das 65. Lebensjahr hinaus zu arbeiten, keinesfalls allein wirtschaftlichen Erwägungen geschuldet, sondern auch Ausdruck des Motivs, auch im höheren Alter eine fordernde und sinnerfüllte Tätigkeit ausüben zu können[38]. Im Jahre 2005 waren in Japan 78.5 Prozent der 60–64-jährigen Männer in unterschiedlichem Maße erwerbstätig (in Deutschland waren dies 31.8 Prozent) sowie 38.3 Prozent der 60–64-jährigen Frauen (in Deutschland 13.7 Prozent). Von den 65–69-jährigen Männern waren 2005 56.3 Prozent in unterschiedlichem Maße erwerbstätig (in Deutschland 7.6 Prozent), von den gleich alten Frauen 27.1 Prozent (in Deutschland 3.5 Prozent).

Große Verantwortung der Familie für das Alter: › ie‹

Die traditionelle japanische Familie, die mit ›ie‹ umschrieben wird, war in der Vergangenheit für die Pflege älterer Menschen verantwortlich; und auch heute noch wird die Versorgung der älteren Menschen vielfach in dieser Familienform geleistet. Die Mitglieder der ›ie‹ bilden eine Drei-Generationen-Familie, wobei der älteste Sohn mit seiner Familie in die Wohnung seiner Eltern zieht und mit diesen bis zu deren Tode zusammenlebt. Die anderen Kinder gründen hingegen nach der Heirat ihre eigenen Haushalte, und die Kontakte zwischen diesen neuen Haushalten einerseits sowie dem ›ie‹ andererseits sind streng geregelt und begrenzt. Die ›ie‹ dient im Kern dem Zweck, einen natürlichen Familienverbund aufrechtzuerhalten und das Eigentum (Haus, Haushaltsgüter, Land, finanzielle Rücklagen) der Familie zu bewahren. Das Oberhaupt der Familie – in der Regel der älteste Sohn[39] – ist für die Versorgung der älteren Familienmitglieder verantwortlich; die Versorgung schließt dabei Betreuung und Pflege ein. Es gehört zur Tradition dieser Familienform, dass die älteren Familienmitglieder vom Oberhaupt und der Schwiegertochter »abhängig« sind, vor allem von der körperlichen Pflege, der emotionalen Unterstützung, der sozialen Integration sowie der finanziellen Sicherung. Die Abhängigkeit bildet

---

36 Conrad 2002.
37 Fürstenberg 2001.
38 Kamppeter 2005.
39 Lebra 1989.

innerhalb dieses Familiensystems einen Wert und wird ausdrücklich von den Angehörigen verstärkt. Dabei ist auch zu beachten, dass die Abhängigkeit älterer Menschen als ein natürliches Phänomen aufgefasst wird: Die soziale Repräsentation des Alters in Japan ist häufig noch von der Abhängigkeit als einem Merkmal des »guten Alterns« bestimmt. Im Jahre 1970 lebten 50 Prozent der 65-jährigen und älteren Menschen in einem Drei-Generationen-Haushalt, im Jahre 1980 waren es noch 45 Prozent, im Jahre 1990 40 Prozent; heute sind es 32 Prozent. Dabei ist in den hohen und sehr hohen Altersgruppen der Anteil jener Eltern, die mit Kindern und Enkelkindern zusammenleben, noch einmal deutlich höher[40].

Für das kollektive Verständnis von Alter ist diese traditionelle Familienform ›ie‹ von großer Bedeutung, macht sie doch deutlich, dass zwischen den Generationen in einer Familie ein enges Band besteht, welches an die Existenz aller drei [oder vier] Generationen gebunden ist: Würde eine Generation ausgeschlossen, so hätte dies die Auflösung des Bandes zur Folge. Dabei ist eine Interpretation der Generationenbeziehungen im Sinne von: »Die Generationen gehören zusammen, sie bilden in ihrem Zusammenleben und Zusammenwirken ein festes emotionales Band« vielfach auch bei jenen Menschen erkennbar, die sich nicht mit anderen Generationen ihrer Familie einen Haushalt teilen.

Tatemae vs. Honne oder: Normative vs. faktische Einstellung gegenüber älteren Menschen

In psychologischen und soziologischen Arbeiten wird auf die Notwendigkeit hingewiesen, zwischen normativen und faktischen Einstellungen gegenüber älteren Menschen zu differenzieren[41][42]: Erstere – im Japanischen: Tatemae – beschreiben, welche Einstellungen gegenüber älteren Menschen vorherrschen sollten, damit akzentuieren sie normative Vorstellungen; letztere hingegen – im Japanischen: Honne – beschreiben die tatsächlich erkennbaren Einstellungen gegenüber älteren Menschen. So lässt sich als Beispiel anführen: Die normativen Einstellungsmuster bezeugen gegenüber älteren Menschen hohen Respekt und sehen diese als »weise« an; in den tatsächlich erkennbaren Einstellungen – und den auf diesen gründenden Verhaltensweisen – dominieren hingegen Gleichgültigkeit gegenüber älteren Menschen und Diskriminierung des Alters als »infantil«. Die Tatsache, dass in Japan das Thema »Gewalt gegen pflegebe-

---

40 Japan Aging Research Center 2000.
41 Soeda 1978.
42 Koyano 1989

dürftige und demenzkranke Menschen« vermehrt öffentliches Interesse findet, könnte darauf deuten, dass sich normative Einstellungen speziell in der Konfrontation mit gesundheitlichen Grenzsituationen älterer Menschen als brüchig erweisen und auch keinen ausreichenden Schutz gegen die Ablehnung dieser Menschen in ihrer hohen Verletzlichkeit bieten.

Ältere Menschen sind im »öffentlichen Raum« in hohem Maße präsent und können zudem auf die Hilfsbereitschaft ihrer Nachbarn rechnen[43]. Die hohe öffentliche Präsenz älterer Menschen – verbunden mit der in der japanischen Gesellschaft, Wirtschaft und Politik sehr offen geführten Auseinandersetzung über mögliche Folgen des demografischen Wandels[44] – sind mit dafür verantwortlich, dass das Altern in der japanischen Kultur als ein natürliches Phänomen verstanden und angenommen wird. Dabei ist zusätzlich die Tatsache von Bedeutung, dass ältere Menschen auch im Arbeitsleben sehr präsent sind. Dass sich in Japan sogar ein »Wirtschaftsmarkt Alter« ausgebildet hat, in dem ältere Menschen als Kunden sehr ernst genommen und explizit angesprochen werden, stellt einen weiteren Beleg für die Aussage dar, dass das Alter ein von der japanischen Gesellschaft in hohem Maße geachtetes Phänomen bildet.

Es wird angenommen, dass bis zum Jahre 2020 die Anzahl der 65-jährigen und älteren Japanerinnen und Japaner auf über 35 Millionen ansteigen wird, was dann einem Anteil an der Gesamtbevölkerung von über 28 Prozent entsprechen wird. Der sehr hohe Anteil älterer Menschen an der japanischen Gesamtbevölkerung lässt sich mit der durchschnittlichen Lebenserwartung (es handelt sich um die höchste in der ganzen Welt: 86 Jahre bei den Frauen, 79,2 Jahre bei den Männern) wie auch mit der anhaltend niedrigen Geburtenrate (1.3; in Tokio 1.0) erklären.

Hohe Sensibilität für die Verletzlichkeit des Menschen im vierten Lebensalter: Frankreich

Blicken wir auf Frankreich. Insgesamt besteht in der französischen Gesellschaft eine vergleichsweise hohe Akzeptanz des Alters. Dies ist darauf zurückzuführen, dass in Frankreich eine konstant hohe Geburtenrate besteht. Denn aus diesem Grunde werden in Frankreich in deutlich geringerem Maße als in anderen Ländern die erwarteten demografischen Entwicklungen mit gesellschaftlichen Belastungen assoziiert. Dies wirkt sich auch positiv auf die Art und Weise

---

43 Fürstenberg 2001.
44 Conrad 2002.

aus, wie in der Öffentlichkeit über Alter gesprochen werde, mithin auch auf die Selbstwahrnehmung der alten Menschen.

In Frankreich fällt zunächst die hohe Diskrepanz zwischen der durchschnittlichen Lebenserwartung einerseits (eine der höchsten der Welt) und der sehr geringen Repräsentanz älterer Menschen auf dem Arbeitsmarkt andererseits (nur sieben Prozent der über 60-Jährigen sind erwerbstätig) auf.

In diesem Land findet sich jedoch vor allem eine intensive, mit vergleichsweise hoher Sensibilität geführte öffentliche Erörterung der besonderen Anforderungen, mit denen die Verletzlichkeit im hohen Lebensalter die Gesellschaft – und nicht nur den Einzelnen – konfrontiert.

Anspruchsvolle Pflegekultur

Ende 2007 und Anfang 2008 hat sich der französische Staatspräsident zu Wort gemeldet, um Initiativen ins Leben zu rufen, durch die zu einer erhöhten Sensibilität der Bevölkerung für die Situation demenzkranker Menschen und ihrer Angehörigen beigetragen und die Lebenssituation der betroffenen Familien verbessert werden solle. Öffentliche Aussagen, in denen die Pflegequalität grundlegend in Zweifel gezogen wird oder die einen Pflegenotstand behaupten, sind in den letzten Jahren eher selten geworden. Dies hängt in hohem Maße damit zusammen, dass sich in Frankreich eine Pflegekultur durchzusetzen beginnt, die sich nicht nur vom Prinzip der Individualisierung, sondern auch vom Prinzip der kleinräumigen, familienorientierten Pflegeumwelt leiten lässt. Darüber hinaus ist die Pflege in Frankreich von dem Gedanken der Rehabilitation geprägt, wodurch sich der Gedanke, dass bei allen Erkrankungen im Alter vermehrt nach Rehabilitationspotenzialen zu fragen sei, besser in der Öffentlichkeit kommunizieren lässt. Damit ergibt sich eher die Möglichkeit, differenziert über die Verletzlichkeit im hohen Alter zu sprechen.

Positive Bewertung des Alters: Norwegen

Der Anteil der Beschäftigten in der Altersgruppe der 50- bis 65-Jährigen ist in Norwegen so hoch wie in keinem anderen europäischen Land. Dies gilt trotz der Tatsache, dass der größte Teil der bis zum Jahre 2005 geschlossenen Tarifverträge ein faktisches Renteneintrittsalter mit 62 Jahren ohne größere Abschläge vorsah.

Hohe materielle Ressourcen des Landes fördern die gesellschaftliche Gestaltung des Alters

Staat und Gesellschaft diskutieren bereits seit Mitte der 1980er Jahre intensiv die zukünftigen Herausforderungen des demografischen Wandels; dabei wurde auch die Frage aufgeworfen, wie die sozialen Sicherungssysteme »demografie-fest« gemacht werden können, ohne das Prinzip einer »sozialen Sicherung für alle« – und dies heißt ein Kernprinzip des norwegischen Wohlfahrtsstaates – aufzugeben. Diese gesellschaftlichen und politischen Diskurse fanden in einer Zeit statt, in der die Staatseinnahmen durch die Ausschöpfung der Ölquellen steil anstiegen. Ein Teil der aus dem Ölüberschuss erwirtschafteten Gewinne wird vom norwegischen Staat in den Pensionsfonds transferiert. Dieser wurde im Jahre 1990 als »Government Petroleum Fund – Global« gegründet. Jährlich werden vier Prozent in den Staatshaushalt übertragen: Mit diesem Betrag orientiert sich der Staat an dem geschätzten Staatsdefizit, das sich ohne die Öleinnahmen ergeben würde. Der Restbetrag wird in den Pensionsfonds eingezahlt. Im Jahre 2007 wies der »Government Petroleum Fund – Global« den Angaben des norwegischen Finanzministerium zufolge ein Volumen von 2.165 Billionen Kronen (oder 266 Milliarden €) auf. Damit besitzt Norwegen den größten Pensionsfonds Europas.

Von 1998 bis 2001 wurden mit einem Nationalen Altenfürsorgeplan 25.000 behindertengerechte Altenwohnungen geschaffen, durch die ein Beitrag zur Stärkung der ambulanten Pflege wie auch des betreuten Wohnens geleistet werden sollte. Dabei werden die Zuschüsse von der staatlichen Wohnungsbank Husbanken verwaltet, die zugleich für die Qualitätssicherung verantwortlich ist. Zudem wurden neue Pflegeheimplätze geschaffen: Die Regierung übernahm 40 bis 50 Prozent aller Kosten für den Bau neuer Pflegeheime. Auch für demenz-kranke Frauen und Männer wurden substanzielle Verbesserungen erzielt – dies nicht nur im Hinblick auf die Qualität der räumlichen Umwelt, sondern auch im Hinblick auf die Pflege- und Betreuungsqualität. So finden sich in einzelnen Kommunen Einrichtungen für demenzkranke Menschen, in denen ein Verhältnis von 1 bis 1.5 Mitarbeitern auf 1 Bewohner besteht.

Betonung der individuumzentrierten Betreuung und Pflege

Die beiden großen Reformen der Altenpolitik – der im Zeitraum von 1998 bis 2001 umgesetzte Nationale Altenfürsorgeplan und der im Jahre 2006 verabschiedete Nationale Plan für Alter – haben die institutionellen Altersbilder in

Norwegen positiv beeinflusst. Dies gilt vor allem in Bezug auf die Einstellung gegenüber hoch betagten Menschen, die an chronischen Erkrankungen oder an einer Demenz leiden und auf umfassende Betreuung und Versorgung angewiesen sind. Zum einen kann in noch stärkerem Maße als früher das Leitbild der individuumzentrierten Pflege umgesetzt, zum anderen kann die Pflege in familien-ähnlichen, die Intimsphäre des pflegebedürftigen Menschen achtenden Kontexten geleistet werden. Die Reformwerke haben substanziell dazu beigetragen, das Recht pflegebedürftiger Menschen auf fachlich wie ethisch anspruchsvolle Pflege wie auch auf soziale Teilhabe umzusetzen.

Das junge Alter wird in Norwegen vor allem mit Ressourcen und Potenzialen assoziiert und als eine Lebensphase wahrgenommen, in der Menschen zum einen die Möglichkeit haben, eigene Vorstellungen und Präferenzen zu verwirklichen, zum anderen einen wichtigen Beitrag zur Wertschöpfung in der Gesellschaft zu leisten. Die Verwirklichung eigener Vorstellungen und Präferenzen wird dadurch begünstigt, dass die durch die gesetzliche Rente garantierte Grundsicherung sowohl durch private Renten als auch durch eine fortgesetzte Erwerbstätigkeit ohne allzu große steuerliche Nachteile effektiv ergänzt werden kann. Hinzu kommt, dass die finanziellen Ressourcen nicht nur vergleichsweise hoch, sondern vor allem auch – nicht zuletzt infolge der Ölvorkommen in Norwegen – vergleichsweise sicher sind. Des Weiteren trägt die wahrgenommene Mitverantwortung des Staates für die Versorgung des alten Alters erheblich zu einer Entlastung des jüngeren Alters bei: die Aufgaben, die in der Pflege und Versorgung von Angehörigen erwartet werden, haben im Allgemeinen keine deutliche Beeinträchtigung persönlicher Lebensziele und Lebensperspektiven zur Folge. Die hohe Erwerbsbeteiligung von Menschen im siebten Lebensjahrzehnt macht deutlich, dass diesen Menschen noch erhebliche produktive Potenziale, auf die die Gesellschaft nicht verzichten kann und nicht verzichten will, zugeschrieben werden. Diese Aussage gilt im Übrigen für Frauen und Männer gleichermaßen, auch die gesellschaftliche Rolle der Frau im siebten Lebensjahrzehnt beschränkt sich bei weitem nicht auf die Wahrnehmung familiärer Verpflichtungen.

Abschluss: Eine zukunftsorientierte Sicht des Alters

Der Blick in andere Kulturen, der Blick auf deren Verständnis von Altern und deren Umgang mit Fragen des Alterns hilft uns, so wurde bereits in Anlehnung an Claude Lévi-Strauss betont, unser eigenes Verständnis von Altern, unseren eigenen Umgang mit Fragen des Alterns besser einzuordnen und auf diesem Wege zu einer ersten Antwort auf die Frage zu gelangen, in welcher Hinsicht sich unsere gesellschaftlichen und kulturellen Bilder von Altern verändern oder zumindest differenzieren sollten.

Zunächst sei festgestellt: Die von uns durchgeführte Studie kann und will auch gar nicht den Anspruch erheben, ein repräsentatives Bild der Altersbilder und Zugangsweisen zum Altern in anderen Kulturen zu vermitteln. So erschiene bereits der Anspruch, ein repräsentatives Bild des Alters in anderen Kulturen zeichnen zu wollen, schon im Kern als vermessen und unehulösbar. Wie uns vor allem Ethnologie und Kulturanthropologie lehren, kann das Ziel kulturorientierter Untersuchungen immer nur darin bestehen, sich dem Gegenstand der Analyse in einzelnen Aspekten anzunähern, was in unserem Falle heißt: einzelne Aspekte des Alterns in den von uns ausgewählten Zielländern zu erfassen und darzustellen.

Bei allen Begrenzungen in Bezug auf die Repräsentativität der hier getroffenen Aussagen sei jedoch auch betont, dass diese helfen können, die Vielfalt kultureller und gesellschaftlicher Zugänge zum Altern besser zu verstehen. Dieses vertiefte Verständnis kann zum einen dazu beitragen, unseren eigenen Umgang mit Altern kritisch zu reflektieren – und in diesem Prozess der kritischen Reflexion sowohl Möglichkeiten als auch Grenzen differenzierter wahrzunehmen, die wir in unserem Land älteren Menschen bieten bzw. die wir diesen auferlegen. Zum anderen sensibilisiert dieses Verständnis für die hohe Kulturgebundenheit von Altersbildern und Alterspraktiken und macht damit deutlich, dass Alter immer auch – wenn nicht sogar primär – das Ergebnis sozialer Konstruktionen bildet.

Wie stellt sich uns, nachdem wir einen Blick in andere Kulturen geworfen haben, eine zukunftsorientierte Sicht des Alters dar? Einige Überlegungen seien angeführt, die mit einem Epigramm von Christian Morgenstern eingeleitet werden sollen:

> Und dieses Einst, wovon wir träumen,
> es ist noch nirgends, als in unserm Geist;
> wir sind dies Einst, uns selbst vorausgereist
> im Geist, und winken uns von seinen Säumen,
> wie wer sich selber winkt. [45]

In diesem Epigramm kommt ein Motiv zum Ausdruck, das im Kern als charakteristisch für unsere Gesellschaft, für unsere Kultur angesehen werden kann: Wir stehen nämlich vor der Herausforderung, eine veränderte Sicht des Alters zu entwickeln, die ausdrücklich auch auf die seelisch-geistigen Kräfte in dieser

---

45 Morgenstern 1986.

Lebensphase Bezug nimmt und darstellt, in welcher Weise unsere Gesellschaft von der Nutzung dieser Kräfte profitiert. Bislang stehen in unserem Land eher negative Bilder des Alters im Vordergrund des öffentlichen Diskurses: Alter wird primär mit dem Verlust an Kreativität, Neugierde, Offenheit und Produktivität gleichgesetzt. Dieses einseitige Bild des Alters engt – indem es offene oder verborgene Altersgrenzen fördert – nicht nur die Zukunftsperspektiven älterer Menschen ein, es trägt auch dazu bei, dass die potenziellen Kräfte des Alters gesellschaftlich nicht wirklich genutzt werden: Und dies kann sich gerade eine alternde Gesellschaft wie unsere nicht leisten.

Zu dieser veränderten Sicht des Alters gehört auch ein differenzierteres Menschenbild, ein umfassenderes Verständnis der Person. Damit ist gemeint, dass die Verletzlichkeit und Endlichkeit des Lebens größere Akzeptanz in unserer Gesellschaft findet, das heißt, dass wir zu kulturell überzeugenden Formen des Umgangs mit Grenzen unseres Lebens gelangen. Denn dies lässt sich ebenfalls beobachten: Das Bemühen, unter dem Leitbild des forever young möglichst lange das individuelle Altern zu vermeiden oder zu verdecken, dominiert mehr und mehr unseren kulturellen Umgang mit Alter, und gerade damit ist eine weitere Form mangelnder Differenzierung von Altersbildern verbunden – nämlich die Postulierung eines Immer weiter, das Ideal endlos fortgesetzter Kompetenz. Dieses unzureichend differenzierte Menschenbild verleugnet die Grenzsituationen[46] unseres Lebens sowie die Möglichkeit, in solchen Grenzsituationen Entwicklungsschritte zu tun und damit auch das Lebenswissen anderer Menschen zu fördern. Wenn auf der einen Seite die seelisch-geistigen Kräfte des Alters vernachlässigt, auf der anderen Seite Grenzsituationen im Alter ausgeblendet werden, dann muss diese Lebensphase in unseren kollektiven Deutungen reichlich undifferenziert anmuten und damit als ein Abschnitt des Lebens erscheinen, in dem sich keine Entwicklungsaufgaben mehr stellen und keine Entwicklungsmöglichkeiten mehr bieten. Und gerade diese Sicht ist falsch: Die Altersforschung belegt, in welchem Maße das Leben im Alter älteren Menschen als eine seelisch-geistige Aufgabe erscheint und diese an sich selbst das Potenzial zur Entwicklung erkennen. Dabei finden sich gleichzeitig Hinweise auf den Einfluss, den kollektive Deutungen des Alters auf den individuellen Umgang mit den Entwicklungsaufgaben und Entwicklungspotenzialen des Alters ausüben: In einer Kultur, in der mit Alter unspezifisch generalisiert Verluste (an Kreativität, Interesse, Offenheit, Zielen) assoziiert werden, sehen sich ältere Menschen nicht dazu motiviert, Initiative zu ergreifen, etwas Neues zu wagen (der Begriff der Initiative stammt aus dem lateinischen initium, das mit Anfang zu übersetzen ist). In einer Gesellschaft, der die Annahme von Grenzsituatio-

---

46 grundlegend dazu: Jaspers 1972 – ausführlich auch in: Kruse 2010.

nen schwer fällt und die dazu tendiert, im Falle bestimmter Grenzsituationen (zum Beispiel der Demenz) Zweifel an der Menschenwürde zu äußern, wird die Tendenz des Individuums, sich im Falle des Eintretens solcher Grenzsituationen ganz ins Private zurückzuziehen, vielleicht sogar seinem Leben ein Ende zu setzen, gefördert[47].

Aus diesem Grunde ist die Forderung nach veränderten gesellschaftlichen Entwürfen des Alters zu stellen, die nicht in der Hinsicht unrealistisch sind, als sie die Grenzen in dieser Lebensphase leugnen, die aber auch nicht in der Hinsicht unvollständig sind, als sie die seelisch-geistigen Kräfte in dieser Lebensphase unberücksichtigt lassen. Das Alter in seiner Vollständigkeit zu erkennen und anzusprechen, Möglichkeiten gezielter Beeinflussung von Alternsprozessen zu erkennen und umzusetzen (zu nennen sind hier das Erschließen von Engagementbereichen, die Schaffung altersfreundlicher Umwelten, Initiativen in den Bereichen Bildung, Prävention und Rehabilitation), ist eine gesellschaftliche Aufgabe, deren Lösung empirisch fundierte Visionen eines gesellschaftlich wie individuell »guten Lebens« im Alter erfordert[48]. Doch sind wir in unserer Gesellschaft in der Entwicklung solcher Visionen noch zu zaghaft, zeigen wir uns gegenüber dem Alter in zu starkem Maße reserviert. Hier können wir vom Blick in andere Gesellschaften und Kulturen profitieren, wie wir diesen auch Anregungen geben können.

---

47 ausführlich dazu: Beiträge in Kruse 2010c. Hier vor allem: Remmers 2010.
48 ausführlich dazu: Beiträge in Kruse 2010b; siehe auch: Kruse, Wahl, 2009.

Literaturverzeichnis

Arendt, H. (1960): Vita activa oder vom tätigen Leben. Stuttgart: Kohlhammer.

Baltes, P.B. (1990): Entwicklungspsychologie der Lebensspanne: Theoretische Leitsätze. In: Psychologische Rundschau 41, 1–24.

Bäcker, G., Bispinck, R., Hofemann, K., Naegele, G. (2006): Sozialpolitik und soziale Lage in Deutschland (4. Auflage). Wiesbaden: Westdeutscher Verlag.

Bloch, E. (1985): Das Prinzip Hoffnung. Frankfurt: Suhrkamp [1959].

Bürger, M. (1947): Altern und Krankheit. Leipzig: Thieme.

Cachioni, M., Neri, A.L., de Moraes v. Simson, O. (Hrsg.) (2003): As multiplas Faces da Velhice no Brasil. Campinas: Átomo e Alínea.

Colcombe, S.J., Erickson, K.I., Raz, N., Webb, A.G., Cohen, N.J., McAuley, E., Kramer, A.F. (2003): Aerobic fitness reduces brain tissue loss in aging humans. In: Journal of Gerontology, 58, 176–180.

Conrad, H. (2002): Reforming the Welfare State – Toward a New Public-Private Pension Mix in Japan. Tokyo: German Institute for Japanese Studies.Crocker, J., Park, L.E. (2004): The costly pursuit of self-esteem. In: Psychological Bulletin, 130, 392–414.

Crocker, J./ Park, L.E. (2004): The costly pursuit of self-esteem. In: Psychological Bulletin, 130, 392–414.

Diener, E., Suh, E.M. (1999): National differences in well-being. In: D. Kahneman, E. Diener, N. Schwarz (Eds.): Well-being: The foundations of hedonic psychology (pp. 434–450). New York: Russell Sage Foundation.

Expertenkommission (2005): Fünfter Altenbericht der Bundesregierung: Potenziale des Alters in Wirtschaft und Gesellschaft. Der Beitrag des Alters zur Gestaltung der Beziehungen zwischen den Generationen. Berlin: Bundesministerium für Familie, Senioren, Frauen und Jugend.

Fuchs, T., Kruse, A., Schwarzkopf, G. (Hg.): Die Würde des Menschen am Ende seines Lebens (S. 27–57). Heidelberg: Universitätsverlag Winter.

Fürstenberg, J. (2001): Alter und Altern in Japan. In: BAGSO-Nachrichten, 1, 6–10.

Ikels, C., Dickerson-Putman, J., Draper, P. et al. (1995): Comparative perspectives. In: L.A. Bond, S.J. Cutler, A. Grams (Eds.), Promoting successful and productive ageing (pp. 304–324). London: Sage.

Japan Aging Research Center (2000): Aging in Japan. Tokyo: JARC.

Jaspers, K. (1972): Philosophie. Heidelberg: Springer.

Kamppeter, W. (2005): Rentenreform in Japan. Zukunftsfähig ohne radikale Schritte. Tokyo: Deutsche Botschaft in Japan.

Klie, Th., Kumlehn, M., Kunz, R. (Hg.): Praktische Theologie des Alterns (S. 77–105). Berlin: de Gruyter.

Kluckhohn, C. (1950): Dominant and substitute profiles of cultural orientations: their significance for the analysis of social stratification. In: Social Forces, 23, 376–393.

Kommission (2005): Fünfter Altenbericht der Bundesregierung. Potenziale des Alters für Wirtschaft und Gesellschaft. Berlin: Bundesministerium für Familie, Senioren, Frauen und Jugend.

Koyano, W. (1989): Japanese attitudes toward the elderly: A review of research findings. In: Journal of Cross-Cultural Gerontology, 4, 335–345.

Krech, D., Crutchfield, R., Ballachey, E. (1962): Individual in society. New York: McGraw-Hill.

Kruse, A. (2005): Biografische Aspekte des Alter(n)s: Lebensgeschichte und Diachronizität. In: Staudinger, U./ Filipp, S.-H. (Hg.): Enzyklopädie der Psychologie, Entwicklungspsychologie des mittleren und höheren Erwachsenenalters (pp. 1–38). Göttingen: Hogrefe

Kruse, A./ Schmitt, E. (2006): A multidimensional scale for the measurement of agreement with age stereotypes and the salience of age in social interaction. In: Ageing & Society, 26, 393–411.

Kruse, A. (2007a): Alter. Freiburg: Herder.

Kruse, A. (2007b): Ältere Menschen im »öffentlichen« Raum: Perspektiven altersfreundlicher Kultur. In: Wahl, H.-W./ Mollenkopf, H. (Hg.): Alternsforschung am Beginn des 21. Jahrhunderts. Wiesbaden: Akademische Verlagsgesellschaft, S. 320–339.

Kruse, A. (2009): Kulturelle Gerontologie: Gesellschaftliche und individuelle Antworten auf Entwicklungspotenziale und Grenzsituationen im Alter. In: Klie, T./ Kumlehn, M./ Kunz, R. (Hg.) Praktische Theologie des Alterns. Berlin: de Gruyter, S. 77–105.

Kruse, A./ Wahl, H.-W. (2009): Zukunft Altern. Individuelle und gesellschaftliche Weichenstellungen. Heidelberg: Spektrum Akademischer Verlag.

Kruse, A. (2010): Der Respekt vor der Würde des Menschen am Ende seines Lebens. In: Fuchs, T./ Kruse, A./ Schwarzkopf. G. (Hg.): Die Würde des Menschen am Ende seines Lebens. Heidelberg: Universitätsverlag Winter, S. 27–57.

Kruse, A. (2010a): Altersbilder in anderen Kulturen. Heidelberg: Akademische Verlagsgesellschaft.

Kruse, A. (2010b): Potenziale im Alter. Heidelberg: Akademische Verlagsgesellschaft.

Kruse, A. (2010c): Lebensqualität bei Demenz? Gesellschaftlicher und individueller Umgang mit einer Grenzsituation im Alter. Heidelberg: Akademische Verlagsgesellschaft.

Lebra, T.S. (1989): Adoption among the hereditary elite of Japan: Status preservation through mobility. In: Ethnology, 28, 185–218.

Lehr, U. (2007): Psychologie des Alterns. Wiebelsheim: Quelle & Meyer [1972].

Lévi-Strauss (2008): Traurige Tropen. Frankfurt: Suhrkamp. [1955: Tristes Tropes].

Lindenberger, U. (2000): Intellektuelle Entwicklung über die Lebensspanne: Überblick und ausgewählte Forschungsbrennpunkte. In: Psychologische Rundschau, 51, 135–145.

Li, S.-C./ Lindenberger, U./ Hommel, B./ Aschersleben, G./ Prinz, W./ Baltes, P. B. (2004): Transformations in the couplings among intellectual abilities and constituent cognitive processes across the life span. In: Psychological Science, 15(3), 155–163.

Morgenstern, Ch. (1986): Stufen. München: In: Piper, S. 252.

National Institute of Population and Social Security Research (2005): Population projections for Japan: 2000–2050. Tokyo: National Institute of Population and Social Security Research.

OECD (2004): Purchasing power parties (PPPs) for OECD countries 1980–2003. http://www.oecd.org/dataoecd/61/56/1876133.xls.

Okazaki, Y. (1990): Social factors behind the ageing of society. In: Foreign Press Center of Japan (Ed.), Responding to the needs of an ageing society (pp. 7–14). Tokyo: Foreign Press Center.

Pohlmann, S. (2005): Die ethische Dimension der Generationensolidarität. In: Zeitschrift für Gerontologie und Geriatrie, 38, 233–241.

Remmers, H. (2010): Der Beitrag der Palliativpflege zur Lebensqualität demenzkranker Menschen. In: Kruse, A. (Hrsg): Lebensqualität bei Demenz? Zum gesellschaftlichen Umgang mit einer Grenzsituation im Alter. Akademische Verlagsgesellschaft: Heidelberg, S. 117–133.

Rentsch, T. (1995): Altern als Werden zu sich selbst. Philosophische Ethik der späten Lebenszeit. In: Borscheid, P. (Hg.): Alter und Gesellschaft. (S. 53–62). Stuttgart: Hirzel.

Rentsch, Th., Birkenstock, E. (2004): Ethische Herausforderungen des Alters. Bern: Huber.

Riley, M., Foner, A., Warner, J. (1988): Sociology of age. In: N.J. Smelser (Ed.), Handbook of sociology (pp. 243–290). Newbury Park: Sage.

Rosenmayr, L. (1983): Die späte Freiheit. Berlin: Severin & Siedler.

Rosenmayr, L. (1996): Altern im Lebenslauf. Soziale Position, Konflikt und Liebe in den späten Jahren. Vandenhoeck & Ruprecht, Göttingen.

Severin & Siedler; Rosenmayr, L. (1996): Altern im Lebenslauf. Soziale Position, Konflikt und Liebe in den späten Jahren. Vandenhoeck & Ruprecht, Göttingen.

Soeda, Y. (1978): Toward the subjective image of the elderly. In: Gendai no Esprit, 126, 5–24.

Staudinger, U.M., Fleeson, W., Baltes, P.B. (1999): Predictors of subjective health and global well-being: Similarities and differences between the United States and Germany. In: Journal of Personality and Social Psychology, 76, 305–319.

Staudinger, U./ Filipp, S. H. (Hg.): Enzyklopädie der Psychologie Entwicklungspsychologie des mittleren und höheren Erwachsenenalters. Göttingen: Hogrefe.

Thomae, H. (1966): Persönlichkeit – eine dynamische Interpretation. Bonn: Bouvier.

Thomae, H. (1968): Das Individuum und seine Welt. Göttingen: Hogrefe.

Torres, S. (2001): Understandings of successful ageing in the context of migration: the case of Iranian immigrants in Sweden. In: Ageing and Society, 21, 333–355.

Veenhoven, R. (1999): Quality of life in individualistic society: A comparison of 43 nations in the early 1990's. In: Social Indicators Research, 48, 157–186.

Wahl, H.-W./ Mollenkopf, H. (Hg.): Alternsforschung am Beginn des 21. Jahrhunderts. Akademische Verlagsgesellschaft, Wiesbaden, S. 320–339.

Wang, Q./ Brockmeier, J. (2002): Autobiographical remembering as cultural practice: Understanding the interplay between memory, self and culture. In: Culture & Psychology, 8, 45–64.

Westerhof, G.J./ Barrett, A.E. (2005): Age identity and subjective well-being: A comparison of the United States and Germany. In: Journal of Gerontology: Social Sciences, 60, 129–136.

Westerhof, G.J./ Barrett, A.E./ Stevenrink, N. (2003): Forever young: A comparison of age identities in the United States and Germany. In: Research on Aging, 25, 366–383.

Henning Schöttke / Bärbel Küpers / Karl Heinz Wiedl

Zu den Möglichkeiten des erfolgreichen Alterns trotz körperlicher oder psychischer Erkrankung: Eine psychologische Perspektive

Einleitung

Das höhere Alter ist ein Lebensabschnitt der nach wie vor noch unzureichend Beachtung in der psychologischen Forschung findet. Auch wenn ihm mehr Aufmerksamkeit zukommt, so steht diese noch in keinem Verhältnis zu dem tatsächlichen Bedarf (Baumann & Perst, 1999).

Eine mögliche Erklärung hierfür findet sich in der auch heute noch bestehenden ambivalenten Sicht auf das Altern und das Alter per se. Die Ambivalenz, die schon in der griechischen Mythologie auftaucht und sich durch die Zeit hindurch immer wieder nachvollziehen lässt, äußert sich in dem Zwiespalt zwischen einem hohen Respekt vor dem Alter und damit assoziierter Weisheit und Erfahrung auf der einen Seite und eine einseitige Fokussierung auf häufiger werdende Beschwerden, Erkrankungen und Veränderungen des äußeren Erscheinungsbildes auf der anderen Seite (Koller, 2001). Letzterer Konfliktanteil verschärfte sich auch durch die Hegemonie der Theorie der geistigen Entwicklung, die besonders den Verlust geistiger Fähigkeiten einseitig betonte. Als prominentes Beispiel dient die Defizittheorie der geistigen Entwicklung nach Wechsler (1944), die in Persönlichkeitspsychologie und der Differentiellen Psychologie für viele Dekaden beherrschend gewesen ist.

Die neuere psychologische Forschung des höheren Alters wird durch empirische und theoretische Entwicklungen stimuliert, die die Altersforschung besser in psychologische Konzepte der Lebensspannenpsychologie zu integrieren helfen. So wurde die Defizittheorie der geistigen Entwicklung insofern obsolet, als der Nachweis gelang, dass einige Intelligenzfunktionen vom Alter unbeeinträchtigt sind (im Überblick Baltes & Singer, 2001). Eine theoretische Entwicklung stellt die Erweiterung des Modells der dreiphasigen zur fünfphasigen Biographie dar. (siehe Abb.1). Danach differenziert sich der Ruhestand in eine Phase der »Belle Epoque« und des »Trauerflors« (Baltes, 1996). Nach dem 65. Lebensjahr beginnt mit dem Eintritt in den Ruhestand die »Belle Epoque«. In dieser Phase leben Menschen mit ausreichender Gesundheit und verfügen häufig über ausreichende materielle, geistige und soziale Ressourcen. Das Leben verläuft häufig autonom und zielorientiert, wenn ausreichend soziale u. ökonomische Stützsysteme vorhanden sind (inklusive Partner oder enge Vertraute). Es werden stärker hedonistische Projekte (z. B. Reisen) in den Lebensvordergrund gestellt und gleichzeitig eine stärkere soziale Beteiligung (z.B. Enkelbetreuung) realisiert. Häufig beginnt erst mit dem 75. – 80. Lebensjahr die Phase des »Trauerflors«. In dieser Phase stehen chronisch körperliche Erkrankungen, Multimorbidität, Verluste, sensorische und motorische Einschränkungen, hirnorganische Erkrankungen, Hilfs- und Pflegebedürftigkeit im Vordergrund.

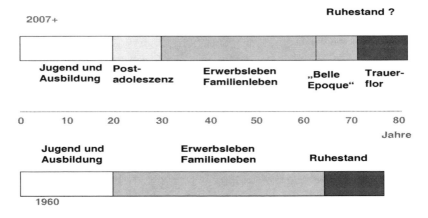

Abb. 1: Drei- und fünfphasiges Konzept der Biographie

Es gibt vielfältige Modelle zum sog. »erfolgreichen Altern«. Eines dieser Modelle soll nachfolgend kurz dargestellt werden: das »Modell der Selektiven Optimierung mit Kompensation« (SOK). Das Modell repräsentiert eine allgemeine Sicht der Grundstruktur der menschlichen Ontogenese und findet somit ihren Geltungsbereich nicht nur in der Gerontologie, sondern stellt eine zentrale Konzeption für die Lebensspannenpsychologie dar. Die Fokussierung auf Weiterentwicklungsmöglichkeiten und die Bedeutung der Aktivität und Selbstbestimmtheit im Alter umfassen nur einen besonderen Teil dieser Konzeption.

Modell der Selektiven Optimierung mit Kompensation (SOK)

Baltes und Carstensen (1996) entwickelten das SOK-Modell. Hierbei handelt es sich um ein Modell erfolgreicher Anpassung. Insgesamt drei Komponenten werden als ausschlaggebend für eine erfolgreiche Anpassung gesehen. Dies sind:
- Selektion,
- Optimierung und
- Kompensation.

Bei der Selektion geht es um die Ziele und Richtung von Entwicklung bzw. die Anpassung von Zielen an eine veränderte Anforderungslage oder an veränderte persönliche Ressourcen. Es geht dabei um die stärkere Auswahl von Verhaltensweisen und darum, diese den veränderten Bedingungen anzupassen. Die Optimierung hingegen bezieht sich auf die Stärkung von vorhandenen Ressourcen und Fertigkeiten durch deren Nutzung. Die Kompensation meint die adaptive Fähigkeit, auf Verluste von Mitteln oder Ressourcen zu reagieren. Sie umfasst auch den Aufbau und das Nutzen von neuen Verhaltensweisen. Diese drei Faktoren können nur angemessen umgesetzt werden, wenn auch ihre Anwendung gefördert wird.

Der Lebensspannentheorie des Ehepaares Baltes und Baltes zufolge, gibt es einen weiteren Lebensverlaufsgrundsatz, der aus der menschlichen Ontogenese folgt. Dieser Lebensverlaufsgrundsatz resultiert sich aus der Regulation von drei allgemeinen Entwicklungszielen:
- Wachstum,
- Aufrechterhaltung einschließlich Wiederherstellung (Resilienz) und
- Regulation von Verlusten (siehe zusammenfassend Baltes, 1999).

Wachstum bedeutet in diesem Zusammenhang jede Verhaltensweise, die dazu dient, ein höheres Niveau an Funktionsstatus oder adaptivem Potential zu erreichen. Aufrechterhaltung und Wiederherstellung (Resilienz) bezeichnen die adaptive Zielsetzung, angesichts neuer Herausforderungen oder Verluste das bereits erreichte Funktionsniveau beizubehalten. Verlustregulation bedeutet adaptives Verhalten mit dem Ziel, den Funktionsstand auf einem niedrigeren Niveau sicherzustellen, wenn Aufrechterhaltung nicht mehr möglich ist. Diese Regulation erfolgt durch die in der SOK-Theorie postulierten Prozesse von Selektion, Optimierung u. Kompensation. Zum einen werden die zur Verfügung stehenden Ressourcen einer Person selektiv eingesetzt, um die jeweilig ausgewählten Lebensbereiche zu optimieren. Je älter die Person wird und je stärker die Ressourcen durch aufkommende Einschränkungen und Verluste eingeschränkt werden, desto mehr ist dann der Aspekt der Kompensation von besonderer Bedeutung. Um weitere Entwicklungen der selektierten Bereiche zu erlangen, müssen nun Ausgleichsstrategien gefunden und eingesetzt werden, um das gewünschte Maß trotzdem noch zu erreichen (Heckhausen & Mayr, 1998).

Kompensationsprozesse im höheren Alter – Die Bedeutung sozialer Netzwerke und soziale Unterstützung

Ein ganz entscheidender, die Lebensqualität und Gesundheit bedingender Faktor sind die sozialen Netze und soziale Unterstützung älterer Menschen (siehe Otto, 2005).

Als zentrales psychologisches Konstrukt hat die soziale Unterstützung eine Vielzahl von empirischen Studien initiiert, die sowohl die förderlichen (i. S. sozialer Unterstützung) als auch die hinderlichen Auswirkungen (i. S. sozialer Belastungen) menschlicher Beziehungen zum Thema haben. Unterschieden werden dabei unterschiedliche Faktoren, wie sie auch im Fragebogen zur sozialen Unterstützung (F-Sozu; Fydrich et al., 1999) operationalisiert sind. Neben der emotionalen Unterstützung werden die praktische Unterstützung und die soziale Integration unterschieden. Potentiell negative oder belastende Merkmale des sozialen Umfelds werden mit der Skala »soziale Belastung« erfasst. In der Osnabrücker Schlaganfalls-Längsschnittstudie (OSLÄG; Schöttke et al., 2001) wurden 181 Patienten mit einem Schlaganfall im Durchschnitt 2.5 und 3.5 Jahre nach dem hirnschädigenden Ereignis untersucht. Trotz zusätzlicher Belastetheit der Patientenstichprobe mit einer Poststroke Depression (zum Zeitpunkt des Schlaganfallereignisses wiesen 38 % und zum Katamnesezeitpunkt 25% der Patienten eine Major Depression auf) berichteten die Patienten sowohl für die Zeit vor dem Schlaganfall als auch zum Zeitpunkt der Katamnese ein hohes Maß an sozialer Unterstützung und ein geringes Maß an sozialen Belastungen. Insgesamt wird durch das Schlaganfallsereignis und ebenfalls unabhängig vom Vorliegen einer komplizierenden klinischen Depression, das Ausmaß der sozialen Unterstützung als nicht beeinträchtigt beurteilt. In Ergänzung dazu ist zum Katamnesezeitpunkt sogar ein statistisch bedeutsamer Zuwachs von sozialer Integration zu verzeichnen.

Wie der Begriff soziales Netz bzw. Netzwerk schon ausdrückt, handelt es sich hierbei u.a. um eine Auffangmöglichkeit mit protektiver und stützender Funktion. Nähere Informationen zur Morphologie, Funktionalität und Dynamik sozialer Netzwerke bzw. der Beziehung von sozialem Netzwerk und sozialer

Unterstützung können dem Einführungswerk von Laireiter (1993) entnommen werden. So können beispielsweise bei älteren Personen, deren soziales Netzwerk klein war, häufiger psychische und körperliche Erkrankungen nachgewiesen werden, als bei vergleichbaren Personen mit größerem sozialen Netz (Bährer, Krebs-Roubicek & Hemmeter, 2001).

In der Regel wird zwischen einem primären und einem sekundären Netzwerk unterschieden. Das Primäre setzt sich aus Familienangehörigen zusammen. Das Sekundäre hingegen besteht aus Freunden, Bekannten, Arbeitskollegen sowie professionellen Bezugspersonen. Das primäre Netzwerk bietet die höchste Zufriedenheit für den Einzelnen (Bährer et al., 2001), kann jedoch gerade im Alter relativ gering sein. Nun ergeben sich für den Betroffenen die Alternativen des völligen Fehlens eines adäquaten Netzwerkes oder der Kompensation durch das sekundäre Netzwerk. Letzteres konnte in 30% der alleinlebenden Älteren nachgewiesen werden. Dies macht die verstärkte Aufklärungsarbeit professioneller Hilfsangebote notwendig. Das sekundäre Netz kann zwar nicht die gleiche Zufriedenheit schaffen wie das primäre, hat der ersten Variante, also dem völligen Fehlen eines Netzwerkes gegenüber aber noch die wesentlich besseren Effekte hinsichtlich Lebenszufriedenheit, Krankheitsbewältigung und Remissionsgeschwindigkeit psychischer Störungen (Bährer et al., 2001).

Die kompensatorische Funktion des sozialen Netzes zeigt sich darin, dass Alleinleben für sich genommen kein Prädiktor für ein vermehrtes psychisches Erkrankungsrisiko darstellt, wenn auch die Zufriedenheit und das Wohlbefinden unter dem derer liegt, die nicht alleinlebend sind (Bährer et al., 2001). Das soziale Netz und damit verbundene Kompensationsmöglichkeiten dienen der Erhaltung der Selbstachtung. Hierdurch ergeben sich neue Perspektiven und Handlungsspielräume für den älteren Menschen. Die Unterstützung der sozialen Bezugspersonen darf jedoch nicht die verbliebene Selbstständigkeit nehmen. Sie soll vielmehr auffangen, was altersbedingt defizitär ist (Lane, 1998). Andersfalls wird die konstruktive und unterstützende Funktion sozialer Netzwerke oder sozialer Unterstützung zur als negativ erlebten Abhängigkeit oder sozialen Belastung (Kruse, 2005).

Optimierung im höheren Alter: Zum Coping von Stress, körperlichen Erkrankungen und Beschwerden

Gerade die Gesundheit bildet einen wichtigen, die Lebensqualität beeinflussenden Faktor (Esslinger & Heppner, 2006). Da jedoch das Risiko für chronische Erkrankungen und Multimorbidität im Alter zunimmt, rücken weitere essentielle Faktoren der Lebensqualität jetzt in den Vordergrund. Hierbei handelt es sich v.a. um Copingmechanismen sowie die Förderung von Stärken und Kompensation von Schwächen (Esslinger et al., 2006).

Coping kann als Reaktion auf belastende Situationen und Ereignisse (z.B. körperliche Beschwerden oder Krankheiten) verstanden werden. Es geht dabei um die Reaktionsweisen einer Person auf eben diese Stressoren und Stresssituationen. Eine der am stärksten verbreiteten Coping-Theorien ist die von Lazarus (1966). Bei dem sog. Transaktionalen Stressmodell spielen kognitive Bewertungsprozesse eine zentrale Rolle. Hierbei besteht die Annahme, dass Situationen und Ereignisse wahrgenommen und auf unterschiedlichen Ebenen spezifischen, automatisiert ablaufenden Bewertungsprozessen unterzogen werden. Diese bestimmen dann die jeweilige Reaktion. Bei der primären Bewertung (primary appraisal) wird dabei eine Zuordnung der Situation zu Kategorien der Relevanz und Bedrohlichkeit für das Wohlbefinden des Individuums vorgenommen. Diese Bedrohungen können sich sowohl auf externe als auch interne Aspekte beziehen. Zu der primären Bewertung kommt ein wechselseitiger Austausch mit der sekundären Situationsbewertung hinzu. Diese parallel verlaufende Bewertung bezieht sich auf eine Einschätzung zur Verfügung stehender Ressourcen. Je nach Verfügbarkeit werden unterschiedliche Emotionen und damit Reaktionen aktiviert. Bei angenommener Ressourcenknappheit wird die Situation als bedrohlich empfunden, bei vorhandenen Ressourcen eher als Herausforderung (der sog. »Eu-Stress«) und bei der Einschätzung einer bevorstehenden Schädigung oder eines Verlustes wird Trauer erlebt. Je nach emotionaler Reaktion werden dann unterschiedliche Copingstrategien eingesetzt und nach Abschluss der Handlung einer dritten Bewertung (re-appraisal) unterzogen. Diese dient der Neueinschätzung der Situation und der Abschätzung, ob ggf. noch weitere Handlungen zur Verarbeitung eingesetzt werden sollen (Siegrist, 1998).

Dass Verarbeitungsstrategien als Mittel der Anpassung an die sich verändernden Bedingungen auch im hohen Alter wirksam sind und auch eingesetzt werden, konnte noch bei über Hundertjährigen nachgewiesen werden (Rott, 1999). Die positiven Effekte dieser Anpassungsleistung zeigen sich beispielsweise auch bei geriatrischen Langzeitpatienten. Diese empfinden trotz der sich zunehmend verschlechternden Funktionsfähigkeit und ihrer schwindenden Autonomie nicht zwangsläufig eine Verschlechterung ihres Wohlbefindens oder ihrer Lebensqualität (Wettstein, Rüegg, Knecht, Christen & Christen, 1998). Aber auch wenn viele effektive Strategien in der Literatur zu finden sind, zeigt sich z.B., dass die durchaus guten Anpassungsleistungen älterer chronischer Patienten noch unter denen jüngerer liegen (Schmeling-Kludas, 2000).

Die genaue Form der Verarbeitung variiert individuell. Sie findet auf unterschiedlichen Ebenen statt, so zeigen sich Strategien im kognitiven, emotionalen und verhaltensbezogenen Bereich. Zusätzlich lassen sich wirkungsvolle (funktionale) und nicht wirkungsvolle bzw. sich negativ auswirkende (dysfunktionale) Strategien unterscheiden. Funktionale Strategien beinhalten alle Verarbeitungsformen, die sich positiv auf die Anpassungsleistung auswirken und somit positive Effekte bzgl. des Wohlbefindens und der Lebensqualität haben. Dysfunktionale Strategien können sich zwar zeitweise als das angemessene Mittel angeboten haben, wirken sich aber in der aktuellen Situation negativ auf die Anpassungsleistung aus. Hierzu zählen beispielsweise depressive oder aggressive Coping-Mechanismen (Schmeling-Kludas, 2000; Grube, 2005). Im Folgenden werden die dysfunktionalen Strategien keine weitere Beachtung finden, da an dieser Stelle weniger eine defizitorientierte als vielmehr eine ressourcenorientierte Perspektive vermittelt werden soll. Weiter lassen sich noch aktive und passive Strategien unterscheiden, wobei die passiven Strategien nicht automatisch dysfunktionaler Natur sein müssen. Jedoch ist anzumerken, dass gerade die aktiven Mechanismen ihnen noch überlegen sind. Im Vergleich zu jüngeren Personen, zeigen ältere vermehrt passive Coping-Strategien, dieses mindert u.a. ihre Anpassungsleistung (Schmeling-Kludas, 2000).

Ein funktionaler Verarbeitungsmechanismus wirkt sich v.a. positiv auf das subjektive Erleben von Stressoren aus, schwächt also ihre negative Wirkung ab (Pargament, Koenig, Tarakeshwar & Hahn, 2004; Logan, Pelletier-Hibbert & Hodgins, 2006). Zudem wird der Umgang mit den alltäglichen und gesundheitlichen Stressoren verbessert und somit indirekt das Funktionsniveau und das körperliche Empfinden unterstützt (Fiskenbaum, Greenglass & Eaton, 2000; Pargament et al., 2004). Weiter konnte belegt werden, dass es positive Wirkung auf die Lebensqualität, das psychische Wohlbefinden, die Stimmung, die Aktivitäten des täglichen Lebens sowie auf kognitive Funktionen gibt, solange es sich um funktionale Strategien handelt (Klinger, Spaulding, Polatajko, MacKinnon & Miller, 1999; Pargament et al., 2004).

Es lassen sich aus der Literatur einige funktionale Strategien zusammenfassen, welche an unterschiedlichen Patientengruppen höheren Alters gefunden wurden. Sehr effektiv scheint z.B. die Aufrechterhaltung der eigenen Aktivität zu sein. Hierzu zählen Dinge, wie die aktive Teilnahme am und die aktive Auseinandersetzung mit dem Leben und gezieltes Training zur Förderung funktionaler Leistungsfähigkeit (Logan et al., 2006; Loeb, 2006). Hierbei kommt es häufig zu einer eigenständigen Anpassung der Aktivitäten und Interessen der Betroffenen sowie seltener auch zur Aufgabe der Aktivitäten. Letzteres jedoch v.a. bei subjektiv als weniger bedeutsam eingestuften Aktivitäten (Klinger et al.,

1999; Rott, 1999; Barry, Kerns, Guo, Duong, Ianmone & Reid, 2004). Die kognitiven Strategien und die aktive Informationssuche stellen einen weiteren Strategienpool dar (Rott, 1999, Barry et al., 2004; Loeb, 2006). Einige der weitverbreiteten kognitiven Strategien sind die positive Umdeutung der Geschehnisse (Danhauer, Carlson & Andrykowski, 2005), Optimismus und die Einschätzung, dass der Betroffene mit der Situation klar kommen muss und es auch kann (Logan et al., 2006; Loeb, 2006) sowie Realismus verbunden mit einem positiven Körperempfinden (Gunzelmann, Brähler, Hessel & Brähler, 1999). Auch direkt auf die Symptomatik bezogene Strategien wie beispielsweise die Ernährungsumstellung und Medikation können als durchaus aktive Strategien klassifiziert werden (Barry et al., 2004, Loeb, 2006). Weiter zählen auch Selbstmanagement-Strategien wie die Selbstbeobachtung und das Für-sich-selbst-eintreten (self-advocacy) zu den aktiven Strategien (Loeb, 2006).

Als eine besondere Form aktiven Copings kann auch das sog. Proaktive Coping gewertet werden. Hierbei erlebt sich der/die Betroffene als selbstwirksame Person. Ressourcen werden schon präventiv aufgebaut, um Stressoren angemessen begegnen zu können und es werden selbstgewählte Ziele gesetzt, an deren Erreichbarkeit er/sie glaubt. Diese Form der Verarbeitung ist negativ mit alltäglichen Stressoren (z.B. Sorgen um die Gesundheit und das Wohlbefinden, Geldsorgen, Einsamkeit, innerfamiliäre Konflikte etc.) und gesundheitlichen Stressoren (z.B. Erledigen alltäglicher Aktivitäten durch funktionelle Einschränkungen, chronische Erkrankungen oder Schmerzen, sensorische Funktionsdefizite etc.) assoziiert. Es konnte zudem gezeigt werden, dass es sich indirekt (über die Verringerung der gesundheitlichen Stressoren) auch positiv auf funktionelle Beeinträchtigungen und Somatisierung auswirkt (Fiskenbaum et al., 2006). Die Autoren konnten außerdem zeigen, dass es einen positiven Zusammenhang zur sozialen Unterstützung gibt, welche die Anwendung proaktiver Verarbeitungstendenzen förderlich beeinflusst.

Neben dieser eher präventiven Verarbeitungsform steht eine weitere wichtige Strategie, das sinnbasierte Coping, an bedeutender Stelle aktiver Verarbeitungsformen. Sinnbasiertes Coping meint eine für das Individuum kohärente Repräsentation und Bewertung von zentralen Informationen, die auf die eigene Person, die Umwelt oder das Leben bezogen erlebt wird. Hierbei wirken sich besonders das positive Umdeuten von Situationen und eine optimistische Einstellung sowie die Häufigkeit und Intensität positiver Ereignisse aufbauend auf das psychologische Funktionsniveau von Pflegeheimbewohnern aus (Danhauer et al., 2005). Die Autoren konnten zeigen, dass diese Aspekte einer gehobenen Stimmung und dem psychologischen Wohlbefinden (bezogen auf Selbstakzeptanz, positive Beziehungen, persönliches Wachstum u.v.m.) zuträglich waren und gerade die subjektiv optimistische Bewertung des eigenen Gesundheitszustands in negativer Assoziation zum psychologischen Leiden stand.

Bei den passiven Strategien sind besonders vertrauensbezogene Mechanismen in Bezug auf andere Personen (Rott, 1999; Schmeling-Kludas, 2000; Logan et al., 2006) und Religiosität/Spiritualität (Schmeling-Kludas, 2000; Barry et al., 2004; Pargament et al., 2004; Loeb, 2006) zu nennen. Inzwischen existiert auch ein deutschsprachiges Instrument zur Erfassung von sinnbasierten Bewältigungsstrategien und Lebenseinstellungen (Mehnert, Müller & Koch, 2007). Pargament et al. (2004) haben die Coping-Strategie der Religiosität in ihrer differentiellen Wirkung untersucht und fanden sowohl funktionale als auch dysfunktionale Mechanismen innerhalb dieser Verarbeitungsform. Positive Effekte brachten Mechanismen wie religiöse Richtungssuche, Unterstützung durch Kirchenmitglieder, aktive religiöse Hingabe und religiöse Vergebung hervor. Als kontraproduktiv erwiesen sich hingegen eine spirituelle Unzufriedenheit, die Bewertung der Erkrankung als göttliche Strafe oder die Fürbitte für direkte Hilfe.

Die eben genannten Strategien bezogen sich allesamt auf das sog. individuelle Coping. Aber nicht nur dieses kann sich positiv auf die Verarbeitung von Veränderungen auswirken. Auch das dyadische Coping hat durchaus positive Effekte. Dyadisches Coping bedeutet das gemeinsame Verarbeiten belastender Situationen durch Paare. Hierbei unterscheiden sich Paare höheren Alters von Paaren jüngeren und mittleren Alters. Bodenmann und Widmer (2000) konnten zeigen, dass ältere Paare generell weniger dyadisches Coping anwenden als jüngere Paare. Zudem neigen sie eher als Paare mittleren Alters dazu, auf Strategien wie »Informationsunterdrückung« und »aktive Einflussnahme« zurückzugreifen. Sie produzieren auch mehr sachliche Stressäußerungen als jüngere und erfahren bzw. bieten mehr emotionale positive Unterstützung. Zudem machen sie ihrem Partner auch weniger Vorwürfe. Objektiv greifen sie auf mehr funktionale Strategien zurück als jüngere Paare und erleben ihre Verarbeitungsmechanismen auch als zufriedenstellender und wirksamer. Allerdings wenden ältere Paare weniger als jüngere positives sachbezogenes unterstützendes Coping an und sind dadurch mit der erlebten Unterstützung durch den Partner/die Partnerin weniger zufrieden.

Implikationen für die Betreuung und Pflege

Aus den oben aufgeführten Befunden ergibt sich eine große Vielfalt an möglichen Verarbeitungsmechanismen, die sich sowohl auf der Ebene der sozialen Unterstützung als auch der individuellen Bewältigung ergeben. Die Bedeutung des dyadischen Copings als möglicher vermittelnder Prozess ist auf Grund der Neuheit des Konstruktes und des damit verbundenen begrenzten Forschungsfeldes empirisch noch relativ ungeklärt. Deshalb steht vor Beginn der Interventionsplanung eine diagnostische Erhebung und Beurteilung der individuellen Ressourcen und Defizite im bereich des sozialen Netzwerkes, der sozialen Unterstützung, der funktionalen Stressbewältigung und des Ausmaßes der Stressbelastungen im psychosozialen und körperlichen-physischen Bereich. Ein entsprechendes Schema kann in Ermangelung eines operationalisierten diagnostischen Vorgehens vorläufig eine Orientierung bieten (siehe Abb. 2).

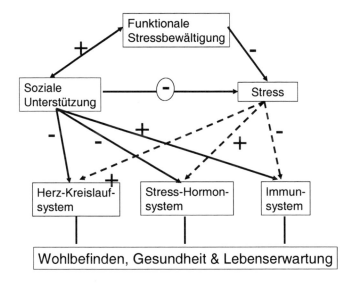

Abb. 2: Schematische Darstellung der Interaktion von Stress, Coping, soziale Unterstützung und den zentralen Stresssysteme des Körpers (erweitert und modifiziert nach Ditzen & Heinrichs, 2007). Legende: (+) = aktivierender Einfluss; (-)=hemmender Einfluss

Die Interventionsmöglichkeiten für die Pflegenden ergeben sich im Rahmen des oben vorgestellten SOK-Modells gerade in dem Bereich der Vermittlung und Unterstützung kompensatorischer und optimierender Fähigkeiten (siehe auch Schaeffer, 2006). Jedoch gibt es auch bzgl. der Selektion spezifischer förderlicher Aktivitäten und Lebensbereiche sowie in deren Optimierung oder der Optimierung der Ressourcen Handlungspotential.

Die Optimierung der Ressourcen ergibt sich beispielsweise bei der Unterstützung des proaktiven Copings. Der Aufbau von Ressourcen kann als präventive Maßnahme angesehen werden. Neben der Identifikation und Förderung vorhandener Ressourcen und Verarbeitungsstrategien sollten weitere sinnvolle Verarbeitungsmechanismen vermittelt und ihre Anwendung bekräftigt werden.

So haben sich beispielsweise gerade aktive Strategien als sinnvoll erwiesen. Die Wahrung und Förderung der Eigenständigkeit von Älteren (als ein Teilbereich die Mobilität) ist deshalb aus der SOK-Perspektive sehr wichtig (siehe empirische Evidenz bei Oswald (2004) und Engeln (2003)). Wiedl, Schöttke & Gediga (1987) konnten mit einer Studie mit Altenheimbewohnern zeigen, dass die Länge der Unterbringung im Altenheim mit dem altersbereinigten kognitiven Leistungspotential korreliert.

Wie schon zuvor erwähnt, zeigen Ältere vermehrt passive Verarbeitungsstrategien, was ihre Anpassungsleistung im Vergleich zu jüngeren abschwächt. Dies lässt sich auf die passiven vertrauensbezogenen Strategien und das zuhause weniger dichte und als weniger hilfreich empfundene soziale Netzwerk zurückführen (Schmeling-Kludas, 2000). Die Bedeutsamkeit steigt noch, wenn zusätzlich zu den körperlichen Beeinträchtigungen kognitive Defizite hinzukommen. Diese wirken sich ihrerseits negativ auf die erlebte Intensität von Vertrauensbeziehungen aus (Morawetz, Ackermann & Wormstall, 2001). An dieser Stelle kann die Förderung aktiver Copingstrategien eine effektive Alternative darstellen. Mit Blick auf den Einfluss der subjektiven Bewertung des gesundheitlichen Zustands auf das psychologische Leiden ist zudem eine optimistische Perspektive und die Hervorhebung positiver gesundheitlicher Aspekte vorzunehmen.

Auch eine realistische Sichtweise des eigenen körperlichen Funktionsniveaus gepaart mit einem ansonsten positiven Körperempfinden wirken sich positiv auf das subjektive Befinden älterer Menschen aus. So steigen mit zunehmendem Alter die Sorgen und Unsicherheiten bezogen auf den eigenen Körper, die subjektive Attraktivitätseinschätzung und das sexuelle Empfinden verändern sich jedoch nicht merklich (Gunzelmann et al., 1999). Die Autoren konnten einen positiven Zusammenhang von Stimmungslage und Körperempfinden nachweisen. Hieraus lässt sich schließen, dass gerade die Förderung der körpereigenen Ressourcen und die Aufrechterhaltung der positiven Auseinandersetzung mit dem eigenen Körper sich auch positiv auf die Stimmung und damit auf das Wohlbefinden auswirken. Bei einem positiven Körperempfinden handelt es sich also durchaus um eine wichtige, sich auf die Stimmung auswirkende Ressource, welche auch von Außenstehenden gefördert werden kann.

Gute Hinweise auf den Umgang mit Personen, die sich nach einer schweren Erkrankung an die neue Situation anpassen müssen, gibt der Artikel von Hager und Ziegler (1998). Sie berichten von dem Verarbeitungsprozess von Schlaganfallpatienten, welcher im Wesentlichen den Stadien einer Trauerreaktion nahe kommt. Dies lässt sich durchaus auf andere Verarbeitungsprozesse in rehabilitativen und pflegerischen Einrichtungen übertragen. Natürlich variieren die Verläufe individuell. Manche Patienten überspringen oder vertauschen Stadien,

die durchlebte Intensität der Gefühle kann schwanken und auch die konkrete
Äußerung der Stadien hängt von der jeweils betroffenen Person ab. Als Orientierung gelten jedoch die Stadien der Verdrängung, des Ärgers und der Verzweiflung, der Auseinandersetzung mit der Situation und der Neuorientierung.
Gerade in Bezug auf mögliche Verdrängung und Ärger- oder Verzweiflungsre-
aktionen zu Beginn der Verarbeitung sind Geduld und Akzeptanz sowie ein
hohes Maß an Empathie dem Patienten entgegenzubringen. Bei der (beginnen-
den) Auseinandersetzung mit der neuen Situation sollte der Zugang zu den
Gefühlen des Patienten gefördert werden. Hierbei können z.b. vorsichtig emotional besetzte Themen angesprochen werden. Weiter ist für diese Auseinandersetzung die Identifikation und der Aufbau von Ressourcen, beispielsweise
durch die Gabe von positivem Feedback, von besonderer Bedeutung. Gegen
Ende dieses Stadiums sollten die Eigenverantwortung und die Mithilfe der
Angehörigen weiter gefördert und die Entwicklung neuer Perspektiven angeregt werden. Außerdem können konkrete praktische Hilfen, wie die Ausgabe
von Informationen oder die Beratung bzgl. Wohnraumanpassung etc. vermittelt werden.

Psychische Störungen mit besonderer Berücksichtigung der Depression

Die Punkt-Prävalenzen psychischer Störungen älterer Menschen variieren zwischen 12.3% und 54.1% (Soeder, 2002), wobei die große Variabilität der Stö-
rungsraten häufig durch Unterschiede im methodischen Vorgehen der Studien
(z.B. behandelte und unbehandelte Probanden; unterschiedliche Definition,
Klassifikation und Erhebung psychischer Störungen etc.) bedingt sind (Schöttke, et al., 2001). Von diesen psychischen Störungen gelten ca. 20 % bis 25%als
behandlungsbedürftig. Die Steigerung der Prävalenzraten ab dem 65. Lebensjahr ist fast ausschließlich durch die Steigerung der dementiellen Störungen
bedingt. Sowohl von den Häufigkeiten als auch der Behandlungsbedürftigkeit
psychischer Störungen im höheren Alter gibt es mehr Ähnlichkeiten als Unterschiede zu denen jüngeren Patienten. Als pathopsychologische Besonderheiten
im höheren Lebensalter können genannt werden (Haupt, 2004; Hautzinger,
2007; Maerker, 2002; Schöttke, 2007):
- Das Erleben und die Beschreibung von Angst und Depression ist stärker auf
  körperliche Symptome bezogen (statt auf emotionale oder kognitive Symptome wie es bei Jüngeren der Fall ist).
- Für Ältere gibt es keinen spezifischen Teil im ICD oder DSM (im Gegensatz
  zu den Kindern u. Jugendlichen). Letztes bedingt größere Widerstände für

die Aufnahme alterspezifischer Störungen (z.B. rezidivierende kurze Depression).

- Die Komorbidität von körperlichen u. psychischen Störungen erhöht die Schwierigkeit der Diagnose einer psychischen Störung (hier besonders die der Depression).

- Ältere Patienten berichten weniger über Gefühle, Gedanken, sondern mehr über Problemsituationen als Jüngere.

- Eine erhöhte Suizidalität unter älteren Depressiven wird auf soziale Faktoren, wie Einsamkeit, Konflikte und chronische Erkrankungen zurückgeführt.

Aufgrund der Häufigkeit und/oder der Behandlungsbedürftigkeit haben vor allem die Demenzen (bzw. generell die kognitiven Störungen), die Depression und die Schlafstörungen (Insomie) eine herausragende Stellung bei den psychischen Störungen im höheren Lebensalter. Aufgrund der positiven Ergebnisse der Behandelbarkeit dieser Störung im höheren Lebensalter werden wir uns im Folgenden auf diese Störung beschränken.

Die Entstehung einer Depression im Alter kann am besten mit Hilfe des biopsychosozialen Modells erklärt werden (Hautzinger, 2007). Zwar ist auch eine rein reaktive Form auf körperliche Erkrankungen oder eine rein organisch verursachte Depression denkbar, jedoch handelt es sich in den meisten Fällen eher um multidimensional verursachte Störungen. Selbstverständlich kann eine Depression im Alter auch Teil einer chronischen, schon in jüngeren Jahren bestehenden Depression sein, oder durch die Einnahme mancher Medikamente kommt es zu depressiven Symptomen (Gurland et al., 1998).

Baltes und Carstens (1996) zufolge resultieren depressive Verstimmungen im Alter aus Defiziten in einer der Komponenten des SOK-Modells. Gerade wenn fehlende Ziel- und Verhaltensanpassung und fehlende soziale Unterstützung zusammentreffen, ergibt sich für den Betroffenen im Rahmen der sich verändernden Bedingungen ein Gefühl der Hilflosigkeit. Schon dies allein kann zu depressiven Verstimmungen führen. Tritt diese Hilflosigkeit in Kombination mit ähnlichen Erfahrungen in der eigenen Lebensgeschichte und einer internal stabilen Ursachenzuschreibung von Misserfolgen auf, wird das Risiko einer Depression weiter erhöht (Hautzinger, 2007). Dies unterstreicht nochmals die Bedeutung einer adäquaten Förderung von Anpassungsmechanismen.

Doch auch, wenn das Auftreten einer Depression im Alter nicht ausgeschlossen werden kann, so ist eine psychotherapeutische Behandlung derselben durchaus möglich. Neben dem schon diskutierten Stereotyp des einseitigen kognitiven Verfalls im höheren Alter (sensu Wechsler) ist leider heute immer noch das Behandlungsverdikt in breiten Kreisen wirksam, dass sich die Psychotherapie älterer Menschen nicht lohne. Im Vergleich zum ersten Stereotyp ist hinsichtlich dieses Behandlungsstigmas noch einiges an Aufklärungsarbeit zu leisten. So zeigen die Morbidiäts- und Psychotherapiebehandlungsdaten der Gmünder Krankenversicherung für das Jahr 2007 (Deitermann et al., 2007), dass der Behandlungsbedarf für ambulante Psychotherapie ab dem 40. Lebensjahr stark linear bis ca. zum 70. Lebensjahr ansteigt. Die Wahrscheinlichkeit eine ambulante Psychotherapie zu erhalten sinkt jedoch rapide ab dem 45. Lebensjahr. Danach ist die Wahrscheinlichkeit eines psychisch erkrankten 65-jährigen Menschen eine ambulante Psychotherapie zu erhalten, vergleichbar mit der eines einjährigen Kleinkindes. Dem stehen nicht nur für folgende psychotherapeutische Verfahren gute empirische Nachweise hinsichtlich ihrer Effektivität und einer günstigen Prognose entgegen, sondern es kumulieren Hinweise, dass ältere Menschen mehr von Psychotherapie profitieren als Jüngere (Maerker et al., 2004):

- Kognitiv-behaviorale Therapie (KVT; sowohl als Gruppen- und Einzeltherapie; Hautzinger, 2007; Hautzinger, 2000; Adler, 2005; Hautzinger & Welz, 2008)
- Interpersonelle Psychotherapie (IPT-Late-Life als Adaptation der IPT für ältere Menschen; Lenze et al., 2002).
- Lebensrückblicksintervention (auch Life-Review-Therapy; Mills & Coleman, 2002; Maerker et al, 2004; Heuft et al., 2000)

Gerade leichtere und mittelschwere Ausprägungen sind der KVT gut zugänglich, solange die kognitiven Fähigkeiten des/der Betroffenen in einem angemessenen Bereich liegen. Die KVT setzt hierbei an den Bereichen Aktivität, (soziale) Fertigkeiten und Denkmuster an. Hinzu kommen die Bereiche der Vergangenheitsbewältigung, der Informationsbeschaffung und des Aufbaus eines hilfreichen Netzwerkes sowie die Einübung und der Transfer von erarbeiteten Strategien aus der Therapie (Hautzinger, 2007).

Exkurs: Die Verletzung durch Tod und Sterben

Das im höheren Lebensalter auch Verluste durch Tod von Familienmitgliedern und Freunden sowie die vermehrte Auseinandersetzung mit der eigenen Sterblichkeit zunehmen, ist nur natürlich. Darüber hinaus scheint die Art und Weise des Todes oder des Sterbens von Angehörigen und/oder eine dysfunktionale Verarbeitung des Verlustes ein Risikofaktor für die Entwicklung von Depressionen, Anpassungsstörungen oder die »komplizierte Trauer« (als psychische Störung) von Relevanz zu sein. Dabei sind nicht nur die depressiven Störungen betroffen, sondern auch die Entwicklung einer Reihe von anderen psychischen Störungen wird auf dem Hintergrund von dysfunktionaler Trauerverarbeitung gesehen (z.B. die Insomnie; Schöttke, 2007).

So kommt es beispielsweise bei 1/3 der verwitweten Älteren einen Monat nach dem Verlust und bei 15% nach 13 Monaten zu einer Depression (Rosenzweig et al., 1997). Hierbei scheint sich, wie auch in anderen Lebensphasen ein Trauerprozess abzuzeichnen, der mehreren Schritten folgt. Hierbei werden die Phasen der »Trauer«, des »Schocks und sozialen Rückzuges«, der »Sehnsucht und des Schmerzes« sowie die Phase der »Akzeptanz« unterschieden (Rosenzweig, Prigerson, Miller & Reynolds, 1997). Die Reaktionen auf die Verluste variieren individuell, wie auch die Bewältigungsressourcen. Bei Todesfällen wird der Trauernde neben dem eigentlichen Verlust auch noch mit weiteren Faktoren konfrontiert, die es zu bewältigen gilt. So kann es zu Schuldgefühlen kommen, der Frage, warum das Geschehene nicht verhindert werden konnte, aber auch zur Angst vor den neuen Aufgaben, die jetzt auf einen zukommen. So ist es gerade bei älteren Ehepaaren verstärkt so, dass jeder Ehepartner für bestimmte Pflichten und Aufgaben zuständig war. Diese müssen nun vom Hinterbliebenen Partner übernommen werden, was zum Einen ein Mehr an Aufgaben bedeutet, zum Anderen aber auch u.U. Fertigkeiten erfordert, über die der Betroffene nicht verfügt (Morgan, 1994). Letzteres stellt besonders Älteren eine große Herausforderung dar, da die Aneignung neuer Fertigkeiten eines enormen Aufwandes von Selektion, Optimierung und Kompensation bedarf, also einer großen Ressourcenaufwendung, für die u.U. gerade in der ersten Zeit wenig Kraft zur Verfügung steht. Allerdings kann, abhängig von der Bewertung des Verlustereignisses (z.B. wenn für den Sterbenden und dem lebenden Ehepartner der Tod als Erlösung empfunden wird), das kritische Lebensereignis zur Entwicklung von neuen Fertigkeiten führen und als neue positive Chance im Leben aufgefasst werden.

Wie auch schon gezeigt wurde, ist ein adaptives Coping für das Wohlbefinden von Bedeutung. Dies gilt auch für die Trauer. So konnten bei stärker Trauernden signifikant mehr kognitive Einbußen, gerade im Gedächtnisbereich festgestellt werden. Dies lässt sich eventuell mit dem trauerassoziierten Stressniveau erklären oder aber mit einer verstärkten Trauer bei kognitiv beeinträchtigten Älteren (Xavier, Ferraz, Trentini, Freitas & Moriguchi, 2002). Grief und Myran (2006) sehen beispielsweise kognitiv beeinträchtigte Ältere als besonders vulnerable Gruppe bei Trauerfällen. So konnten sie anhand von Fallbeschreibungen (demente Personen) zeigen, dass der Trauerprozess durch ständiges Vergessen neu durchlebt wird und die Verarbeitung nur schwer vorangebracht werden kann. Das häufige Wiederkehren der Verlustthematik stellt sich hierbei auch als besondere Herausforderung für die betreuenden Personen und Angehörige heraus.

Des Weiteren konnten Auswirkungen des Todes des Partners auf die Funktionen des täglichen Lebens nachgewiesen werden (z. B. 4,5% der Depressionen werden auf Trauerereignisse zurück geführt; Oakley, Khin, Parks, Bauer & Sunderland, 2002). Jedoch scheinen hierbei mehrere Faktoren eine Rolle zu spielen. Unter anderem erwies sich die Todesart (Suizid versus natürliche Ursache) als ein ausschlaggebender Faktor. Demnach kommt es nach Suiziden häufiger zu negativen psychischen Folgen für die Trauernden (Clarke & Wrigley, 2004). Da auch die Vorbereitungszeit auf den Todesfall ein entscheidender Faktor ist, ist diese Tatsache wenig verwunderlich (Morgan, 1994). Des Weiteren sind auch die Beziehung zum Verstorbenen, die Häufung von Verlusten innerhalb eines geringen Zeitraumes, weitere Krisen, Verarbeitungsmechanismen sowie schon prä-existente Depressionen beim Trauernden und das soziale Netzwerk ein entscheidender Faktor beim Umgang mit der Trauer und dem Verlust (Morgan, 1994; Wass & Myers, 1984).

In weiteren trauerbezogenen depressiven Phasen kann es zur sog. komplizierten Trauerreaktion kommen, die eine Form posttraumatischen Stresses darstellt. Da sich Trauer sehr unterschiedlich äußert (z.B. Wut, Gesundheitsprobleme, Erleichterung) ist die Unterscheidung von normaler und komplizierter Trauer schwierig. Daher werden maladaptive, trauerspezifische Symptome sowie deren Persistenz und Unbehandelbarkeit durch Psychopharmaka (im Gegensatz zur Depression nach Trauer) als Kennzeichen herangezogen. Gerade Männer zeigen komplizierte Trauer in ausgeprägtem Maße. Der Höhepunkt liegt hier bei sechs Monaten nach dem Verlust und kann gesundheitliche und psychische Beschwerden bis hin zu einer erhöhten Sterblichkeit sowie einem erhöhten Suizidrisiko, zur Folge haben (Rosenzweig et al., 1997). Daher ist gerade in diesen Fällen der Trauer eine gezielte Intervention von Außenstehenden und die Aufsuche professioneller Hilfe angebracht.

Implikationen für die Betreuung und Pflege

Die Pflege findet in der Prävention von psychischen Störungen oder als adjunkte Behandlung zur Psychotherapie ihre Bedeutung. Bezogen auf die Auseinandersetzung mit der eigenen Sterblichkeit sollte Älteren durchaus ein Raum für Gespräche gegeben werden (Wass et al., 1984). Hierdurch werden Ressourcen auch im Umgang mit dem Tod anderer gefördert und aufgebaut sowie ein aktiver Austausch der ohnehin vorhandenen Gedanken unterstützt. Auf diesem Weg können Ängste und Sorgen schon im Vorfeld besprochen und eventuell auch gelindert werden. Der kommunikative Austausch über die eigenen Gedanken und Gefühle sowohl in Bezug auf den eigenen Tod als auch den Tod einer nahestehenden Person sind von großer Bedeutung und sollten daher ebenfalls angeregt werden (Gurland et al., 1998). Die aktive Förderung derartiger kommunikativer Themen betrifft den Bereich der Selektion, während die Gespräche an sich eine optimierende und auch kompensatorische Wirkung auf den Umgang mit dieser bedeutsamen Thematik haben können.

Die gebildeten Ressourcen sollten bei einem Trauerfall auf jeden Fall reaktiviert und gezielt eingesetzt werden. Eine besondere Ressource bildet hierbei das soziale Netz des Hinterbliebenen. Es ist der zentrale Faktor bei der Trauerarbeit (Morgan, 1994; Wass et al., 1984). Im Fall von komplizierter Trauer oder Depression ist das primäre Netz jedoch nicht hinreichend. Professionelle psychologische oder seelsorgerische Hilfen beispielsweise in Form von Gruppentherapien und Selbsthilfegruppen scheinen sinnvoll bei der Bewältigung von Verlusten und auch bei der Auseinandersetzung mit dem eigenen Tod (Cooper, 1984; Morgan, 1994). Hierbei stehen besonders die kompensatorische Wirkung sowie der Aufbau und die Aktivierung von Ressourcen im Vordergrund. Der Trauernde soll lernen, in der Situation nicht allein zu sein und Strategien vermittelt bekommen, die die Akzeptanz des Geschehenen fördern. Zu beachten ist jedoch, dass Helfende sich selbst ausreichend mit dem Thema Tod/Sterben auseinandergesetzt haben sollten und auch Anlaufquellen für die Auseinandersetzung mit dem Erlebten haben (Wass et al., 1984).

Literaturverzeichnis

Adler, G. (2005): Verhaltens-Einzelpsychotherapie von Depressionen im Alter (VEDIA). Stuttgart: Schattauer.

Ai, A.L., Peterson, C., Rodgers, W. & Tice, T.N. (2005): Effects of faith and secular factors on locus of control in middle-aged and older cardiac patients. Aging and Mental Health, 9(5), 470–481.

Bährer, S., Krebs-Roubicek, E. & Hemmeter, U. (2001): Das präventive soziale Netzwerk alterspsychiatrischer Patienten. Zeitschrift für Gerontopsychologie und -psychiatrie, 14(2), 57–74.

Baumann, U. & Perst, A. (1999): Der Gerontosektor: Stiefkind der Klinischen Psychologie/Psychotherapie. Zeitschrift für Gerontopsychologie und -psychiatrie, 12(2), 129–136.

Baltes, P. B. (1999): Alter und Altern als unvollendete Architektur der Humanontogenese (Nachdruck des 1999 in Nova Acta Leopoldina erschienenen Artikels). Zeitschrift für Gerontologie und Geriatrie, 32, 433–448.

Baltes, P. (1996): Über die Zukunft des Alterns: Hoffnung mit Trauerflor. In: M. Baltes, L. Montada (Hrsg). Produktives Leben im Alter (S. 29–68). Frankfurt a. M.: Campus.

Baltes, M.M. & Carstensen, L.L. (1996): Gutes Leben im Alter: Überlegungen zu einem prozessorientierten Metamodell erfolgreichen Alterns. Psychologische Rundschau, 47, 199–215.

Baltes, P. & Singer, T. (2001): Plasticity and the Aging Mind: An Exemplar of the Biocultural Orchestration of Brain and Behavior. European Review: Interdisciplinary Journal of the Acadamia Europaea, 9, 59–76.

Barry, L.C., Kerns, R.D., Guo, Z., Duong, B.D., Ianmone, L.P. & Reid, M.C. (2004): Identification of strategies used to cope with chronic pain in older persons receiving primary care from a veterans affairs medical center. Journal of the American Geriatrics Society, 52, 950–956.

Bodenmann, G. & Widmer, K. (2000): Stressbewältigung im Alter: Ein Vergleich von Paaren jüngeren, mittleren und höheren Alters. Zeitschrift für Gerontologie und Geriatrie, 33, 217–228.

Clarke, C.S. & Wrigley, M. (2004): Suicide-related bereavement and psychiatric morbidity in the elderly. Irish Journal of Psychological Medicine, 21(1), 22–24.

Cooper, D.E. (1984): Group psychotherapy with the elderly: Dealing with loss and death. American Journal of Psychotherapy, 38(2), 203–214.

Danhauer, S.C., Carlson, C.R. & Andrykowski, M.A. (2005): Positive psychosocial functioning in later life: Use of meaning-based coping strategies by nursing home residents. Journal of Applied Gerontology, 24, 299–318.

Deitermann, B., Kemper, C. & Glaeske, G. (2007): GEK- Heil- und Hilfsmittel-Report 2007. St. Augustin. Asgard-Verlag (http://media.gek.de/downloads/magazine/Heil-und-Hilfsmittel-Report-2007.pdf).

Dietzen, B. & Heinrichs, M. (2007): Psychobiologische Mechanismen sozialer Unterstützung. Zeitschrift für Gesundheitspsychologie, 15(4), 143–157.

Engeln, A. (2003): Zur Bedeutung von Aktivität und Mobilität für die Entwicklung im Alter. Zeitschrift für Gerontopsychologie und -psychiatrie, 16(3), 117–129.

Esslinger, A.S. & Heppner, H.J. (2006): Lebensqualität im Alter vor dem Hintergrund knapper Ressourcen im Gesundheitswesen. Zeitschrift für Gerontopsychologie & -psychiatrie, 19(1), 39–44.

Fydrich, T., Geyer, M., Hessel, A., Sommer, G. & Brähler, E. (1999): Fragebogen zur Sozialen Unterstützung (F-SozU): Normierung an einer repräsentativen Stichprobe. Diagnostica, 45(4), 212–216.

Grief, C.J. & Myran, D.D. (2006): Bereavemtent in cognitively impaired older adults: Case series and clinical considerations. Journal of Geriatric Psychiatry and Neurology, 19, 209–215.

Grube, M. (2005): Das Compliance- und Copingspotenzial betagter konsiliarisch betreuter Karzinompatienten. Zeitschrift für Gerontopsychologie und -psychiatrie, 18(1), 23–30.

Gunzelmann, T., Brähler, C., Hessel, A. & Brähler, E. (1999): Körpererleben im Alter. Zeitschrift für Gerontopsychologie und -psychiatrie, 12 (1), 40–54.

Gunzelmann, T., Schmidt, S., Albani, C. & Brähler, E. (2006): Lebensqualität und Wohlbefinden im Alter. Zeitschrift für Gerontopsychologie & -psychiatrie, 19(1), 7–15.

Gurland, B.J. & Barsa, J. (1998): Altern und psychische Gesundheit. In: Wittchen (Hrsg.). Handbuch psychische Störungen – eine Einführung. Weinheim: Beltz, 2. Aufl.

Hager, K. & Ziegler, K. (1998): Stadien der Krankheitsverarbeitung nach einem Schlaganfall. Zeitschrift für Gerontologie und Geriatrie, 31, 9–15.

Haupt, M. (2004): Depressive Störungen im Alter – Symptombesonderheiten und körperliche Erkrankungen. Zeitschrift für Gerontopsychologie & -psychiatrie, 17(4), 2004, 215–224.

Hautzinger, M. (2000): Depression im Alter. Weinheim: PVU.

Hautzinger, M. (2007): Alter. In: B. Strauß, F. Hohagen & F. Casper (Hrsg.). Lehrbuch Psychotherapie (S. 812–835). Göttingen: Hogrefe, Teilband 2.

Heckhausen, J. & Mayr, U. (1998): Entwicklungsregulation und Kontrolle im Erwachsenenalter und Alter: Lebenslaufpsychologische Perspektiven. In: H. Keller (Hrsg.). Lehrbuch Entwicklungspsychologie. Bern: Huber.

Hautzinger, M. & Welz, S. (2008): Kurz- und längerfristige Wirksamkeit psychologischer Interventionen bei Depressionen im Alter. Zeitschrift für Klinische Psychologie und Psychotherapie, 37(1), 52–60.

Heuft,, G., Kruse, A. & Radebold, H. (2000): Lehrbuch der Gerontopsychosomatik und Alterspsychotherapie (S. 288ff.). München UTB Verlag.

Klinger, L.M., Spaulding, S.J., Polatayko, H.J., MacKinnon, J.R. & Miller, L. (1999): Chronic pain in the elderly: Occupational adaptation as a means of coping with osteoarthritis of the hip and / or knee. The Clinical Journal of Pain, 15(4), 275–283.

Loeb, S.J. (2006): African american older adults coping with chronic health conditions. Journal of Transcultural Nursing, 17, 139–147.

Koller, M. (2001): Ethische und historische Aspekte der Gerontopsychiatrie. Zeitschrift für Gerontopsychologie und -psychiatrie, 14(1), 3–10.

Kruse, A. (2005): Selbständigkeit, bewusst angenommene Abhängigkeit, Selbstverantwortung und Mitverantwortung als zentrale Kategorien einer ethischen Betrachtung des Alters. Zeitschrift für Gerontologie und Geriatrie, 38, 273–287.

Laireiter, A. (1993): Soziales Netzwerk und soziale Unterstützung. Konzepte, Methoden und Befunde. Bern: Huber.

Lazarus, R. S. (1966): Psychological stress and the coping process. New York: McGraw-Hill.

Lane, F.M. (1998): Entwicklungsprobleme von Männern in den verschiedenen Lebensstadien. In: Wittchen, U. (Hrsg.). Handbuch psychische Störungen – Eine Einführung. Weinheim: Beltz, 2. Aufl.

Lenze, E. J., Dew, M. A., Mazumdar, S., Begley, A. E., Cornes, C., Miller, M. D., Imber, S. D., Frank, E., Kupfer, D. J. & Reynolds, C. F., III (2002): Combined pharmacotherapy and psychotherapy as maintenance treatment for late-life depression: effects on social adjustment. American Journal of Psychiatry, 159, 466–468.

Loeb, S.J. (2006): African american older adults coping with chronic health conditions. Journal of Transcultural Nursing, 17, 139–147.

Logan, S.M., Pelletier-Hibbert, M. & Hodgins, M. (2006): Stressors and coping of inhospitalised haemodialysis patients aged 65 years and over. Journal of advanced Nursing, 56(4), 382–391.

Maerker, A. (2002): Psychologie des höheren Lebensalters. Grundlagen der Alterspsychotherapie und klinischen Gerontopsychologie. In A. Maerker (Hrsg.). Alterspsychotherapie und klinische Gerontopsychologie (S. 1–58). Berlin: Springer.

Maerker, A., Nitsche, I., Schuster, P. & Boss, A. (2004): Ambulante Psychotherapie Älterer: Sind ältere Psychotherapiepatienten »einfachere« Patienten? Zeitschrift für Gerontologie und Geriatrie, 37, 265–271.

Mehnert, A., Müller, D. & Koch, U. (2007): Die Erfassung von sinnbasierten Bewältigungsstrategien und Lebenseinstellungen. Zeitschrift für Klinische Psychologie und Psychotherapie, 36(3), 176–188.

Mills, M. & Coleman, P. (2002): Lebensrückblicksinterventionen bei älteren Menschen. Ein psychodynamischer Ansatz. In A. Maerker (Hrsg.). Alterspsychotherapie und klinische Gerontopsychologie (S. 359–376). Berlin: Springer.

Morawetz, C., Ackermann, K. & Wormstall, H. (2001): Psychosoziale Aspekte leichter kognitiver Beeinträchtigungen im Alter. Zeitschrift für Gerontopsychologie und -psychiatrie, 14(3), 137–142.

Morgan, J.P. (1994): Bereavement in older adults. Journal of Mental Health Counseling, 16(3), 318–326.

Oakley, F., Khin, N.A., Parks, R., Bauer, L. & Sunderland, T. (2002): Improvement in activities of daily living in elderly following treatment for post-bereavement depression. Acta Psychiatrica Scandinavica, 105, 231–234.

Oswald, W. D. (2004): Kognitive und körperliche Aktivität. Zeitschrift für Gerontopsychologie und -psychiatrie, 17(3), 147–159.

Otto, U. (2005): Soziale Netzwerke und soziale Unterstützung älterer Pflegebedürftiger – Potenziale, Grenzen und Interventionsmöglichkeiten im Lichte demografischer Befunde. In U. Otto & P. Bauer (Hrsg.). Mit Netzwerken professionell zusammenarbeiten (S. 471–514). Tübingen: dgvt-Verlag.

Pargament, K.I., Koenig, H.G., Tarkeshwar, N. & Hahn, J. (2004): Religious coping methods as predictors of psychological, physical and spiritual outcomes among medically ill elderly patients: A two-year longitudinal study. Journal of Health Psychology, 9, 713–730.

Rosenzweig, A., Prigerson, H., Miller, M.D. & Reynolds, C.F. (1997): Bereavement and late-life depression: Grief and its complications in the elderly. Annual Review of Medicine, 48, 421–428.

Rott, C. (1999): Kognitive Repräsentation, Coping-Verhalten und soziale Integration von Hundertjährigen. Zeitschrift für Gerontologie und Geriatrie, 32, 246–254.

Schaeffer, D. (2006): Bewältigung chronischer Krankheiten. Konsequenzen für die Versorgungsgestaltung und die Pflege. Zeitschrift für Gerontologie und Geriatrie, 39, 192–201.

Schmeling-Kludas, C. (2000): Bewältigungsformen, Behandlungszufriedenheit und Adaptation stationär behandelter geriatrischer Patienten. Zeitschrift für Gerontologie und Geriatrie, 33, 134–142.

Schöttke, H. (2007): Alterspsychotherapie. Osnabrück: unveröffentlichtes Vorlesungsmanuskript.

Schöttke, H., Springer, U., Grimsehl, A., Lütje, D., Loew, M.„. Wetzig, L., Brandes, U., Schlüter, S. & Wiedl, K. H. (2001): Perioden und Lebenszeitprävalenzen von affektiven und Angststörungen bei Patienten mit einem Schlaganfall. Zeitschrift für Neuropsychologie, 12(4), 256–263.

Siegrist, J. (1998): Soziologische Aspekte. In: U. Baumann & M. Perrez (Hrsg.). Lehrbuch Klinische Psychologie – Psychotherapie. Bern: Huber, 2. Aufl.

Soeder, U. (2002): Störungsepidemiologie: Prävalenz, Behandlungsbedarf und Versorgung von psychischen Störungen. In A. Maerker (Hrsg.). Alterspsychotherapie und klinische Gerontopsychologie (S. 59–72). Berlin: Springer.

Wass, H. & Myers, J.E. (1984): Death and dying: Issues for educational gerontologists. Educational Gerontology, 10(1), 65–81.

Wiedl, K., Schöttke, H. & Gediga, G. (1987): Reserven geistiger Leistungsfähigkeit bei geriatrischen Psychiatriepatienten und bei Altenheimbewohnern: Eine Studie zur dynamischen Testdiagnostik. Zeitschrift für Klinische Psychologie, 16(1), 1–14.

Wechsler, D. (1944): The measurement of adult intelligence (3rd ed.). Baltimore: Williams & Wilkins.

Wettstein, A., Bielak, A., Rüegg, J., Knecht, R., Christen, L. & Christen, S. (1998): Erfolgreiche Bewältigung abnehmender objektiver Lebensbedingungen institutionalisierter Langzeitpatienten – Resultate der Verlaufsanalyse der Lebensqualität in Langzeitpflegeinstitutionen mit dem Züricher Lebensqualitätsinventar. Zeitschrift für Gerontologie und Geriatrie, 31, 222–228.

Xavier, F.M.F., Ferraz, M.P.T., Trentini, C.M., Freitas, N.K. & Moriguchi, E.H. (2002): Bereavement-related cognitive impairment in an oldest-old community-dwelling brazilian sample. Journal of Clinical and Experimental Neuropsychology, 24(3), 294–301.

Susanne Kreutzer

Glaube als biographischer Rückhalt im Umgang mit Krankheit und Sterben

Biographische Ansätze genießen seit einiger Zeit besondere Aufmerksamkeit in der Pflegewissenschaft: Wenn das originär Pflegerische in der Wahrnehmung der Subjektivität des Leidenden liegen soll, dann ist es nur konsequent, den Blick über die Krankheit hinaus auf die gelebte Erfahrung und lebensgeschichtliche Bedeutsamkeit einer Erkrankung zu richten. Mit diesem *biographical turn* in der Pflege sollen die Betroffenen – vor allem chronisch kranke und ältere Menschen – als Autoren ihrer Lebensgeschichte rehabilitiert und das expertokratische Verhältnis zwischen Pflegenden und Betreuten zu einem vertrauensvollen Arbeitsbündnis umgestaltet werden. Eine Biographiearbeit bietet den Betroffenen die Möglichkeit, den eigenen Umgang mit den lebensgeschichtlichen Umbrüchen besser verstehen zu lernen und gegebenenfalls Handlungsalternativen zu entwickeln (vgl. Alheit u. a. 1999, Fesenfeld 2006, Grieschop 2003, Hanses 1996, Hennig/Ostermann-Vogt 2008, Remmers 2006, Richter 2008, Richter/Hanses 2009, Sander 2008).

Doch nicht nur die Betreuten, auch die Pflegenden haben eine Biographie – ein Aspekt der bislang überraschend vernachlässigt worden ist. Dies ist sehr erstaunlich, wird doch die lebensgeschichtliche Erfahrung von Krankheit, Ohnmacht, Hoffnungslosigkeit und ihrer Bewältigung auf Seiten der Pflegenden deren Umgang mit Patienten maßgeblich beeinflussen. So könnte das eigene Krankheitserleben der Pflegenden eine wichtige »Beziehungsbrücke« (Wolff 1987, 295) zur Erlebniswelt der Patienten und ihrer Angehörigen bieten. Es lohnt daher, die biographischen Ansätze auch auf die behandelnden Akteure zu beziehen.[1]

---

[1] In dem Sinne fordern Oelke/Scheller/Ruwe, sich u. a. mit Verfahren des szenischen Spiels der eigenen biographischen Prägungen bewusst zu werden (vgl. Oelke/Scheller/Ruwe 2000, 29–36). Auch in der Professionalisierungsforschung gewinnen biographische Ansätze an Bedeutung (vgl. Kraul/Marotzki/Schweppe 2002). So setzt sich Helsper in Bezug auf die Professionalisierung des

Der folgende Beitrag richtet sein Augenmerk deshalb auf die Pflegenden und konzentriert sich mit dem Glauben auf ein tradiertes, hoch bedeutsames und gleichsam vor-professionelles Mittel der Krankheitsdeutung und -bewältigung. Die Bedeutung religiöser Sinnstiftung beim Umgang mit Krankheit und Sterben wird in lebensgeschichtlicher Perspektive am Beispiel der Schwestern eines Diakonissenmutterhauses, der Henriettenstiftung in Hannover, untersucht.[2] Die Diakonissenmutterhäuser verstanden sich als Glaubens-, Dienst- und Lebensgemeinschaften evangelischer Frauen, die die Krankenpflege nicht als Erwerbsberuf, sondern als religiöse Berufung betrachteten. Das Mutterhaussystem basierte auf einem einfachen Austauschprinzip: Mit dem Eintritt in die Schwesternschaft verpflichteten sich die Frauen, ihr Leben ganz in den Dienst der Schwesterngemeinschaft und der Arbeit am kranken und bedürftigen Menschen zu stellen. Dafür erhielten sie eine Ausbildung und zugesichert lebenslange Versorgung. Die Diakonissen der Henriettenstiftung arbeiteten teils im mutterhauseigenen Krankenhaus in Hannover, teils wurden sie in Krankenanstalten und Gemeindepflegestationen (heute: Sozial- oder Diakoniestationen) in Niedersachsen und Schleswig-Holstein entsandt.

Im Mittelpunkt der vorliegenden Darstellung stehen sowohl die Strategien, mit denen die Schwestern ihre eigenen Krankheitserfahrungen verarbeiteten, als auch der Umgang der Diakonissen mit schwerkranken und sterbenden Patienten. Gefragt wird einerseits nach der Bedeutsamkeit des Glaubens und der Einbindung in die Glaubensgemeinschaft der Schwestern. Andererseits werden die Grenzen religiöser Deutungskonzepte analysiert. Wo ergaben sich Brüche zwischen christlichem Erklärungsmodell und gelebter Praxis?

In einem ersten Schritt wird der Deutungshorizont des Mutterhauses in Bezug auf Krankheit und Sterben vorgestellt, der auch das christliche Konzept der Einheit von Leibes- und Seelenpflege prägte. Anschließend wird der Zusammenhang von Krankheit und religiöser Sinnstiftung in drei Dimensionen untersucht:

Erstens interessiert, welche Bedeutung die eigene Erfahrung von Kranksein bei der Berufswahl und Entscheidung zum Eintritt in das Mutterhaus spielte. *Zweitens* werden die Schwestern als Patientinnen beleuchtet und *drittens* ihr Umgang mit Schwerkranken und Sterbenden analysiert. Abschließend werden

---

Lehrerhandelns für die Erweiterung des Lehrerwissens um den neuen Wissenstypus des (berufs)biographisch, reflexiven Wissenstypus ein (vgl. Helsper 2002).

2 Der Beitrag basiert auf einem Forschungsprojekt zum Thema »Krankenpflege und religiöse Gemeinschaft. Das Beispiel des Diakonissenmutterhauses der Henriettenstiftung seit 1944«, das von der VolkswagenStiftung gefördert wurde. Ich danke außerdem der Robert Bosch Stiftung für die finanzielle Förderung und Karen Nolte für die kritische Lektüre.

die Ergebnisse im Hinblick auf ihre Relevanz für die Pflegewissenschaft diskutiert.

Die Darstellung stützt sich vor allem auf Briefe und Lebenserinnerungen der Diakonissen, die im Archiv der Henriettenstiftung überliefert sind. Insbesondere wenn die Schwestern auf Außenstationen der Stiftung tätig waren, pflegten sie oft einen intensiven, teilweise sehr persönlichen Schriftverkehr mit der Mutterhausleitung, in erster Linie der Oberin und dem Theologischen Vorsteher. Krankheitserfahrungen – am eigenen Leibe, aber auch im Umgang mit Patienten – spielen darin eine herausragende Rolle. Die Erzählungen der Schwestern beziehen sich auf das gesamte 20. Jahrhundert. Die Quellen selbst stammen jedoch vor allem aus der Zeit nach dem Zweiten Weltkrieg, da das Mutterhaus 1944 stark zerstört wurde.

Mutterhausdiakonie und christliches Krankheitsverständnis

Anders als in den öffentlichen Krankenhäusern hat sich das biomedizinische, auf naturwissenschaftlichen Konzepten beruhende Krankheitsverständnis in den christlichen Einrichtungen Westdeutschlands vergleichsweise spät durchgesetzt (vgl. Schmuhl 2003). Noch bis weit in die zweite Hälfte des 20. Jahrhunderts dominierte in diesen Häusern ein religiöses Konzept von Krankheit, das als »Erlebnis des ganzen Menschen« (Rüther 1951, 226) gleichermaßen den Leib und die Seele der Patienten umfasste. Neben im engeren Sinne pflegerischen Aufgaben hatten die Schwestern deshalb auch seelsorgerische Funktionen zu erfüllen. Zu den wichtigen Aufgaben einer christlichen Schwester gehörte es, mit den Kranken zu beten und deren Glauben zu stärken. So gesehen war die Krankenpflege eines der Felder, auf dem die Kirchen ihren schwindenden gesellschaftlichen Einfluss zu sichern suchten.

Das Konzept der Einheit von Leibes- und Seelenpflege setzte einen persönlichen Kontakt zwischen Pflegenden und Patienten sowie ein hohes Maß zeitlicher Verfügbarkeit der Schwestern voraus. In der Regel übernahmen die Diakonissen die Betreuung einer bestimmten Anzahl von Patienten, für deren Rundumversorgung sie zuständig waren. Dieser enge Kontakt zwischen Schwestern und Patienten wurde durch den geringen Spezialisierungsgrad der Stationen und die lange Verweildauer der Patienten zusätzlich verstärkt. Die Diakonissen betreuten die Patienten im Allgemeinen von der Einweisung bis zur Entlassung bzw. dem Tod (vgl. Kreutzer 2008, 183–187).

Einen besonders hohen Stellenwert in der Pflege nahm die Sterbebegleitung ein, die traditionell zum Kern diakonischer Krankenpflege gehörte, galt es doch noch, die Seele des Sterbenden zu retten. Hatte die Sterbebegleitung im 19.

Jahrhundert einen wesentlichen Ansatzpunkt der Inneren Mission gebildet, trat diese Aufgabe im 20. Jahrhundert zwar deutlich zurück. Die Sterbebegleitung behielt jedoch grundsätzlich ihren hohen Stellenwert. Insbesondere hierfür konnten die Schwestern eine spezifische Kompetenz beanspruchen, die weit über das hinaus hinausging, was medizinische Hilfe zu leisten vermochte (vgl. Nolte 2006, 166). Das Diktum: »Bei uns starb niemand alleine« gehörte bis weit in die zweite Hälfte des 20. Jahrhunderts zum elementaren Selbstverständnis der Diakonissen. Eine Kultur des Sterbens, wie sie erneut seit den 1960er/1970er Jahren im Kontext der Hospizbewegung gefordert wird, war damit fest in der Geschichte und Alltagspraxis evangelischer Krankenpflege verankert (vgl. Heller 1994, Jordan 2007, 41–131).

Für die Deutung von Krankheit und Sterben selbst bot das Mutterhaus einen klaren Rahmen: Krankheit galt als Ausdruck göttlichen Willens und konnte damit die Funktion einer Glaubensprüfung annehmen. Richtig genutzt, boten Krankheitsphasen deshalb die Chance, zu einer tieferen Glaubenserkenntnis zu kommen. In dem Prozess der Krankheitsbewältigung waren das Hadern mit der Krankheit und religiöse Zweifel durchaus erlaubt. Auch die Oberin anerkannte, dass es in Zeiten der Krankheitsnot »nicht leicht [sei], darin auch Gottes Liebe zu erkennen«[3]. Die Zielvorgabe einer gelungenen Krankheitsbewältigung blieb davon jedoch unberührt, nämlich sich der Gnade Gottes zu »befehlen« und damit die Krankheit – im Falle einer lebensbedrohlichen Erkrankung auch den Tod – anzunehmen. Nicht seinen Frieden mit der Krankheit zu finden und im Zorn zu sterben, hatte im Wertehorizont des Mutterhauses keinen Platz. In den normativen Vorgaben zur Frömmigkeit der Diakonissen spielte deshalb das Gott vertrauende Tragen von Krankheitsnot eine wesentliche Rolle. Sterben und Tod wurden vor allem mit positiven Metaphern wie »Heimgehen« oder »Heimgang« ins Reich Gottes umschrieben (vgl. Köser 2006, 362–363). Dieses christlich-versöhnliche Verständnis eines guten Todes hat auch weltliche Pflegekonzepte nachhaltig geprägt, so etwa das 5-Phasen-Modell von Kübler-Ross, das auf dem Ideal eines friedlichen Sterbens basiert (vgl. Kübler-Ross 1992, 41–119, Nolte 2008, 129).[4]

---

3 Oberin Florschütz an Schwester Julie Osten, 29.6.1954, Archiv der Henriettenstiftung, S-1-0779.

4 Wie Benzenhöfer (1999) zeigt, hat der Begriff der »Euthanasie«, das heißt die Vorstellung eines »guten Todes«, eine lange Tradition, die bis in die Antike zurückreicht.

Krankheit als Krisen im eigenen Lebenslauf

Krankheit als Berufungserlebnis und Eintrittsmotivation

Das Erleben einer schweren Erkrankung – sei es am eigenen Leib oder in der Sorge um Angehörige – wird von vielen der Diakonissen als einschneidendes Kindheitserlebnis und wesentliche Motivation zum Eintritt in die Schwesternschaft erinnert. Durchaus charakteristisch ist die Berufungsgeschichte, die die Diakonisse Waltraud* in ihrem 1946 verfassten Lebensbericht schildert.[5] Zu diesem Zeitpunkt wurden alle Diakonissen gebeten, ihre Lebenserinnerungen zur Rekonstruktion der Personalakte niederzuschreiben. Manche beschränkten sich auf die Wiedergabe zentraler Lebensdaten. Andere nutzten die Gelegenheit zur Introspektion und entwarfen ihre Lebensgeschichte – nicht nur als Mitteilung an die Mutterhausleitung, sondern auch zur Überlieferung an die Nachwelt. Die Lebensberichte folgen oft ähnlichen Erzählmodi, die auf kollektiven Deutungsmustern von Diakonissenbiographien basieren. Die Frauen gehörten beim Abfassen ihrer Lebensgeschichte in der Regel seit vielen Jahren der Schwesternschaft an, und sie hatten in der Zeit gelernt, ihre biographischen Selbstdeutungen dem Erwartungshorizont des Mutterhauses anzupassen (vgl. Gause 2005, Lissner 2005, 42). Die Modifikationen und Abweichungen in den Erzählstrategien geben jedoch durchaus Hinweise auf die jeweils persönlichen Bedeutungs- und Sinnzuschreibungen der einzelnen Diakonissen. Deshalb sind die Lebensberichte geeignet, neben kollektiven auch individuelle lebensgeschichtliche Deutungen von Krankheitserfahrungen zu rekonstruieren.

In ihrem Lebensbericht erzählt Schwester Waltraud von ihrer Kindheit, in der sie an einer »schweren Drüsenstörung«[6] gelitten hatte, und ihrer inneren Not im Umgang mit der Krankheit: »Wie gern wollte ich gesund sein wie die andern! Warum mußte ich dieses tragen? Ich wurde fast bitter, bis ich es endlich lernte, nach Gottes Weg mit mir zu fragen. Und Gott hat ihn mir gezeigt.«[7] Ihr Lebensbericht folgt damit einer typischen Erzähldramaturgie, die mit der Krankheitsnot und der Frage: »Warum trifft es ausgerechnet mich?« beginnt. Erst als sie die Krankheit in einen Ausdruck göttlichen Willens umdeutete, eröffnete sich ihr ein Weg der Krankheitsbewältigung. In ihrem Fall sah dieser

---

* Alle Namen von Schwestern mit Ausnahme der Oberinnen wurden anonymisiert.

5 Schwester Waltraud Hase wurde 1901 geboren und trat 1933, im Alter von 31 Jahren, der Diakonissenschwesternschaft bei.

6 Eine genaue Krankheitsdiagnose ist nicht überliefert, da die Diakonissen in der Regel nicht in medizinischen Fachtermini über ihre Erkrankungen schrieben, s. u.

7 Schwester Waltraud Hase, Lebensbericht vom 19.3.1946, Archiv der Henriettenstiftung, S-1-0909.

Weg zunächst sehr praktisch aus: Sie wechselte zu einem neuen Chefarzt der Henriettenstiftung, der ihr operativ helfen konnte. Der lebensgeschichtliche Wendepunkt lag für sie jedoch nicht in der ärztlichen Hilfe, die ihr zuteil wurde, sondern in der Umdeutung der Krankheitsnot in ein Berufungserlebnis:

»Zu jeder Operation bin ich mit großer Freudigkeit gegangen, war es mir doch schon bei der zweiten ganz klar geworden, warum Gott mir diese Last auferlegt hatte. In Seinem Dienst wollte Er mich haben, darum mußte ich solches tragen. Liebe zu Ihm, der mir nun die Binde von meinen Augen genommen hatte, und Dank für solche Führung ließen in mir den Wunsch groß werden, Ihm zu dienen an den Kranken, Diakonisse zu werden und in das Henriettenstift, dessen Schwestern ich jetzt kennen gelernt hatte, einzutreten.«[8]

Indem Schwester Waltraud die Krankheit als göttlichen Plan in ihren Lebensentwurf integrierte, wurde aus ihrer Not mit der Krankheit eine Auszeichnung. Nicht das Kranksein an sich bildete also den Kern der Berufungsgeschichte, sondern die Erfahrung, mit Hilfe des Glaubens die Krankheit erfolgreich bewältigt zu haben. Darüber hinaus zeigt ihre Erzählung, dass die Entscheidung zum Eintritt in das Mutterhaus nicht zuletzt von sehr lebenspraktischen Aspekten bestimmt wurde: Erst durch ihre Krankheit kam Schwester Waltraud überhaupt mit der Henriettenstiftung in Berührung und lernte die Schwestern sowie deren Arbeit persönlich kennen.

Viele Lebensberichte aber auch Bewerbungsschreiben zur Aufnahme in das Mutterhaus zeigen, dass positive Erfahrungen mit der Pflege durch Diakonissen eine wesentliche Voraussetzung für den Eintritt in das Mutterhaus bildeten. Schwester Martha[9] war zum Beispiel im Alter von 19 Jahren mit Typhus und Lungenentzündung in das Krankenhaus Melle eingeliefert worden, in dem Schwestern der Henriettenstiftung tätig waren. Dort lernte sie ihrem Lebensbericht zufolge »die Schwestern kennen, lernte auch, wie notwendig die Schwestern sind, aber auch, wie köstlich es ist, dem Herrn an den Kranken und Elenden zu dienen.«[10] Sie kam während ihrer Behandlung nicht nur sehr unmittelbar mit Diakonissen in Berührung, sondern sie erfuhr körperlich, am eigenen Leibe die Bedeutsamkeit pflegerischer Arbeit. Es mag diese Bedeutung für andere Menschen und die Aussicht auf die Dankbarkeit von Patienten gewesen sein, die sie damals selber empfunden hatte, die einen zentralen Aspekt der Berufsmotivation ausmachten.

Eigene Krankheitserfahrungen bildeten zwar eine wichtige, jedoch keinesfalls hinreichende Berufsmotivation. Ein genauerer Blick auf die Lebensläufe

---

8 Ebd.
9 Schwester Martha Engel wurde 1882 geboren und trat 1904 in die Henriettenstiftung ein.
10 Schwester Martha Engel, Lebensbericht vom 28.3.1946, Archiv der Henriettenstiftung, S-1-0850.

der Diakonissen zeigt, dass sich die Entscheidung zum tatsächlichen Eintritt in der Regel über mehrere Jahre hinzog und weiterer Entscheidungshilfen – etwa im Rahmen des Konfirmandenunterrichts oder der Beteiligung an kirchlichen Mädchengruppen – bedurfte. Manche Frauen arbeiteten auch nach ihrer Genesung als Aushilfe in dem behandelnden Krankenhaus weiter. Erst nach einigen Jahren der Arbeit in einem von Diakonissen geführten Haus entschieden sie sich dann, in das Mutterhaus einzutreten und eine Pflegeausbildung zu beginnen.[11] Das in den Bewerbungsschreiben und Lebensberichten geschilderte Berufungserlebnis dürfte damit oftmals erst in der rückblickenden Perspektive zu einem Schlüsselereignis verdichtet worden sein, das der Konzeption einer idealtypischen Diakonissenbiographie entsprach.

Positive Erfahrungen des Gepflegt-Werdens konnten im Übrigen auch bei der Zustimmung der Eltern zum Eintritt der Tochter in die Schwesternschaft eine wichtige Rolle spielen. So widersetzte sich der Vater von Schwester Irmtraud, die 1963 in das Mutterhaus eintrat, zwar zunächst dem Berufswunsch seiner Tochter. Dies änderte sich jedoch in dem Moment, als er selber erkrankte und an den Besuchen der Gemeindeschwester – so das Bewerbungsschreiben von Schwester Irmtraud – erfuhr, »wie wohltuend es ist, daß sich Menschen um den Andern kümmern.«[12] Die Wertschätzung pflegerischer Tätigkeit dürfte also maßgeblich mit der eigenen lebensgeschichtlichen Erfahrung ihrer Bedeutsamkeit verknüpft sein.

Auch wenn eigene Krankheitserfahrungen eine zentrale Berufsmotivation bildeten, konnten sie sich als Bumerang erweisen. Eine robuste Gesundheit gehörte zu den zentralen Aufnahmekriterien des Mutterhauses, und vor dem Eintritt wurden die jungen Frauen eingehend ärztlich untersucht. Einige Frauen wurden daraufhin sofort abgewiesen. Bei allen anderen galt das erste Jahr als Probezeit, in der auch die gesundheitliche Tauglichkeit getestet wurde. Diese Tauglichkeitsprüfung konnte sich in einzelnen Fällen sogar über das anschließende mehrjährige Noviziat hinziehen, wenn sich die Mutterhausleitung über das zukünftige Arbeitsvermögen der Schwestern nicht im Klaren war. Diese Beispiele zeigen, dass das Mutterhaus auch ein Wirtschaftsunternehmen war, das sehr wohl die Arbeitsfähigkeit seiner künftigen Mitglieder im Auge hatte, schließlich übernahm es mit der Einsegnung, das heißt der endgültigen Auf-

---

11 Schwester Erika Lange kam zum Beispiel 1922 zunächst als Patientin in das Krankenhaus Lüneburg. Anschließend arbeitete sie als Hilfe auf der Frauenstation und später als Pförtnerin in dem Krankenhaus weiter. 1929 entschloss sie sich zum Eintritt als Diakonissenschülerin. Schreiben Erika Lange an Oberin Marie Fromme, 4.11.1929, Archiv der Henriettenstiftung, S-1-1026.

12 Schwester Irmtraud Edelmann, Mein Lebenslauf, Anlage zur Bewerbung als Diakonissenschülerin der Henriettenstiftung, Februar 1963, Archiv der Henriettenstiftung, S-1-0252.

nahme der Frauen in die Schwesternschaft, die lebenslange Versorgung der Diakonissen.

Eine instabile Gesundheit bildete jedoch nicht in jedem Fall ein Ausschlusskriterium. So erwies sich die Novizin Schwester Hildegard nach ihrer Pflegeausbildung zwar als körperlich den Anforderungen des Berufsfeldes nicht gewachsen. Dennoch wurde sie als Diakonisse eingesegnet und statt in der Pflege in anderen Tätigkeitsfeldern des Mutterhauses eingesetzt – zunächst in der Verwaltung, dann in der Betreuung der Schwesternschülerinnen und schließlich in der Krankenhausaufnahme.[13] Dieser flexible Arbeitseinsatz verweist auf einen entscheidenden Vorzug des Mutterhaussystems: Es bot mit seinem breiten Tätigkeitsspektrum Spielräume zur Integration auch gesundheitlich eingeschränkter Schwestern, die als »freie«, nicht an ein Mutterhaus gebundene Schwestern dem Prinzip des hire-and-fire zum Opfer gefallen wären.

Schwestern als Patientinnen

In vielen der überlieferten Briefe berichten die Diakonissen über eigene Krankheitserfahrungen. Da das Mutterhaus die Sorgeverantwortung für die Schwestern hatte und auch deren Arbeitseinsatz organisierte, mussten praktische Fragen wie Absprachen über die Behandlung, die Regelung von Arbeitsvertretungen und bei Arbeitsunfähigkeit auch die Ablösung vom Einsatzort geklärt werden. Sofern die einzelnen Schwestern ein vertrauensvolles Verhältnis zu Oberin und Theologischem Vorsteher hatten, schrieben sie auch über ihre persönlichen körperlichen und seelischen Nöte. Die überlieferten Antworten der Mutterhausleitung geben darüber hinaus Aufschluss über den Umgang mit erkrankten Schwestern, die Deutung von Krankheit und die Strategien des Trostspendens.

Eine konkrete Krankheitsdiagnose geht aus den Briefen in der Regel nicht hervor. Die Schwestern bedienten sich keiner medikalisierten Sprache und teilten deshalb keine medizinischen Diagnosen mit. Erkrankten sie am Herzen, sprachen sie von der Not, die ihnen das Herz mache. Ein Hautexem beschrieben sie als »Unruhe auf der Haut«, die ihnen zu schaffen mache. Nicht die medizinische Diagnose, die Krankheit, sondern das Erleben der Erkrankung, das Kranksein, stand im Mittelpunkt ihrer Krankheitserzählungen (vgl. Benner/Wrubel 1997, 12–13). Die Briefe der Schwestern sind ein eindrucksvolles Beispiel dafür, dass sich das biomedizinische Krankheitsverständnis nur sehr langsam durchsetzen konnte. Selbst im Bereich der professionellen Gesund-

---

13 Nachruf auf Schwester Hildegard Gerke, 22.12.2006, Archiv der Henriettenstiftung, S-1-0836.

heitsberufe konnten sich laienmedizinische Vorstellungen bis in die zweite Hälfte des 20. Jahrhunderts halten.

Die meisten Krankheitsschilderungen der Diakonissen folgten dem vorgegebenen christlichen Deutungs- und Bewältigungsmodell von Krankheit als Chance zur Glaubenserkenntnis. In dem Sinne schrieb etwa Schwester Margarete Ostermann 1945 nach einer langen Erkrankung an die Mutterhausleitung,

»(...) Daß Krankheitszeiten Segenszeiten sein können, habe ich besonders erfahren, wo ich jetzt schwer krank war und wochenlang von den heftigsten Schmerzen geplagt wurde. ... dieses Mal habe ich mich ganz dem Willen Gottes anheimgestellt und habe immer wieder gebetet: ›Herr, wenn du willst, kannst du mich gesund machen.‹ Und wenn es hätte sein sollen hätte ich ruhig sterben können. Nun fühle ich mich meinem Gott ganz besonders zu Dank verpflichtet, da Er mir sichtbar geholfen hat.«[14]

Der Glaube stellte damit nicht nur ein wesentliches Mittel zur Krankheitsbewältigung dar. Die Erfahrung, eine eigene Erkrankung aufgrund der »Durchhilfe des Herrn« bestanden zu haben, bedeutete gleichzeitig auch eine wichtige Glaubensbestätigung (vgl. Benad 2002, 209). Gerade bei der Bewältigung von Krankheitserfahrungen waren demnach Unterstützung durch den Glauben und die Bestätigung religiöser Gewissheiten eng miteinander verknüpft.

Vereinzelte Beispiele zeigen jedoch, dass eine Erkrankung auch mit tiefen lebensgeschichtlichen Krisen einhergehen konnte. Vor allem die Frauen, bei denen in jungen Jahren eine schwere oder chronische Krankheit eintrat, die ihre Arbeitsfähigkeit dauerhaft einschränkte, konnten in dramatische Konflikte mit dem rigiden protestantischen Arbeitsethos der Schwesterngemeinschaft geraten. So hatte sich Schwester Maria 1920 – als Novizin im Alter von 23 Jahren – in der Pflege von Typhuskranken infiziert. Von da an, berichtet sie in ihren Lebenserinnerungen, sei sie nur noch eine »halbe Kraft« gewesen. Ihre Arbeit in der Gemeindepflege musste sie immer wieder aus gesundheitlichen Gründen unterbrechen, bis sie schließlich 14 Monate lang vollständig arbeitsunfähig war. In ihrem Lebensbericht erinnert sie sich an diese Zeit:

»Von allen Menschen fand ich mich verlassen; selbst, die mir am nächsten standen, meinten, ich könnte arbeiten. ... Längere Zeit band ich mein Kreuz nicht um, da ich mich nicht mehr dazu würdig fand. Dann wurde ich zu Vertretungen hinausgeschickt; ... Als ich auch hier der körperlichen Anstrengun-

---

14 Schwester Margarete Ostermann an Schwester Alma Sander, 14.9.1945, Archiv der Henriettenstiftung, S-1-0931.

gen nicht gewachsen war, wurde mir von der Hausmutter gesagt; ob ich denn
schon dächte, ins Feierabendhaus zu gehen.«[15]
Die Anerkennung der einzelnen Schwestern seitens der Gemeinschaft war in
hohem Maße von der erbrachten Arbeitsleistung abhängig. Eine nicht voll
einsatzfähige Schwester drohte deshalb stets mit dem Vorwurf der Faulheit und
des Simulantentums konfrontiert zu werden – insbesondere dann, wenn es sich
um eine junge Schwester handelte oder keine eindeutige medizinische Krankheitsdiagnose vorlag. Eine Diakonisse, die nicht aktiv an der Dienstgemein-
schaft teilnahm, geriet deshalb leicht in die Position der Außenseiterin.

Da Schwester Maria den Anforderungen der Pflegearbeit dauerhaft nicht
gewachsen war, wurde sie schließlich 1939 in die Büroarbeit des Mutterhauses
versetzt. Die Mutterhausleitung bewies damit erneut die Stärke der Schwesternschaft, auch gesundheitlich eingeschränkte Frauen in ihr Arbeitsgebiet zu integrieren. Für Schwester Maria selbst war diese Versetzung jedoch ambivalent. In
ihrem Lebensbericht erklärt sie: »Froh war ich, endlich etwas gefunden zu haben, was ich konnte. Mußte ich auch meine Selbständigkeit ganz aufgeben, so
gehörte ich doch wieder mit dazu.«[16] Mit der Übernahme der Büroarbeit erhielt
sie also erneut einen anerkannten Platz in der Gemeinschaft, so dass sie sich
wieder zugehörig fühlen konnte. Eine Verwaltungstätigkeit im Mutterhaus war
aber in der Regel eine wenig begehrte Aufgabe, da sich gerade hier die Kontrolle
durch die Schwesternschaft besonders eng gestaltete. Darüber hinaus veränderte sich mit dem Wechsel aus der Pflege- in die Büroarbeit der Charakter ihrer
Tätigkeit fundamental. In dem Sinne beschließt sie ihren Lebensbericht mit den
Worten: »So bin ich nur noch ein kleines Rädchen an einer gr. Maschine u. das
Leben scheint begraben.«[17] Während sie in der Pflege eine persönliche Bedeutung für andere Menschen gehabt und damit auch über eine machtvolle Position verfügt hatte, reduzierte sich ihre Funktion in der Büroarbeit nunmehr auf
die Umsetzung bürokratischer Vorgaben mit vergleichsweise geringem Gestal-
tungsspielraum. Folgt man ihrem Lebensbericht, lag die mit der Krankheit
verbundene lebensgeschichtliche Krise vor allem in der Einbuße ihrer Arbeitsfähigkeit, nicht nur, weil sie auf diese Weise in Konflikt mit dem hohen Arbeitsethos der Gemeinschaft geriet, sondern weil sie die damit verbundene
Beendigung der Pflegearbeit auch als Verlust persönlicher Bedeutsamkeit erlebte. Damit verweist ihr Lebensbericht auf eine – im Vergleich zu heute – fundamental andere Bewertung pflegerischer Arbeit: In der Praxis evangelischer

---

15 Schwester Maria Hübner, Mein Lebenslauf, o. D. [um 1946], Archiv der Henriettenstiftung, S-1-
   0941.
16 Ebd.
17 Ebd.

Krankenpflege zählten vor allem die Tätigkeiten, die einen unmittelbaren Dienst am Nächsten beinhalteten. Pflegerische »Handarbeit« genoss deshalb ein höheres Ansehen als »Kopfarbeit« in der Verwaltung. Die heute gängige Flucht aus der Pflegetätigkeit in die Krankenhaus- und Pflegeorganisation lässt sich bei den Diakonissen nicht beobachten.

Während die Erzählung von Schwester Maria auf die prekäre Stellung chronisch kranker und in ihrer Arbeitsfähigkeit eingeschränkter Frauen in der Schwesterngemeinschaft verweist, zeigen viele andere Beispiele, dass der Kontext des Mutterhauses auch wichtige Unterstützung bieten konnte. Zahlreiche Briefwechsel belegen, dass die Mutterhausleitung eine Sorgeverantwortung für die Schwestern hatte und auch wahrnahm. Die meisten Schwestern teilten ein hohes Arbeitsethos und beanspruchten ihre Gesundheit oft über Gebühr. Dies war der Mutterhausleitung sehr wohl bewusst. Da die Schwestern in den Unterkünften der Krankenhäuser und zum Teil sogar noch auf den Stationen lebten, setzten sie ihre Arbeit oft auch im Krankheitsfall fort, da es unter diesen Bedingungen schwierig war, sich den Arbeitsanforderungen zu entziehen und die Schwestern außerdem in der Regel sehr stark mit ihrer Tätigkeit identifiziert waren.[18] Im Falle schwerer Erkrankungen drängte die Oberin deshalb im Allgemeinen darauf, dass die entsandten Schwestern in das Mutterhaus nach Hannover zurückkehrten, um ihnen die nötige Ruhe zur Genesung zu sichern. Wie ernst Oberin und Theologischer Vorsteher die Erkrankung einer Schwester nahmen, ob sie eher mit Unverständnis oder fürsorglicher Unterstützung reagierten, dürfte von vielen Faktoren abhängig gewesen sein wie dem persönlichen Verhältnis der Beteiligten, der Diagnosestellung, der Einschätzung der Person der Schwester, dem Ausmaß des Arbeitskräftemangels und dem Nachdruck und Geschick, mit dem die Schwestern ihre Nöte vorbrachten.

Zum Umgang mit schwerkranken und sterbenden Patienten

Der Umgang mit Schwerkranken und Sterbenden gehört zu den belastendsten Seiten pflegerischer Arbeit. Die Schwestern sind in diesen Momenten nicht nur mit der Not der Sterbenden und ihrer Angehörigen, sondern auch mit der Endlichkeit des eigenen Lebens konfrontiert. Das Aushalten von Sterbesituationen zählt deshalb zu den Schlüsselsituationen pflegerischen Handelns. In der ersten Hälfte des 20. Jahrhunderts galt die Erfahrung der ersten Sterbebegleitung sogar als Initiation in den gesamten Beruf. Wenn die Schülerinnen in der Lage waren,

---

18 Schwester Wilma Frese an Oberin Florschütz, 30.9.1958, Archiv der Henriettenstiftung, S-1-1007.

mit Sterbenden und dem Tod umzugehen, wurden sie für den Beruf insgesamt als geeignet erachtet (vgl. Heller 1996, 201–202).

Im Folgenden wird gezeigt, dass der Glaube und die Einbindung in die Glaubensgemeinschaft der Schwestern eine entscheidende Hilfe beim Umgang mit Sterben und Tod waren. Dazu seien zwei sehr unterschiedliche Beispiele aus dem Leben der Gemeindeschwester Josephine gegeben. Im Januar 1945 berichtete sie dem Mutterhaus von einer Sterbebegleitung. In dem Moment des Briefeschreibens saß sie am Bett eines sterbenden alten Mannes:

»In dieser Stunde da ich diesen Brief schreibe gilt es wieder einmal Abschied nehmen von einem Menschen, der mir lieb geworden ist in 1 1/2 jähriger Pflege. Alles ist still um mich, nur das immer leiser werdende Atmen des Sterbenden ist zu hören. Wie köstlich sind solche Stunden am Sterbebett, wenn man weiß der Kranke sehnt sich nach der Heimat dort oben. Vater Will war ein selten vorbildlicher Christ. Als ich ihm sagte, daß er nun heim dürfe, hat er mit klarem Blick und dankbarem Herzen Abschied genommen von seinen Lieben und ihnen ans Herz gelegt ja nicht das Danken gegen Gott zu vergessen. Nach einem Gebet und Lied machte er sich bereit zum Sterben. Nun schläft er dem ewigen Tod entgegen.«[19]

Bei dem Sterbenden handelte es sich also um einen alten Mann, »Vater Will«, den Schwester Josephine bereits seit eineinhalb Jahren begleitet hatte, dessen persönliches Umfeld ihr vertraut war und der ihren christlichen Wertehorizont teilte. Aufgrund dieser großen Vertrautheit mit »Vater Will« konnte sie auch den Zeitpunkt des Todes einschätzen, da sie sah, wann die Energie, die Kraft nachließ, wann das Leben wich. Gleichsam mit ihm erlebte sie einen guten Tod in hohem Alter, lange vorbereitet, eingebettet im Kreise der Angehörigen, im Vertrauen auf Gott. Diese religiöse Zuversicht beinhaltete, seinen Tod als Heimgang in das Reich Gottes zu verstehen und das irdische Ende damit in eine hoffnungsfrohe Zukunft umzudeuten. Sterbebegleitung konnte durchaus auch eine Zeit der eigenen Ruhe, Innerlichkeit und des Übergangs im Zeichen einer besonderen Nähe zu Gott sein. Je nach Kontext konnte also selbst eine so belastende Pflegetätigkeit als befriedigende, sinnstiftende Aufgaben erlebt werden. Der Glaube bildete in diesen Situationen eine Beziehungsbrücke, die nicht nur über gemeinsam geteilte religiöse Gewissheiten sondern auch kulturelle Praktiken wie Gebete und das Singen von Liedern hergestellt wurde. In ihrer religiösen Sozialisation – nicht zuletzt dem diakonischen Unterricht des Mutterhauses – hatten die Schwestern eine gemeinsame Sprache und ritualisierte Umgangsweisen mit Sterben und Tod erlernt, die ihnen in der Begegnung mit

---

19 Schwester Josephine Brandt an Oberin Florschütz und Vorsteher Pastor Meyer, 8.1.1945, Archiv der Henriettenstiftung, 1-09-229.

den Patienten und ihren Angehörigen eine Verhaltens- und Deutungssicherheit gaben.

Die Konfrontation mit sterbenden Patienten konnte jedoch auch tiefe Krisen auslösen. Dies zeigt ein weiteres Beispiel aus dem Leben von Schwester Josephine, die wenige Monate zuvor der Oberin von einer sehr anders gearteten Todeserfahrung berichtet hatte:

»Am Sonntag hatte ich einen sehr schweren Tag. Es starb mir ganz plötzlich ein junges Mädchen in der Gemeinde. Das letzte Kind einer Witwe, die ihren Mann und beide Söhne in diesem Krieg verloren hat und nun auch ihr letztes Kind. Es war für mich sehr schmerzlich, der Arzt ... wollte nicht kommen ... Alles betteln und flehen um Hilfe nützte nichts, er ist nicht gekommen. Dann habe ich das junge Mädchen nach Soltau ins Krankenhaus geschickt und auf dem Wagen nach Soltau ist sie gestorben.«[20]

Die Weigerung des Arztes, zu Hilfe zu kommen, war den spezifischen Bedingungen des Nationalsozialismus geschuldet. Der zuständige Arzt war überzeugter Nationalsozialist und lehnte bis Kriegsende jegliche Zusammenarbeit mit einer christlichen Schwester ab. In dieser Situation sah sich Schwester Josephine gezwungen, die Verantwortung zu übernehmen und das Mädchen nach Soltau zu schicken. Nach dessen Tod, so berichtet sie in dem Brief weiter, habe sie sich tagelang gequält, ob ihre Entscheidung richtig gewesen sei. Sie habe sich deshalb Rat suchend an einen anderen Arzt gewandt, der nach ihrer Erzählung eine Gehirnblutung diagnostizierte und die Angemessenheit ihres Handelns bestätigte. Erst durch diese Auskunft habe sie ihren Frieden finden können. Sie beendete den Brief mit den Worten:

»Die arme Mutter, es ist doch hart, alles aber auch alles hergeben zu müssen. Und so schnell! Das Leben spricht doch oft eine harte Sprache. Wenn man nicht wüßte, daß es Gott ist, der dieses alles zulässt und Er auch weiß warum, man könnte oft verzagen über solche Härte.«[21]

Der Tod des Mädchens warf für Schwester Josephine sowohl eine Schuld-, als auch eine Sinnfrage auf. Die Schuldfrage: »Hätte ich etwas anders machen können?« verweist auf die große Verantwortung, die die Schwestern an der Schnittstelle von Leben und Tod haben konnten – in diesem Fall, weil die politischen Verhältnisse es erlaubten, dass ein Arzt seine Hilfe verweigerte. Bei der Schuldfrage half ihr in diesem Fall weltlich-ärztliche Expertise. Bei der Sinnfrage: »Warum dieses junge Mädchen? Warum diese Härte für die Mutter« half ihr nur der Glaube, dass Gott schon wisse, warum dieses Mädchen sterben musste.

---

20 Schwester Josephine Brandt an Oberin Florschütz, 19.11.1944, Archiv der Henriettenstiftung, 1-09-229.
21 Ebd.

Der Glaube war für sie von entscheidender Bedeutung für den Umgang mit den belastenden Seiten der Pflegearbeit. Er bot die Möglichkeit, Distanz zu den Härten der Tätigkeit zu gewinnen und auch schmerzhafte Erfahrungen für sich zu ordnen. Waren die Schwestern vor Ort sozial gut eingebunden, konnten sie diese Fragen in ihrem alltäglichen Umfeld besprechen und die Schwesterngemeinschaft war ihnen eine unschätzbare Hilfe. Wichtige Austauschmöglichkeiten boten auch die so genannten Rüstzeiten, die das Mutterhaus regelmäßig für verschiedene Schwesterngruppen wie etwa Gemeindeschwestern durchführte. Lange vor der Einrichtung von Supervisionen eröffnete also bereits das Mutterhaus Schwestern einen Raum, um sich über Probleme im Pflegealltag sowie Erfahrungen im Umgang mit Schwerkranken und Sterbenden austauschen zu können. Will man in diesem Punkt den Schwesterbriefen vertrauen, dann haben die Zuflucht im Glauben und die Unterstützung durch die Schwesterngemeinschaft in den meisten Fällen bewundernswert gut geholfen.

In der Gemeindearbeit bot außerdem das breite Aufgabenfeld der Schwestern vielfältige ausgleichende Tätigkeiten. Insbesondere die Arbeit im Kindergottesdienst galt als wichtiges Korrektiv zu den belastenden Seiten pflegerischer Arbeit, weil die Diakonissen es hier einmal nicht mit alten, kranken und sterbenden Menschen zu tun hatten, sondern mit jungen, in der Regel gesunden Kindern, mit denen sie singen, beten und über den Glauben reden konnten (vgl. Kreutzer 2009). Häufig wandten sich die Schwestern in beruflichen Krisensituationen auch an die Mutterhausleitung. Deren seelsorgerliches Geschick war nicht immer gleichermaßen ausgeprägt. Nicht selten changierten die Antworten zwischen Verständnis, Ermahnung und Drohung, auf den Weg Gottes zurückzukehren. Blieben die artikulierten Zweifel ohne eine angemessene Antwort, konnte das Erleben von Sterben und Tod sehr wohl auch zum ersten Anstoß für einen späteren Austritt aus der Schwesternschaft werden.

Eine der Diakonissen, die immer wieder mit tiefen Glaubenszweifeln zu kämpfen hatte, ist Schwester Marga. Unter den insgesamt 650 Diakonissen ist sie die einzige Schwester mit Symptomen, die heute unter dem Begriff der compassion fatigue gefasst werden – einer spezifische Form von beruflichem burnout, die gerade aus der Langzeitbeschäftigung mit schwerkranken Patienten resultiert (vgl. Käppeli 2004, 360). Die teilweise hoch dramatischen Briefe von Schwester Marga an die Oberin verweisen auf die immense Kontextabhängigkeit bei der Verarbeitung von Sterbesituationen. Schwester Marga arbeitete in den 1970er Jahren auf einer Bestrahlungsstation der Henriettenstiftung. Sie war damit auf einem neuen Stationstypus tätig, der sich im Kontext der allgemeinen Spezialisierung der Krankenversorgung nach dem Zweiten Weltkrieg herausgebildet hatte.[22] Anders als in der Gemeindepflege – aber auch den bis dahin üblichen allgemeinen privaten Männer- und Frauenstationen – hatte Schwester Marga es auf der Bestrahlungsstation ausschließlich mit lebensbedrohlich erkrankten Patientinnen und Patienten zu tun. Im Juli 1973 schrieb sie an die Mutterhausleitung der Henriettenstiftung:

»Wie lange ich noch durchhalte weiß ich nicht .... Hauptsächlich nachts wache ich auf. Ich höre die Fragen der Angehörigen, sehe die noch oft kleinen Kinder und die um ihr Leben ringenden Kranken, die jung sind und gebraucht werden. Dann frage ich nach dem Warum und kann es nicht begreifen, daß das Gottes Wille ist, das [!] dieser Wille so grausam und oft so ungerecht ist. ... Und dennoch, es ist Sein Wille, sein Ratschluß. Er weiß warum, daß [!] weiß auch ich, genau so, wie ich weiß daß ich kein Recht habe zu all den Fragen. ... Doch kann ich mich nicht dagegen wehren, es ist in mir quält und zermürbt mich.«[23]

Insbesondere der Tod junger Eltern mit minderjährigen Kindern stürzte Schwester Marga in tiefe Konflikte – nicht nur wegen der Konfrontation mit der Not der Betroffenen, sondern vor allem weil ihr in diesen Fällen die Deutung als Gottes Wille keinen Frieden gab. Aus der Sinnfrage erwuchs damit eine Glaubenskrise: Warum reicht mir diese Erklärung nicht? Warum hadere ich mit Gott? Kann und darf ich als Diakonisse solche Gefühle haben? Der Glaube konnte zwar eine wichtige Hilfe beim Umgang mit Krankheit und Sterben sein. Wenn das religiöse Deutungsangebot jedoch nicht griff, waren die Folgen für die Frauen gravierend, weil ihre zentrale Sinngebungsinstanz und der Kern ihres Selbstverständnisses erschüttert wurden. Diese fortwährende Konfrontation mit einem nicht sinnvoll zu deutenden Tod führte Schwester Marga nach einigen Jahren der Tätigkeit an den Rand ihrer Kräfte.[24] Daraufhin wurde sie auf eigenen Wunsch in die Altenpflege versetzt.[25] Der angestrebte Einsatz in einem Altersheim ist ein deutlicher Hinweis darauf, dass es nicht die Konfrontation mit dem Sterben an sich war, die Schwester Marga zusetzte, sondern die fehlende Sinngebung eines frühen Todes.

---

22 Die Bestrahlungsstation wurde 1954 in der Henriettenstiftung eingerichtet (vgl. Mutterhaus-Diakonie 1960, 111). Zur Spezialisierung der Krankenversorgung und den Folgen für den Pflegebereich vgl. Kreutzer (2010, 119–123).

23 Schwester Marga Gunther an Schwester Martha Krüger, 1.7.1973, Archiv der Henriettenstiftung, S-1-0416.

24 Schwester Marga Gunther an Oberin Pfeiffer, o. D. [ca. September 1979], Archiv der Henriettenstiftung, S-1-0888.

25 Aktenvermerk Schwester Emma Eifert, 17.4.1979, Archiv der Henriettenstiftung, S-1-0888.

Schlussüberlegungen und Relevanz für die Pflegewissenschaft

Der Glaube stellte für die Diakonissen in der Regel ein hoch wirksames Mittel beim Umgang mit Krankheit und Sterben dar, weil religiöse Deutungen fest in ihre Arbeits- und Lebenswelt eingeschrieben waren. Der Glaube wurde nicht in einem gleichsam instrumentellen Verhältnis aktiviert, um problematische Situationen zu bewältigen, sondern er war lebens- und alltagsweltlich fest verankert und hatte sich schon vor dem Eintritt in das Mutterhaus biographisch bewährt. Auch im Pflegealltag nahm die seelsorgerliche Betreuung der Patienten einen festen Platz ein. Dies galt insbesondere für die Sterbebegleitung als traditionellem Kern diakonischer Krankenpflege. Gerade das Beispiel der Sterbebegleitung zeigt, dass der Umgang mit Schwerkranken und Sterbenden nicht per se als belastend erlebt werden musste, sondern auch als hoch befriedigende sinnstiftende Aufgabe wahrgenommen werden konnte. So war die Qualität des Erlebens auf Seiten der Schwestern erheblich kontextabhängig. Ausschlaggebende Faktoren waren die zur Verfügung stehende Zeit und Muße für eine persönliche Begleitung, eine hohe Kontinuität in der Betreuung sowie Vertrautheit mit den Sterbenden und ihren Angehörigen. Den Tod als sinnstiftend zu deuten, setzte außerdem voraus, dass die Sterbenden die Glaubensüberzeugungen der Diakonissen teilten und zu einem friedvollen Sterben bereit waren. Indem die Beteiligten das Sterben gemeinsam als »Heimgang« inszenierten, verlor der Tod seine Bedrohlichkeit, nicht nur für die Sterbenden, sondern auch für die Schwestern.

Aufgrund seiner sinnstiftenden Funktion bot der Glaube den Diakonissen demnach die Möglichkeit einer Distanzierung, ohne die Nähe zu den ihnen anvertrauten Menschen zu verlassen. Das Verhältnis von Nähe und Distanz zwischen Pflegenden und Betreuten muss deshalb nicht – wie in modernen professionstheoretischen Ansätzen üblich (vgl. Helsper 2002, 84) – per se als Antinomie gedacht werden. Nun lassen sich alte Vorkehrungen sicherlich nicht einfach reaktivieren, da sie an bestimmte historische Kontexte gebunden sind. Gut recherchierte geschichtswissenschaftliche Beiträge können der Pflegewissenschaft jedoch wichtige Anregungen bieten, weil sie – ebenso wie kulturvergleichende Studien – eine befremdende Perspektive auf die aktuelle Praxis und unhinterfragte Selbstverständlichkeiten eröffnen.

Die Wiederbelebung des alten Konzeptes von Sterbebegleitung im Kontext der Hospizbewegung zeigt außerdem, dass die Entwicklung der Pflege mitnichten als lineare Fortschrittsgeschichte zu schreiben ist. Vielmehr wurden und werden in zyklischen Verläufen oftmals alte Konzepte und Praxen wiederentdeckt bzw. neu erfunden, ohne von den historischen Vorläufern zu wissen. So gehörte die derzeit geforderte Palliative Kultur in der Geschichte christlicher Einrichtungen zum Selbstverständnis (vgl. Heller/Wegleitner/Heimerl 2007). Die historische Alltagspraxis konfessioneller Krankenpflege bot den Schwestern nicht nur Zeit und Raum für eine persönliche Sterbebegleitung, sondern auch eine gemeinsame Sprache und ritualisierte Praktiken im Umgang mit Schwerkranken und Sterbenden. Die christliche Krankenpflege kann damit auf vielfältige Erfahrungen in palliativpflegerischer Versorgung zurückblicken, an die die aktuellen Debatten um die Entwicklung und Ausgestaltung einer Palliativen Kultur und Praxis anknüpfen können. Wenn die Pflegewissenschaft das Rad nicht immer wieder neu erfinden will, wäre sie deshalb gut beraten, sich stärker historischen Perspektiven zu öffnen.

Literaturverzeichnis

Alheit, P. u. a. (Hg.) (1999): Biographie und Leib. Gießen.

Benad, M. (2002): »Komme ich um, so komme ich um [...]«. Sterbelust und Arbeitslast in der Betheler Diakonissenfrömmigkeit. In: Jahrbuch für Westfälische Kirchengeschichte, 97. Jg., 195–213.

Benner, P./ Wrubel, J. (1997). Pflege, Streß und Bewältigung. Gelebte Erfahrung von Gesundheit und Krankheit. Bern u. a.

Benzenhöfer, U. (1999): Der gute Tod? Euthanasie und Sterbehilfe in Geschichte und Gegenwart. München.

Fesenfeld, A. (2006): Biographieforschung. Ein interessanter Weg für die Pflegeforschung. In: Pflege & Gesellschaft, 11. Jg., H. 3, 240–267.

Gause, U. (2005): Frömmigkeit und Glaubenspraxis. In: Dies./Cordula Lissner (Hg.): Kosmos Diakonissenmutterhaus. Geschichte und Gedächtnis einer protestantischen Frauengemeinschaft. Leipzig, 145–173.

Griesehop, H. R. (2003): Leben mit Multipler Sklerose. Lebensgestaltung aus biographischer Sicht. Frankfurt a. M.

Hanses, A. (1996): Epilepsie als biographische Konstruktion. Eine Analyse von Erkrankungs- und Gesundungsprozessen anhand erzählter Lebensgeschichten. Bremen.

Heller, A. (Hg.) (1994): Kultur des Sterbens. Bedingungen für das Lebensende gestalten. Freiburg i. Br.

Heller, A. (1996): »Da ist die Schwester nicht weggegangen von dem Bett ...«. Berufsgeschichtliche Aspekte der Pflege von Sterbenden im Krankenhaus in der ersten Hälfte des 20. Jahrhunderts. In: Seidl, E./ Steppe, H. (Hg.): Zur Sozialgeschichte der Pflege in Österreich. Krankenschwestern erzählen über die Zeit von 1920 bis 1950. Wien u. a., 192–211.

Heller, A./ Wegleitner, K./ Heimerl, K. (2007): Palliative Care in der (stationären) Altenhilfe. Ansätze der Implementierung. In: Heller, A./ Heimerl, K./ Husebø, S. (Hg.): Wenn nichts mehr zu machen ist, ist noch viel zu tun. Wie alte Menschen würdig sterben können. Freiburg i. Br., 351–366.

Helsper, W. (2002): Lehrerprofessionalität als antinomische Handlungsstruktur. In: Kraul/Marotzki/Schweppe (2002), 64–102.

Hennig, A./ Ostermann-Vogt, T. (2008): Grundzüge der Biographieforschung und deren Potential für pflegewissenschaftliche Diskurse und Fragestellungen. In: PR-InterNet, H. 7–8, 419–433.

Jordan, I. (2007): Hospizbewegung in Deutschland und den Niederlanden. Palliativversorgung und Selbstbestimmung am Lebensende. Frankfurt a. M.

Käppeli, S. (2004): Vom Glaubenswerk zur Pflegewissenschaft. Geschichte des Mit-Leidens in der christlichen, jüdischen und freiberuflichen Krankenpflege. Bern u. a.

Köser, S. (2006): Denn eine Diakonisse darf kein Alltagsmensch sein. Kollektive Identität Kaiserswerther Diakonissen 1836–1914. Leipzig.

Kraul, M./ Marotzki, W./ Schweppe, C. (Hg.) (2002): Biographie und Profession. Bad Heilbrunn.

Kreutzer, S. (2008): »Before, We Were Always There – Now, Everything Is Separate«. On Nursing Reforms in Western Germany. In: Nursing History Review, 16. Jg., 180–200.

Kreutzer, S. (2009): Freude und Last zugleich. Zur Arbeits- und Lebenswelt evangelischer Gemeindeschwestern in Westdeutschland. In: Hähner-Rombach, S. (Hg.): Alltag in der Krankenpflege. Geschichte und Gegenwart/Everyday Nursing Life. Past and Present. Stuttgart 2009, 81–99.

Kreutzer, S. (2010): Fragmentierung der Pflege. Umbrüche pflegerischen Handelns in den 1960er Jahren. In: Dies. (Hg.): Transformationen pflegerischen Handelns. Institutionelle Kontexte und soziale Praxis vom 19. bis 21. Jahrhundert. Göttingen, 109–130.

Kübler-Ross, E. (1992): Interviews mit Sterbenden. Stuttgart.

Lissner, C. (2005): Konstellationen in einem Frauenkosmos. In: Journal Netzwerk Frauenforschung NRW, H. 18, 39–44.

Mutterhaus-Diakonie im Umbruch der Zeit (1960). Zur Hundertjahrfeier der Henriettenstiftung Hannover. Hannover.

Nolte, K. (2006): Vom Umgang mit Tod und Sterben in der klinischen und häuslichen Krankenpflege des 19. Jahrhunderts. In: Braunschweig, S. (Hg.): Pflege – Räume, Macht und Alltag. Beiträge zur Geschichte der Pflege. Zürich, 165–174.

Nolte, K. (2008): »Telling the Painful Truth«. Nurses and Physicians in the Nineteenth Century. In: Nursing History Review, 16. Jg., 115–134.

Oelke, U./ Scheller, I./ Ruwe, G. (Hg.) (2000): Tabuthemen als Gegenstand szenischen Lernens in der Pflege. Theorie und Praxis eines neuen pflegedidaktischen Ansatzes. Bern u. a.

Remmers, H. (2006): Zur Bedeutung biografischer Ansätze in der Pflegewissenschaft. In: Zeitschrift für Gerontologie und Geriatrie, 39. Jg., H. 3, 183–191.

Richter, P. (2008): Die Bedeutung qualitativer Sozialforschungsmethoden für rekonstruktive Deutungskompetenz in den Berufsfeldern Gesundheit/Pflege am Beispiel eines biographieanalytischen Forschungsprojektes zum Thema »Brustkrebs«. In: PR-InterNet, H. 2, 83–90.

Richter, P./ Hanses, A. (2009): Biographische Konstruktionen von Brustkrebs. Auswertungen narrativer Interviews am Beispiel eines Forschungsprojekts. In: Darmann Finck, I./ Böhnke, U./ Straß, K. (Hg.): Fallrekonstruktives Lernen. Ein Beitrag zur Professionalisierung in den Berufsfeldern Pflege und Gesundheit. Frankfurt a. M. 2009, 83–100.

Rüther, B. (1951): Die Gefahr der Entpersönlichung im Krankendienst. In: Krankendienst. Zeitschrift für katholische Krankenhäuser u. Pflegekräfte, 24. Jg., H. 9, 225–230.

Sander, K. (2008): Biographieforschung im Berufsfeld Pflege und Gesundheit. In: PR-InterNet, H. 7–8, 415–420.

Schmuhl, H.-W. (2003): Ärzte in konfessionellen Kranken- und Pflegeanstalten 1908–1957. In: Kuhlemann, F.-M./ Schmuhl, H.-W. (Hg.): Beruf und Religion im 19. und 20. Jahrhundert. Stuttgart, 176–194.

Wolff, G. (1987): Die Beziehung zwischen chronisch kranken Kindern, ihren Eltern und ihren Behandlern. Ein psycho-biographisches Interaktionsmodell. In: Zeitschrift für personenzentrierte Psychologie und Psychotherapie, 6. Jg., 293–307.

Reinhold Mokrosch

Grenzfragen am Lebensbeginn und am Lebensende – Versuch einer ethisch-theologischen Kriterienbildung angesichts von Geburt und Tod

> Wo viel Weisheit ist, da ist auch viel
> Verdruss;
> und wo viel Wissen herrscht, da
> herrscht auch viel Schmerz.
> Prediger 1,18 (ca. 300 v. Chr.)
>
> Alles ist möglich und erlaubt;
> aber nicht alles dient zum Guten.
> Paulus 1.Kor 6,12 (58 n. Chr.)

Geburt und Tod, die »Urskandale des Lebens«, wurden und werden als metaphysische Ereignisse empfunden und gedeutet

Geburt und Tod sind nach Elisabeth Kübler-Ross, der bekannten verstorbenen Thanatologin, »Urskandale des Lebens«.[1] Sie brechen oft in der Mitte des Lebens, d.h. mitten im prallen Leben eines Menschen urplötzlich und urskandalös auf und verursachen große Irritationen über Sinn und Ziel des Lebens. Wieso gerade in der Lebensmitte? In der Regel, so Kübler-Ross, verbindet fast jeder Mensch mit der Vorstellung von seiner Geburt und seinem Tod Unendlichkeitsvorstellungen und Unendlichkeitsphantasien, mit denen er gut leben kann. Aber diese geraten in die Krise, wenn er von den Möglichkeiten der Reproduktions- und Fortpflanzungsmedizin am Beginn des Lebens und von den Möglichkeiten künstlicher Lebensverlängerung am Ende des Lebens erfährt. Geburt und Tod erscheinen ihm dann als technisch beherrschbare und nicht mehr metaphysisch kontingente Phänomene. Galten sie ihm früher als metaphysisch

---

1 Vgl. Kübler-Ross, von Droemer: 2002

begründete Naturereignisse, so erscheinen sie ihm jetzt als planbare, kontrollierbare und oft manipulierbare gesellschaftliche Ereignisse.

Eigenartigerweise, so Kübler-Ross, entwickelt der Irritierte jetzt aber wieder Unendlichkeits- und Allmachtsphantasien über das, was pränatal, postnatal und thanatologisch wohl machbar und planbar sei. Oft werden diese erfüllt; oft kommt es aber auch zu Ohnmachtserfahrungen und Ohnmachtsphantasien, wenn die medizinischen Möglichkeiten versagen. Dann brechen erneut Irritationen auf. Patientenverfügungen, Organspende-Ausweise, Testamente u.ä. werden auf den Weg gebracht. Geburt und Tod erweisen sich erneut als »Urskandale des Lebens«.

Der Betroffene sucht trotz intensivmedizinischer Betreuung und großartiger naturwissenschaftlich-medizinischer Möglichkeiten nach metaphysischer Erklärung und Begleitung. Ja, ich stimme Kübler-Ross zu, dass proportional zum medizinischen Fortschritt ein wachsender Bedarf an metaphysischer Erklärung – zu Geburt und Tod – festzustellen ist.

Medizinisch haben die Forschungen zu Geburt und Tod vieles gemeinsam: Wie nach dem Beginn des Lebens gefragt wird, so auch nach dem Beginn des Sterbens: Wann beginnt das Leben, wann das Sterben? Ferner: Der Wachstumsprozess im Mutterleib kann mit dem Sterbeprozess verglichen werden: Haben Zeugung, Einnistung, Wachstum und Entwicklung nicht Analogien zu Bewusstseinsverlust, Schmerzempfinden, Organstillstand und Atemstillstand? Weiter: Wann tritt die Lebensfähigkeit ein und wann tritt der Tod ein? Mit der Geburt bzw. mit dem Hirntod? Die Antworten sind am Anfang und am Ende des Lebens offen und nicht klar definierbar. Außerdem gibt es eine ökonomische Gemeinsamkeit: 80% aller Krankenkosten eines Menschen werden für seine Geburt und seinen Tod verbraucht. Und: Nie im Leben ist man so allein und auf sich selbst angewiesen wie bei Geburt und Tod. Es gibt viele Analogien zwischen Geburt und Tod und deshalb auch viele Gemeinsamkeiten.

Sie sind und bleiben metaphysische Ereignisse und werden trotz fortschreitender Medizin als solche erlebt. Es geht trotz aller Plan- und Manipulierbarkeit um Unsagbares, Unvordenkliches und Kontingentes, d.h. um religiöse Erfahrungen. Deshalb halte ich es für gerechtfertigt, auf der Basis einer theologisch-metaphysischen Ethik nach Kriterien für schwierige Konfliktentscheidungen am Anfang und am Ende des Lebens zu suchen.

Natürlich können auch metaphysikfreie Ethiken Kriterien für schwierige medizinisch-ethische Entscheidungen bei Geburt und Tod liefern: Die *utilitaristische Ethik J. Benthams* u.a. z.B. strebt ein größtmögliches Glück für eine größtmögliche Menschenmenge an und fordert auf, bei allen Entscheidungen am Anfang und Ende des Lebens diese Maxime zu berücksichtigen. Die *hedo-*

nistische Ethik H. Marcuses u.a. strebt einen größtmöglichen individualistischen Lebensgenuss an und kommt zu sehr subjektiv-individualistischen Entscheidungen. Die *Diskurs-Ethik H. Alberts* und *die Kommunikationsethik von J. Habermas* geben rationale Verfahrenstechniken für eine Entscheidung vor und überlassen es besonders den bei Geburt und Tod Betroffenen zu entscheiden. Die *Interessensethik Peter Singers* u.a. spricht nur denjenigen Lebewesen Personenwürde zu, die bei Bewusstsein sind und Interessen äußern können, und kommt zu entsprechend brutalen Entscheidungen am Anfang und Ende des Lebens. Und die *Strebens-Ethik* von Krämer und die *Bürger-Ethik von J. Mittelstrass* stellen regionalisierte Prinzipien und Kriterien auf, nach denen je nach Kultur, Religion und Region verschieden entschieden werden soll.

Natürlich liefern auch diese metaphysikfreien Ethiken mehr oder weniger brauchbare Kriterien für schwere Entscheidungen am Anfang und Ende des Lebens. Aber da Geburt und Tod, wie gezeigt, trotz des medizinischen Fortschritts weiterhin metaphysisch empfunden werden, halte ich es für gerechtfertigt, diesen Entscheidungen eine theologisch-metaphysische Ethik zugrunde zu legen. Ich nenne sie eine »Christliche Ethik der Mitgeschöpflichkeit« und eine des »Situativen humanen Kompromisses«.[2]

Vorher möchte ich aber noch diejenigen Konflikte nennen, die angesichts der medizinischen Möglichkeiten am Anfang und Ende des Lebens heutzutage anstehen.

Welche ethischen Konflikte treten heute angesichts des medizinischen Fortschritts am Anfang und am Ende des Lebens auf?

Ich nenne sechs Kernkonflikte, die bei Geburt und Tod besonders häufig auftreten:

1.) Ein ethischer Dauerkonflikt besteht zwischen dem Autonomie- und Willens-Anspruch des Patienten *(Voluntas-Direktive)* einerseits und der Fürsorgepflicht der Ärzte, Pfleger und Angehörigen für den Patienten *(Salus-Direktive)* andererseits. Jeder Patient hat Anspruch auf Selbstbestimmung, Willensbekundung und Mitsprache. Auf der anderen Seite hat aber auch der Arzt eine Fürsorge- und Genesungspflicht; er muss seinem Hippokratischen Eid Folge leisten. Diese Werthaltungen beißen sich z.B. im Fall der Bitte ei-

---

2 Ich beziehe mich vorrangig auf die »Situationsethik« Dietrich Bonhoeffers in seinen Ethik-Fragmenten 1939 – 1943, Tödt, I. (Hg.) 1992; ferner auf Körtner, U. J. H. 1999; Müller, W. E. 2001 und auf Grewel, H. 1988.

nes Todkranken um passive oder gar aktive Sterbehilfe bzw. Tötung, oder:
im Fall des Anspruchs einer Schwangeren auf Nicht-Wissen nach einer PND
(Pränatalen Diagnostik), was die Genesung ihres Fötus verhindern könnte,
oder: im Falle einer grundsätzlichen Therapieverweigerung des Patienten,
u.ä.

2.) Ein weiterer Dauerkonflikt ist die Spannung zwischen – im christlichen Bild
gesprochen – *Schöpfersein und Schöpfungsbewahrersein*. Bei der verbrau-
chenden Embryonenforschung z.B. liegt beides eng beieinander. Und bei der
PID (Präimplantationsdiagnostik), IVF (Invitrofertilisation) und – im Falle
eines Abtreibungsratschlags – bei der PND ebenfalls. Es ist der Konflikt zwischen Können und Sollen. Soll die Reproduktions- und Fortpflanzungsmedizin in Grenzsituationen therapeutisch alles tun, was sie kann? Am Ende
des Lebens, wenn ein Leben trotz fortgeschrittener Sterbephasen ohne Bewusstsein des Sterbenden künstlich verlängert werden kann, tritt der gleiche
Konflikt auf: Darf und soll der Arzt das Leben künstlich verlängern, obwohl
das natürliche Leben bereits beendet ist?

3.) Ein weiterer immer wieder auftauchender Konflikt ist der Wunsch des Arztes, des Pflegepersonals und der Angehörigen, einerseits *Leben zu erhalten*,
andererseits *Leid zu vermindern*, was oft mit Lebensverkürzung oder gar Le-
bensaufgabe verbunden ist. Wohlgemerkt: Es geht nicht um völlige Leidfrei-
heit, sondern um partielle Leidverminderung, auf die jeder Patient den palliativen Möglichkeiten entsprechend Anspruch hat. Aber schon solche Leidminderung kann bei Sterbenden zum Tod führen. Und – um ein Beispiel am
Beginn des Lebens zu nennen – möchte ein Arzt auch das Leid unfreiwilliger
Kinderlosigkeit durch IVF und Embryonenforschung mindern, so muss er
lebende Embryonen töten. Leidminderung ist oft mit Lebensverkürzung und
Tötung verbunden. Dieser Konflikt betrifft nicht nur Arzt und Pfleger, sondern alle Beteiligten.

4.) Ebenfalls mit dem Bemühen um Leidverminderung verbunden ist der Konflikt zwischen *Verantwortung für die nächsten Generationen und der Verantwortung, Leben nicht zu manipulieren*. Embryonenforscher stellen die
Verantwortung für die nächsten Generationen in den Vordergrund. Sie hoffen, viele Erbkrankheiten in Zukunft ausschließen zu können, müssen dazu
aber an überzähligen Embryonen manipulierend hantieren. Gegner der
Embryonenforschung stellen das Manipulationsverbot in den Vordergrund.
Sie weigern sich, die Schöpfung zu manipulieren und nehmen damit den status quo vieler Erbkrankheiten in Kauf. Das umstrittene Embryonenschutzgesetz von 1990 versuchte, diesen ethischen Konflikt gesetzlich zu lösen, hatte
aber wenig Erfolg. Der Konflikt bleibt dauerhaft bestehen.

5.) Ferner bricht immer wieder der Konflikt zwischen dem *Autonomierecht des Patienten und dem ungewollten Missbrauch der Schöpfung als Folge solcher Autonomie auf.* Eine Schwangere z.B. und ihr Mann, die PND oder gar PID beanspruchen, nehmen – meist ungewollt – in Kauf, dass sie sich an Selektion und Eugenik beteiligen. Und ein Sterbender, der allein für sich um Sterbehilfe bittet, weil er seinen unmenschlichen Sterbeprozess nicht mehr ertragen kann, bewirkt – oft ungewollt – dass Sterbehilfe immer mehr legalisiert wird, auch für die, bei denen der Sterbeprozess noch gar nicht begonnen hat. Das individuelle Autonomierecht führt oft zum kollektiven Missbrauch der Schöpfung.

6.) Und schließlich dominiert der ökonomisch-ethische Konflikt, dass viele Therapien nicht verabreicht werden können, weil sie viel zu teuer sind. IVF wird von Krankenkassen nur zweimal finanziert, danach müssen die Paare privat finanzieren. PID ist für viele unbezahlbar. Und Palliativstationen für Sterbende werden von Krankenkassen nur zu einem Bruchteil bezahlt. Der ökonomisch-ethische Konflikt steht oft über allen anderen Konflikten.

Elemente einer »Ethik der Mitgeschöpflichkeit« – sofern sie Geburt und Tod betreffen; und der Richtungsstreit unter protestantischen Bioethikern

Ich versuche, aus der »Christlichen Ethik der Mitgeschöpflichkeit« diejenigen Elemente zu eruieren, die mir für die o.g. medizinisch-ethischen Konflikte am Anfang und Ende des Lebens wichtig zu sein scheinen. Ich skizziere sie hier nur grob, um im nächsten Abschnitt aus ihnen detaillierte Kriterien zu gewinnen.

Diese Elemente einer metaphysisch-theologischen Ethik sind Deutungen, keine Seinsbeschreibungen. Sie sind Glaubens- und Bekenntnisaussagen, keine Seinsanalysen. Da Wahrheit aber, wie ich überzeugt bin, nur in Sätzen und nicht im Sein aufscheint, beanspruche ich für sie Wahrheit.[3]

Sie werden von den meisten Christen akzeptiert. Aber sie werden unterschiedlich ausgelegt. Die einen, die ich als *Gesinnungsethiker* bezeichnen möchte, stehen den medizinischen Möglichkeiten am Anfang und Ende des Lebens äußerst kritisch gegenüber. Sie fürchten einen Dammbruch und vermuten, dass der ganze Damm des Lebensschutzes zusammen bricht, wenn die Grenzen des

---

3 Grundlinien einer »Ethik der Mitgeschöpflichkeit und des situativen Kompromisses« habe ich entworfen in: Lachmann, Mokrosch, Sturm 2006 und in meinem Lexikon-Artikel »Bio- und Gentechnik« 2001 – Hier beziehe ich mich zusätzlich auf: EKD 1988; EKD 1991und Gebhard/ Johannsen 1990.

Natürlichen biotechnisch überschritten werden. Ihnen sind die Werte »Schöpfungsbewahrung, Ganzheitlichkeit und Natürlichkeit« besonders wichtig. Die anderen, die ich als *Verantwortungsethiker* bezeichne, betonen unsere Verantwortung gegenüber der Menschheit und gegenüber den nächsten Generationen. Sie fordern eine anwendungs- und nutzenoreintierte Rationalität, die von Fall zu Fall fragt und entscheidet und sich nicht ideologisch festlegt. Ihnen sind die Werte »Weltverantwortung, Fernstenliebe und Nächstenliebe« besonders wichtig.

Ich flechte diesen Streit protestantischer Bioethiker in meine folgende Darstellung der Elemente christlicher Mitgeschöpflichkeits-Ethik mit ein. Es sind sieben Elemente:

Die Würde jedes Menschen begründet sich, theologisch gesehen, von seiner Gott(eben)bildlichkeit her (Gen 1,26–28). Deshalb darf und kann kein Mensch medizinisch manipuliert werden, weil auch Gott nicht manipuliert werden darf und kann. Sollen und Sein liegen hier eng beieinander.

Die Gesinnungsethiker halten streng an dieser Aussage fest und lehnen deshalb Embryonenforschung, PID, heterologe IVF und – am Ende des Lebens – künstliche Lebensverlängerungen nach Aussetzen wichtiger Organfunktionen ab. Verantwortungsethiker dagegen sehen verantwortliche Embryonenforschung und IVF im Einklang mit der Gott(eben)bildlichkeit des Menschen und lehnen nur PID und künstliche Lebensverlängerung ab.

Ferner: Die Gottbildlichkeit jedes Menschen ist Gabe und Aufgabe. Kein Mensch ist schon Gottes (Eben)Bild, sondern jeder ist erst auf dem Weg zu diesem Ziel. Die Gott(eben)bildlichkeit ist stets im Werden. Jeder soll erst werden, wozu er bestimmt ist.

Dieser Prozess des Werdens könnte, so fürchten die Gesinnungsethiker, durch medizinische Manipulation zerstört werden. Denn schon von der Zygote bis zur Geburt wäre, so meinen sie, dieser Prozess. Und am Lebensende entwickle sich auch noch einmal die Gottbildlichkeit des Menschen. Die Verantwortungsethiker dagegen sehen in manchen Elementen der Reproduktions- und Fortpflanzungsmedizin Möglichkeiten, um den Weg zur Gott(eben)bildlichkeit schöpfungsgemäß zu unterstützen.

Weiter: Gott(eben)bildlichkeit ist, biblisch gesehen, kein Seins-, sondern ein Funktionsbegriff: Sie bestimmt den Menschen zum »Staathalter und Stellvertreter Gottes« auf Erden. Der gott(eben)bildliche Mensch soll in Vertretung Gottes die Schöpfung pflegen und bewahren (Gen 2, 15).

Das verstehen die Verantwortungsethiker als Auftrag, die positiven Seiten der Reproduktions- und Fortpflanzungsmedizin und die positiven Seiten therapeutischer Möglichkeiten am Ende des Lebens in Anspruch zu nehmen. Die Gesinnungsethiker dagegen argumentieren, dass der Missbrauch zu gefährlich sei und dass der Auftrag zum »Pflegen und Bewahren der Schöpfung« gerade darin bestehe, keine manipulativen Eingriffe zuzulassen.

Entscheidend ist noch folgendes Argument: Seit dem »Fall des Menschen« (Gen 3; Rö 5, 12–19) ist die Gott(eben)bildlichkeit verdunkelt. Die »gute« Schöpfung ist pervertiert und großenteils zur »schlechten, leidenden« Schöpfung geworden. Deshalb ist es die Aufgabe jedes Menschen, durch ethische Wachsamkeit so viel wie möglich von der ursprünglichen Schöpfung zu erhalten.

In diesem Auftrag sind sich Gesinnungs- und Verantwortungsethiker wieder einig. Aber Gesinnungsethiker halten trotzdem daran fest, dass alles »Natürliche« noch gute Schöpfung sei und als solche erhalten werden müsse. Während Verantwortungsethiker auch das »Natürliche« für korrumpiert und pervertiert halten und am Eingriffsrecht des Menschen in das sog. »Natürliche« festhalten.

Die Einzigartigkeit und Individualität jedes Menschen vor Gott verbietet es, sich ein Bild von ihm zu machen und ihn reproduktionsmedizinisch so zu gestalten, wie man ihn am liebsten hätte. Kein Mensch ist identisch mit dem Ablauf seines genetischen Programms. Das wäre genetischer Reduktionismus. Jeder ist weitaus mehr als die Summe seines Genoms. Jeder ist einzig und individuell – vor Gott und vor seiner Mitwelt.

Deshalb warnen Gesinnungsethiker davor, sich Bildnisse von einem idealen Menschen und von einer leidfreien Gesellschaft zu machen und entsprechend selektiv und eugenisch Menschen »herzustellen«. Verantwortungsethiker dagegen meinen, dass eine kontrolliert eingesetzte Reproduktions- und Fortpflanzungsmedizin die Individualität und Einzigkeit eines Menschen gegebenenfalls fördern könnte.

Der Mensch soll nicht zum 2. Schöpfer werden. Schöpfer ist allein Gott. Der Mensch soll als Gottes »Statthalter und Stellvertreter in der Schöpfung« (s.o. 3.) die Schöpfung pflegen und bewahren, sie aber nicht durch Neu-Schöpfungen ergänzen und erweitern. Er soll nicht Herr werden über Leben und Tod. Und er soll nicht sein wollen wie Gott (Gen 11 »Turmbau zu Babel«).

Alle polarisierenden protestantischen Bioethiker sind sich bewusst, dass diese Appelle ethische Forderungen und keine Seinsaussagen sind, da Menschen de facto »Schöpfer« von neuem Leben sein und werden können. Und sie stimmen überein, dass diese ethische Forderung, auf das Schöpfersein freiwillig zu verzichten, verpflichtend ist. Aber die sog. Gesinnungsethiker unter ihnen lehnen dementsprechend die meisten Biotechniken – mit Ausnahme von PND – ab, weil sie hier Neuschöpfungen wittern. Während die sog. Verantwortungsethi-

ker in vielen dieser Biotechniken eine Möglichkeit zur Schöpfungs- und Weltverantwortung erblicken.

Jedes Leben ist endlich, fragmentarisch und von Leid geprägt. Das Streben
nach einer von Menschen gewirkten leidfreien Welt bleibt eine Utopie. Solche
Leidbefreiung bleibt allein Gott überlassen. (Rö 8,20–22: »Die Schöpfung ist der
Vergänglichkeit unterworfen,…aber auch sie wird frei werden von der Knecht-
schaft der Vergänglichkeit zu der herrlichen Freiheit der Kinder Gottes…Wir
wissen, dass die ganze Schöpfung bis zu diesem Augenblick mit uns seufzt und
sich ängstigt.« Und 1.Kor 13,12: »Jetzt sehen wir noch alles (fragmentarisch)
wie in einem Spiegel…«) Leidminderung ist freilich eine Pflicht, aber nicht mit
der Folge einer Vernichtung der Leidenden.

Diese Folge befürchten aber Gesinnungsethiker. Sie fürchten, dass nicht nur
Leid, sondern Leidende und nicht nur Behinderung, sondern Behinderte ausgeschlossen werden. Und deshalb fordern sie Zurückhaltung bei allen Reproduk-
tionstechniken und erst Recht bei jeder Art von Lebensverkürzung. Die Verantwortungsethiker dagegen fragen, ob man andere und sich selbst wirklich zur
Leidensbereitschaft, Leidübernahme und Leidzumutung auffordern darf. Sie
hoffen auf einen verantwortungsvollen Einsatz der Biotechniken und der palliativen Medizin mit der möglichen Folge einer Lebensverkürzung.

Eine »Ethik des situativen Kompromisses« könnte eine Brücke zwischen Gesinnungs- und Verantwortungsethikern schlagen

Diese Elemente einer »Ethik der Mitgeschöpflichkeit« möchte ich mit einer
»*Ethik des situativen Kompromisses*« verbinden, welche eine Brücke zwischen
den beschriebenen Gesinnungs- und Verantwortungsethikern schlagen könnte.

Das ist mir auf der Grundlage des Glaubens an Gottes Rechtfertigung jedes
Menschen möglich: Mit U. Körtner[4] bin ich der Meinung, dass es zum Wesen
jedes Menschen gehört, Rechenschaft für sein Handeln abzulegen – und zwar
vor sich selbst, vor seiner Mitwelt und auch vor einer transzendenten Verant-
wortungsinstanz. Die Sprachsymbole »Reich Gottes« oder »Schöpfer« sind
solche Instanzen. Christen glauben nun, dass jeder Rechenschaft eines Menschen Gottes Rechtfertigung dieses Menschen vorausgeht. Und das könnte
(muss nicht!) zur Folge haben, dass dieser Rechenschaft ablegende Mensch sich
angesichts seines möglichen Versagens, seiner möglichen Schuld und seiner
möglichen Widersprüchlichkeit entlastet fühlt und dass er sich angesichts seines möglichen Erfolges von Gott unterstützt und beschenkt fühlt. Noch bevor

---

4 Vgl. oben Anm. 2, S. 98 – 136.

er verzweifelt oder jubelt könnte er Gottes Rechtfertigung in seinem Herzen und Gewissen spüren und bekennen: »Gott vergibt mir, Gott beschenkt mich!«

Solche innere Haltung könnte und sollte ihn zum einen vor ethischem Rigorismus (»Die Möglichkeiten der Gen- und Biotechnik sind ein Segen«) und zum anderen vor ethischem Fatalismus (»Die Möglichkeiten der Gen- und Biotechnik sind ein Fluch«) bewahren. Und dadurch könnten ihm die Augen für die jeweilige Situation geöffnet werden: Er könnte sich frei von ideologischer Voreingenommenheit einer Geburts- oder Sterbesituation stellen und mit Dank für Gottes Rechtfertigung eine ethische Entscheidung wagen. Selbstverständlich ist es seine selbst verantwortete Entscheidung! Er kann sich nicht frühzeitig auf Gottes Vergebung berufen, falls er falsch entschieden hat. Aber er kann entscheiden mit dem Bewusstsein, dass er, wie Dietrich Bonhoeffer sich ausdrückt, »Gott seine Tat ausliefert«.[5] Das ist eine situative verantwortete Entscheidungstat »für den Nächsten«, »für das Leben« und »für die Schöpfung«. Sie ist schwer, weil man dabei sehr schuldig werden kann. Deshalb muss sie unter Berücksichtigung aller Gegebenheiten und in der Verantwortung der o.g. sieben Elemente einer »Ethik der Mitgeschöpflichkeit« getroffen werden.

Ich versuche das an konkreten Beispielen am Ende und am Anfang des Lebens zu skizzieren.

Am Ende des Lebens: Sterbehilfe oder Sterbebegleitung? Versuch einer Kriterienbildung für verantwortliche Entscheidungen

Die säkularen Argumente der Befürworter und der Gegner von Sterbehilfe sind bekannt.

Die säkularen Befürworter argumentieren:
- Man darf niemandem das Selbstbestimmungsrecht und den eigenen Willen verweigern;
- Jeder sollte bis zum Tod Subjekt bleiben und nicht so lange warten bis er medizinisches Manipulationsobjekt wird;
- Es gibt keine Pflicht zum Leben;
- Aktive Sterbehilfe kann bei infauster Prognose ein menschenwürdiges Sterben ermöglichen;
- Die Befreiung von unerträglichen Schmerzen, und – wenn diese palliativ behandelt werden – von unerträglichem Leid, ist Arzt- und Menschenpflicht;

---

5 Tödt 1992

- Es gibt Situationen, in denen das Leben wirklich nicht mehr »lebenswert« und zukunftslos ist;
- Die unerträgliche Angst vor unerträglichem Leiden schon vor Beginn des Sterbeprozesses muss Ernst genommen werden;
- Auch der Wunsch, anderen nicht zur Last fallen zu wollen, muss ernst genommen werden;
- Aktive Sterbehilfe kann ein Mitleids- und Erlösungsakt aus Nächstenliebe sein;
- Aktive Sterbehilfe sollte wie in den Niederlanden und in Belgien auch in Deutschland legitimiert werden, weil sonst die Dunkelziffer heimlicher Tötungen nur steigt.

Die säkularen Gegner argumentieren:
- Kein Mensch darf durch die Hand eines anderen Menschen sterben;
- Es gibt zwar ein Recht auf Leben, aber kein Recht auf Nicht-Leben;
- Jeder hat ein Recht auf Hilfe beim Sterben, nicht aber zum Sterben;
- Der Tötungswunsch wird meistens schon vor Beginn des Sterbeprozesses geäußert; das zeigt, dass die Angst und nicht das unerträgliche Sterben diesen Wunsch geriert; an dieser Angst sollte gearbeitet werden;
- Wir sollten den Tod zulassen, aber nicht zuteilen;
- Die Bitte um Tötung ist oft die Bitte um Sterbebegleitung;
- Die Bitte um Sterbehilfe besteht oft nur temporär und phasenweise, sie ist selten endgültig;
- Unheilbar Kranke, Alte und Sterbende könnten sich zum Tötungswunsch gedrängt fühlen, wenn Sterbehilfe legalisiert wird;
- In Zeiten der Kostendämpfung im Gesundheitswesen kommt manchen legale Sterbehilfe gerade Recht;
- Das Arzt-Patientenverhältnis ändert sich negativ, wenn Ärzte töten dürfen;
- Es besteht die Gefahr, dass manche ohne Einwilligung getötet werden, zumal es völlige Freiwilligkeit zum Getötet-Werden kaum gibt.

Unter Berücksichtigung dieser säkularen Pro- und Contra-Argumente zur Frage der Sterbehilfe formuliere ich im Sinne der o.g. Ethiken folgende christliche Argumente:
- Am Ende des Lebens kann m.E. die Würde und Gott(eben)bildlichkeit eines Menschen zu ihrer vollen Reife kommen. Ein individuelles Leben, möglicherweise im Dienst der Schöpfungsbewahrung, wird wie eine Ernte »eingefahren«. Dieser »Ernte«-Prozess sollte nicht durch eine frühzeitige Lebensverkürzung abgebrochen werden. Nur wenn dieses (zugestanden: romantische) Bild überhaupt nicht zutrifft und alle palliativen und sterbe-

begleitenden Maßnahmen versagen, könnte über eine sog. passive Sterbehilfe nachgedacht werden. Aber das sollte in dem Bewusstsein geschehen, dass der Sterbende in Würde und Gottbildlichkeit sein Leben wie eine Ernte »einfährt«. – Die Kriterien sind hier *wachsende Würde und Gottbildlichkeit*.

– In *gottbildlicher Würde* zu sterben ist diesem »Ernte«-Bild entsprechend das Recht jedes Menschen als Geschöpf Gottes. D.h. er hat ein Recht auf palliativ-medizinische und pflegerische Versorgung, auf leidmindernde Behandlung und auf volle Solidarität und Personalität. Dazu gehört natürlich auch die Berücksichtigung seiner Patientenverfügung, Vorausverfügung, Betreuungsverfügung oder Vorsorgevollmacht. Aber es ist auch das Recht, ja die Pflicht des Arztes, der Pfleger und der Angehörigen täglich neu den Willen des Sterbenden zu erkunden. Seine Einzigkeit, Individualität und Unverwechselbarkeit muss täglich neu geehrt und ihm bewusst gemacht werden. – Überwiegt nach langer Zeit liebevoller Zuwendung dann aber doch der Wunsch des Sterbenden – bzw. im Falle eines Wachkomas o.ä.: der Angehörigen – nach frühzeitiger Beendigung des Lebens, dann könnte eine passive Sterbhilfe im Rahmen des Gesetzes auch ein würdevolles Sterben bedeuten. – Kriterium ist hier die *gottbildliche Würde* jedes Menschen mit seinem Recht auf liebevolle Pflege und auch auf Selbstbestimmung.

– *Leidverminderung* ist eines der Hauptziele beim Sterben. Christen glauben, dass Leid eine notwendige Folge der gefallenen Schöpfung in ihrer Endlichkeit und Fragmentarität sei. Eine leidfreie Schöpfung sei undenkbar, eine leidvermindernde sei aber anzustreben. Aufgabe von Arzt, Pflegern und Angehörigen ist es aber, nur das Leid zu beseitigen und nicht den Leidenden. Letzteres würde unsere Schöpfungsbewahrungsaufgabe verfehlen. Wir als Pfleger erfüllen unsere Gottbildlichkeit damit, dass wir die Schöpfung, auch die gefallene Schöpfung, erhalten, d.h. Sterbende pflegen. – Steht dagegen aber ein infauster Todeswunsch des Sterbenden, dann ist es unsere schwere Gewissensaufgabe zu beurteilen, ob passive Sterbehilfe auch ein Beitrag zur Erhaltung der (gefallenen) Schöpfung sein kann. – Ich selbst kann mir die Notwendigkeit zu passiver Sterbehilfe im Extremfall vorstellen, nicht aber, dass ich damit einen Beitrag zur Schöpfungserhaltung leiste. Ich werde vielmehr schuldig, wenn ich passive Sterbehilfe leiste. Aber es gibt Situationen, in denen ich schuldig werden und mich an der weiteren Zerstörung der schon zerstörten Schöpfung beteiligen muss. – Das Kriterium ist hier die Frage, ob man sich an der *Schöpfungserhaltung* beteiligen kann oder ob man an der *Schöpfungszerstörung* mitwirken muss.

– Der Begriff »Schöpfungszerstörung« (als fortschreitende Zerstörung der gefallenen, gestörten und zerstörten Schöpfung) darf auf gar keinen Fall zum

Bewusstsein eines moralischen Rechts zur passiven Sterbehilfe oder gar zum
»Herr-Sein über Leben und Tod« führen. Im Gegenteil! Es gibt kein morali-
sches Recht zur Sterbehilfe und erst Recht nicht zum Gefühl des Herr-Seins
über Leben und Tod. Nur mit dem Gefühl des ernsthaften Eingebundenseins
in die gefallene Schöpfung und der Unausweichlichkeit sündhaften Handelns kann sich ein Christ an passiver Sterbehilfe beteiligen. Er sollte den
Tod zulassen, nicht zuteilen. – Das Kriterium ist hier das Bewusstsein des
notwendigen Schuldigwerdens und Sünderseins.

Wie zu den ethischen Fragen am Ende des Lebens versuche ich zu denjenigen
am Anfang des Lebens Kriterien für christlich-ethische Entscheidung zu formulieren.

Am Anfang des Lebens: Embryonenforschung, PND, PID?
Versuch einer Kriterienbildung für verantwortliche
Entscheidungen

Embryonenforschung mit überzähligen, in vitro hergestellten Embryonen, die
nicht mehr in einen Mutterleib reimplantiert werden, dient in der Regel dazu,
das genetische Wachstumsprogramm von Zellen kennen zu lernen. Davon
verspricht man sich eine mögliche Therapie von Erbkrankheiten wie Alzheimer, Parkinson, Mukoviszidose u.a. Eine Forschung mit erwachsenen (adulten)
Stammzellen wäre auch möglich, aber unvollständiger. Embryonale Stammzellen sind totipotent, adulte nur pluripotent. Sie finden sich im Knochenmark, in
der Leber, in der Lunge und anderen Organen Erwachsener, können sich aber
nur begrenzt vermehren und entwickeln.

Der harte ethische Konflikt besteht zum einen in der Position, dass jeder
Embryo ein Recht auf Leben und Entwicklung hat, und zum anderen in der
Position, dass auch Erbkranke ein Recht auf Heilung und Gesundheit haben.

Das deutsche Embryonenschutzgesetz von 1990 verbietet Embryonenforschung jenseits von Fertilisationszwecken. In den USA, Israel u.a. Staaten ist sie
erlaubt. In Deutschland darf seit 2002 mit Embryonen geforscht werden, sofern
diese im Ausland produziert worden sind.

In der säkularen ethischen Debatte werden folgende fünf Fragen heiß diskutiert:[6]

---

6 Vgl. dazu auch meinen Aufsatz: »Wie bewerten Studierende der Theologie die Embryonenforschung? Beobachtungen vor und nach einer Erarbeitung dieser Problematik; in: Mokrosch
   (2003, 147–157).

Das *Menschenwürdeargument*: Kommt schon einem Embryo Menschenwürde zu? Oder ist er bloß ein biologischer Zellhaufen? Die Gegner der Embryonenforschung meinen, dass ein Embryo zwar ontisch, d.h. seins- und wesens-
mäßig noch keine Menschenwürde besitze, dass ihm aber angesichts seiner
Entwicklungsmöglichkeiten und seiner Beziehung z.B. zur Mutter imputativ
quasi Menschenwürde zugesprochen werden müsse. Die Befürworter von Embryonenforschung argumentieren dagegen empirisch-funktionalistisch mit dem
Person-Begriff: Menschenwürde und Lebensrecht käme nur einem Wesen mit
Interesse, Selbstbestimmungswunsch und Empfindung, also einer Person zu.

Das *Potentialitätsargument* ist genauso umstritten: Entwickelt sich ein Embryo als Mensch oder zum Menschen? Die Befürworter der Embryonenforschung reden von einer Entwicklung zum Menschen, was Forschungen im Vor-
Mensch-Stadium zulässt. Die Gegner reden von einer Entwicklung als Mensch.
Beides lässt sich medizinisch selbstverständlich nicht beweisen. Die unterschiedlichen Deutungen stehen sich gegenüber.

Das *Lebensanfangsargument* ist für viele entscheidend: Wann beginnt Leben?
Mit der Verschmelzung von Ei und Samenzelle, weil ab diesem Augenblick
unzweideutig ein Mensch entstehen will? Oder mit der Einnistung des Embryos
in das Gewebe der Gebärmutter? Oder erst mit der Entstehung des Gehirns?
Oder gar erst mit der Geburt, weil die deutsche Rechtsprechung erst das geborene Kind für ein Rechtssubjekt erklärt? Die Befürworter der Embryonenforschung lassen Leben frühestens mit der Einnistung beginnen; die Gegner in der
Regel schon mit der Verschmelzung.

Das *Beraubungsargument*: Beraubt man einen Embryo seiner Möglichkeiten,
sich zu einem Menschen oder als Mensch entwickeln zu können, wenn man ihn
tötet? Ja natürlich, sagen die Gegner der Embryonenmanipulation. Nein, sagen
die Befürworter, weil ja verschwindend wenige der in vitro hergestellten Embryonen sich einnisten und damit sich entwickeln können.

Das *Schöpfungsargument*: Die Befürworter einer Embryonenverarbeitung argumentieren, dass zur Schöpfungsbewahrung auch das therapeutische Arbeiten
mit Embryonen gehört. Die Gegner dagegen halten am Vorrang der Erhaltung
von Embryonen fest und hoffen auf andere Forschungsmöglichkeiten, z.B. mit
adulten Stammzellen, die aber freilich nicht totipotent und insofern z.T. un-
brauchbar sind.

Berücksichtige ich diese säkularen Argumente, dann komme ich zu folgenden *christlichen Argumenten* und Entwicklungskriterien:

Nach christlichem Verständnis kommt auch dem ungeborenen Leben volle
Geschöpflichkeit zu. Wenn Jeremia bekennt, dass er schon von Gott erkannt
worden sei, ehe er im Mutterleib gebildet wurde (Jer 1,5), dann kann die Frage

nach dem Lebensanfang nicht das Hauptargument für die Frage nach der Geschöpflichkeit des Embryos sein. Christen glauben, dass schon Embryonen Gaben der Schöpfung sind und dementsprechend als solche geschützt und bewahrt werden müssen. Sie sind in ihrer jeweiligen Einzigkeit und Individualität als Schöpfungsgaben mit Ehrfurcht zu respektieren.

Auf der anderen Seite besteht der Auftrag zur Schöpfungsbewahrung, d.h. auch zur Ausschöpfung aller Therapiemöglichkeiten. Dieser Auftrag sollte aber nicht durch Tötung werdenden Lebens erfüllt werden. Es müssen alle anderen Möglichkeiten zur Therapie versucht werden. Im Falle der Embryonenforschung müssen die Möglichkeiten der Arbeit mit adulten und neonatalen Stammzellen genutzt werden. – Freilich sind auch Extremsituationen denkbar, in denen zu Therapiezwecken getötet werden muss. Aber das muss die extreme Ausnahme bleiben.

Entscheidend für christliche Ethik ist es auch, jeglichen Missbrauch der Manipulation mit Embryonen wie z.B. eine Kommerzialisierung derselben und erst Recht eine eugenische Selektion auszuschließen. Wenn Embryonenforschung dazu missbraucht wird, gewollte Merkmale eines Menschen wie z.B. körperliche Tüchtigkeit, Augen- oder Haarfarbe o.ä. zu züchten, dann macht sich der Mensch zum Schöpfer und pervertiert und konterkariert die Schöpfung.

Aus christlicher Sicht ist eine gesetzliche Freigabe medizinischer Embryonenforschung m.E. angesichts der Geschöpflichkeit des Embryos und anderer Möglichkeiten der Stammzellenforschung abzulehnen.

Die gängigen Verfahren *Pränataler Diagnostik* wie Amniozentese und Choriozottenbiopsie sind heute unumstritten. Umstritten ist aber, ob eine Schwangere zur PND verpflichtet werden kann, ob sie ein Recht auf Nicht-Wissen über den Zustand ihres werdenden Kindes hat und ob sie zu invasiven oder nicht-invasiven Therapien ihres Foetus verpflichtet werden kann. M.E. kann und darf es weder eine gesetzliche noch eine moralische Pflicht zur PND und zu pränatalen Therapien geben, da jede(r) ein Recht auf Nicht-Wissen und auf Verweigerung einer Abtreibung hat. Ein Arzt sollte einer Schwangeren den pathologischen Befund nach einer PND deshalb auch sachlich mitteilen, um deren Entscheidung nicht zu beeinflussen. Was in den Augen des Arztes ein zukünftiger Leidensweg ist, könnte in den Augen der Schwangeren ein erfülltes, glückliches Leben bedeuten. Die Zumutbarkeitsgrenzen sind je verschieden. Es gibt ein Recht auf Nicht-Abtreibung. Mögen manche Krankenkassen auch androhen, dass sie in solchen Fällen bei der Geburt eines behinderten Kindes keinen Versicherungsschutz gewähren, so sollte sich niemand davon schrecken lassen.

Die Möglichkeiten einer PND können in der Tat der Schöpfungsbewahrung dienen. Aber genauso muss der Selbstbestimmungswille der schwangeren Frau berücksichtigt werden.

Wer sich für eine *Präimplantationsdiagnostik* entscheidet, will ein unversehrtes Kind, denn PID kann schwere Erbkrankheiten wie Chorea Huntington oder Mukoviszidose ausschließen. Das ist für genetisch gefährdete Paare natürlich segensreich.

Darüber hinaus kann PID aber auch das Geschlecht, die Augenfarbe und den Intelligenzquotienten beeinflussen. Diese Manipulationen werden in Italien und China reichlich praktiziert. In China kommt das Gendoping hinzu, mit dem man Einfluss auf das Muskelwachstum nehmen kann. Das Designer-Baby könnte dort eines Tages Realität werden.

In Deutschland ist PID verboten. Deutsche Forscher, die im Ausland PID praktizieren, können in Deutschland strafrechtlich belangt werden. Noch ist PID unglaublich kostenspielig und wenig verbreitet. In großen Zentren und Universitätskliniken wird sie überhaupt nicht angewandt. Aber in China und bald auch in Indien könnte sie sich massiv durchsetzen und dann auch nach Europa zurückkehren.

Aus christlich-ethischer Sicht sind die Missbrauchsgefahren der PID so groß, dass ich sie vorbehaltlos ablehnen möchte. Für ein genetisch belastetes Paar mit großem Kinderwunsch sollte sie aber im Extemfall (im Ausland) zugelassen werden.

Die biblischen Äußerungen des »Predigers« und von »Paulus« haben sich bewahrheitet:

»Wo viel Weisheit ist, da ist auch viel Verdruss, und wo viel Wissen herrscht, da herrscht auch viel Schmerz.« (Pred 1, 18) Und: »Alles ist möglich und erlaubt, aber nicht alles dient zum Guten.« (1.Kor 6, 12).

Der biotechnische Fortschritt am Beginn und am Ende des Lebens verursacht auch viel Schmerz und dient keineswegs immer zum Guten. Deshalb ist es notwendig, dass sich jeder großen ethischen Herausforderungen dieses Fortschritts stellt und eine eigene ethische Grundhaltung aufbaut, um im konkreten Fall einer Entscheidung gewachsen zu sein. Der Dialog zwischen Pflegewissenschaft und theologischer Ethik ist ein Schritt auf diesem Weg.

Literaturverzeichnis

Evangelische Kirche in Deutschland (1988): Das Leben achten. Beiträge der Synode der EKD, Gütersloher Verlagshaus, Gütersloh.

Evangelische Kirche in Deutschland (1991): Einverständnis mit der Schöpfung. Ein Beitrag der EKD zur ethischen Urteilsbildung im Blick auf die Gentechnik, 2. Aufl. 1997. Gütersloher Verlagshus, Gütersloh. S. 121ff.

Grewel, H. (1988): Brennende Fragen christlicher Ethik, Vandenhoeck & Ruprecht, Göttingen.

Körtner, U. J. H. (1999): Evangelische Sozialethik, UTB Vandenhoeck & Ruprecht, Göttingen.

Kübler-Ross, E./ v. Droemer, W. H. (2002): Das Rad des Lebens, Knaur-Verlag, passim.

Mokrosch, R. (2001): Bio- und Gentechnik. In: Lexikon der Religionspädagogik, Bd. 1, Neukirchen- Vluyn. S. 198–201.

Mokrosch, R. (2003): Wie bewerten Studierende der Theologie die Embryonenforschung? Beobachtungen vor und nach einer Erarbeitung dieser Problematik. In: An den Grenzen des Lebens, Osnabrücker Jahrbuch Frieden und Wissenschaft 10/2003, Vandenhoeck&Ruprecht, Göttingen. S. 147–15.

Mokrosch, R. (2006): Ethik. In: Lachmann, R./ Mokrosch, R./ Sturm, E. (Hg.): Religionsunterricht – Orientierung für das Lehramt, Vandenhoeck & Ruprecht, Göttingen.

Müller, W. E. (2001): Evangelische Ethik, Wiss. Buchgesellschaft, Darmstadt.

Tödt, I. (1992): Dietrich Bonhoeffer: Ethik (DBW Bd.6), Gütersloher Verlagshus, Gütersloh (als Tb. 1998).

Ulrich G. & Johannsen, F. (1990): Gentechnik als ethische Herausforderung«, Gütersloher Verlagshaus, Gütersloh.

Teil III: Organisation und Technik

Christiane Pinkert / Jutta Busch / Winfried Hardinghaus /
Hartmut Remmers

Empirische Fundierung und Entwicklung eines Konzeptes zur Optimierung regionaler Palliativversorgung

Einleitung

Der angemessenen Versorgung und Betreuung schwerkranker und sterbender Menschen wird in den letzten Jahren in Deutschland vermehrt gesellschaftliche und politische Aufmerksamkeit geschenkt. Nach jahrelanger Pionierarbeit in der Hospizbewegung und Palliativarbeit, die vielfach vor allem von dem Engagement Einzelner getragen wurde, ist die Palliativversorgung nun dabei, sich zu institutionalisieren und zu professionalisieren. Dieser Prozess zeigt sich sowohl auf der Ebene der Sozialgesetzgebung in Form von Richtlinien und Gesetzen vorwiegend zur Finanzierung der Palliativarbeit als auch auf der Ebene der Leistungsanbieter, die sich nun von lockeren Zusammenschlüssen zu Versorgungsnetzwerken formieren sowie im Bereich der Qualifizierung sämtlicher beteiligten Akteure.

Dennoch wird davon ausgegangen, »dass der Anspruch des einzelnen Patienten auf Palliativversorgung unzureichend abgesichert ist und die Hospiz- und Palliativversorgung in Deutschland trotz Fortschritten in den letzten Jahren noch immer deutliche Defizite aufweist« (Enquete-Kommission, 2005; S.68). Zusätzlich weisen Bedarfsanalysen darauf hin, dass der Versorgungsbedarf von unheilbar erkrankten und sterbenden Menschen sowohl im stationären wie auch im ambulanten Sektor zukünftig in alarmierendem Maße steigen wird (vgl. Tesch-Römer & Zeman, 2003; Wilkening & Kunz, 2003; Sabatowski et al., 2004; Student et al., 2004; Enquete-Kommission Ethik und Recht der modernen Medizin, 2005). Als vordringliches Ziel zukünftiger Entwicklungen wird daher eine »angemessene und flächendeckende Versorgung mit einer entsprechenden palliativmedizinischen Infrastruktur ohne regionale Missverhältnisse auf qualitätsgesicherter Basis« angesehen (Enquete-Kommission Ethik und Recht der modernen Medizin, 2005).

In der Region Osnabrück sind die Versorgungsstrukturen bereits vergleichsweise gut ausgebaut. Ein stationäres Hospiz und zwei Palliativstationen sowie kleinere Palliativeinheiten in zwei Krankenhäusern, ein Hospiz- und Palliativstützpunkt, die Niedersächsische Koordinierungs- und Beratungsstelle für Hospizarbeit und Palliativversorgung sowie zahlreiche Aktivitäten in formellen und informellen Arbeitskreisen sind in der Region angesiedelt. Dennoch sind die Bedarfsanalysen zum Anlass genommen worden, frühzeitig zukunftsfähige Konzepte für die zu erwartenden Entwicklungen zu erarbeiten. Das Fachgebiet Pflegewissenschaft an der Universität Osnabrück ist in diesem Zusammenhang vom Gesundheitsdienst von Stadt und Landkreis Osnabrück beauftragt worden, ein Entwicklungsprojekt zur Optimierung der regionalen Palliativversorgung durchzuführen.

Ziel des Projekts war zunächst die *Bestandsaufnahme* von Versorgungsstrukturen und Bildungsangeboten in der Region Osnabrück. Auf der Basis dieser Daten erfolgte dann eine Analyse der strukturellen und qualifikatorischen Defizite. Die Fokussierung auf den Bereich der Versorgungsstrukturen, und hier insbesondere auf die Versorgung im ambulanten Bereich, mit sich daraus ableitenden Aspekten der Kooperation und Vernetzung erschien deshalb vordringlich, weil eine effektive und gelungene interdisziplinäre Kooperation gerade in diesem zukünftig immer komplexer werdenden Versorgungsbereich Palliative Care nicht nur Grundvoraussetzung, sondern auch Herausforderung für eine funktionierende Palliativversorgung ist. Ebenso zentral erschienen Fragen der Qualifizierung, da über Bildungsangebote einerseits die fachliche Expertise der Akteure verbessert und andererseits die Kooperations- und Kommunikationsfähigkeit durch Bildungsmaßnahmen vermittelt werden kann (vgl. Gilbert et al., 2000).

Das Projekt schloss mit der *Erarbeitung eines Entwicklungskonzeptes* zum Ausbau und zur schrittweisen Optimierung der regionalen Versorgung ab. Im Folgenden wird über dieses Projekt, das im Zeitraum von April 2008 bis September 2009 durchgeführt wurde, berichtet, wobei zunächst die Datenerhebung und Analyse der Ist-Situation dargestellt werden (Abschnitt 2) und anschließend der Prozess der Konzeptentwicklung auf der Basis der gewonnenen Daten (Abschnitt 3).

Datenerhebung zur Analyse der Ist-Situation der regionalen Palliativversorgung

Die Datenerhebung über die Versorgungs- und Qualifikationsstrukturen im Bereich Palliative Care im Rahmen des Projekts zur Optimierung der Palliativversorgung in der Region Osnabrück erfolgte nach gängigen Standards in drei Schritten:

– Explorative Interviews mit Akteuren der Palliativversorgung
– Befragung mittels standardisierter Fragebogen
– Expertenworkshop/Gruppendiskussionen.

Erkenntnisse aus den jeweils vorangehenden Schritten flossen dabei in die nachfolgenden Erhebungen ein, daher ist auch die chronologische Darstellung der drei Untersuchungsschritte sinnvoll.

Explorative Interviews

In einem ersten Schritt zur Erfassung der derzeitigen Versorgungssituation im Bereich Palliative Care in der Region Osnabrück wurden mit unterschiedlichen Akteuren sondierende Gespräche geführt. Zur Strukturierung der Gespräche diente ein Leitfaden, der festgelegte Themenbereiche (Beschreibung des Arbeitsfeldes der interviewten Person, bestehende Kooperationen bei der Versorgung/Betreuung von sterbenden Menschen, Fragen der Qualifizierung, Probleme und Verbesserungsmöglichkeiten der palliativen Versorgung) enthielt. Die Daten aus den Interviews wurden auf der Basis von Tonbandaufzeichnungen als Ergebnisprotokolle dokumentiert.

Insgesamt sind 19 Interviews geführt worden. Die Auswahl der Gesprächspartner erfolgte durch das Projektteam. Dabei wurden sowohl ausschließlich in der Palliativversorgung tätige Akteure (Hospiz, Palliativstützpunkt, ambulanter Palliativdienst u.a.) als auch solche ausgewählt, die nicht ständig in die Betreuung von unheilbar kranken oder sterbenden Menschen eingebunden sind (Aids-Beratung, ambulanter Pflegedienst, Krebsberatungsstelle u.a.). Es wurde angestrebt, möglichst alle in der Palliativversorgung tätigen Berufsgruppen zu berücksichtigen. Da für die spätere Bedarfserhebung vor allem von Interesse war, wo es noch Schwierigkeiten insbesondere der Vernetzung und Qualifikation in der *ambulanten* Versorgung gibt, sind hauptsächlich Akteure aus diesem Bereich einbezogen worden.

Die Gespräche dienten neben der Erhebung von Schwierigkeiten und Verbesserungsbedarfen auch dem Kennenlernen der jeweiligen Aufgabenfelder der

Gesprächspartner. Der durch die Gespräche entstandene Kontakt ermöglichte in vielen Fällen einen guten Zugang zum Feld. So wurden dem Projektteam Adressen oder Ansprechpersonen vermittelt oder es wurde auf regionale Besonderheiten hingewiesen. Durch die Gespräche erfolgte auch eine Sensibilisierung für das Feld. Auf diese Weise konnte zum Beispiel ein für bestimmte Berufsgruppen typischer Sprachgebrauch bei der nachfolgenden Fragebogenerhebung wesentlich besser berücksichtigt werden. Schließlich wurden die Gespräche ganz gezielt dazu genutzt, um von den Experten Rat und Unterstützung bei der Vorbereitung der Fragebogenerhebung zu erhalten. Zum Teil sind die entwickelten Fragen von den Gesprächspartnern vorgeschlagen oder mit ihnen abgestimmt worden. Dieses Vorgehen hat vermutlich wesentlich zur Akzeptanz der Fragebogen beigetragen.

Die in den Gesprächen genannten Problemfelder sollen an dieser Stelle nicht detailliert dargestellt werden, da sie größtenteils mit den später auch in den Fragebogen thematisierten Schwierigkeiten identisch sind. Die meisten in den Gesprächen genannten Aspekte zu den Themenbereichen »Schwierigkeiten/Probleme« und »Verbesserungsvorschläge/Visionen« lassen sich den Ergebniskategorien zuordnen, die später auch aus den offen zu beantwortenden Fragen der Fragebogenerhebung entwickelt wurden (siehe Abschnitt 2.2). Zwei besondere Problemlagen jedoch fanden nur in den Expertengesprächen Erwähnung:
– Die aktuellen Maßnahmen berücksichtigen zu wenig zukünftige Entwicklungen im Gesundheitswesen
Dieser Problempunkt wurde vor allem im Hinblick auf die Altenpflege und die Qualifikation der dort tätigen Pflegekräfte geäußert. Als zukünftige Entwicklungen, die sich durch den demografischen Wandel und die immer weiter fortschreitenden (intensiv-) medizinischen Möglichkeiten der Lebensverlängerung mit all ihren Konsequenzen ergeben, wurden vor allem die Zunahme an Demenzerkrankten und der Patienten im Wachkoma genannt. Weiterhin werden auch in Zukunft politisch-ökonomisch motivierte Veränderungen im Gesundheitswesen Auswirkungen auch im Bereich der Palliativversorgung nach sich ziehen (z.B. kurze Verweildauer bei hoher Pflegeintensität).
– Es gibt Patientengruppen (z.B. an Aids Erkrankte), für die der Zugang zur Palliativversorgung schwierig ist
Im Gespräch mit den Mitarbeiterinnen der Aidshilfe Osnabrück wurde deutlich, dass an Aids erkrankte Menschen als Mitglieder einer gesellschaftlichen Randgruppe Schwierigkeiten beim Zugang zur Palliativversorgung allgemein haben und speziell zu Formen der Versorgung, die für sie passend sind. Sogenannte Randgruppen stellen offensichtlich für die Akteure der Palliativversor-

gung eine besondere Herausforderung dar, weil deren Lebenswelt den Professionellen eher fremd ist und sie ihnen deshalb gelegentlich mit Vorurteilen und Unwissenheit begegnen. Die Betroffenen selbst haben z.T. negative Erfahrungen mit dem Gesundheitswesen gemacht und benötigen daher niederschwellige Angebote. Es kann davon ausgegangen werden, dass auch für andere Randgruppen eine ähnlich schwierige Versorgungslage vorherrscht, die einer besonderen Beachtung bedarf.

Schriftliche Befragung

Zur differenzierten Bedarfs- und Bestandsaufnahme von Versorgungs- und Qualifikationsstrukturen im Bereich Palliative Care in der Region Osnabrück (Stadt und Landkreis) im Rahmen dieses Entwicklungsprojekts wurde neben der mündlichen Befragung einzelner Akteure in Schlüsselfunktionen eine systematische schriftliche Befragung von Ärzten, Pflegekräften, Seelsorgern, Ehrenamtlichen und Vertretern der psychosozialen Berufe mittels standardisierter Fragebogen durchgeführt. Der Anspruch bestand zwar nicht darin, Repräsentativität zu erzielen, aber doch möglichst flächendeckend alle Akteure zu erreichen, die in die ambulante Basisversorgung von Palliativpatienten in der Region Osnabrück eingebunden sind. Im Sinne einer *Vollerhebung* wurden alle ambulanten Pflegedienste, deren Adressen zugänglich waren, sowie alle Arztpraxen, in denen Allgemeinmediziner, Internisten, Onkologen, Neurologen und Anästhesisten tätig sind, angeschrieben. In Bezug auf die Pflege wurde darüber hinaus auch der Bereich der stationären Altenpflege einbezogen, da noch wenige Daten über die Palliativversorgung in diesen Institutionen vorlagen. Weiterhin wurden Seelsorger beider großen Konfessionen, Mitarbeiter der Sozialdienste sowie die ehrenamtlichen Hospizdienste der Region in die Befragung einbezogen. Die Rekrutierung der Ansprechpartner erwies sich als aufwendig und schwierig, da vollständige Adresslisten oft nicht öffentlich zugänglich waren. Somit konnte nicht ausgeschlossen werden, dass einzelne Adressaten gar nicht in der Palliativversorgung aktiv sind und einige Aktive auch nicht erreicht werden konnten.

Die Befragung zielte darauf ab, Erkenntnisse zu gewinnen über die Bedeutung bzw. den Stellenwert von Palliative Care, die Vernetzung der Akteure, deren Qualifikation sowie über Probleme und Lösungsansätze aus der Sicht der Befragten. Leitend für die Entwicklung der Fragebogen waren folgende Fragestellungen und -dimensionen:

Welchen Umfang und Stellenwert nimmt die Palliativversorgung für die Befragten ein? (Dimension »Stellenwert der Palliativversorgung«)

- Welche Kooperationen bestehen bereits? (Dimension »Vernetzung«)
- Welche Qualifikation hinsichtlich der Palliativversorgung haben die Befragten? (Dimension »Qualifizierung«)
- Wo werden Schwierigkeiten bei der Versorgung von Palliativpatienten gesehen? (Dimension »Schwierigkeiten«)
- Welche Visionen bestehen zur Verbesserung der Palliativversorgung? (Dimension »Visionen«)

Im einleitenden Text zu der Befragung erfolgte zunächst eine Bestimmung der Begriffe »Palliativversorgung« und »Palliativpatienten«, dabei wurde auf einschlägige Definitionen[1] zurückgegriffen. Diese Vorgabe sollte ein möglichst einheitliches Verständnis der Begriffe schaffen, welches bei den sehr differenten Zielgruppen nicht selbstverständlich vorausgesetzt werden konnte.

Aus den ersten drei Leitfragen wurden Fragen mit geschlossenem Antwortformat entwickelt, die letzten beiden Aspekte wurden als Fragen mit frei zu formulierenden Antworten gestellt. Die Fragen mit geschlossenem Antwortformat wurden in ihrer Ausformulierung an den Sprachgebrauch der jeweilig befragten Gruppe angepasst, die beiden offen zu beantwortenden waren für alle Gruppen im Wortlaut identisch. In den Prozess der Fragebogenkonstruktion konnte eine Reihe von Hinweisen aus den Gesprächen mit Akteuren aus der Palliativversorgung einfließen (siehe Abschnitt 2.1). Auf Grund dieser Vorinformationen wurde entschieden, den Umfang der Fragen gering zu halten, so dass die Beantwortung keinen großen Zeitaufwand erforderte und damit ein möglichst hoher Rücklauf gewährleistet würde.

Folgende Überlegungen lagen den Fragedimensionen zu Grunde:
Zur Dimension »*Stellenwert der Palliativversorgung*«: Es war bei der Entwicklung der Fragen selbstverständlich bewusst, dass eine Befragung nicht direkt den realen Bedarf an Palliativversorgung erfassen kann, da sich über diese Methode immer nur die Einschätzung der Befragten erheben lässt. Durch eine Einschätzung der Patientenzahl, die in einer Einrichtung oder von einer Person innerhalb eines definierten Zeitraums betreut bzw. behandelt wurde, sollten

---

1 Die Definition für Palliativmedizin der Deutschen Gesellschaft für Palliativmedizin (DGP) lautet: »Die Palliativmedizin widmet sich der Behandlung und Begleitung von Patienten mit einer nicht heilbaren, progredienten und weit fortgeschrittenen Erkrankung mit begrenzter Lebenserwartung« (DGP 2009). In Anlehnung an diese Definition wurde in dem Fragebogen folgende Formulierung gewählt: Palliativversorgung umfasst die Behandlung und Betreuung von Patienten mit einer unheilbaren, fortschreitenden und weit fortgeschrittenen Erkrankung mit absehbar begrenzter Lebenserwartung. Palliativpatienten sind demgemäß Patienten mit malignen, aber auch mit nicht malignen chronischen Erkrankungen in dem Stadium, in dem das Hauptbehandlungsziel nicht mehr auf Heilung, sondern auf die Erhaltung der Lebensqualität ausgerichtet ist.

allerdings Anhaltszahlen für die Größenordnung der Fälle gewonnen werden, die bereits jetzt der palliativen Basisversorgung zuzurechnen sind. Zusatzfragen zu dieser Dimension zielten darauf ab, den Anteil zu identifizieren, bei dem nach Einschätzung der Befragten ein Bedarf über die Basisversorgung hinaus im Sinne einer Spezialversorgung erforderlich war.

Zur Dimension »*Vernetzung*«: Fragen zu dieser Dimension zielten darauf ab, die bereits genutzten Kooperationsmöglichkeiten zu eruieren. Zusätzliche Nennung der Häufigkeit der Kontakte sollte den Informationsgehalt der Antwort erhöhen. Fragen zu dieser Dimension berühren implizit auch die Akzeptanz der bestehenden Strukturen und der Einrichtungen für die spezialisierte Palliativversorgung. Als Nebeneffekt trägt dieser Fragenkomplex möglicherweise dazu bei, die Kooperationsmöglichkeiten ins Bewusstsein der Befragten zu rücken und vielleicht sogar deren Akzeptanz zu erhöhen.

Zur Dimension »*Qualifizierung*«: Hier geht es darum einen Überblick darüber zu erhalten, wie hoch der Anteil speziell qualifizierter Personen in den einzelnen Gruppen bereits ist und darüber den zukünftigen Qualifizierungsbedarf zu erschließen.

Zur Dimension »*Schwierigkeiten*«: Die Frage zu dieser Dimension zielte ab auf die subjektiven Theorien über Defizite und Probleme der Versorgungsstrukturen. Von Interesse sind sowohl die kollektiv über die verschiedenen Gruppen geteilten Übereinstimmungen, als auch spezifische Unterschiede in der Einschätzung. Probleme der Kooperation und Widerstände bei der Vernetzung könnten gerade aus der unterschiedlichen Wahrnehmung und Deutung von Problemsituationen erwachsen.

Zur Dimension »*Visionen*«: Die letzte Frage sollte den Blick von den Defiziten auf die Wunschvorstellungen und Lösungsansätze der Befragten wenden. Ziel war es zum einen, zuvor noch nicht geäußerte Verbesserungsbedarfe aufzudecken und zum anderen, bereits kreative Vorschläge zu sammeln als Diskussionsanstoß für den geplanten Expertenworkshop und das Entwicklungskonzept.

Ergebnisse der Befragung

Es wurden insgesamt 660 Fragebogen verschickt. Der Rücklauf betrug 28,5%, variierte dabei unter den befragten Zielgruppen zwischen 22,6 und 48,7 %. (s. Tabelle 1)

Tabelle 1: Rücklauf der schriftlichen Befragung

	Angeschrieben	Geantwortet
Insgesamt	*660**	188 (28,5 %*)
Arztpraxen	259	63 (24,3 %)
Amb. Pflegedienste	88	34 (38,6 %)
Stationäre Altenpflege	60	20 (33,3 %)
Ehrenamtliche	19	8 (42,1 %)
Sozialarbeiter	23	7 (30,4 %)
Kath. Seelsorger	172	39 (22,6 %)
Ev. Seelsorger	≥ 39*	19 (48,7 %*)

* Die Anzahl der an die evangelischen Seelsorger verschickten Bögen ist geschätzt, da dies über die kircheninternen Organisationsstrukturen erfolgte.

Dimension »*Stellenwert der Palliativversorgung*«: Die angegebene Anzahl der behandelten/betreuten Palliativpatienten in den letzten 12 Monaten weist insgesamt eine hohe Spannbreite auf. Bei den Arztpraxen liegt die Spanne zwischen 0 und 200 Patienten (Mittelwert: 16,8, Median: 6), bei den ambulanten Pflegediensten zwischen 2 und 30 (Mittelwert 13,7, Median 12). Für die stationäre Altenpflege wird eine Spanne von 0 bis 240 angeben (wobei die Angabe von 240 als Ausreißer betrachtet werden muß; nimmt man diesen Wert heraus liegt die Schwankungsbreite zwischen 0 und 40), der Mittelwert liegt bei 25,8 (Median: 8,5). Die im Durchschnitt höchsten Zahlen geben die Ehrenamtlichen an (39,4 Patienten im Mittel, 20 im Median). Bei den Sozialarbeitern liegt die Spanne zwischen 0 und 250, der Mittelwert liegt dabei mit 47,6 von allen befragten Gruppen am höchsten, der Median mit 8 Patienten allerdings im vergleichbarer Höhe wie bei den Arztpraxen und den Pflegeeinrichtungen.

Die Seelsorger wurden bewusst nicht in die bisherigen Ausführungen einbezogen, da es bei der Arbeit dieser Gruppe nicht um »zu behandelnde/betreute Patienten« geht. Um den Stellenwert von Palliative Care in der Seelsorge zu erfassen wurde hier vielmehr danach gefragt, wie hoch der Anteil an der eigenen Tätigkeit eingeschätzt wird, der im Sinne von Palliativversorgung und

Hospizarbeit geleistet wird. Die Angaben liegen für beide Konfessionen etwa gleich bei 9 % für die katholischen und 9,2 % für die evangelischen Seelsorger.

Wie dargelegt, schwankt der Anteil der als Palliativpatienten eingestuften Patienten stark. Dies erklärt sich vermutlich teilweise daraus, dass die Abgrenzung, ab wann ein Patient Palliativpatient ist, nicht immer eindeutig ist. Eine definitorische Diskrepanz könnte auch erklären, warum eine Einrichtung der stationären Altenhilfe eine unvergleichlich hohe Anzahl an Palliativpatienten angeführt hat, die zudem alle auf eine Palliativstation verlegt worden seien. Hier liegt die Vermutung nahe, dass annähernd alle Bewohner als Palliativpatienten und die Einrichtung selbst als Palliativstation verstanden wurden.

Als eine Erklärung für die Spannweite muss auch bedacht werden, dass Ärzte verschiedener Fachrichtungen ebenso wie Pflegeeinrichtungen unterschiedlich ausgerichtet und spezialisiert sind. Aus der Gesamtanzahl von Palliativpatienten (z. B. 1023 für die Arztpraxen bei einem Rücklauf von etwas weniger als 25 Prozent) auf den tatsächlichen regionalen Bedarf zu schließen, dürfte spekulativ sein, da einerseits nicht alle Palliativpatienten von niedergelassen Ärzten behandelt werden und andererseits nicht gewährleistet ist, dass alle niedergelassenen Ärzte, die Palliativpatienten aus der Region behandeln, erfasst wurden (z.B. bei Patienten die im Grenzgebiet der Region leben). Zudem käme eine Verzerrung in eine solche Hochrechnung, da nicht auszuschließen ist, dass Patienten von mehreren Ärzten verschiedener Disziplinen behandelt werden. Eine ähnliche Überlegung zu Überschneidungen verbietet es auch, in den Versuch einer Extrapolation die Angaben der anderen Berufsgruppen einzubeziehen.

Trotz dieser Einschränkungen kann jedoch davon ausgegangen werden, dass in den Arztpraxen und Pflegeeinrichtungen jedes Jahr eine nicht unerhebliche Anzahl von Palliativpatienten behandelt wird. Die Daten verweisen auch darauf, dass nur ein geringer Teil der Patienten in die spezialisierten stationären Einrichtungen verlegt wird, so dass im Umkehrschluss bereits heute davon ausgegangen werden kann, dass der größere Teil der unheilbar erkrankten und sterbenden Patienten ambulant versorgt wird.

Dimension »*Vernetzung*«: Hinsichtlich der Kooperation im Bereich Palliative Care wurde zum einen gefragt, mit welchen Einrichtungen der spezialisierten Palliativversorgung (Palliativstationen, Hospiz, Hospizberatungsdienst, Hospiz- und Palliativstützpunkt) bereits eine Zusammenarbeit erfolgt, zum anderen war die Frage, wo man sich bei speziellen Problemen am ehesten Rat holen würde.

Der folgenden Tabelle ist die Gesamtanzahl von Patienten zu entnehmen, die von den Befragten als behandelte bzw. betreute Palliativpatienten eingestuft wurden sowie jeweils der Anteil der Patienten, der in die speziellen stationären

Versorgungseinrichtungen Palliativstation und Hospiz überwiesen wurde. Dieser Anteil beträgt je nach Berufsgruppe zwischen 3,8 bis 15,2 % für die Palliativstation und zwischen 1,7 bis 23,1% für das Hospiz. Als Sonderfall muss auch hier eine Einrichtung der stationären Altenpflege betrachtet werden, die angegeben hat, dass alle Palliativpatienten (240 Patienten) auf eine Palliativstation verlegt wurden. Berechnet man diese nicht mit, ergibt sich ein Anteil von 6,6%.

Tabelle 2: Verlegungen in die spezialisierten stationären Einrichtungen der Palliativversorgung

	Anzahl Palliativ-patienten	Verlegung auf eine Palliativ-station	Anteil*	Spanne	Verlegung in ein Hospiz	Anteil*	Spanne
Arztpraxen	1023	78	7,6 %	0–10	73	7,1 %	0–20
Amb. Pflege-dienste	411	52	12,6 %	0–15	45	9,7 %	0–5
Stat. Altenpflege	465	255 (15)	54,8 % (6,6 %)	0–240 (0–7)	8	1,7 %	0–4
Ehrenamtliche	315	48	15,2 %	0–40	7	2,2 %	0–3
Sozialarbeiter	286	11	3,8 %	0–8	66	23,1 %	2–36

* Anteil an der Gesamtanzahl der behandelten/ betreuten Palliativpatienten

Abbildung 1 stellt dar, wie häufig eine Zusammenarbeit mit spezialisierten Einrichtungen während der letzten 12 Monate angegeben wurde. Die Mehrzahl der Nennungen belegt, dass von 25 bis 40 % der Befragten eine Zusammenarbeit genannt wurde. Die Extremwerte bilden hier zum einen die Nennungen der Ehrenamtlichen, die am häufigsten eine Zusammenarbeit mit Palliativstationen und Palliativmedizinern angaben, zum anderen die niedergelassenen Ärzte, die am seltensten eine Zusammenarbeit mit den spezialisierten ärztlichen Kollegen angaben.

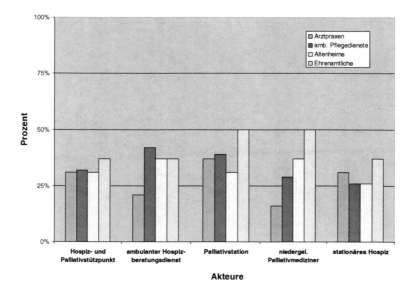

Abbildung 1: Zusammenarbeit mit spezialisierten Einrichtungen der Palliativversorgung in den letzten 12 Monaten

Abbildung 2 zeigt auf, welche Instanz bei Versorgungsproblemen der Palliativpatienten am ehesten um Rat gefragt werden würde. Hier werden die niedergelassen Palliativmediziner am häufigsten genannt, vor allem von den ambulanten Pflegediensten. Der ambulante Hospizberatungsdienst wird dagegen am seltensten genannt, insbesondere selten von den niedergelassenen Ärzten und den Altenpflegeeinrichtungen. Die ambulanten Pflegedienste nennen den Beratungsdienst dagegen häufiger.

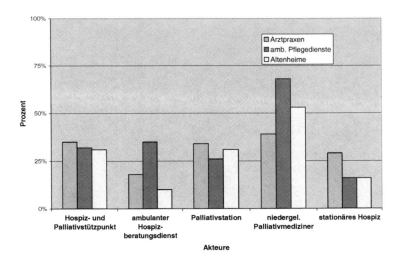

Abbildung 2: Wer wird um Rat gefragt?

Die niedergelassenen Ärzte und Pflegeeinrichtungen wurden zudem befragt, welche anderen Berufsgruppen sie in die Versorgung von Palliativpatienten mit einbeziehen. Abbildung 3 zeigt auf, dass die Arztpraxen Ehrenamt und Seelsorge weniger häufig einbeziehen als die Pflegeeineinrichtungen. Besonders häufig wird die Seelsorge von den stationären Altenpflegeeinrichtungen einbezogen. Psychologen und Sozialarbeiter werden insgesamt eher seltener einbezogen, wobei die ambulanten Pflegedienste die Psychologen besonders selten nennen. Aufgrund der vorangegangen sondierenden Gespräche lässt sich allerdings vermuten, dass für die ambulante Versorgung Psychologen und Sozialarbeiter wohl auch kaum zur Verfügung stehen.

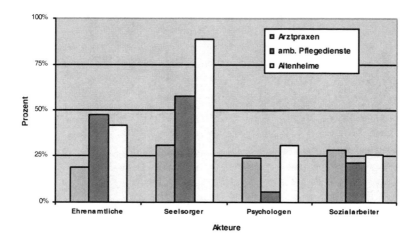

Abbildung 3: Welche Berufsgruppen werden in die Versorgung von Palliativpatienten mit einbezogen?

Die Daten zu dieser Dimension ergeben ein sehr heterogenes Bild. Die einzelnen Gruppen von Akteuren arbeiten demnach in der Palliativversorgung in sehr unterschiedlichem Ausmaß zusammen. Die Ergebnisse geben zwar keinen Aufschluss über Ursachen, aber Hinweise darauf, wo eine Intensivierung der Zusammenarbeit möglich und sinnvoll sein könnte.

Gerade vor dem zuvor dargestellten Hintergrund der starken quantitativen Schwankungsbreite der Patientenzahlen sind Fragen der Vernetzung von großer Bedeutung. Denn es ist davon auszugehen, dass Akteure mit einer hohen Anzahl von Palliativpatienten bereits entsprechende Strukturen entwickelt haben, aber dass für Akteure mit einer niedrigen Anzahl behandelter Palliativpatienten Kontakte zu anderen Einrichtungen und ganzheitliche Behandlungskonzepte, d.h. unter Einbezug der anderen Berufsgruppen und des Ehrenamts, nicht routiniert sind.

Dimension »Qualifizierung«: Bezüglich der Qualifikation gibt die überwiegende Zahl (67%) der Ärzte (N=63) an, dass sie langjährige Erfahrungen in der Versorgung von schwerstkranken und sterbenden Patienten hätten, aber nur 9,5% verfügen über einen Basiskurs Palliativmedizin, 8% haben die Zusatzbezeichnung als Palliativmediziner und weitere 6 % befinden sich in der Weiterbildung für die Zusatzbezeichnung.

Bei den Pflegenden in der ambulanten Pflege (N = 837) werden mit 34,6% rund ein Drittel als erfahrene Pflegekräfte in der Versorgung von schwerstkranken und sterbenden Patienten angegeben, 2,6% verfügen über eine Weiterbildung in Palliative Care und weitere 2,7% sind derzeit in der Weiterbildung. Bei den Pflegenden in der stationären Altenpflege (N = 809) sieht das Verhältnis wie folgt aus: 25 % werden als erfahrene Pflegekräfte in der Versorgung von schwerstkranken und sterbenden Patienten angegeben, 1,2 % verfügen über eine Weiterbildung in Palliative Care und 1,9 % sind in der Weiterbildung. In den Gruppen der ehrenamtlich Tätigen verfügen rechnerisch alle angegebenen in der Betreuung von Palliativpatienten aktiven Personen (N= 106) über einen Grundkurs, ca. 70 % haben darüber hinaus langjährige Erfahrung in dem Tätigkeitsfeld.

Insgesamt ist der Anteil der speziell weitergebildeten Personen in den Berufsgruppen Pflege und Medizin eher als gering einzuschätzen, so dass bei steigender Patientenzahl ein erheblicher Qualifizierungsbedarf zu erwarten ist. Aber auch im Hinblick auf die sehr unterschiedlichen z.T. auch geringen Patientenzahlen in einzelnen Einrichtungen stellt sich die Frage nach der Qualifikation der Akteure, denn so müssen z.B. Pflegeeinrichtungen mit einem kleinen Anteil von Palliativpatienten sinnvolle Konzepte entwickeln, wie und in welchem Umfang sie die Mitarbeiter für diese Aufgabe spezialisieren wollen, niedergelassene Ärzte müssen entscheiden, wie sie sich auf diesem Gebiet fortbilden bzw. wie sie mit Spezialisten kooperieren können.

Dimensionen »Schwierigkeiten« und »Visionen«: Zur Dimension »Schwierigkeiten« finden sich in 136 von den insgesamt 188 Fragebögen Aussagen, wobei in vielen Bögen mehr als ein Aspekt angeführt wird. So können insgesamt 216 Statements identifiziert werden. Diese lassen sich thematisch clustern und können neun Kategorien zugeordnet werden. Zur Dimension »Visionen« äußern sich 140 Befragte und es können 175 Statements differenziert werden. Bei der Systematisierung dieser Äußerungen ergeben sich für die »Visionen« fast identische Kategorien wie bei den »Schwierigkeiten«, wobei Aspekte, die in der einen Dimension als Mangel formuliert wurden, in der anderen positiv gewendet als Verbesserungswunsch in Erscheinung treten. Tabelle 4 führt die gefundenen Kategorien auf und gibt zunächst einen Überblick über die Anzahl der Statements in den einzelnen Kategorien.

Tabelle 3: Kategorien und Anzahl der Statements

Dimension »Schwierigkeiten«	Anzahl	Dimension »Visionen«	Anzahl
Keine Schwierigkeiten und /oder positive Erfahrungen	15	positive Erfahrungen	4
Schwierige Finanzierung/ Kostenübernahme	37	Gesicherte Finanzierung/ Kostenübernahme	22
Fehlende Versorgungsstrukturen	35	Mehr Ressourcen/ Kapazitäten	31
Mangelnde Kooperation	56	Bessere Vernetzung	60
Fehlende Qualifikation und Kompetenz	32	Qualifizierung und Kompetenzzuwachs	24
Fehlende Information / Beratung	12	Mehr Information und Aufklärung	13
Probleme bzgl. der Angehörigen	16	Unterstützung der Angehörigen	4
Benachteiligung spezieller Gruppen	3	Versorgungsangebote für spezielle Gruppen	2
Sonstiges	10	Sonstiges	15

Die Kategorie »Keine Schwierigkeiten und/oder positive Erfahrungen« wurde von den niedergelassenen Ärzten am häufigsten, von der ambulanten Pflege und den Ehrenamtlichen dagegen gar nicht genannt. Häufiger als diese erste Kategorie sind Nennungen, welche die Finanzierung ansprechen. Die Kategorie »Finanzierung« wird von allen befragten Gruppen erwähnt, dabei von der ambulanten Pflege am häufigsten, von der Seelsoge nur einmal. Auch fehlende Versorgungsstrukturen und der Wunsch nach mehr Ressourcen werden relativ häufig geäußert, wobei einerseits mehr Zeit, Personal und Betten thematisiert werden, andererseits Schwierigkeiten, im Einzelfall eine ortsnahe, zeitnahe sowie kontinuierliche Versorgung (»Rund-um die-Uhr«) zu gewährleisten. Ebenfalls häufiger erwähnt werden Aspekte der Qualifikation und Kompetenz der Akteure. Weniger häufig sind Äußerungen zur Betreuung von Angehörigen und zur Versorgung spezieller Patientengruppen.

Die mit Abstand am häufigsten angeführte Kategorie ist die der »mangelnden Kooperation« in der Kategorie »Schwierigkeiten« bzw. der »besseren Vernetzung« in der Kategorie »Visionen«. Die Angaben zu den Schwierigkeiten der Palliativversorgung und den Visionen der Befragten liegen dabei auch hier, wie erwähnt, inhaltlich eng beieinander. Dabei lassen sich diese Äußerungen weiter in drei Subkategorien gliedern: Es geht einerseits um Koordinationsprobleme im Versorgungsablauf der Patienten. Da heißt es z.B. in einem Statement aus der stationären Altenpflege, es sei schwierig, »am Wochenende den richtigen Ansprechpartner zu finden...«, oder ein niedergelassener Arzt schreibt, »zuletzt musste ich mir mühsam die Akteure zusammensuchen...«.

Zum anderen wird der mangelhafte Informationsfluss unter den Akteuren und bei der Überleitung von Patienten von einer in eine andere Institution angeführt, wie sich an folgenden beiden Zitaten veranschaulichen lässt: *»Notdienste haben zu wenig Informationen…«* (Statement aus der ambulanten Pflege), *»Mangelnde Information der dienstschiebenden Kollegen am Wochenende,,,«* (Statement eines niedergelassenen Arztes). Weiterhin wird speziell die Problematik der Zusammenarbeit mit einzelnen anderen Berufsgruppen angesprochen. Insbesondere die Zusammenarbeit mit den »Hausärzten« wird von den anderen Akteuren wiederholt als schwierig bezeichnet (von der ambulanten Pflege neun Nennungen, von der stationären Pflege vier Nennungen, von der Seelsorge drei Nennungen).

Es finden sich auch verschiedene Hinweise auf die Ursachen der Kooperationsstörungen. Explizit genannt werden:
- »Konkurrenzdenken« und »Brotneid«
- »falscher Stolz«
- »unklare Zuständigkeiten«
- »Unwissen über den Tätigkeitsbereich der anderen Berufsgruppen«
- »unterschiedliche Auffassungen von Palliative Care«
- »keine gemeinsame Sprache«.

Ein Zitat kann die Problematik insgesamt treffend verdeutlichen:

»Die Kooperation scheitert an Personen und unterschiedlichen Vorstellungen der handelnden Personen, an mangelnder Kenntnis und Wertschätzung untereinander.« (Statement eines Seelsorgers)

Expertenworkshop

Die Ergebnisse der schriftlichen Befragung wurden am 29. April 2009 einer Gruppe von 20 Experten aus der Region auf einem Workshop vorgestellt. Ziel dieses Workshops war es, Probleme der Palliativversorgung zu diskutieren und möglichst konkrete Lösungsansätze zu entwickeln, die in das Entwicklungskonzept einfließen und in der Region umgesetzt werden können. Auf der Basis der Befragungsergebnisse wurden vier Problemstellungen ausgewählt, deren Bearbeitung themendifferenziert in Kleingruppen erfolgte. Die Problemstellungen waren in Form von vier Fragen formuliert:
- Wie lässt sich durch Qualifizierungsmaßnahmen die – für die Palliativversorgung essentielle – Kooperation der Akteure verbessern?
- Wie lässt sich für den Einzelfall die koordinierte und kontinuierliche Pallia-

tivversorgung im ambulanten Bereich systematisch verbessern?
- Wie lässt sich neben der Versorgung der Palliativpatienten die Beratung, Unterstützung und ggf. Entlastung der Angehörigen systematisch verbessern?
- Wie lässt sich das Konzept palliativer Versorgung so organisieren, dass auch Gruppen mit besonderen Anforderungen und Problemen vom Versorgungsnetz aufgefangen werden?

Bei der Zusammensetzung der Kleingruppen wurde – wie bereits bei der Einladung zu der Veranstaltung – auf eine Beteiligung von Experten aus allen relevanten Berufsgruppen geachtet. Die Diskussionen in den Kleingruppen wurden auf Tonträgern aufgezeichnet und zusätzlich handschriftlich protokolliert. Im abschließenden Plenum stellten die Gruppen ihre Ergebnisse zur Diskussion. Die Ergebnisse der Gruppendiskussionen sind im Folgenden zusammenfassend dargestellt.

Thema: Förderung der Kooperation durch Qualifizierung
Nach Einschätzung der Expertengruppe spielen interdisziplinäre Bildungsangebote eine entscheidende Rolle. Mit einer neu konzipierten »Interdisziplinären berufsbegleitenden Qualifizierungsmaßnahme für die Haupt- und Ehrenamtlichen in der Hospiz- und Palliativversorgung der Region Osnabrück« des Instituts für Gesundheit und Bildung Osnabrück e.V. wurde bereits eine sinnvolle Weiterbildungsmaßnahme in der Region gestartet. Parallel dazu sollten kleinere Schulungsmaßnahmen für Teilregionen angeboten werden, in denen die Akteure vor Ort zusammentreffen und sich kennen lernen können. Als Vorraussetzung hierfür sollte die Gesamtregion untergliedert werden in mindestens drei Sektionen. Für die einzelnen Sektionen sollten – gekoppelt an die Zentren für die spezialisierte ambulante Palliativversorgung – als Koordinatoren Personen bestimmt werden, die regional schon jetzt eine wichtige Rolle in der Palliativversorgung spielen. Die Zentren könnten auf der Basis einer lokalen Bestandsaufnahme und Bedarfserhebung interdisziplinäre Veranstaltungen anbieten (z.B. in Form von Fallbesprechungen).

Als ungelöstes Problem interdisziplinärer Maßnahmen stellt wegen der finanziellen Belastung die Teilnahme von Ehrenamtlichen an kostenpflichtigen Veranstaltungen dar.

Neben interdisziplinären Bildungsmaßnahmen wird auch ein Bedarf an monoprofessionellen Fortbildungen gesehen. In diesen sollte jedoch vermehrt der Beitrag der anderen Professionen zum Gelingen der Palliativversorgung hervorgehoben und die Bedeutung der Kooperation stärker thematisiert werden.

Thema: Koordinierte und kontinuierliche Palliativversorgung im ambulanten Bereich

Als Voraussetzung für die Optimierung der Versorgung im Einzelfall werden Informationsfluss und Vernetzung unter den Akteuren angesehen. Hierzu wurden einige konkrete Vorschläge erarbeitet:

- Zur Verbesserung der Koordination regionaler Strukturen wäre der Aufbau einer »Pflegehotline« parallel zur ärztlich besetzten Hotline des Hospiz- und Palliativstützpunktes sinnvoll.
- »Crash«-Kurse für interessierte niedergelassene Ärzte könnten die Netzwerkbildung im ärztlichen Bereich vorantreiben. Diese Veranstaltungen könnten z.B. mittwochs in den stationären Einrichtungen der Palliativversorgung angeboten werden und Weiterbildung in Form von Fallbesprechungen, Information über Palliativstrukturen in der Region sowie zu laufenden Projekten anbieten.
- Eine für alle Beteiligten zugängliche Broschüre sämtlicher vorhandenen Palliativstrukturen in der Region (niedergelassene Palliativmediziner, Pflegedienste mit Palliative Care Fachkräften, Ehrenamtlichen usw.) sollte erstellt werden.
- Der besseren Zusammenarbeit aller Beteiligten in der konkreten Versorgung eines Patienten könnte ein einheitlicher Patientenpass dienen, in dem alle an der Versorgung beteiligten Akteure vermerkt sind und der einen raschen Einblick in die jeweilige Situation erlaubt (z.B. Krankenberichte, Vorliegen einer Patientenverfügung etc.).

Thema: Beratung, Unterstützung und Entlastung der Angehörigen

Auch zu diesem Aspekt wurden konkrete Ideen entwickelt. Dabei wurden Unterstützungsangebote für Angehörige differenziert betrachtet einerseits für den ambulanten Bereich und andererseits für die stationäre Versorgung, wo wiederum für die »normalen« Stationen größerer Handlungsbedarf bestünde als für Palliativstationen mit bereits gut organisierten Angeboten.

Für den *stationären* Bereich könnten systematische Angehörigensprechstunden und Informationenbroschüren für Angehörige eingeführt werden. Dabei sollten Hinweise auf Unterstützung durch Ehrenamtliche gegeben werden. Direkt am Patientenbett könnten Angehörigentagebücher ausgelegt werden. Wöchentliche Teambesprechung, die Anwesenheitspflicht des Stationsarztes bei der Dienstübergabe des Pflegepersonals sowie Fortbildung zu Palliativmedizin im Team könnten dazu betragen, dass auch das soziale Umfeld und damit die Bedürfnisse der Angehörigen stärker vom Behandlungsteam wahrgenommen würden.

Für den ambulanten Bereich gelte es zunächst die Sicherung der sozialen Situation durch Kommunikation mit dem Patienten zu klären. Zur Beratung können die Seelsorge und psychologische Beratungsstellen eingeschaltet werden. Flyer und das Internet sollten als Informationsmedien genutzt werden, um Basisinformationen über Palliativmedizin, wohnortnahe Sozialnetze und Hinweise auf Einrichtungen (z.B. Palliativstützpunkt) zu geben. Auch über einen Patientenpass erhalten Angehörige wichtige Informationen (z.B. Telefonnummern der behandelnden Personen).

Klärungsbedarf besteht darüber, wer für die Koordination der Angehörigenbetreuung zuständig ist: Fraglich ist, ob medizinische Fachangestellte (Arzthelferinnen) oder Sozialarbeiter dies im ambulanten Bereich leisten könnten. Eine zentrale Rolle kommt hier nach Auffassung der Experten dem Ehrenamt zu.

Thema: Palliative Versorgung für Gruppen mit besonderen Anforderungen
Bei diesem Aspekt ging es den Experten vorrangig um die Klärung, welche Personengruppen zu bedenken sind und warum sich hier besondere Anforderungen ergeben. Es wurden sechs Gruppen mit besonderen Anforderungen identifiziert: Geistig behinderte Menschen, Menschen mit fortgeschrittener Demenz, Patienten mit psychiatrischen Diagnosen, Obdachlose, AIDS-Patienten und Migranten. Als Sondergruppe im Sinne einer zusätzlichen Herausforderung und Doppeldiagnose wurde die Gruppe der Drogen gebrauchenden Menschen genannt. Bei allen diesen »Randgruppen« handele es sich um Gruppen, deren Größe in Deutschland im Wachstum begriffen sei.

Diese Gruppen stellen eine besondere Herausforderung für die Palliativversorgung dar, sowohl bei der Frage, wie sie Zugang zu dieser Versorgung bekommen, als auch bei der Frage, welche Formen der Versorgung sie benötigen. Gemeinsames Merkmal der genannten Gruppen stellt die Schwierigkeit dar, ihre Symptome und Bedarfe wahrzunehmen, da sich ihre Lebenswelt weniger leicht erschließt als bei anderen Patienten. Bei allen Gruppen wird die erschwerte Verständigung als grundlegendes Problem angesehen.

Palliative Care ist zwar im Ansatz bereits auf individualisierte Versorgung ausgerichtet, bei den Randgruppen stoßen die Akteure aber an ihre Grenzen, da hier Zusatzwissen und die Zusammenarbeit mit den entsprechenden externen Experten erforderlich werden. Als Experten gelten in erster Linie die Betroffenen selbst (als Experten ihrer Situation) und deren Angehörige, darüber hinaus sind es die Behandelnden (z.B. bei geistig behinderten Menschen), die diese Patienten gut und lange kennen, und die Expertise anderer Disziplinen und Berufsgruppen, wobei die Kooperation auch hier nicht frei von Friktionen sein kann.

Schlussfolgerungen

In der Abschlussdiskussion des Workshops wurde die Frage erörtert, welche Schlussfolgerungen aus den erarbeiteten Ergebnissen gezogen werden können. So ließen sich zwar Verbesserungsvorschläge auf der Mikroebene unmittelbar umsetzen, für die Umsetzung konzeptueller Veränderungen wurde aber der Bedarf einer weiteren systematischen Bearbeitung gesehen. Das von der Universität Osnabrück zu entwickelnde Konzept solle dabei sowohl bestehende Netzwerkstrukturen und das Engagement von Einzelpersonen aus der Praxis einbinden als auch die Entwicklung neuer Strukturen anbahnen. Übereinstimmend wurde die Bereitstellung von Informationen (sowohl für die Betroffen, die Angehörigen als auch für die Akteure der Palliativversorgung) als eine vorrangige Aufgabe angesehen.

Insgesamt verdeutlichen die Ergebnisse der Interviews, der schriftlichen Befragung und des Expertenworkshops eine Vielzahl von Ansatzpunkten zur Verbesserung der regionalen Versorgung im Bereich Palliative Care. Für ein Entwicklungskonzept stellt sich nun die Aufgabe, diese zu systematisieren. Im Sinne der betroffenen Patientinnen und Patienten muss dabei die *Optimierung der Versorgungsabläufe* eine zentrale Zielsetzung aller Maßnahmen darstellen. Qualifizierungsmaßnahmen der Akteure werden darauf auszurichten sein und Fragen der Angehörigenunterstützung sowie Einbezug so genannter Randgruppen sind im gesamten Konzept systematisch mit zu berücksichtigen.

Prozess der Konzeptentwicklung

Der Auftrag des Projektes bestand darin, ausgehend von der Erfassung und Analyse der derzeitigen Palliativ-Versorgung in der Region Osnabrück Ansätze für eine Verbesserung oder Optimierung zu identifizieren. Dazu wurden auf der Grundlage sämtlicher im Projekt erhobenen Daten (Fragebogen, Interviews) zunächst folgende Problemfelder identifiziert: Angebot an Versorgungsstrukturen, Kooperation und Vernetzung, Qualifikation und Kompetenz, Information und Beratung, Unterstützung der Angehörigen, Zugang für speziell benachteiligte Gruppen. *Das zentrale Problem stellt die unzureichende Kooperation dar.* Dies zeigt sich nicht nur in der qualitativen Auswertung der offenen Fragen und der Experteninterviews, sondern lässt sich indirekt auch aus den erhobenen quantitativen Daten zum Themenschwerpunkt »Vernetzung« ableiten. Dieser Befund soll zum Ausgangspunkt des Entwicklungskonzepts bestimmt werden.

Kernproblem: Kooperation

Hospizliche und palliative Versorgung sind wesentlich auf Kooperation verschiedener Leistungsanbieter angewiesen. Interdisziplinäre Zusammenarbeit im Sinne von kooperativem Wirken verschiedener Professionen gilt als entscheidender Faktor für die Qualität der Versorgung und Begleitung schwerstkranker und sterbender Menschen (vgl. Herrlein, 2009; S. 82).

Kooperation scheint aber nicht nur eine Bedingung von guter Palliativversorgung zu sein, sondern auch ein Kernproblem. Graf und Höver (2006) konnten in einer qualitativen Befragung in Hospiz- und Palliativeinsrichtungen nachweisen, dass Anspruch und Wirklichkeit auseinanderklaffen. Gelingende Kommunikation und professionell organisierte Koordination werden zwar als Schlüsselfunktion für Kooperation und Vernetzung angesehen. Die Befragungsergebnisse verweisen aber auf eine Versorgungswirklichkeit, die durch Kommunikationsmängel, fehlende Kompetenz und Rivalität gekennzeichnet ist.

Ein ähnliches Bild ergibt sich aus den in diesem Projekt erhobenen Daten. Die Kooperation scheint in vielfacher Hinsicht und aus verschiedenen Ursachen gestört. Nun darf nicht übersehen werden, dass in einem Projekt zur Optimierung der Palliativversorgung der Fokus auf Aspekten liegt, die verbesserungsbedürftig sind, also eine defizitorientierte Perspektive eingenommen wird. Zweifellos gelingt Kooperation in vielen Fällen, möglicherweise sogar in der Mehrzahl der Fälle. Dennoch sind die Befunde so eindeutig, dass mangelhafte Kooperation als eine Kernkategorie bei der Problemanalyse identifiziert werden konnte.

Auf der Ebene eines Einzelfalls lassen sich die benannten Problemstellungen sicherlich auf vielfältige Ursachen zurückführen. Für die Entwicklung eines Konzepts auf regionaler Ebene und von möglichst konkreten Handlungsempfehlungen erschien die analytische Reduktion der Problemfelder auf wenige, zentrale Handlungsfelder sinnvoll, die zur Optimierung der Kooperation geeignet sind: Qualifizierung, Koordinierung und Kommunikation. Diese drei Felder sollen aus analytischen Gründen getrennt behandelt werden, obwohl sie natürlich Überschneidungen aufweisen.

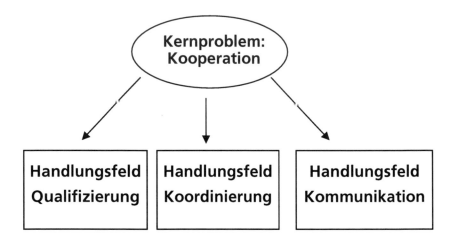

Abbildung 4: Kernproblem und Handlungsfelder

Im Folgenden werden diese Handlungsfelder dargestellt. Es erfolgt zunächst jeweils ein knapper Problemaufriss. Darauf folgen erste Lösungsansätze, wie sie entweder in der Region Osnabrück bereits verfolgt werden oder von den Experten im Workshop vorgeschlagen wurden. Schließlich werden Handlungsempfehlungen formuliert, die sich aus der Sicht der Forscherinnen ergeben.

Handlungsfeld: Qualifizierung

Problemaufriss

Die regionale Befragung im Rahmen dieses Projekts gibt Hinweise darauf, dass sowohl Fachkräfte als auch Fachwissen im Bereich Palliative Care fehlen. Eine spezielle Qualifikation für die Palliativversorgung gilt international ebenso wie in Deutschland als unverzichtbar (vgl. Pleschberger, 2001; S. 64) und ist durch Weiterbildungskurse für Ärzte und für Pflegende etabliert. Gefordert wird die Zusatzqualifikation vor allem für die Akteure, die vorrangig mit der Betreuung von Palliativpatienten betraut sind, die also im Rahmen der spezialisierten Palliativversorgung tätig sind.

Palliative Care beschränkt sich nicht auf institutionell eng abgegrenzte Räume. Jeder niedergelassene Arzt, jeder Pflegedienst und jede Altenpflegeeinrichtung könnten potentiell mit Patienten im letzten Stadium unheilbarer Krankheit konfrontiert werden. Daher müssen Qualifikationsangebote neben der gebotenen Tiefe auch die Breite abdecken. Dabei kommt es vor allem darauf an, neben dem Fachwissen Kompetenzen zu fördern, die der Koordination von Behandlungsverläufen und der interdisziplinären Kooperation dienlich sind. Akteure, die seltener in die Lage kommen, Palliative Care zu praktizieren, benötigen grundlegende Kenntnisse z.b. zum Schmerzmanagement oder Fähigkeiten zur Gesprächsführung. Sie müssen vor allem befähigt werden, die notwendigen spezialisierten Unterstützungssysteme zu aktivieren und Beratung einzuholen.

Für entsprechende Bildungsmaßnahmen müssen Strukturen ausgebaut und neu geschaffen werden. Eine wesentliche Problematik dürfte allerdings nicht so sehr auf der strukturellen Ebene, sondern eher auf der Ebene der professionellen Haltung, der gegenseitigen Akzeptanz sowie des Abbaus von Konkurrenzdenken und Vorurteilen liegen. Diese sind wiederum von strukturellen Bedingungen abhängig, die kurzfristigen Veränderungsprozessen nicht zugänglich sind (z.b. Hierarchie- und Machtstrukturen, berufliche Sozialisationsprozesse).

Lösungsansätze

Ein Ansatz zur Förderung der Kooperation besteht darin, die verschiedenen Gruppen in gemeinsamen Bildungsmaßnahmen zu schulen. Interdisziplinäre Fort- und Weiterbildungen gewährleisten zunächst, dass die Gruppen zusammengebracht werden und in handlungsentlastetem Rahmen interagieren können. In diesem Sinne birgt die in der Region Osnabrück bereits angelaufene Weiterbildung für Haupt- und Ehrenamtliche in der Hospiz- und Palliativversorgung gute Chancen, Vernetzung anzubahnen und ein herausragender Baustein bei der Optimierung der Qualifizierungsstrukturen zu werden.

Wie von den Experten vorgeschlagen, sind neben dieser regionalen, interdisziplinär ausgerichteten Maßnahme sowohl lokale und als auch monodisziplinäre Aktivitäten zu konzipieren. Sinn der lokalen Maßnahmen ist es, die Akteure vor Ort zusammen und zu einem Austausch zu bringen. Dabei können sowohl die Akteure aus der spezialisierten als auch aus der Regelversorgung einbezogen werden. Inhaltlich könnten diese Veranstaltungen vor allem auf die Klärung von lokalen Versorgungsstrukturen und die Verbesserung der Einzelfallversorgung ausgerichtet sein. Auf der methodischen Ebene ist dabei z.B. an Fallarbeit bzw. Fallbesprechungen gedacht. Monodisziplinäre Angebote könnten neben dem Anspruch auf Fachlichkeit ebenfalls den Fokus darauf richten, Kooperation zu fördern und Barrieren abzubauen. Dies ist methodisch möglich, indem ein direkter Kontakt z.B. mit den Einrichtungen der spezialisierten Versorgung, mit Dozenten aus den anderen Berufsbereichen, mit Ehrenamtlichen usw. hergestellt wird oder indirekt durch eine reflexive, durchaus auch auf Selbstkritik ausgerichtete Auseinandersetzung mit Fragen der Kooperation und Vernetzung.

Handlungsempfehlungen

Interdisziplinäre Weiterbildung etablieren und evaluieren

Die regionale interdisziplinäre Weiterbildung sollte als ein »Leuchtturmprojekt« herausgehoben werden. Die Erfahrungen der ersten Absolventen, des Lehrpersonals und der Organisatoren sind eine wichtige Quelle für die Weiterentwicklung von Bildungsmaßnahmen im Bereich Palliative Care, die auch überregionalen Modellcharakter gewinnen können. Als besonders innovatives Merkmal der Kurskonzeption wird angesehen, dass neben den professionellen Akteuren die Ehrenamtlichen einbezogen werden sollen. Hier gilt es den Interessenten aus diesem Bereich Möglichkeiten einer finanziellen Unterstützung zu eröffnen, damit eine paritätische Zusammensetzung der Kurse realisiert wird.

Da noch wenig darüber bekannt ist, ob und wie stark tatsächlich durch interdisziplinäre Kurse ein Effekt im Sinne der Verbesserung der Kooperation in der Praxis auftritt, sollte dieser Kurs wissenschaftlich begleitet und evaluiert werden.

Regelmäßige, dezentrale Fortbildungen durchführen

Durch dezentrale Fortbildungsveranstaltungen sollte allen in der Palliativversorgung praktisch Tätigen die Möglichkeit gegeben werden, mit einem vertretbaren Zeitaufwand sowie ohne weiten Anfahrtsweg miteinander in Kontakt zu treten und Probleme der lokalen Versorgungspraxis zu bearbeiten. Diese interprofessionell und interdisziplinär ausgerichteten Veranstaltungen könnten im regelmäßigen Intervall die Leistungserbringer der Basis- und der Spezialversorgung einer Teilregion zusammenbringen. Eine organisatorische Anbindung an die Teams der spezialisierten ambulanten Versorgung und eine zentrale Koordinierung erscheinen dabei sinnvoll.

Interdisziplinäre Kooperation zum Thema monodisziplinärer Veranstaltungen machen

Der Einfluss auf monodisziplinäre Veranstaltungen zu Themen der Palliativversorgung kann nur indirekt erfolgen. Da an der Ausrichtung dieser Veranstaltungen in der Regel der Personenkreis beteiligt ist, der auch im Rahmen von Netzwerkarbeit oder interdisziplinären Veranstaltungen erreicht wird, gilt es hier ein Bewusstsein dafür zu schaffen, dass interdisziplinäre Kooperation auch im Bereich von Palliative Care nicht automatisch gelingt, sondern aktiv erarbeitet werden muss. Dazu bieten eben auch monodisziplinäre Fort- und Weiterbildungen Gelegenheit.

Bewusstsein schaffen für die Bedürfnisse von Randgruppen

Mehr Aufmerksamkeit als bisher könnte auch in Bildungsmaßnahmen dem Thema Palliativversorgung von »Randgruppen« gewidmet werden. Auch hier geht es nicht um reine Wissensvermittlung, sondern vor allem darum ein Bewusstsein zu schaffen für die spezifischen und meist schwer zu ermittelnden Bedürfnisse und Bedarfe dieser Zielgruppen.

Handlungsfeld: Koordinierung

Problemaufriss

Palliative Care als komplexes Versorgungskonzept erfordert die Herausbildung von Netzwerken unter den Leistungserbringern. Die Region Osnabrück weist bereits eine Vielzahl von Versorgungseinrichtungen der Regelversorgung (Hausärzte, Pflegedienste und Altenpflegeeinrichtungen) sowie der spezialisierten Versorgung (Palliativstationen, Hospiz, ambulante Hospizdienste, Palliativmediziner) auf, die für die Betreuung von Palliativpatienten bereit stehen. Es bestehen Kontakte und gut funktionierende Kooperationen zwischen einzelnen Versorgern, auf die aufgebaut werden kann und muss.

Als ein Defizit haben sich dennoch in der Befragung Brüche in den *Versorgungsabläufen* im Einzelfall gezeigt. Als besondere Schwachstelle wird die Kontinuität der Versorgung deutlich. Vor allem die zeitnahe und kurzfristig erforderliche Versorgung sowie die Versorgung zu allen Zeiten (auch nachts und am Wochenende) stellt ein Problem dar, das mehrfach thematisiert wurde. Diskontinuität und Desintegration stellen ein generelles Problem der Gesundheitsversorgung im ambulanten Bereich bzw. an der Schnittstelle zwischen ambulantem und stationärem Sektor dar (vgl. Ewers & Schaeffer, 2000), das sich auch in der Versorgung von Palliativpatienten niederschlägt.

Eine weitere Problematik stellen die ganz individuellen Krankheitsverläufe dar, die eine hohe Flexibilität der Versorgungsprozesse und die Koordinierung einer Vielzahl von Leistungsanbietern erforderlich macht. Um der Gefahr der

Verantwortungsdiffusion (vgl. Schindler, 2007) angemessen zu begegnen, muss die Koordinierung der Palliativversorgung die Steuerung von Versorgungsabläufen im ambulanten Bereich effektiv und erfolgreich gestalten, die Beteiligung der Akteure im Sinne multiprofessioneller Versorgung sicherstellen und die Überleitung zwischen ambulanten und stationären Leistungserbringern verbessern. Die Koordinierung dieser Steuerungs-, Beteiligungs- und Überleitungsprozesse muss auch politisch legitimiert sein.

Koordination ist zum einen ein Problem, das auf der strukturellen Ebene bearbeitet werden muss. Zum anderen geht es auch hier um Veränderungsbedarf auf der Ebene von Einstellungen und Haltung. Die auf dieser Ebene liegenden Ursachen für Kooperations- und Koordinationsprobleme sind sicherlich vielschichtig. Im Rahmen der Befragung kam eine Reihe von Aspekten zur Sprache. Genannt wurden neben Unwissenheit und unklaren Zuständigkeiten auch Konkurrenzdenken, falscher Stolz und Ignoranz. Berufständige Interessen und nicht zuletzt ökonomische Erwägungen stehen multiprofessionellen Versorgungskonzepten entgegen.

Als weitere Herausforderung stellt sich die Integration von Regelversorgung und spezialisierter Versorgung dar. Hier verlaufen Schnittstellen nicht nur zwischen den Berufsgruppen, sondern auch quer durch die einzelnen Berufsgruppen. Es bleibt abzuwarten, ob sich durch die Regelung der Spezialisierten Ambulanten Palliativversorgung (SAPV) neben Verbesserungen nicht auch partiell neue Barrieren und Vorbehalte ergeben, so etwa zwischen den Leistungserbringern der allgemeinen und der spezialisierten Versorgung. Die politisch intendierte Förderung der ambulanten Palliativversorgung kann nur gelingen, wenn auf der Makro- und Mesoebene (für die gesamte Region oder Teilregionen) Koordinationsstrukturen entwickelt und ausgebaut werden, die von den Akteuren und den Betroffenen akzeptiert werden.

Lösungsansätze

Auf der Makroebene wurden durch den Hospiz- und Palliativstützpunkt Osnabrück sowie den Palliativkoordinator und die Koordinierungsstelle des Landes Niedersachsen bereits geeignete Strukturen zur Koordinierung der Palliativversorgung geschaffen. Der Hospiz- und Palliativstützpunkt Osnabrück nimmt eine entscheidende Rolle bei der Koordination für die gesamte Region (Stadt und Landkreis Osnabrück) ein. Der Versorgungsbereich ist allerdings so großräumig und in Bezug auf geografische wie infrastrukturelle Bedingungen so differenziert, dass für die Lösung von Problemen der Vernetzung und Koordination eine Unterteilung in Teilregionen (Nordkreis, Süd- und Ostkreis und

Stadt) sinnvoll erscheint. Für diese Teilregionen sollte jeweils vom Landkreis resp. der Stadt ein Koordinator bzw. eine Koordinatorin benannt werden, die oder der die Aktivitäten auf der Mesoebene bündelt. Dies betrifft z.B. die Umsetzung von Maßnahmen aus den Handlungsfeldern »Kommunikation« und »Qualifizierung« für die Teilregion, also die Einführung von Kommunikations- und Dokumentationsstrukturen oder die Planung von Fortbildungsmaßnahmen.

Die wesentliche koordinierende Aufgabe auf der Mikroebene im ambulanten Sektor, also im Versorgungsablauf einzelner ambulanter Palliativpatienten, übernehmen heute die Hausärzte. Auch die Einbeziehung der spezialisierten Versorgung in die Basisversorgung soll gemäß dem Rahmenkonzept zur Weiterentwicklung der Palliativversorgung in Niedersachsen »in erster Linie durch den Hausarzt im Sinne eines Primärarztes erfolgen« (Niedersächsisches Ministerium für Soziales, 2006). Für die Hausärzte stellt sich somit derzeit die Herausforderung, die für Palliativpatienten notwendige Versorgung im multiprofessionellen Team unter Einbezug der Ehrenamtlichen zu ermöglichen. Dies erfordert Absprachen und Abstimmung.

Handlungsempfehlungen

Bewusstsein für die Störungen entwickeln

Die durch die Erhebung belegten Störungen und Defizite in der Kooperation und Vernetzung sind nicht außergewöhnlich, sondern typisch. Ähnliche Befunde lassen sich in anderen Bereichen komplexer Versorgungsstrukturen und in Bezug auf die Palliativversorgung in allen Regionen feststellen. Herrlein (2009) weist darauf hin, dass es für die Konstitution von Versorgungsnetzwerken sogar eine Bedingung ist, die Hindernisse und Grenzen in den Versorgungsabläufe zu erkennen und anzuerkennen. Erst aus dem Bewusstsein heraus, dass es Hindernisse gibt, die der einzelne Akteur aus sich heraus nicht bewältigen kann, entsteht die Motivation zur Netzwerkbildung. Ein Schritt zur Weiterentwicklung liegt also darin, die Kooperationsprobleme zu benennen und sie so der gemeinsamen Bearbeitung zugänglich zu machen. Dies kann bei allen Gelegenheiten geschehen, bei denen die Akteure unter handlungsentlasteten Bedingungen zusammentreffen, also bei Bildungsmaßnahmen, bei Arbeitsgruppentreffen oder bei Fallbesprechungen.

Koordination als eigenständige Aufgabe wahrnehmen

Ob tatsächlich ein Mangel an Versorgungseinrichtungen besteht, kann auf Grund der Daten aus dem Projekt nicht belegt werden. Es gibt aber deutliche Hinweise, dass die Koordination von Leistungen und damit von Versorgungsverläufen noch verbesserungsfähig ist. Eine richtungsweisende Entscheidung für die Weiterentwicklung der Palliativversorgung dürfte darin liegen, wie sehr Koordination als ein eigener Leistungsbereich verstanden wird, der nicht – quasi neben den »eigentlichen« Aufgaben – von den Leistungserbringern abgedeckt werden kann. Koordination als eigenständige Aufgabe muss in diesem Sinne in den Köpfen und in den Strukturen verankert werden. Hier stellt sich die Frage, ob die Hausärzte neben den vielfältigen koordinierenden Aufgaben, die Ihnen bereits zufallen, nicht entlastet werden könnten von der Koordination und Steuerung der multiprofessionellen Versorgung durch die Einführung von Case Management.

Case Management intendiert »auf der Ebene des direkten Versorgungsgeschehens und ausgerichtet auf einen individuellen Fall die Überwindung von Grenzen der Organisationen und Professionen sowie die Fokussierung arbeitsteilig handelnder Akteure auf ein gemeinsames Ziel« (Ewers & Schaeffer, 2000; S. 7). Das Prinzip des Case Management liegt darin, dass einzelne Personen oder eine Gruppe von Personen für die Koordination des Versorgungsverlaufs verantwortlich sind. Sollen Diskontinuität und Desintegration der Gesundheitsversorgung überwunden werden, müssen diese Personen über spezielle Kompetenzen verfügen.

Eine offene Diskussion wird derzeit geführt zu der Frage, wie die Kontaktstelle für ein solches Verfahren organisiert werden kann. Alternativ könnte die Funktion des Case Managers/der Case Managerin durch die Kostenträger (Krankenkassen) oder durch einzelne Leistungserbringer (Ärzte, Sozialarbeiter, Pflegekräfte) übernommen werden. Herrlein (2009) vermutet, dass sich für die Hospiz- und Palliativversorgung im multiprofessionellen Team eigenständige Kontaktstellen im Sinne eines Case-Management Teams bilden werden.

Auf bestehende Strukturen aufbauen

Auf die bereits bestehenden Strukturen sollte aufgebaut werden. Der Hospiz- und Palliativstützpunkt, der Hospizberatungsdienst, der »Runde Tisch Palliative Care«, Arbeitsgruppen, wie sie sich z.B. zusammengefunden haben, um die interdisziplinäre Weiterbildung zu konzipieren, sowie die vielen engagierten Einzelpersonen in der Region erfüllen bereits wichtige Funktionen, sodass hieran angeknüpft werden kann. Daneben ist zu überlegen, wo es einen Bedarf an neuen Strukturen gibt. Die sich in unmittelbarer Zukunft bildenden SAPV-Teams benötigen für ihre Zusammenarbeit ganz sicher eine verbindliche und gut funktionierende Koordinierungs- und Steuerungsinstanz. Inwieweit diese Instanz auch im Rahmen der Basisversorgung Koordinierungsaufgaben (z.B. Case Management) übernehmen kann, sollte diskutiert werden.

Handlungsfeld: Kommunikation

Problemaufriss

Soll vernetzte Palliativversorgung gelingen, dann spielen die Kompetenz aller Beteiligten zur interprofessionellen Kommunikation sowie das Vorhandensein von effektiven Kommunikationsstrukturen eine entscheidende Rolle. Ohne die Weitergabe von Informationen, ohne Beratung für professionelle Akteure und Laien, ohne die Dokumentation der Versorgungssituation, die für alle am Behandlungsprozess Beteiligten zur Verfügung steht, ist gemeinschaftliches Versorgungshandeln nicht möglich. Sowohl auf der Ebene der Einzelfallversorgung als auch auf der Ebene der Vernetzung von Leistungsanbietern sind kommunikative Strategien wie Information, Beratung, Aufklärung erforderlich (vgl. Herrlein, 2009). Die Akteure in der Region haben in der Zusammenarbeit durchaus Mittel und Wege zur Kommunikation gefunden. Dennoch zeigen die Ergebnisse unserer Erhebung, dass die Kommunikation aller Beteiligten in der täglichen Arbeit immer wieder gestört wird. Dieses wird als belastend und behindernd erlebt. Die Kommunikationsstörungen beziehen sich auf die Bereiche Information, Dokumentation, Beratung und Aufklärung.

Information

Fehlende Informationen über das Vorhandensein und das Angebotsspektrum von Einrichtungen, Versorgungsanbietern, Beratungsstellen etc. wurden als ein zentrales Problem benannt. Abhilfe könnte hier die Sammlung, Bereitstellung und Weitergabe von adressatengerechter Information schaffen. Das Schaffen struktureller Voraussetzungen für eine adressatengerechte Information ist eine wichtige Voraussetzung für vernetztes Handeln der an der Palliativversorgung Beteiligten. Sie löst jedoch nur einen Teil des Problems. Denn offen bleibt, »ob die Information ankommt, ob sie aufgenommen wird, ob und wie sie verstanden, wie sie verarbeitet wird und welche Wirkung sie zeitigt« (Schaeffer & Dewe, 2006; S. 132). Gerade in Bezug auf bestimmte Adressatengruppen, wie z.B. Laien oder Menschen aus gesellschaftlichen Randgruppen, muss der Information besondere Aufmerksamkeit geschenkt werden, wenn sie dem Zweck der Wissenserweiterung dienen soll.

Dokumentation

Unabdingbar für die Sicherstellung von Versorgungskontinuität ist die fallbezogene Dokumentation. Diese sollte nicht nur die Mitwirkung jedes Leistungserbringers im Versorgungsnetz dokumentieren, sondern auch Informationen über Art und Verlauf der Versorgung des jeweiligen Patienten enthalten. Problematisch ist allerdings, dass komplexe Versorgungssituationen vielschichtige Informationen erforderlich machen, die sich kaum auf ein kurzes Dokument reduzieren lassen. Eine zusätzliche, umfangreiche Dokumentation wird jedoch als Belastung erlebt, da die bereits bestehende Dokumentationspflicht schon erheblichen Zeitaufwand bedeutet. Die Herausforderung besteht also darin, eine Dokumentation zu entwickeln, die für alle Beteiligten den Versorgungsprozess transparent macht und einen vertretbaren Aufwand erzeugt. Zu beachten sind bei aller nötigen Informationsfülle für die Betreuenden die Rechte des Patienten auf Datenschutz und Selbstbestimmungsrecht.

Beratung

Sowohl Ärzte als auch Pflegekräfte wünschen sich in Problemsituationen Fachberatung durch Experten. In der Region Osnabrück sind durch die Hotline des Hospiz- und Palliativstützpunktes und den ambulanten Hospiz-Pflegeberatungs- und Palliativdienst bereits Beratungsstrukturen vorhanden. Diese Angebote scheinen jedoch nicht genügend bekannt oder möglicherweise für den großen Beratungsbedarf auch nicht ausreichend zu sein. Ebenso scheint es auch angemessen zu sein, die Beratung von Betroffenen auszubauen.

Aufklärung

Die an der Palliativversorgung in der Region aktiv Beteiligten wünschen sich eine vermehrte gesellschaftliche Wahrnehmung ihrer Arbeit und eine breitere Diskussion der zentralen Themen von Palliative Care. Häufig bestehen auch Probleme in der konkreten Kontaktgestaltung mit Betroffenen oder Angehörigen, wenn diese sich bisher wenig mit dem eigenen Sterben und Tod auseinandergesetzt haben. Aktivitäten der Öffentlichkeitsarbeit und Sensibilisierung der Bevölkerung für die Thematik sind in der Region bereits vorhanden (über Presse, Veranstaltungen von Institutionen etc.). Diese könnten sicher, wie von den

Experten vorgeschlagen, noch intensiviert werden. Eine in kurzer Zeit spürbare Veränderung ist jedoch nicht zu erwarten, da die Aufklärung der Bevölkerung mit dem Ziel der Einstellungsänderung eine Daueraufgabe ist, die nur langfristig Erfolg haben wird. Die persönliche Aufklärung und Beratung von Betroffenen und Angehörigen in ganz konkreten Versorgungssituationen ist dagegen auch kurzfristig anzustreben.

Lösungsansätze

In der alltäglichen Versorgung von Palliativpatienten haben sich zwischen den beteiligten Akteuren der Region bereits vielfältige, teils informelle Kommunikationswege und -strukturen herausgebildet. Häufig funktionieren diese auch reibungslos. Da aber die Akteure von Fall zu Fall in jeweils neuen Konstellationen zusammenarbeiten, müssen die Kooperations- und Kommunikationswege immer wieder neu ausgehandelt und ausprobiert werden. Dies erfordert von den Beteiligten einen hohen Aufwand und kann bei Misslingen zu Intransparenz und Informationsverlust führen. Die von den Experten vorgeschlagenen Lösungsansätze für Information und Dokumentation zielen deshalb darauf ab, diese Kommunikationsmittel möglichst zu vereinheitlichen.

Information

Zur Information unterschiedlicher Zielgruppen (professionelle Akteure, Angehörige, Bevölkerung) ist die Entwicklung von Informationsbroschüren und Flyern vorgeschlagen worden. Diese sollen jeweils adressatengerechte Informationen bündeln: sämtliche vorhandenen Palliativstrukturen der Region für Gesundheitsprofessionelle, Informationen für Angehörige zur Palliativversorgung allgemein und zu speziellen Einrichtungen, »niederschwellige« und milieuspezifische Informationen für sog. Randgruppen usw. Diese Idee sollte unbedingt aufgegriffen werden.

Dokumentation

Als Möglichkeit einer einheitlichen Dokumentation ist die Einführung eines Patientenpasses von den Experten diskutiert worden. Dieser soll einen raschen Überblick über die Versorgungssituation ermöglichen und in knapper Form alle notwendigen Informationen enthalten. Die Implementierung eines solchen Instruments kann nur gelingen, wenn die Beteiligten Akzeptanz gegenüber dem Verfahren entwickeln und die Führung eines solchen Dokuments als verbindlich erachten. Dazu werden tragfähige Netzwerkstrukturen benötigt und die Einsicht der Beteiligten, dass sie selbst als Teil eines Netzwerkes durch die

Weitergabe von Informationen zu einer verbesserten Kommunikation beitragen können.

Beratung

Patienten- und Fachberatung wird in der Region bisher über den Hospiz- und Palliativstützpunkt und den ambulanten Hospiz-Pflegeberatungs- und Palliativdienst am Osnabrücker Hospiz und in Teilbereichen auch durch weitere Beratungsstellen (z.B. Krebsberatungsstelle, Aidshilfe, Krankenkassen) gewährleistet. Daneben gibt es sicher auch eine ganze Reihe informeller Beratungswege zwischen den Gesundheitsprofessionellen. Offenkundig wurde aber in der Erhebung, dass weitere Fachberatung benötigt und gewünscht wird. Diskutiert wurde in der Runde der Experten der Aufbau einer Pflegehotline, die zusätzlich zur ärztlich besetzten Hotline des Hospiz- und Palliativstützpunktes angeboten werden soll.

Aufklärung

Der Bedarf an einem vermehrten Engagement in Bereich der Aufklärung lässt sich nur schwer abschätzen. Hinweise auf konkrete Probleme durch mangelnde Aufklärung der Bevölkerung ergaben die Befragungen nicht, jedoch wurde die mangelnde Akzeptanz von Hilfsangeboten benannt. Die hierzu von der Expertenrunde vorgeschlagenen Lösungsstrategien umfassen Zeitungsberichte, allgemeine Öffentlichkeitsarbeit sowie Vorträge und Angehörigenabende.

Handlungsempfehlungen

Kommunikationsstörungen in einem komplexen Versorgungsnetz lassen sich durch individuelle, unverbindliche, von Fall zu Fall variierende oder zufällige Kommunikationslösungen nicht verhindern oder beheben. Zu entwickelnde Lösungen sollten daher den Bedürfnissen aller Beteiligten entsprechen und verbindlich geregelte Interaktionsstrukturen beinhalten.

Entwicklung einer Internetplattform

In Bezug auf die Information unterschiedlicher Zielgruppen sollte perspektivisch eine den sich ständig verändernden Strukturen und Anbietern Rechnung tragende Lösung, z.B. in Form einer Internetplattform, angedacht werden, um auch aktuelle Veränderungen zeitnah berücksichtigen zu können. Die Aufbe-reitung adressatengerechter Information unter Berücksichtigung der spezifi-schen Informationsbedürfnisse z.b. von »Randgruppen« oder Angehörigen von Palliativpatienten stellt eine anspruchvolle Aufgabe dar, für die entsprechende Kompetenzen benötigt werden. Über die fachliche Expertise im Bereich der Palliativversorgung hinaus kann auch der Einbezug von Experten anderer Dis-ziplinen und Berufsgruppen sinnvoll sein.

Einheitliche Dokumentation einführen

Da eine einheitliche Dokumentation des Behandlungsverlaufs Vertragsbestand-teil der SAPV ist, muss spätestens mit ihrer Einführung ein Dokumentations-system zur Verfügung stehen. Es wird daher angeregt, eine Arbeitsgruppe mit der Entwicklung einer eigenen oder ggf. Überarbeitung und Anpassung einer bereits bestehenden Dokumentation zu beauftragen. Dabei ist besonderes Au-genmerk darauf zu richten, dass alle beteiligten Akteure diese Dokumentation nutzen und einsehen können.

Sinnvoll kann auch der Einsatz internetgestützter Systeme sein, um einen verzögerungsfreien und schnellen Austausch von Informationen zwischen allen Beteiligten zu ermöglichen. Entsprechende Projekte, z.B. KernPÄP als internet-gestützte Dokumentation in der pädiatrischen Onkologie, (entwickelt im Rah-men des PATE-Projektes an der Vestischen Kinder- und Jugendklinik Datteln) können hier Anregung und Beispiel sein.

Entwicklung eines regionalen Beratungskonzeptes

Der Bedarf an fachlicher Beratung der professionellen Akteure sowie an indivi-dueller Beratung von Patienten und Angehörigen kann nur durch eine Erweite-rung oder Ergänzung bereits bestehender Beratungsangebote gedeckt werden. Empfohlen wird daher, dieses Aufgabenbiet durch die Entwicklung eines Bera-tungskonzeptes für die Region zu konkretisieren. In diesem Konzept sollte festgelegt werden, welche Beratungsinhalte mit welchen Beratungsmethoden angeboten werden sollen, welche Beratungskompetenzen und -ressourcen dazu benötigt werden und zu welchen Inhalten an weitere Beratungsinstanzen (Krebsberatungsstelle, Aids-Hilfe, Krankenkasse u.a.) weitervermittelt werden kann. Sinnvoll ist hier die Einbindung sämtlicher beratenden Akteure der Regi-on.

Information und Beratung intensivieren

Die Information und Aufklärung der Bevölkerung wird eine beständige Aufgabe bleiben, deren Wirksamkeit nur auf lange Sicht hin zu beurteilen ist. Empfohlen werden Initiativen auf drei Ebenen: bevölkerungsweite Aufklärung, zielgruppen- und/oder themenspezifische Kampagnen und persönliche Beratung. Der persönlichen Beratung kommt dabei ein besonderer Stellenwert zu, da diesbezügliche Initiativen noch intensiviert werden sollten (s. Punkt 3)

Konzipierung und modellhafte Implementierung eines E-Health-Portals

Langfristig sollte die Entwicklung und die modellhafte Implementierung einer Internetplattform für interaktive Informations-, Kommunikations- und Beratungszwecke (E-Health-Portal) angestrebt werden. Dieses Portal könnte als Struktur für sämtliche genannten Kommunikationsaufgaben (Information, Dokumentation, Beratung und Aufklärung) dienen. Der Aufbau und die Betreuung der Plattform muss durch ein praxiserfahrenes interdisziplinäres Team gewährleistet werden. Das von der Universität Osnabrück durchgeführte Entwicklungsprojekt liefert durch die detaillierte Analyse von Vernetzungsdefiziten eine wichtige Vorab-Analyse, die bei weiteren Entwicklungen berücksichtigt werden sollen. Empfohlen wird die wissenschaftliche Begleitung und Betreuung dieser Plattform.

Fazit

Die Analyse der in dem Projekt erhobenen und mit Experten der regionalen Palliativ- und Hospizarbeit diskutierten Daten zeigt die Problempunkte der Palliativversorgung auf. Diese bestehen hauptsächlich in Kooperationsstörungen, die geprägt sind durch Kommunikationsmängel, geringe Kooperationskompetenz und unzureichende Steuerung von Versorgungsabläufen. Aus der Bestandsaufnahme lassen sich aber auch konkrete Ansatzpunkte für die Weiterentwicklung einer an den Bedürfnissen Schwerkranker ausgerichteten Versorgung ableiten. Dabei weisen die identifizierten Problembereiche insgesamt nicht auf regionalspezifische, sondern die gegenwärtige und zukünftige Palliativversorgung generell kennzeichnende Herausforderungen hin. Mit einer sich etablierenden Palliativversorgung wachsen zwangsläufig auch die Anforderungen an Organisation, Steuerung und Vernetzung unterschiedlichster Angebote und Leistungserbringer. Die Bearbeitung dieser Problemlage auf regionaler

Ebene erscheint dennoch geboten, da ihre Auswirkungen in der konkreten Versorgung des Einzelfalls vor Ort zum Tragen kommen.

Für die Verbesserung der multiprofessionellen Kooperation auf regionaler Ebene sind *strukturelle Veränderungen* unumgänglich. Die Ergebnisse dieses Projektes dürften verdeutlicht haben, dass für die Handlungsfelder Qualifizierung, Koordinierung und Kommunikation Ressourcen bereitgestellt und ggf. neue Strukturen geschaffen werden müssen. Denn die Komplexität und die derzeitigen Anforderungen an Palliative Care erfordern professionelle und institutionalisierte Formen der Zusammenarbeit, die über informelle Regelungen weit hinausgehen. Gleichzeitig wird auch ersichtlich, dass Fachleute, die in diesem Bereich arbeiten, mehr als nur Fachwissen benötigen. Sie müssen auch über Kompetenzen im Bereich der Struktur- und Organisationsentwicklung (Meso- und Makroebene der Palliativversorgung) verfügen, um institutions- und sektorenübergreifende Herausforderungen des Versorgungsmanagements zu bewältigen. Zumindest ein Teil der Professionellen in der Palliativversorgung sollte in der Lage sein, Konzepte, Strukturen und Bildungsangebote auf dem Gebiet der Palliativversorgung kompetent zu entwickeln und unter den jeweiligen regionalen und gesundheitspolitischen Gegebenheiten effektiv umzusetzen.

Strukturelle Verbesserungen bewirken jedoch nur dann etwas, wenn der *Wille zur Vernetzung* von allen Beteiligten getragen wird. Grundsätzlich kann davon ausgegangen werden, dass die Akteure im Bereich der Palliativversorgung sich durch ein hohes Engagement und ein ausdrückliches Bekenntnis zur Multiprofessionalität auszeichnen. Dennoch gelingt Kooperation nicht automatisch. Sie sollte daher als Herausforderung begriffen werden, der sich alle beteiligten Akteure stellen müssen. Zwar sind Kooperationsstörungen in komplexen Versorgungssituationen nicht ungewöhnlich, sondern typisch. Diese Erkenntnis darf jedoch nicht dazu verleiten, Schwierigkeiten in der Zusammenarbeit als gegeben hinzunehmen. Vielmehr sollten Möglichkeiten geschaffen werden, z.B. über Bildungsarbeit Kompetenzen zu fördern, die für ein gemeinschaftliches und koordiniertes Handeln von Nutzen sind. Denn eine gelungene multiprofessionelle Zusammenarbeit stellt ja keinen Selbstzweck dar, sondern dient einer reibungslosen und angemessen Versorgung schwerstkranker und sterbender Menschen, der sich alle beteiligten Akteure verpflichtet fühlen. Weiterhin zeigt sich die Bereitschaft zur Kooperation auch in der Fähigkeit, die Grenzen der eigenen Kompetenz und Verantwortlichkeit wahrzunehmen und die Expertise und Zuständigkeit anderer Akteure anzuerkennen. Dabei sollten nicht nur Experten aus dem Bereich der spezialisierten Einrichtungen der Palliativversorgung als Kooperationspartner verstanden werden, sondern alle Fachexperten, die einen Beitrag zur angemessenen Betreuung von schwerkranken und sterbenden Menschen leisten können. Dass dies noch nicht ausreichend gelingt, zeigt sich u.a. daran, dass für die Palliativversorgung von Menschen mit besonderen Betreuungserfordernissen, wie z.B. Menschen mit einer geistigen Behinderung oder mit einer Aidserkrankung, noch nicht systematisch die Zusammenarbeit mit den Experten gesucht wird, die diese Menschen zum Teil jahrelang betreuen und behandeln.

Mit der Entwicklung eines mit Hilfe empirischer Daten fundierten Konzeptes ist ein wichtiger Schritt hin zur Optimierung der regionalen Palliativversorgung unternommen worden. Nun wird es die Aufgabe der Akteure vor Ort, aber auch der politischen Gremien sein, Prioritäten zu setzen und die Handlungsempfehlungen umzusetzen bzw. deren Umsetzung zu fördern und zu unterstützen.

Literaturverzeichnis

Deutsche Gesellschaft für Palliativmedizin (2009): http://www.dgpalliativmedizin.de

Enquete-Kommission Ethik und Recht der modernen Medizin. (2005): Zwischenbericht: Verbesserung der Versorgung Schwerstkranker und Sterbender in Deutschland durch Palliativmedizin und Hospizarbeit.

Ewers, M., & Schaeffer, D. (2000): Case Management. Bern: Huber Verlag.

Gilbert, J. H. V., Camp, R. D., Cole, C. D., Bruce, C., Fielding, D. W., & Stanton, S. J. (2000): Preparing Students for Interprofessional Teamwork in Health Care. Journal of Interprofessional Care, 14, 223–235.

Graf, G., & Höver, G. (2006): Hospiz als Versprechen. Zur ethischen Grundlegung der Hospizidee (Vol. Schriftenreihe Band IX). Wuppertal: der hospiz verlag.

Herrlein, P. (2009). Handbuch Netzwerk und Vernetzung in der Hospiz- und Palliativversorgung. Theorien, Strategien, Beratungs-Wissen (1. Auflage). Wuppertal: der hospiz verlag.

Niedersächsisches Ministerium für Soziales, Frauen, Familie und Gesundheit. (2006): Rahmenkonzept zur Weiterentwicklung der Palliativversorgung in Niedersachsen.

Pleschberger, S. (2001): Palliative Care: Ein Versorgungskonzept für sterbende Menschen. Bielefeld: Institut für Pflegewissenschaft (IPW).

Sabatowski, R., Radbruch, L., Nauck, F., Roß, J., & Zernikow, B. (2004): Hospiz- und Palliativführer. Stationäre und ambulante Palliativ- und Hospizeinrichtungen in Deutschland. Neu-Isenburg: MediaMedia.

Schaeffer, D., & Dewe, B. (2006): Zur Interventionslogik von Beratung in Differenz zu Information, Aufklärung und Therapie. In D. Schaeffer & S. Schmidt-Kaehler (Eds.), Lehrbuch Patientenberatung (1. Auflage). Bern: Huber Verlag.

Schindler, T. (2007): Palliative Care in der ambulanten Versorgung. In C. Knipping (Ed.), Lehrbuch Palliative Care (2. Aufl. ed., pp. 58–66). Bern: Huber Verlag.

Student, J.-C., Mühlum, A., & Student, U. (2004): Soziale Arbeit in Hospiz und Palliative Care. München: Reinhard.

Tesch-Römer, C., & Zeman, P. (2003): Sterben und Tod im höheren Lebensalter. Die Hospiz-Zeitschrift, 16, 4–9.

Wilkening, K., & Kunz, R. (2003): Sterben im Pflegeheim – Perspektiven einer neuen Abschiedskultur. Göttingen: Vandenhoek & Ruprecht.

Manfred Hülsken-Giesler

Neue Technologien in der häuslichen Umgebung älterer Menschen – Anforderungen aus pflegewissenschaftlicher Perspektive

Einleitung

Das Verhältnis der beruflichen Pflege zum Phänomen Technik ist seit langem ein ambivalentes. Technische Gerätschaften und Verfahren wurden in einer vorprofessionellen Phase der Berufsentwicklung in Abhängigkeit von den je situativen Bedingungen unsystematisch und vornehmlich mit Blick auf die je konkreten Anforderungen und Bedarfe zur Anwendung gebracht. Eine Legitimation der jeweils gewählten und häufig unkonventionellen technischen Unterstützungsformen gegenüber weiteren Akteuren der Gesundheitsversorgung wurde nicht gefordert (vgl. Sandelowski 2000). Technische Artefakte jeglicher Art dienten in diesem Sinne lange und ausschließlich als Mittel zur Erreichung pflegerisch definierter Ziele. Spätestens mit der Etablierung der Krankenhausversorgung in der industrialisierten Moderne erweist sich jedoch der Einsatz von technischen Artefakten in der Pflege als ein relevanter Faktor der Einflussnahme pflegefremder Interessen (insbesondere der Medizin und der Gesundheitsverwaltung) auf die Definition dessen, was eine berufliche Pflege in institutionalisierten Bezügen leisten sollte. Barnard/Cushing (2001) beschreiben die technikinduzierte Übertragung pflegefremder Tätigkeiten in den Aufgabenbereich der beruflichen Pflege als Prozess der *deputization*. Die Übernahme von administrativen und technikorientierten, häufig medizinnahen Tätigkeiten im Krankenhaus wird von Pflegenden seither häufig als Chance zur Aufwertung der bis dahin als medizinischer Hilfsberuf agierenden Pflege wahrgenommen und mit der Zielvorstellung einer Professionalisierung akzeptiert und z. T. aktiv vorangetrieben (vgl. zusammenfassend Hülsken-Giesler 2007a und b).

Die derzeit mit hoher Dynamik zu konstatierende Entwicklung und Etablierung von Neuen Technologien für die Pflege ist dagegen in einem breiteren

Kontext zu diskutieren. Die im Zuge der Modernisierung des Gesundheitswesens politisch wie fachwissenschaftlich eingeforderte Vernetzung aller relevanten Versorgungsfelder im Ansatz der Integrierten Versorgung fordert auch von der beruflichen Pflege die Bereitstellung und das Management von Steuerungsdaten, die in ihrer Komplexität heute nur noch unter zu Hilfenahme computergestützter Technologien generiert und einem systematischen Datenfluss zur Verfügung gestellt werden können (vgl. Badura/Feuerstein 1996, Hülsken-Giesler 2008, 2010). Der Einsatz neuer Technologien in der Pflege fokussiert hier also nicht nur auf die Befriedigung von Partikularinteressen einzelner Akteure oder ausgesuchter Disziplinen bzw. Institutionen auf der Mikro- bzw. Mesoebene des Handelns, vielmehr ist die systematische Verwendung computergestützter Technologien, einschließlich der Entwicklung und Bereitstellung entsprechend vorzuhaltender pflegespezifischer Fachsprachen als Voraussetzung der Integration der beruflichen Pflege in das Gesamtsystem der Gesundheitsversorgung zu verstehen. Dass insbesondere die als Mensch-Maschine-Schnittstelle fungierenden pflegespezifischen Taxonomien bzw. Pflegeklassifikationssysteme mit einer dem Gegenstand allenfalls in Teilen angemessenen Operationalisierung der Pflegearbeit einhergehen, wurde an anderer Stelle unter dem Schlagwort der *prämaschinellen Formierung* der Pflegearbeit ausführlich beschrieben (vgl. Hülsken-Giesler 2006, 2008). Eine EDV-gestützte Maschinisierung der Pflegearbeit vollzieht sich in diesem Zusammenhang derzeit in allen Handlungsfeldern der beruflichen Pflege. Während sich die computergestützte Pflegearbeit im *Krankenhaus*, vorzugsweise im Rahmen der elektronischen Pflegeplanung und -dokumentation, mittlerweile nahezu flächendeckend etabliert hat (vgl. Ammenwerth 2006, Hübner et al. 2008), kommen Neue Technologien im Bereich der *stationären pflegerischen Langzeitversorgung* zwar derzeit noch zögerlich zum Einsatz, mit einer breiten Verwendung ist aber in Zukunft auch hier zu rechnen (vgl. Klein/Gaugisch/Stopper 2008). Auch in diesen Bereichen der Gesundheitsversorgung wird die Verwendung Neuer Technologien insbesondere im Zusammenhang mit der Notwendigkeit einer systematischen Pflegeplanung und -dokumentation und der entsprechenden Forderung nach einem unternehmensinternen und institutionsübergreifenden Datenfluss eingefordert (Abbott/Brocht 2001, Wagner et al. 2003, Mor 2005, Alexander/Wakefield 2009). Die derzeit noch geringe Verbreitung in diesen Kontexten wird, neben dem Verweis auf hohe Investitionskosten, darauf zurückgeführt, dass das Management entsprechender Einrichtungen bei einer Implementation Neuer Technologien mit erheblichen Widerständen des Pflegepersonals rechnet (Hogan 2004, Yu et al. 2006). Jüngere Erhebungen weisen jedoch darauf hin, dass diese Annahme unter der Voraussetzung, dass die Bedienung der Systeme leicht zu erlernen ist, eine Zeitersparnis in Aussicht steht und eine Unterstützung durch das Management gegeben ist, nicht haltbar ist (Yu et al. 2006, Steffan 2007, Lügen et al. 2008).

Auch im *ambulanten Bereich* kommen zunehmend innovative Formen der technikgestützten Pflegearbeit zum Einsatz insofern sich über eine computergestützte Dokumentation hinaus Verfahren eines *telenursing*, definiert als jegliche Form der pflegerischen Leistung, die elektronisch unterstützt, vollständig oder teilweise über größere Distanzen hinweg angeboten werden kann (vgl. Peck 2005), etablieren. Herkömmliche, etwa telefongestützte Ansätze (vgl. Tammelleo 2006, Burke 2007, Proctor 2007) werden dabei zunehmend durch komplexere, computergestützte Technologien und Verfahren angereichert (Rosenthal 2006, Young et al. 2007). Unterstützt durch verschiedene Varianten eines *telemonitoring* (vgl. Mischke/Meyer 2007) lassen sich auf diese Weise z. B. virtuelle Visiten durchführen, die expertengestützte Empfehlungen an Patienten und Angehörige über weite Strecken hinweg ermöglichen (Magnusson et al. 2004, Hemmila 2006, Wälivaara et al. 2009). In den USA hat sich diese Form des telehomecare weitgehend etabliert (Coiera 2003). Erhebungen weisen darauf hin, dass ca. 40% der häuslichen Pflegevisiten ohne direkte körperliche Untersuchung erfolgen und daher auch als virtuelle Pflegevisite organisiert werden könnten (Wootton et al. 1998, Fetzer 2004). Die Effektivität der unterschiedlichen Varianten des telehomecare ist allerdings umstritten (z. B. Currell et al. 2000, Cariello 2003, Halstead et al. 2003, Moore et al. 2005, Barlow et al. 2007). Ebenso ist derzeit unklar, ob mit diesen Verfahren Gesundheitskosten reduziert werden können (vgl. Currell et al. 2000, Maheu et al. 2001, Magnusson/Hanson 2005).

Für die Zukunft sind weitere pflegerelevante Innovationen sowohl für den ambulanten wie für den stationären Kontext zu erwarten, die computergestützte assistive Technologien, »Smart Home Technologien« oder auch neue Technologien im Bereich der »Robotik« zur Verfügung stellen (vgl. Cowan/Turner-Smith 1999, Rialle et al. 2002, Stefanov et al. 2004, Suzuki et al. 2004, Magnusson/Hanson 2005, Rantz et al. 2005, Demiris/Hensel 2008).

Der vorliegende Beitrag diskutiert vor dem Hintergrund dieser wirkmächtigen Entwicklung einige Problemstellungen aus pflegewissenschaftlicher Perspektive und nutzt zur Explikation (Teil-)Ergebnisse eines konkreten Forschungsprojektes, das die Entwicklung, Implementierung und Evaluation Neuer Technologien zur Unterstützung von Selbstbestimmung und Lebensqualität in der häuslichen Umgebung älterer und alter Menschen im Rahmen des interdisziplinären niedersächsischen Forschungsverbundes »Gestaltung altersgerechter Lebenswelten« (GAL) zum Ziel hat.

Hintergrund

Die demographische und epidemiologische Entwicklung in Deutschland sowie ein zukünftig zu erwartender Mangel an informellen und professionellen Helfern motivieren dazu, neben weiteren Maßnahmen auch die voranschreitende Technikentwicklung für eine Unterstützung älterer und alter Menschen in der häuslichen Umgebung nutzbar zu machen. Ein wesentliches Ziel der Technikverwendung im häuslichen Umfeld älterer bis hochbetagter Menschen besteht darin, den Erhalt von Selbständigkeit im Alter bei ggf. zunehmender gesundheitlicher und/oder altersbedingter Beeinträchtigung zu unterstützen und damit Lebensqualität durch möglichst langen Verbleib in einer selbst gewählten Umgebung zu befördern (Kruse 1992, Mollenkopf 2008). Zugleich ergibt sich durch die Verwendung Neuer Technologien die Möglichkeit, den Erfordernissen eines modernen Gesundheitssystems auch im Bereich der häuslichen Versorgung entgegenzukommen. Rialle et al. (2002, 396) bringen diese doppelte Perspektive im Kontext der Entwicklung von »Health Smart Home«-Technologien (HSH) auf folgende Formel: »Thus, HSH projects have two inseparable but distinct general objectives [...] Patient-centered objective: To improve and enhance the quality of life of the elderly and the disadvantaged by the utilisation of technology in support of their ability to function independently within their local environment. Healthcare-centered objective: To increase the efficiency of care services through the use of technology to provide care to clients within their local environment.«

Die Entwicklung entsprechender Technologien wird derzeit europaweit durch eine finanzkräftige Förderung unter den Stichworten »Assistive Technologien«, »Ambient Assisted Living« (AAL) oder »Smart Home« vorangetrieben.[1] Das zunehmende Interesse an diesen Forschungs- und Entwicklungsfeldern dokumentiert sich an der steigenden Zahl von Publikationen, Kongressen und Netzwerkinitiativen. Ein markantes Kennzeichen entsprechender Aktivitäten besteht in der Regel darin, dass eine Technologieentwicklung und -erprobung in interdisziplinären und interprofessionellen Bezügen erfolgt. So kommen in den einschlägigen Projekten Vertreterinnen und Vertreter unterschiedlichster Bereiche und Berufe zusammen, z. B. Entwickler von Technik, Dienstleistungsunternehmen, Krankenkassen, Wohnungsbaugesellschaften und

---

[1] Vgl. zur Begriffsbestimmung z. B. Cowan/Turner-Smith (1999). »AAL« steht in der Regel für eine intelligente, bestenfalls unmerkliche Unterstützung von Alltagshandlungen. Während das Konzept »Assistive Technologien« die Unterstützung in gesundheitsrelevanten Bereichen des Lebens per definitionem vorsieht, ist die Integration von gesundheitsrelevanten Technologien in den Bereich der »Smart Home«-Entwicklung relativ neu (Rialle et al. 2002, Stefanov et al. 2004, VDE 2008).

Politiker sowie Wissenschaftler verschiedenster Fachrichtungen.[2] Dabei wird die Entwicklung Neuer Technologien für die häusliche Umgebung älterer und alter Menschen im deutschsprachigen Raum derzeit weitgehend unter Ausblendung pflegewissenschaftlicher Expertise vorgenommen.[3] Zwar zielt eine Vielzahl der Projekte auf die Entwicklung von Technologien, die eine Unterstützung in der Übergangsphase zwischen einer selbständigen Lebensführung und der Notwendigkeit der systematischen Unterstützung durch informelle bzw. professionelle Helfer ermöglichen soll und dabei in weiten Teilen auch pflegerelevante Aspekte fokussieren. Eine pflegefachliche Begleitung wird derzeit jedoch in erster Linie unter anwendungsorientierten Gesichtspunkten berücksichtigt, etwa zur Erprobung entsprechender Technologien unter praxisnahen Bedingungen (vgl. BMBF 2009). Diese Vorgehensweise berücksichtigt, dass neben den älteren Menschen selbst und ihren Angehörigen vor allem auch die professionell Pflegenden zur potentiellen Nutzergruppe der Neuen Technologien zu zählen sind. (Buhr 2009, Wälivaara et al. 2009, Meyer/Mollenkopf 2010). Der Anschluss an *pflegewissenschaftliche* Aspekte – etwa die Entwicklung technischer Innovationen unter Berücksichtigung der spezifischen Handlungslogik der professionellen Pflegearbeit – steht dagegen derzeit nahezu gänzlich aus. Entsprechende Bezüge würden nahe legen, dass jegliche Form der Unterstützung beeinträchtigter Menschen, ob personeller oder technischer Art, neben allgemeingültigen, d. h. in der Regel standardisierten Faktoren insbesondere auch die situativen und kontextuellen Besonderheiten des Einzelfalls zu berücksichtigen hat (vgl. ausführlich Remmers 2000, Hülsken-Giesler 2008).

Mit Blick auf technische Entwicklungen für ältere und alte Menschen formulieren Steinhagen-Thiessen et al. (2003) allgemeingültige Faktoren, die eine selbständige Nutzung telematischer Anwendungen in der häuslichen Umgebung ermöglichen sollen. Dazu zählen die zielgerichtete Konzeption der

---

2 Einige der wichtigsten abgeschlossenen und laufenden Projekte seien hier angeführt: Forschungsprojekt »SENTHA« (1997-2003, vgl. Friesdorf/Heine 2007), Forschungsprojekt »Assisted Living« (seit 2006, siehe URL http://www.eit.uni-kl.de/litz/assisted_living/index.html), Forschungsprojekt »ENABLE-AGE« (2002-2004, siehe URL http://www.enableage.arb.lu.se/), Forschungsprojekt »Tele-Reha« (1996-1998, vgl. Mix et al. 2000), Forschungsprojekt »ACTION« (1997-2000, vgl. Magnusson 2005), Forschungsanlage »INHAUS« (seit 2001, vgl. Grinewitschus 2007), Forschungsprojekt »TEKLA« (2005-2006, vgl. Jakobs et al. 2008), Forschungsverbund »FitForAge« (2007-2010, siehe URL: http://www.fit4age.org/), Forschungsprojekt »BETAGT« (2008-2010,
siehe URL: http://www.psychologie.uni-heidelberg.de/ae/apa/forschung/projekte/betagt.html), Forschungsverbund »GAL«
(siehe URL: http://www.altersgerechte-lebenswelten.de/index.php?id=21).

3 Im internationalen Raum dagegen ist eine pflegewissenschaftliche Expertise zunehmend in entsprechende Entwicklungen eingebunden (vgl. z. B. Magnusson 2005, Rantz et al. 2005, Demiris et al. 2008).

Dienstleistung einschließlich ausreichender materieller und personeller Ressourcen, eine einfache Bedienung des Equipments trotz Multifunktionalität, die Möglichkeit der Berücksichtigung individueller Beeinträchtigungen (etwa im sensorischen oder motorischen Bereich), ansprechendes und nicht stigmatisierendes Design, verständliche, kompetente und bedarfsgerechte Informationsangebote, bedarfs- und zielgruppengerechte Einführung und Unterstützung in der Nutzung sowie das Angebot von »Auffrischungs-Schulungen« im Verlauf der Nutzung. Als entscheidender Faktor für die Akzeptanz neuer Technologien auf Seiten der älteren und alten Menschen sowie der Angehörigen gilt jedoch der Einbezug dieser (potentiellen) Nutzergruppen in die Entwicklung der Technologien. Nur auf diese Weise ist eine hohe Wahrscheinlichkeit gegeben, dass die Neuen Technologien die spezifischen Bedarfe dieser potentiellen Zielgruppe treffen und im Handlungsfeld schließlich auch nachhaltig zur Anwendung kommen (Hanson et al. 2000, Andersson et al. 2002, Fisk 2003, Magnusson/Hanson 2004, 2005). Dabei ist die Heterogenität und Multidimensionalität des Alter(n)s sowohl auf der Ebene der körperlich-organischen Beeinträchtigungen (Mobilität, Sensorik, Sprache, Kognition) aber auch mit Blick auf die spezifischen Ressourcen und Bewältigungsstrategien älterer Menschen (Kompetenzen, Erfahrungen, Wissen, wirtschaftliche und soziale Verhältnisse) zu berücksichtigen. Biographische, wirtschaftliche und soziale Faktoren erhalten erhebliche Rückwirkungen auf Fragen der Techniknutzung, der Technikakzeptanz, sowie der Technikkompetenz.[4] In diesem Zusammenhang ist auch zu berücksichtigen, dass nicht davon ausgegangen werden kann, dass alle potentiellen Nutzer in gleichem Maße von der Verwendung Neuer Technologien in der Gesundheitsversorgung profitieren können (vgl. Magnusson/Hanson 2005, Rantz et al. 2005). In der Folge wird die Gestaltung individueller Lösungen etwa durch die Entwicklung modularer Ansätze gefordert, die es erlauben, Komponenten Neuer Technologien in Abhängigkeit von den je konkreten Bedingungen und Bedarfen der Nutzer immer wieder neu zu kombinieren (vgl. Mollenkopf et al. 2001, Rialle et al. 2002). Eine grundlegende Problematik ergibt sich in diesem Zusammenhang daraus, dass entsprechende technische Systeme heute nicht nur auf die Unterstützung älterer Menschen auf der Mikroebene der häuslichen Umgebung fokussieren, sondern darüber hinaus dazu genutzt wer-

---

4 Kruse (1992) macht schon sehr früh darauf aufmerksam, dass technische Entwicklungen vorzugsweise an den *Kompetenzen* älterer Menschen anzuknüpfen haben und nicht in erster Linie zur Kompensation von Defiziten zu nutzen sind. In Bezug auf seine gerontologische Bedeutung wird der heute sehr vielfältig verwendete Kompetenzbegriff bestimmt als: »die Fähigkeit eines Menschen zur Aufrechterhaltung oder Wiedererlangung eines selbstständigen, aufgabenbezogenen und sinnerfüllten Lebens in einer anregenden, unterstützenden und die selbstverantwortliche Auseinandersetzung mit Aufgaben und Belastungen fördernden Umwelt« (Kruse 1996, 292).

den sollen, Angehörigen und/oder professionellen Helfern (Telemonitoring) Informationen über die Befähigung zur Selbstversorgung und/oder den Gesundheitsstatus bereitzustellen. Neben datenrechtlichen Herausforderungen und grundlegenden ethischen Problemstellungen (vgl. dazu Remmers/Hülsken-Giesler 2007, 2011) ergibt sich das Problem, dass als Voraussetzung eines gelungenen Datenflusses über Neue Technologien eine computergerechte Abbildung der in Frage stehenden Phänomene in der häuslichen Umgebung älterer Menschen ermöglicht werden muss. Dazu wird in der Regel auf standardisierte Assessment- und Klassifikationssysteme zurückgegriffen, die eine binäre Codierung relevanter Informationen erlauben. Auf der einen Seite werden diese Systeme jedoch vorzugsweise aus bezugswissenschaftlichen Kontexten entlehnt (vgl. Bartholomeyczik/Halek 2009) und erlauben daher nur bedingt Rückschlüsse für pflege- oder angehörigenspezifische Fragestellungen. Auf der anderen Seite folgen entsprechende Klassifikationen in ihrem systematischen Aufbau allgemeingültigen Kriterien und werden damit der Besonderheit des Einzelfalls nicht immer gerecht. Die Aufgabe der Pflegewissenschaft besteht in diesem Zusammenhang einerseits darin, die entsprechenden Klassifikationssysteme in einer Weise weiterzuentwickeln, die es erlaubt, eine unzulässige standardisierte Zergliederung der Komplexität des alltäglichen Lebens älterer Menschen in der häuslichen Umgebung zu überwinden. Andererseits ist, vorzugsweise durch empirische Erhebungen, zu prüfen, welche Reichweite technische Unterstützungssysteme in der häuslichen Umgebung älterer Menschen erhalten sollten. Erste pflegewissenschaftliche Erkenntnisse weisen darauf hin, dass sowohl Pflegende als auch ältere Menschen für einen Mix von technischen und personellen Unterstützungssystemen plädieren. Pflegende begründen dieses Votum mit der Notwendigkeit, einen evtl. Versorgungsbedarf vor dem Hintergrund der kontextuellen Lebensbedingungen unmittelbar einzuschätzen und dabei auch sinnliche, z. B. taktile Aspekte der Problemsituation berücksichtigen zu können (vgl. Wakefield et al., 2004). Die älteren Menschen und ihre Angehörigen verweisen darauf, dass die Verantwortung für die Kontrolle und Bedienung von (medizin)technischen Geräte in der häuslichen Umgebung eindeutig der professionellen Pflege zukommen sollte (Lademann 2008, Wälivaara et al. 2009). In diesem Sinne werden entsprechende technische Unterstützungssysteme als eine Ergänzung, nicht jedoch als ein Ersatz der herkömmlichen Präsenzpflege verstanden (Wälivaara et al. 2009).

Anforderungen an Neue Technologien

Grundlegend kann heute von einer verhältnismäßig hohen Akzeptanz von technischen Innovationen sowohl auf der Seite der älteren Menschen (vgl. Wahl/Mollenkopf 2003, Demiris et al. 2004, Jakobs et al. 2008) als auch bei den professionell Pflegenden ausgegangen werden (Ammenwerth 2006, Yu et al. 2006). Dies gilt auch im Zusammenhang der Verwendung Neuer Technologien zur Unterstützung alltagsweltlicher sowie gesundheits- wie pflegespezifischer Aktivitäten (vgl. zusammenfassend Remmers/Hülsken-Giesler 2011). Die Akzeptanz Neuer Technologien in der häuslichen Umgebung älterer Menschen ist dabei allerdings an Voraussetzungen geknüpft: »Um akzeptiert und genutzt zu werden, müssen Technologien auf die spezifischen Bedürfnisse Älterer zugeschnitten sein, ohne dabei den Eindruck von ›Seniorentechnik‹ oder ›Behindertentechnik‹ zu vermitteln« (Mollenkopf 2008, 233).

Im Kontext dieser Debatte wird derzeit verstärkt das Konzept ›Obtrusiveness‹ (zu übersetzen mit ›Auffälligkeit‹, ›Aufdringlichkeit‹) diskutiert (vgl. Hensel et al. 2006, Courtney et al. 2007). Hensel et al. differenzieren vor dem Hintergrund einer Literaturanalyse zum Thema acht Dimensionen der »Auffälligkeit« von Technologien in der häuslichen Umgebung, die wiederum durch Subkategorien spezifiziert werden: *Physical Dimension* (›functional dependence‹, ›discomfort or strain‹, ›excessive noise‹, ›obstruction or impediment in space‹, ›aesthetic incongruence‹), *Usability Dimension* (›lack of user friendliness or accessibility‹, ›additional demands on time and effort‹), *Privacy Dimension* (›invasion of personal information‹, ›violation of the personal space of home‹), *Function Dimension* (›malfunction or suboptimal performance‹, ›inaccurate measurement‹, ›restriction in distance or time away from home‹, ›perception of lack of usefulness‹), *Human Interaction Dimension* (›threat to replace in-person visits‹, ›lack of human response in emergencies‹, ›detrimental effects on relationships‹), *Self-concept Dimension* (›symbol of loss of independence‹, ›cause of embarrassment or stigma‹), *Routine Dimension* (›interference with daily activities‹, acquisition of new rituals), *Sustainability Dimension* (›concern about affordability‹, ›concern about future needs and abilities‹). ›Auffälligkeit‹ ist demnach zu definieren als »a summary evaluation by the user based on characteristics or effects associated with the technology that are perceived as undesirable and physically and/or psychologically prominent.« (Hensel et al. 2006, 430). Damit können keine allgemeingültigen Aussagen zur »Aufdringlichkeit« von Technologien in der häuslichen Umgebung gemacht werden. Vielmehr macht sich diese kumulativ an einer Reihe von Aspekten fest, die der Nutzer, ggf. unter Einfluss weiterer Akteure (Angehörige, professionelle Helfer etc.) vor dem

Hintergrund der jeweils subjektiven Präferenzen und individuellen Lebensgewohnheiten bewertet.

Andererseits wird darauf hingewiesen, dass eine abschließende Bewertung im konkreten Fall über diese technikbezogenen Faktoren hinaus von pragmatischen Überlegungen zur Notwendigkeit einer entsprechenden Technologie zum Erhalt einer selbständigen Lebensführung abhängt (Courtney 2006, Courtney et al. 2008). Die Wahrnehmung der Relevanz einer Technik für die Aufrechterhaltung einer autonomen Lebensführung entscheided demnach über die Akzeptanz. Damit erhalten Faktoren, anhand derer über den potentiellen Nutzen einer Technologie entschieden wird, eine herausragende Bedeutung. Als solche können gelten: die Selbstwahrnehmung von Gesundheit *(self perception of health)*, die körperliche Konstitution (*physical condition*), die mentale und emotionale Konstitution (*mental and emotional condition*), Erwartungen an das zukünftige Leben (*anticipatory living*), der Einfluss von Familie und Freunden (*the influence of family and friends*), der Einfluss von professionellen Helfern (*the influence of healthcare professionals*), die häusliche Umgebung (*the physical environment*), die jeweils konkrete Technologie (*the technology type*) sowie wahrgenommene Redundanzen in der Funktion von neuen Technologien (*the perceived redundancy of the technology*) (Courtney 2006; Courtney et al. 2008). Dabei stimmen die Selbsteinschätzungen der Befragten häufig nicht mit den Wahrnehmungen des personellen Umfeldes (z.B. Familie, professionelle Helfer) überein. Obwohl bei den Befragten z. T. erhebliche Einschränkungen im Bereich der Alltagskompetenzen dokumentiert sind, empfehlen sie einen Einsatz der diskutierten Neuen Technologien in erster Linie als Unterstützung für andere ältere Menschen.: »Acceptance of the technology could be an acknowledgement of their frailty to themselves and others. If so, older adults who might benefit the most from smart home technology would be the persons least likely to adopt it.« (Courtney et al. 2008, 200).

Intelligente Assistenzsysteme zur Unterstützung älterer Menschen in der häuslichen Umgebung – Ergebnisse einer Expertenbefragung in der Pflege

Die derzeitigen Bemühungen, technische Unterstützungssysteme für die häusliche Umgebung älterer Menschen zu entwickeln, fokussieren u.a. stark auf die Bereitstellung von computergestützten Erinnerungssystemen. Insbesondere die besonderen Herausforderungen, die sich durch Multimorbidität als eine alterstypische Erscheinung ergeben (vgl. Kuhlmey 2009), veranlassen dazu, techni-

sche Produkte zur Unterstützung des Gedächtnisses bereitzustellen. Diese dienen dazu, etwa das häufig komplexe Medikamentenmanagement älterer und
alter Menschen zu begleiten, die Sicherheit der Nutzer in der Haushaltsführung
zu unterstützen (z. B. Funktionsstatus elektrischer Geräte) oder die zeitliche
Orientierung (elektronische Kalender, Erinnerung an Termine) zu erleichtern
(vgl. Cheek et al. 2005, Mayhorn et al. 2005, eine Übersicht zum derzeitigen
Stand der Produktentwicklung findet sich bei Heek et al. 2008 und Lou et al.
2010). »Reminder systems are especially helpful to those with cognitive im-
pairments and can be used with medication administration. A reminder system
enables the seniors to feel in control of their daily activities and prevents acci-
dents from happening, resulting from not turning off the bath water or failing
to lock the doors.« (Ceek et al. 2005, 332f)

Ziel des interdisziplinär aufgestellten Niedersächsischen Forschungsver-
bunds Gestaltung altersgerechter Lebenswelten - Informations- und Kommunikationstechnik zur Gewinnung und Aufrechterhaltung von Lebensqualität,
Gesundheit und Selbstbestimmung in der zweiten Lebenshälfte (GAL, vgl.
Haux et al. 2008)[5] ist die Identifikation, Weiterentwicklung und Evaluation
neuer Verfahren der IuK-Technik für altersgerechte Lebenswelten. Drei konkrete Anwendungsszenarien dienen dabei als Rahmen für die Forschungsarbei-
ten: 1.) persönlicher Aktivitäts- und Haushaltassistent, 2.) Sensorbasierte Akti-
vitätsbestimmung sowie 3.) Sturzerkennung und -prädiktion. Anhand dieser
Szenarien werden exemplarisch assistierende Technologien zur Gestaltung
altersgerechter Lebenswelten entwickelt. Diese werden hinsichtlich der Zielsetzungen wie auch der Handhabbarkeit und Wirksamkeit evaluiert und hinsichtlich ihrer ökonomischen Wirkungen und der Akzeptanz in der breiteren Bevölkerung sowie weiterer Verbesserungsmöglichkeiten und Anwendungsfelder
eingeschätzt. Allen Anwendungsszenarien liegt dabei eine gemeinsame technische Basis zugrunde, die der Übertragbarkeit der technischen Bausteine auch
auf andere Anwendungsszenarien mit ähnlichen Anforderungen dient und bei
deren Entwicklung die Nachrüstbarkeit in bestehenden Wohnungen einen
Schwerpunkt darstellt. Darüber hinaus sollen die veränderten Anforderungen
an das Gesundheitswesen hinsichtlich neuer Versorgungsformen und der Integration des häuslichen Umfeldes in den Versorgungsprozess analysiert, anhand der Szenarien die Rahmenbedingungen für neue Produkte und neue Ar-

---

5 Der Niedersächsische Forschungsverbund »Altersgerechte Lebenswelten« bedankt sich beim
niedersächsischen Ministerium für Wissenschaft und Kultur für die Unterstützung aus Niedersächsischen Vorab Mitteln.
Für nähere Informationen zum Forschungsverbund siehe URL http://www.altersgerechte-
lebenswelten.de und Haux et al. (2008).

ten von Dienstleistungen für die Gestaltung altersgerechter Lebenswelten identifiziert und somit demografisch induzierte wirtschaftliche Entwicklungschancen eröffnet werden.

Ein Schwerpunkt des Forschungsverbundes liegt auf der Entwicklung und Erprobung eines elektronischen Assistenzsystems für die alltägliche Aktivitäten- und Haushaltsplanung. Das System soll eingesetzt werden, bevor bei den potentiellen Nutzern altersassoziierte Funktionsverluste fortgeschritten sind und damit eine Gewöhnung an die neue Unterstützungsform ermöglichen. Es richtet sich an Personen im mittleren Erwachsenenalter und soll den Anwender über einen möglichst langen Zeitraum begleiten. Die geplanten Assistenzfunktionen richten sich primär auf die Organisation, Strukturierung und Erinnerung an Termine und Aktivitäten und sollen damit der Förderung sozialer Partizipation und Selbstbestimmung dienen. Das Assistenzsystem erlaubt die Eingabe von einzelnen oder in regelmäßigen Abständen wiederkehrenden Aufgaben und Terminen, an die der Nutzer erinnert werden möchte. Die Erinnerungen werden abhängig von der Art des Termins, der Dringlichkeit, aber auch unter Berücksichtigung von Aspekten der Privatheit dargestellt (etwa bei Anwesenheit weiterer Personen in der häuslichen Umgebung). Die erinnerten Aktivitäten sollen vom Nutzer dann möglichst selbständig erledigt werden. Zusätzlich können auch Ereignisse im Haushalt überwacht und mitgeteilt werden, die eine Aktion des Bewohners erfordern (z. B. Funktionsstatus elektrischer Geräte). Ein vorrangiges Ziel besteht darin, die elektronische Unterstützung so zu gestalten, dass sie vom Anwender akzeptiert wird. Dies setzt voraus, dass die Nutzungsschnittstellen leicht bedienbar sind. Die technischen Systeme sollen sich unaufdringlich in die Wohnung des Nutzers integrieren und eine möglichst natürliche, einfache und ubiquitäre Interaktion und Kommunikation erlauben.

Die Etablierung innovativer Technologien dieser Art hängt einerseits, darauf verweisen zahlreiche Studien der letzten Jahre, von der Berücksichtigung der je konkreten lebensweltlichen Besonderheiten der (potentiellen) Nutzer ab. Neben der direkten Befragung der anvisierten Zielgruppen (dazu wurden Fokusgruppeninterviews und standardisierte Fragebogenerhebungen vorgenommen, vgl. dazu Hülsken-Giesler et al. 2010, Meis et al. 2010, Remmers/Hülsken-Giesler 2011) lassen sich relevante Aussagen auch über die Befragung von Experten generieren, die sich mit einschlägigen Fragestellungen vertiefend befassen. In diesem Zusammenhang wurden in einem explorativen Zugriff Experten aus dem Bereich der Pflegewissenschaft, der Pflegeforschung und der Pflegebildung befragt, die durch eine besondere Expertise im Bereich der häuslichen Versorgung älterer Menschen sowie der Technikentwicklung, -nutzung und -

bewertung in der Pflege ausgewiesen sind. Neben der Erhebung grundlegender Einschätzungen zur Relevanz Neuer Technologien im Kontext des pflegeberuflichen Handelns (Veröffentlichungen in Vorbereitung) sowie zu professionsspezifisch vorzuhaltenden Kompetenzen im Umgang mit Neuen Technologien (vgl. Hülsken- Giesler 2010b), bestand ein konkretes Ziel der Untersuchung darin, auf der Basis halbstrukturierter Interviews eine Anforderungsanalyse zur Feststellung von Bedürfnissen und Barrieren im Hinblick auf die Entwicklung eines Aktivitäts- und Haushaltsassistenten für die häusliche Umgebung älterer Menschen vorzunehmen. Im vorliegenden Beitrag werden die Ergebnisse zur Diskussion gestellt, die sich unmittelbar auf die Entwicklung und Implementierung von Aktivitäts- und Haushaltsassistenten für die häusliche Umgebung von Menschen in der zweiten Lebenshälfte beziehen.

Datenerhebung und Datenauswertung

Vor dem Hintergrund der beschriebenen Problemstellungen wurden zwischen November 2008 und März 2009 zehn leitfadengestützte Interviews mit einschlägigen Expertinnen und Experten aus den Bereichen Praxis, Forschung und Lehre durchgeführt. Alle befragten Expertinnen und Experten arbeiten im deutschsprachigen Raum.[6] Die Interviewdauer betrug zwischen 40 und 65 Minuten. Die Interviews wurden aufgrund der örtlichen Verteilung der Expertinnen und Experten als Telefoninterviews durchgeführt.[7] Die Datenerhebung

---

6 Im Einzelnen weisen die Befragten eine spezifische wissenschaftliche Expertise in den Schwerpunktbereichen »Pflege und Technik«, »Computereinsatz in der Pflege«, »High Tech Home Care«, »Pflegeinformatik« »Chronische Erkrankungen« und »Ambulante Versorgung in der Pflege« auf. Darüber hinaus wurden Expertinnen und Experten im Bereich der »Geriatrischen Rehabilitation« befragt.

7 Als zentrale Vorteile dieser Erhebungsmethode gelten 1. eine erhöhte Erreichbarkeit der Interviewpartner, 2. eine rasche Verarbeitungsmöglichkeit der erhaltenen Daten und 3. die Möglichkeit des raschen Ersatzes für Ausfälle (vgl. Atteslander 1995). Diese Vorteile werden jedoch in erster Linie mit Blick auf standardisierte Erhebungen diskutiert, bei denen etwa computerassistierte Telefoninterviews zum Einsatz kommen können (vgl. Fontana/Frey 1994, Potthoff et al. 2000). Im Kontext leitfadengestützter qualitativer Erhebungen ist die Relevanz dieser Erhebungsmethode neu zu diskutieren. Jedoch ist eine Datenerhebung über Telefoninterviews auch in diesem Zusammenhang durch ein knappes Reisebudget und ein enges Zeitfenster für die Erhebung zu legitimieren (vgl. Opdenakker 2006). Dies gilt insbesondere für Erhebungen, bei denen, wie im Kontext der hier thematisierten qualitativen Untersuchung, eine Befragung von Expertinnen und Experten vorgesehen ist, die weit über lokale Grenzen hinaus verstreut tätig sind (Mann/Stewart 2000). Vergleiche zwischen Telefon- und face-to-face-Interviews ergaben, dass die telefonische Befragung als eine praktikable und zuverlässige Methode der qualitativen Datenerhebung insbesondere dann gelten kann, wenn nicht zu erwarten ist, dass durch die Forschungsfrage erhebliche emotionale Reaktionen freigesetzt werden und wenn es durch die spezi-

erfolgte mittels halbstrukturierter Interviews. Dazu wurde ein Interviewleitfaden unter Beteiligung technischer und sozialwissenschaftlicher Projektpartner im Forschungsverbund GAL entwickelt.

Der Leitfaden ermöglichte einen thematischen Einstieg, der es den Befragten erlaubte, sich schrittweise in die Problemstellung hineinzudenken. Dazu wurden zunächst allgemeine Fragen zur aktuellen Relevanz der technischen Entwicklung für die häusliche Versorgung sowie zu Erfahrungen mit der Erfassung, Dokumentation und Weiterleitung von medizinisch-pflegerischen Daten in der professionellen Pflege formuliert. Sodann wurde den Befragten ein knapper Text vorgetragen, der es ermöglichen sollte, Szenarien der Unterstützung durch einen Aktivitäts- und Hauhaltsassistenten für allein lebende Menschen in der zweiten Lebenshälfte in der eigenen häuslichen Umgebung zu entwickeln. In einem nächsten Schritt wurde die Relevanz entsprechender Systeme für die Bereiche Gesundheit, Selbständigkeit und Freizeit erfragt. Weitere Fragen bezogen sich auf Empfehlungen für die Konzeption eines Ein- und Ausgabemodus für ein entsprechendes technisches System. Schließlich wurde um Einschätzung der Möglichkeiten und Grenzen technischer Assistenzsysteme zur Aktivitäts- und Haushaltsplanung für den Bereich der konkreten häuslichen (Selbst-) Versorgung gebeten. Die Dokumentation der Experteninterviews erfolgte einerseits durch die Anfertigung von Notizen des Interviewers während der telefonischen Befragung, andererseits wurden die Gespräche nach Erklärung des Einverständnisses der jeweiligen Interviewpartner mit Hilfe eines digitalen Aufnahmegerätes konserviert. Die Auswertung der Daten erfolgte mittels zusammenfassender Inhaltsanalyse (Mayring 2008).

Ergebnisse

Vor dem Hintergrund einer knappen, noch recht unspezifischen Skizzierung des verhandelten Projektgegenstandes wurden die Expertinnen und Experten zunächst danach befragt, ob ein computergestützter Aktivitäts- und Haushaltsassistent die häuslichen Aktivitäten von Menschen in der zweiten Lebenshälfte sinnvoll unterstützten kann.[8] Dazu formulieren die Expertinnen und Experten

---

fische Erhebungsmethode nicht zum Ausschluss potentiell relevanter Interviewpartner kommt (Aquilino 1992, Sobin et al. 1993, Greenfield et al. 2000, Sturges/Hanrahan 2004). Diese Bedingungen sind im Kontext der hier thematisierten Untersuchung erfüllt, da sich die Fragestellung auf eine wissenschaftliche Expertise der Expertinnen und Experten bezieht und alle angefragten Interviewpartner über einen Telefonanschluss verfügen.

8 Als Gesprächsimpuls wurde durch den Interviewer folgende Formulierung vorgetragen: »Stellen Sie sich bitte technische Unterstützungssysteme in Form interaktiver, insbes. akustischer Syste-

zunächst gegenläufige, grundsätzliche Positionen: Eine erste Position besagt: *Ein Bedarf an entsprechenden Technologien besteht durch die zunehmende Vergesslichkeit, insbesondere aber auch durch die zunehmende Anzahl an zu erinnernde Daten und Tätigkeiten im fortschreitenden Alter. Technische Hilfsmittel erscheinen hier sinnvoll insbesondere in Ergänzung informeller Unterstützungsarrangements. Die Akzeptanz entsprechender technischer Systeme steigt, wenn das Wissen um die Nutzung »in der Familie bleibt«.* Eine gegenläufige Position besagt: *Entsprechende Technologien erscheinen für ältere Menschen in der häuslichen Umgebung weniger sinnvoll. Hier sollten eher andere, nichttechnische Unterstützungssysteme greifen, Technik ist nur die zweitbeste Lösung. Der Einsatz entsprechender Technologien ist bei jüngeren, etwa (körper-)behinderten Menschen, die selbständig in der eigenen häuslichen Umgebung leben wollen sehr sinnvoll, da hier die Bereitschaft, Akzeptanz und Kompetenz im Umgang mit neuen technischen Systemen viel eher gegeben ist.* Schließlich wird eine dritte Position vertreten: *Die Form, welche technische Systeme annehmen, ist entscheidend dafür, ob diese sinnvoll zum Einsatz kommen. Damit erhalten Fragen der Mensch-Maschine-Schnittstelle sowie der Möglichkeit, die Systeme an bestehende Gewohnheiten anzupassen eine zentrale Bedeutung.*

Grundsätzliche Bedenken gegenüber technischen Systemen dieser Art wurden in zwei Richtungen geäußert: zum einen bestehe die Gefahr, dass menschliche Unterstützung durch technische Geräte ersetzt werden kann. Darüber hinaus könnte die kontinuierliche Verwendung elektronischer Erinnerungssysteme mit einer Abnahme der kognitiven Leistungsfähigkeit der Nutzer einhergehen.

Neben diesen grundsätzlichen Ausführungen können sich die befragten Expertinnen und Experten eine sinnvolle Anwendung eines Aktivitäts- und Haushaltsassistenten in folgenden relevanten Lebensbereichen älterer Menschen vorstellen: *Soziale Kontakte, Unterstützung bei der Nahrungsaufnahme, Sicherheit in der häuslichen Umgebung, administrative Terminverwaltung, Gesundheit, Ausscheidung, Bewegung und Haushalt.*

Konkrete Unterstützungsmöglichkeiten durch ein entsprechendes Assistenzsystem sehen die Befragten in folgenden Bereichen: *Soziale Kontakte* (Rückmeldung bei Angehörigen, Verwaltung und Erinnerung an Termine der alltäglichen Lebensführung: Geburtstage, Hobbys, private Treffen, Tagesgestaltung), *Nahrungsaufnahme* (insbes. Erinnerung an Trinken (Trinkgewohnheiten, Trinkmenge) ggf. auch Essen, Diäten), *Weitere administrative Termine* (Bank-

---

me (also kleinste Mikrophone und Lautsprecher) vor, die, computerbasiert, eine häusliche Selbstsorge älterer Menschen unterstützen. D. h., Nutzer könnten z. B. über akustische Befehle ausgesuchte Elemente bzw. Aspekte des häuslichen Lebens steuern«.

termine, finanzielle Angelegenheiten), *Sicherheit* (Abschalten von Energiequellen im Haushalt, Schließen von Fenstern und Türen), *Gesundheit* (Erinnerung an Arzttermine und weitere Gesundheitsdienstleistungen, Medikamenteneinnahme (ggf. in Vernetzung mit professionellen Dienstleistern), Krankheits- und Versorgungsmanagement, therapeutisches Regime (z.b. Diäten), Krankheitsbewältigung, Gefahrenerkennung (z.b. Vitalzeichenkontrolle), *Ausscheidung* (Kontinenztraining, Toilettengang), *Bewegung* (therapeutische Bewegungsübungen), *Haushalt* (Müllabfuhr, Reinigungsintervalle im Haushalt).

Einen direkten Benefit technisch gestützter Erinnerungssysteme für professionelle Helfer (z.b. Hausarzt, Facharzt, Pflegedienst) sehen die Befragten vor allem in den Aspekten *Medikamenteneinnahme, Kontakt mit Angehörigen und Personal Digital Assistent System*. Einige Experten legen nahe, dass über (ausbleibende) Reaktionen auf Erinnerungsmeldungen grundsätzlich eine Rückmeldung an externe Akteure (Angehörige, professionelle Helfer) erfolgen sollte. Darüber hinaus wird vorgeschlagen, entsprechenden Systeme als »Just in case-Unterstützung« insbes. für Haushalte zu nutzen, in denen noch keine professionelle Unterstützung eingebunden ist. Onlinegestützt könnte auf diese Weise eine Beratung zu gesundheits- und pflegerelevanten Fragen in Anspruch genommen werden.

Um konkretere Informationen über geeignete Benutzerschnittstellen zwischen älteren Menschen und Aktivitäts- und Haushaltsassistenten zu erhalten wurde im Folgenden nach geeigneten Interaktionsmöglichkeiten (akustisch, visuell, taktil) mit den technischen Systemen gefragt. Grundsätzlich geben die befragten Expertinnen und Experten zu bedenken, dass diese Frage *nutzerspezifisch* zu beantworten ist. Zu berücksichtigen sind z. B. die jeweilige Wohnsituation, die je konkreten körperlichen (z. B. Sinnesleistungen) und/oder kognitiven Möglichkeiten bzw. Einschränkungen und insbesondere die Lebensgewohnheiten der Nutzer etwa mit Blick auf technische Vorlieben und Technikerfahrung. Vor diesem Hintergrund wird empfohlen, möglichst *viele Benutzerschnittstellen* bereitzustellen, eine *Kombination verschiedener Benutzerschnittstellen* zu ermöglichen und insbesondere für eine *Einbindung der (potentiellen) Nutzer* schon in der Phase der Entwicklung zu sorgen.

Mit Blick auf konkrete Benutzerschnittstellen kommen die Experten zu folgenden Einschätzungen:

Vibration als *taktile Benutzerschnittstelle* wird als sinnvolles sehr unaufdringliches Element beschrieben, das insbesondere für ältere und alte Menschen nicht bedrohlich oder störend wirkt. Es wurde von guten Erfahrungen mit taktil-haptischen Interfaces bei Kindern und Erwachsenen berichtet. Es wäre zu prüfen, wie diese Elemente von älteren Menschen angenommen werden. Touchscreen-Verfahren stellen eine sinnvolle *visuelle Benutzerschnittstelle* dar. Denkbar ist demnach, dass eine Interaktion über einen Monitor erfolgt und bekannte Personen (z. B. Angehörige) als »virtuelles Gegenüber« genutzt werden, um Erinnerungsfunktionen zu übernehmen. Problematisch erscheint jedoch die Installation von Monitoren in jedem Zimmer einer häuslichen Umgebung – hier werden Akzeptanzprobleme auf Seiten der älteren Menschen erwartet. »Lichtspiele« werden als weniger geeignete Schnittstelle beschrieben, da sie ggf. zu uneindeutigen Erinnerungsimpulsen führen. Der Einsatz von Lichtelementen sollte daher auf wenige, stimmungsvolle Aspekte beschränkt werden. Die Akzeptanz *akustischer Benutzerschnittstellen* hängt, den Einschätzungen der Experten folgend, grundsätzlich von technischen Details ab. Akustische Interaktion darf nicht aufdringlich sein, sie muss angenehme Impulse setzen, sie darf nicht zu laut und nicht zu leise sein, sie muss ein- und abschaltbar sein. Zu vermeiden sind insbesondere schrille Geräusche – jegliche als unangenehm empfundene Akustik wird demnach vom Nutzer früher oder später abgeschaltet. Akustische Erinnerungssysteme die mit Sprache arbeiten, erscheinen den Befragten weniger geeignet. Wenn der Erinnerungsimpuls über Sprache erfolgen soll, dann ist insbesondere bei älteren Menschen die eigene Stimme des Nutzers zu verwenden. Jegliches Gefühl der Fremdsteuerung (insbes. durch artifizielle Impulse) führt demnach zu einer Ablehnung bei den Nutzern. Schnittstellen über natürliche Geräusche (Erinnerungsimpuls z. B. über Vogelzwitschern, Wasserrauschen etc.) halten die Befragen für nicht alltagstauglich.

Differenziert man nun zwischen Fragen der Dateneingabe und der Informations- bzw. Erinnerungsausgabe, wird folgende Einschätzung geäußert:

Die *Dateneingabe* (d. h., welche Termine und Aktivitäten sollen wann und in welcher Priorität erinnert werden) sollte *über Sprache und/oder über manuelle Schnittstellen* (z. B. Computertastatur) erfolgen. Eine Eingabe über sprachliche Erkennung, die von fest im Raum installierten Mikrophonen aufgenommen oder gar dauerhaft dokumentiert wird, ist für einige Experten allerdings kaum vorstellbar, da bei Anwesenheit mehrerer Personen in der häuslichen Umgebung ggf. die Privatsphäre des Nutzers nicht gewahrt bleibt. Ein System dieser Art würde demnach kaum Akzeptanz finden.

Auch die *Informations- bzw. Erinnerungsausgabe* sollte möglichst unaufdringlich erfolgen. Hier wird etwa vorgeschlagen, dass eine *initiale, unspezifische Aufmerksamkeit* etwa durch taktile (Vibration) oder visuelle (Licht) Impulse erzeugt wird, die *konkrete Erinnerung bzw. Information dann visuell* (per Monitor) *oder akustisch* (über Sprache) erfolgt. Dabei sollte der initiale Impuls immer körpernah und möglichst unauffällig erfolgen. Dazu könnten Gegenstände genutzt werden, die in der Lebenswelt der Nutzer bereits integriert sind

(z. B. Uhr, Brosche, Hörgerät o. ä.). Körpernahe Erinnerungsimpulse sollten an peripheren Extremitäten erfolgen, also insbesondere nicht am Kopf.

Die *Akzeptanz körpernah zu tragender Erinnerungssysteme* macht sich demnach an folgenden Faktoren fest: Einsicht der Nutzer in den potentiellen Nutzen/Benefit bzw. in die Notwendigkeit der technischen Unterstützung; Größe und Gewicht des Systems, Unauffälligkeit im Alltagsgebrauch; Bedienerfreundlichkeit; Eindruck, dass kein zusätzlicher Schaden verursacht werden kann (z.B. Stolperfallen).

Um die individuellen Vorlieben und Gewohnheiten der potentiellen Nutzer berücksichtigen zu können, empfehlen die Experten verschiedene Angebote zu entwickeln und zu testen. Im je konkreten Fall ist dann zu entscheiden, welches System zum Einsatz kommen kann und wie es getragen werden sollte. Alternativ wird die Integration entsprechender Systeme in einen PC oder in die Fernbedienung eines Fernsehgerätes vorgeschlagen.

Mit Blick auf die Überlegung, Erinnerungen und Informationen über dauerhaft im Raum fixierte Systeme zu transportieren (Monitor, Lautsprecher, Mikrofone), sehen die Befragten die Gefahr, dass fest installierte Systeme an Überwachungssysteme erinnern und insbesondere bei der gegenwärtigen Generation der älteren Menschen keine Akzeptanz finden. Auch in diesem Zusammenhang wird auf die konkreten Gewohnheiten potentieller Nutzer verwiesen (wenn etwa ein Fernsehgerät oder ein PC häufig genutzt wird, kann daran direkt angeknüpft werden).

Uneinheitlich bewerten die befragten Experten die Frage, welcher Personenkreis die Dateneingabe in das System eines Aktivitäts- und Haushaltsassistenten vornehmen sollte. In diesem Zusammenhang werden verschiedene Argumente vorgetragen: ›*Nur der Nutzer selbst sollte das System bedienen, da er ja als selbständig gilt*‹; ›*Diese Frage muss zwischen den beteiligten Akteuren (Nutzer, Angehörige, professionelle Helfer u. a.) ausgehandelt werden*‹; ›*Die Frage ist in Abhängig von der Situation und Befindlichkeit des Nutzers (körperliche, kognitive Leistungsfähigkeit, Relevanz des sozialen Unterstützungssystems, Kontakte zu professionellen Helfern) zu entscheiden*‹; ›*Alle Personen, die an der häuslichen Versorgung beteiligt sind (Ärzte, Pflegende etc.), sollten Zugriff auf das System haben*‹; ›*Angehörige sollten lediglich unterstützend wirken, da man mit technischen Systemen sehr vertraut sein muss um sie angemessen zu bedienen*‹.

Diskussion der Ergebnisse

Elektronisch gestützte Erinnerungssysteme können in pflegewissenschaftlicher Perspektive, das muss als ein zentrales Ergebnis der Expertenbefragung gelten, eine selbstbestimmte Lebensführung älterer und alter Menschen, aber auch jüngerer, etwa körperlich oder geistig behinderter Menschen in der eigenen häuslichen Umgebung unterstützen. Die befragten Experten bestätigen die Einschätzung, dass es sich bei der vorgelegten Problemstellung um einen relevanten, aber vernachlässigten Aspekt der Pflegearbeit handelt. Konkret sehen sie Bedarfe für einen persönlichen Aktivitäts- und Haushaltsassistenten in den Lebensbereichen soziale Kontakte, Nahrungsaufnahme, Sicherheit, Terminverwaltung, Gesundheit, Ausscheidung, Bewegung und Haushalt. Der erfolgreiche Einsatz entsprechender Systeme ist jedoch an Voraussetzungen geknüpft. In erster Linie wird hier die Berücksichtigung der Lebensgewohnheiten und individuellen Bedarfe und Präferenzen der Nutzer angemahnt. Dazu sind einerseits diese schon in die Phase der Entwicklung entsprechender Technologien einzubeziehen. Andererseits sind die Systeme an die je konkrete Wohnsituation, an Kompetenzen und Einschränkungen und insbesondere an biographisch begründete Technikgewohnheiten und –erfahrungen der Nutzer anzupassen. Vor diesem Hintergrund wird empfohlen, möglichst viele Benutzerschnittstellen bereitzustellen und die Kombination verschiedener Benutzerschnittstellen zu ermöglichen. Die Experten empfehlen, dass eine Dateneingabe in einen persönlichen Aktivitäts- und Haushaltsassistenten über Sprache oder über eine Computertastatur erfolgen sollte. Die Informations- bzw. Erinnerungsausgabe sollte möglichst unaufdringlich erfolgen. Hier wird ein zweistufiges Vorgehen vorgeschlagen in dem eine initiale, unspezifische Aufmerksamkeit durch taktile oder visuelle Impulse erzeugt wird und die konkrete Erinnerung bzw. Information dann visuell oder akustisch erfolgt. Der initiale Impuls sollte dabei körpernah möglichst über Systeme erfolgen, die in der Lebenswelt der Nutzer integriert sind und an peripheren Extremitäten getragen werden können. Die Frage, welcher Personenkreis die Dateneingabe in das System eines Aktivitäts- und Haushaltsassistenten vornehmen sollte wird uneinheitlich bewertet. Hier konkurrieren Argumente des Datenschutzes bzw. der Wahrung der Privatsphäre mit der Vorstellung, dass ein entsprechendes System die Vielfalt der Interessen und Perspektiven der sozialen Umgebung des Nutzers abbilden sollte.

Kritisch äußern sich die Befragten aber auch zu den möglichen Konsequenzen des Technologieeinsatzes. Diese, darauf verweist auch der einschlägige Diskurs, sind bislang kaum systematisch untersucht (Heek et al. 2007). Auf der Mikroebene der alltagsweltlichen Nutzung von elektronischen Erinnerungssystemen bleibt z. B. konkret zu evaluieren, ob diese Technologien tatsächlich eine Hilfe darstellen oder vielleicht in mancher Hinsicht sogar zur Belastung werden können. Nicht alle Älteren sind z. B. im Umgang mit Technik gleichermaßen vertraut. Technik, darauf verweisen Mollenkopf und Kaspar (2004), kann schlimmstenfalls zu neuen Benachteiligungen und neuen sozialen Ungleichheiten führen. Überdies stellen sich Fragen nach den Rückwirkungen der Technikverwendung auf die sozialen Interaktionen zwischen den Nutzern und informellen wie professionellen Unterstützungssystemen. Sollte der Einsatz von elektronischen Erinnerungssystemen dazu führen, dass die Kommunikationsdichte zwischen den Akteuren abnimmt, müsste dies als kontraproduktiver Effekt der Technikverwendung gelten.

Grundlagentheoretische Reflexionen verweisen darauf, dass der semantische Kern des Technikbegriffs im Begriff der technischen Regel zu verorten ist: »›Technik‹ bezieht sich nicht primär auf Artefakte, sondern ist als Reflexionsbegriff über die Regelhaftigkeit des Handelns zu verstehen.« (Grunwald 2002, 38) Konkreter heißt dies:»In der Möglichkeit des ›Immer-wieder‹ steckt der semantische Kern des Technikbegriffs. In der Verwendung des Technikbegriffs wird darauf reflektiert, inwiefern dieses ›Immer-wieder‹ sich durchhalten lässt und inwiefern die nahe gelegte Regelhaftigkeit umgesetzt werden kann. Kurz gesagt: In der Rede über Technisches reflektieren wir die *Möglichkeiten und Grenzen der Konstruktion von Situationsinvarianzen.*« (ebd., 41, Hervorhebungen im Original)

Technische Artefakte, wie sie etwa auch im Kontext der hier geführten Debatte zur Diskussion stehen, fokussieren in diesem Sinne in einer technisch-determinierten Perspektive auf die alltagsweltlichen Problemlagen älterer und alter Menschen. Hier liegt eine grundsätzliche Problematik eines systematischen Technikeinsatzes in sozialen und insbesondere auch pflegerischen Bezügen (vgl. ausführlich Hülsken-Giesler 2008). In Frage steht also, ob jene ›Konstruktion von Situationsinvarianzen‹ im Kontext der Entwicklung von AAL-Technologien die Vielfältigkeit der alltags- und lebensweltlichen Zusammenhänge älterer und alter Menschen in der häuslichen Umgebung abzubilden vermag.

Fazit und Ausblick

Neue Technologien können einen wichtigen Beitrag zur Aufrechterhaltung einer selbstbestimmten Lebensführung älterer und alter Menschen leisten. Das Potential dieser Entwicklungen für den häuslichen Bereich ist dabei noch längst nicht ausgeschöpft (Friesdorf/Heine 2007). Dies gilt einerseits mit Blick auf die

Gestaltung von Alltagstechniken, die derzeit noch unzureichend den Bedarfen und Präferenzen älterer Menschen angepasst sind (Mollenkopf et al. 2000). Technologien dieser Art fokussieren überdies häufig auf die Kompensation bestehender Defizite statt an den vorhandenen Kompetenzen älterer Menschen anzuschließen. Darüber hinaus stellt sich die Frage des Zugangs zu entsprechenden Neuen Technologien, der, wie mittlerweile empirisch gezeigt werden konnte, wesentlich von sozioökonomischen, gesundheits- und bildungsbezogenen Variablen und Aspekten der Berufs- und Arbeitserfahrung abhängig ist (vgl. Czaja et al. 2006).

Demiris/Hensel (2008) weisen vor dem Hintergrund einer Übersicht zum weltweiten Stand der »Smart Home«-Entwicklung darauf hin, dass die Entwicklung Neuer Technologien derzeit vorzugsweise auf die Unterstützung der körperlichen und funktionalen Gesundheit abhebt. Dagegen erfahren etwa Fragen der sozialen Interaktion noch sehr geringe Aufmerksamkeit. In pflegewissenschaftlicher Perspektive ist zu betonen, dass sich jegliche Form der Unterstützung beeinträchtigter Menschen, ob personeller oder technischer Art, vorzugsweise auf die Folgen einer gesundheitlichen oder altersbedingten Einschränkung im je konkreten lebensweltlichen Zusammenhang zu beziehen hat. Fragt man etwa danach, »Was soll unterstützt werden?«, »Welche Daten sollen zur Unterstützung kommuniziert werden?« treten damit die derzeitig prominent diskutierten Aspekte objektiv messbarer Daten und/oder funktionaler Beeinträchtigungen des täglichen Lebens in den Hintergrund. Neben diesen Faktoren gewinnen dagegen jene Aspekte an Relevanz, die die situative und kontextuelle *Bedeutung der konkreten Lebenssituation für den Betroffenen* markieren. Denn an die individuelle Deutung der Lebenssituation durch den älteren Menschen selbst hat jegliche Unterstützungsleistung anzuknüpfen. Fragen dieser Art sind jedoch vorzugsweise auf der Ebene der sozialen Interaktion auszuhandeln (vgl. ausführlich Remmers 2000, Hülsken-Giesler 2008). Mit Blick auf die Entwicklung von Aktivitäts- und Haushaltsassistenten und ebenso weiterer Neuer Technologien für die häusliche Umgebung älterer Menschen ist damit eben dieser Aspekt der Ermöglichung von Interaktion mit der sozialen Umwelt voranzutreiben. »The concept of smart homes is relatively new and requires research to address important questions, including those of health outcomes, clinical algorithms to indicate potential health problems, user perceptions and acceptance, and ethical implications« notieren Demiris und Hensel (2008, 35) mit Blick auf relevante Forschungsfragen im Zusammenhang mit der Entwicklung Neuer Technologien für die häusliche Umgebung. Ethische Fragen stellen sich demnach insbesondere mit Blick auf die Aspekte: *Privacy, Informed Consent, Autonomy, Lack of Human Touch, Medicalization of the Home Environ-*

ment, und Obsrusiveness (Demiris/Hensel 2009, Remmers/Hülsken-Giesler 2011). Hinzuzufügen ist diesen Herausforderungen die Frage nach den sozialen Konsequenzen auf der Mikroebene der Techniknutzung.

Konkretere pflegewissenschaftliche Forschungsbedarfe im Zusammenhang mit dem Einsatz von Aktivitäts- und Haushaltsassistenten in der häuslichen Umgebung älterer Menschen ergeben sich durch die Frage, wie eine externe Reaktion (etwa durch Pflegedienste) bei Hinweisen auf unterbliebene Aktivitäten im Anschluss an relevante Erinnerungshinweise sichergestellt werden kann. In diesem Zusammenhag sind z. B. Dienstleistungsmodelle zu entwickeln und zu evaluieren, die eine verlässliche und angemessene Reaktion der Umwelt auf entsprechende Situationen garantieren. Schließlich hat sich die berufliche Pflege den Herausforderungen der Technologieentwicklung zu stellen um diese durch angemessene und kompetente Leistungsangebote in das berufliche Handeln zu integrieren. Um dabei nicht erneut Prozessen einer ›deputization‹ zu unterliegen, sondern die pflegespezifischen Belange schon im Prozess der Technikentwicklung einzubringen, sind Pflegepraxis und Pflegewissenschaft dringend aufgefordert, ihre Erwartungen und Ansprüche an die Entwicklung und Gestaltung innovativer Technologien frühzeitig zu formulieren und wirksam zur Geltung bringen.

Literatur

Abbott, P. A.,/Brocht, D. (2001): Challenges for Data Management in Long-Term Care. In: V. K. Saba/ K. A. McCormick (Eds.): Essentials of Computers for Nurses. 3rd ed. New York, 357–364.

Alexander, G. L./Wakefield, D. S. (2009): Information Technology Sophistication in Nursing Homes. Journal of the American Medical Directors Association, 10(6), 398–407.

Ammenwerth, E. (2006): The Nursing Process and information technology. In: M. Habermann/L. R. Uys (Eds.): The Nursing Process. A Global Concept. Edinburgh [u.a.]: Elsevier Churchill Livingstone, 61–75.

Andersson, N.-B./Hanson, E./Magnussion, L. (2002): Views of family carers and older people of information technology. Britsh Journal of Nursing, 11, 827–831.

Aquilino, W. S. (1992): Telephone Versus Face-to-Face Interviewing for Household Drug Use Surveys. International Journal of the Addictions, 27(1), 71–91.

Atteslander, P. (1995): Methoden der empirischen Sozialforschung. 8. bearb. Aufl. Berlin, New York: de Gruyter.

Badura, B./ Feuerstein, G. (1996): Systemgestaltung im Gesundheitswesen. Zur Versorgungskrise der hochtechnisierten Medizin und den Möglichkeiten ihrer Bewältigung. Weinheim, München. Juventa.

Barlow, J./Singh, D./Bayer, S./Curry, R. (2007): A systematic review of the benefits of home telecare for frail elderly people and those with long-term conditions. Journal of Telemedicine and Telecare, 13(4), 172–179.

Barnard, A./Cushing, A. (2001): Technology and historical inquiry in nursing. In: R. C. Locsin (Ed.): Advancing Technology, Caring and Nursing. Westport/ Connecticut: Auburn House, 12–21.

Bartholomeyczik, S./Halek, M. (Hg.) (2009): Assessmentinstrumente in der Pflege. Möglichkeiten und Grenzen. 2., aktualisierte Auflage. Hannover: Schlütersche.

BMBF – Bundesministerium für Bildung und Forschung (2009): »Assistenzsysteme im Dienste des älteren Menschen«. Steckbriefe der ausgewählten Projekte in der BMBF-Fördermaßnahme »Altersgerechte Assistenzsysteme für ein gesundes und unabhängiges Leben – AAL«. Online im Internet unter URL: http://www.aal-deutschland.de/deutschland/dokumente/steckbriefsammlung_aal.pdf-2 (01.02.2010)

Buhr, R. (2009): Die Fachkräftesituation in AAL- Tätigkeitsfeldern. Perspektive Aus- und Weiterbildung. Berlin: Institut für Innovation und Technik in der VDI/VDE-IT.

Burke, J. (2007): Fielding calls, finding answers. Registered Nurse Journal, 19(2), 11.

Czaja, S. J./Charness, N./Fisk, A. D./Hertzog, C./Nair, S. N./Rogers, W. A./Sharit, J. (2006): Factors predicting the use of technology: Findings from the center for research and education on aging and technology enhancement (CREATE). Psychology and Aging, 21, 333–352.

Cariello, F. (2003): Computerized telephone nurse triage: An evaluation of service quality and cost. Journal of Ambulatory Care management, 26(2), 124–137.

Cheek, P./Nikpour, L./ Nowlin, H. D. (2005): Aging Well With Smart Technology. Nursing Administration Quarterly, 29(4), 329–338.

Coiera, E. (2003): Guide to health informatics (2nd ed.). New York: Oxford University Press.

Courtney, K. L. (2006): Privacy and senior adoption of assistive technology in residential care. PhD Dissertation, University of Missouri, Columbia.

Courtney, K. L./Demiris, G./Rantz, M./Skubic, M. (2008): Needing smart home technologies: the perspective of older adults in continuing care retirement communities. Informatics in Primary Care, 16(3), 195–201.

Courtney, K. L./Demiris, G./Hensel, B. K. (2007): Obtrusiveness of information-based assistive technologies as perceived by older adults in residential care facilities: A secondary analysis. Medical Informatics and the Internet in Medicine, 32(2), 241–249.

Cowan, D./Turner-Smith, A. (1999): The Role of Assistive Technology in Alternative Models of Care for Older People. In: The Royal Commission on Long Term Care with Respect to Old Age. Research Vol. 2, Appendix 4. London: The Stationery Office, 325–346.

Currell, R./Urquhart, C./Wainwright, P./Lewis, R. (2000): Telemedicine versus face to face patient care: effects on professional practice and health care outcomes. Cochrane Database of Systematic Reviews 2000, Issue 2. Art. No.: CD002098.

Demiris, G./Rantz, M. J./Aud, M. A./ Marek, K. D./Tyrer, H. W./Skubic, M./Hussam, A. A. (2004): Older adults' attitudes towards and perceptions of ›smart home‹ technologies: a pilot study. Medical Informatics and the Internet in Medicine, 29(2), 87–94.

Demiris, G./Hensel, B. K. (2008): Technologies for an Aging Society: A Systematic Review of »Smart Home« Applications. Methods of Information in Medicine, 47(1), 33–40.

Demiris, G./ Hensel, B. K./Skubic, M./Rantz, M. (2008): Senior residents' perceived need of and preferences for »smart home« sensor technologies. International Journal of Technology Assessment in Health Care, 24(1), 120–124.

Demiris, G./Hensel, B. K. (2009): »Smart Homes« for Patients at the End of Life. Journal of Housing for the Elderly, 23, 106–115.

Fetzer, S. (2004): Telehealth monitoring. A new nursing tool. Nursing News, 28(2), 15.

Fisk, M. J. (2003): Social Alarms to Telecare: Older People's Services in Transition. Bristol: The Policy Press.

Fontana, A./Frey, J.H. (1994): Interviewing: The Art of Science. In: N. K. Denzin/Y. S. Lincoln (Eds.): Handbook of Qualitative Research. Thousand Oaks, CA: Sage, 361–376.

Friesdorf, H./Heine, A. (Hg.) (2007): sentah – seniorengerechte Technik im häuslichen Alltag. Ein Forschungsbericht mit integriertem Roman. Berlin [u. a.]: Springer.

Greenfield, T. K./Midanik, L. T./Rogers, J. D. (2000): Effects of Telephone versus Face-to-Face Interview Modes on Reports of Alcohol Consumption. Addiction, 95(20), 277–284.

Grinewitschus, V. (2007): Vernetzung optimieren. In: Electronic Home, Jahrbuch 2007, 159–161.

Grunwald, A. (2002): Das Technische und das Nicht-Technische. Eine grundlegende Unterscheidung und ihre kulturelle Bedeutung. In: G. Banse/B. Meier/H. Wolffgramm (Hrsg.): Technikbilder und Technikkonzepte im Wandel – eine technikphilosophische und allgemeintechnische Analyse. Karlsruhe: Forschungszentrum Karlsruhe, 37–48.

Halstead, L. S./Dang, T./Elrod, M./Convit, R. J./Rosen, M. J./Woods, S. (2003): Teleassessment compared with line assessment of pressure ulcers in a wound clinic: A pilot study. Advances in Skin Wound Care, 16(2), 91–96.

Hanson, E./Tetley, J./Shewan, J. (2000): Supporting family carers using interactive multimedia. British Journal of Nursing, 9, 713–719.

Haux, R. et al. (2008): Niedersächsischer Forschungsverbund Gestaltung altersgerechter Lebenswelten (GAL) – Informations- und Kommunikationstechnik zur Gewinnung und Aufrechterhaltung von Lebensqualität, Gesundheit und Selbstbestimmung. Zeitschrift für Gerontologie und Geriatrie, 41(1), 19–21.

Heek, S./Hensel, C./Kühnle, E./Külz, S./Lützau-Hohlbein, H. v./Mollenkopf, H./Oswald, F./Pieper, R./Rienhoff, O./Schweizer, R. (2007): Technische Unterstutzung bei Demenz. Bern: Huber.

Hemmila, D. (2006): High tech at home. Remote monitoring extends nurses' reach. In: Nurseweek, 13(8), 26–27.

Hensel, B. K./Demiris, G./Courtney, K. L. (2006): Defining Obtrusiveness in Home Telehealth Technologies: A Conceptual Framework. Journal of the American Medical Informatics Association, 13(4), 428–431.

Hogan, W. P. (2004): Review of pricing arrangements in residential aged care: final report. Canberra: Commonwealth of Australia.

Hübner, U./Sellemann, B./Flemming, D./Genz, M./Frey, A. (2008): IT-Report Gesundheitswesen. Schwerpunkte eBusiness im Gesundheitswesen und Pflegeinformationssysteme. Schriftenreihe des Niedersächsischen Ministeriums für Wirtschaft, Arbeit und Verkehr, Hannover.

Hülsken-Giesler, M. (2010a): Modernisierungsparadoxien der beruflichen Pflege im 21. Jahrhundert. In: Kreutzer, S. (Hg.): Transformationen pflegerischen Handelns. Institutionelle Kontexte und soziale Praxis vom 19. bis zum 21. Jahrhundert. Göttingen: Universitätsverlag Osnabrück bei Vandenhoek & Ruprecht unipress, 155–175.

Hülsken-Giesler, M. (2010b): Technikkompetenzen in der Pflege – Anforderungen im Kontext der Etablierung Neuer Technologien in der Gesundheitsversorgung. In: Pflege & Gesellschaft. 15(4), 330–352.

Hülsken-Giesler, M./Meis, M./Gövercin, M./Költzsch, Y./Hein, A./Marschollek, M./Remmers, H. (2010): Bedarfserhebung zur Entwicklung assistiver Technologien für pflegebedürftige und sturzgefährdete Patienten – pflegewissenschaftliche Implikationen. In: Tagungsband 3. Deutscher AAL-Kongresses 2010, Paper 16.5. Berlin, Offenbach: VDE.

Hülsken-Giesler, M. (2008): Der Zugang zum Anderen. Zur theoretischen Rekonstruktion von Professionalisierungsstrategien pflegerischen Handelns im Spannungsfeld von Mimesis und Maschinenlogik. Göttingen: Universitätsverlag Osnabrück bei Vandenhoek & Ruprecht unipress.

Hülsken-Giesler, M. (2007a): Pflege und Technik – Annäherung an ein spannungsreiches Verhältnis. Zum gegenwärtigen Stand der internationalen Diskussion. 1. Teil. Pflege, 20(2), 103–112.

Hülsken-Giesler, M. (2007b): Pflege und Technik – Annäherung an ein spannungsreiches Verhältnis. Zum gegenwärtigen Stand der internationalen Diskussion. 2. Teil. Pflege, 20(3), 164–169.

Hülsken-Giesler, M. (2006): Die Pflege und die Sprache der Wissenschaft. In: Abt-Zegelin, A./Schnell, M. W. (Hrsg.): Die Sprachen der Pflege. Interdisziplinäre Beiträge aus Pflegewissenschaft, Medizin, Linguistik und Philosophie. Hannover: Schlütersche, 79–87.

Jakobs, E.-M./Lehen, K./Ziefle, M. (2008): Alter und Technik. Studie zu Technikkompetenzen, Techniknutzung und Technikbewertung älterer Menschen. Aachen: Apprimus Verlag.

Klein, B./Gaugisch, P./Stopper, K. (2008): »Pflege 2015«: Neue Arbeitsanforderungen und zukünftige Qualifizierungsbedarfe. Abschlussbericht Fraunhofer Institut Arbeitswirtschaft und Organisation im Auftrag der Hans-Böckler Stiftung und der Dienstleistungsgewerkschaft verdi. Online im Internet unter URL: http://www.boeckler.de/pdf_fof/S-2006-896-4-1.pdf (06.10.2008).

Kruse, A. (1992): Altersfreundliche Umwelten: Der Beitrag der Technik. In: B. Baltes/J. Mittelstraß (Hrsg.): Zukunft des Alterns und gesellschaftliche Entwicklung. Berlin [u. a.]: Walter de Gruyter, 668–694.

Kruse, A. (1996): Alltagspraktische und sozioemotionale Kompetenz. In: M. Baltes/L. Montada (Hrsg.): Produktives Leben im Alter. Frankfurt/M.: Campus, 290–322.

Kuhlmey, A. (2009): Multimorbidität und Pflegebedürftigkeit im Alter – Herausforderungen für die Prävention. Pflege & Gesellschaft 14(4), 293–305.

Lademann, Julia (2008): Intensivstation zu Hause. Pflegende Angehörige in High-Tech Home Care. Bern: Huber.

Lou, R. C./Giuliano, A./Mulvenna, M. D. (2010): State of the Art in Electronic Assistive Technologies for People with Dementia. In: Mulvenna, M. D,/Nugent, C. D. (eds.): Supporting People with Dementia Using Pervasive Health Technologies. London: Springer, 23–35.

Lügen, M./Gerber, A./Rupprecht, C./Lauterbach, K. (2008): Effizienz der computergestützten Dokumentation in Pflegeheimen – eine Pilotstudie. Pflegezeitschrift, 6, 334–339.

Magnusson, L. (2005): Designing a responsive support service for family carers of frail older people using information and communication technology. Göteborg: Acta Universitatis Gothoburgensis.

Magnusson, L./Hanson, E./Borg, M. (2004): A literature review study of Information and Communication Technology as a support for frail older people living at home and their family carers. Technology and Disability, 16, 223–235.

Magnusson, L./Hanson, E. (2004): Working together with older people and their family carers to research and develop responsive ICT support services. Health Telematics Journal, 10, 83–88.

Magnusson, L./Hanson, E. (2005): Supporting frail older people and their family carers at home using information and communication technology. Cost analysis. Journal of Advanced Nursing, 51(6), 645–657.

Maheu, M. M./Whitten, P./Allen, A. (2001): E-health, telehealth, and telemedicine. A guide to start-up and success. San Francisco: Jossey-Bass.

Mann, C./Stewart, F. (2000): Internet communication and qualitative research. London: Sage.

Mayhorn, C. B./Lanzolla, R. V./Wogalter, M. S. (2005): Personal Digital Assistants (PDAs) as Medication Reminding Tools: Exploring Age Differences in Usability. Gerontechnology, 2005, 4(3), 128–140.

Mayring, P. (2008). Qualitative Inhaltsanalyse. Grundlagen und Techniken. 10., neu ausgestattete Aufl. Weinheim: Beltz

Meis, M./Fleuren, T./Meyer, E. M./Heuten, W. (2010): Nutzerzentrierte Konzeptentwicklung des Persönlichen Aktivitäts- und Haushaltsassistenten: Methodologie und erste Ergebnisse. In: Tagungsband 3. Deutscher AAL-Kongress 2010, Paper 16.4. Berlin, Offenbach: VDE.

Meyer, S./Mollenkopf, H. (Hrsg.) (2010): AAL in der alternden Gesellschaft – Anforderungen, Akzeptanz und Perspektiven: Analyse und Planungshilfe. Berlin: VDE.

Mischke, C./Meyer, M. (2007): Telematik und Pflege – im Sinne von User Involvement eine Chance? In: D. Groß/E.-M. Jakobs (Hrsg.): E-Health und technisierte Medizin. Neue Herausforderungen im Gesundheitswesen. Berlin: LIT-Verlag, 175–192.

Mix, S./Borchelt, M./Nieczaj, R./Trilhof, G./Steinhagen-Thiessen, E. (2000): Telematik in der Geriatrie – Potentiale, Probleme und Anwendungserfahrungen. Zeitschrift für Gerontologie und Geriatrie, 33, 159–204.

Mollenkopf, H. (2008): Neue technische Entwicklungen und Erhalt der Selbständigkeit im Alter. In: A. Kuhlmey/D. Schaeffer (Hrsg.): Alter, Gesundheit und Krankheit. Bern: Huber, 225–244.

Mollenkopf, H./Kasper, R. (2004): Technisierte Umwelten als Handlungs- und Erlebensräume älterer Menschen. In: G. M. Backes/ W. Clemens/H. Künemund (Hg.): Lebensformen und Lebensführung im Alter. Wiesbaden: VS Verlag für Sozialwissenschaften, 193–221.

Mollenkopf, H./Mix, S./Gäng, K./Kwon, S. (2001): Alter und Technik. In: Deutsches Zentrum für Altersfragen (Hg.): Expertisen zum Dritten Altenbericht der Bundesregierung. Band 1: personale, gesundheitliche und Umweltressourcen im Alter. Opladen: Leske und Budrich, 253–440.

Mollenkopf, H./Meyer, S./Schulze, E./Wurm, S./Friesdorf, W. (2000): Technik im Haushalt zur Unterstützung einer selbstbestimmten Lebensführung im Alter. Das Forschungsprojekt »sentha« und erste Ergebnisse des Sozialwissenschaftlichen Teilprojekts. Zeitschrift für Gerontologie und Geriatrie, 33, 155–168.

Moore, R./Britton, B./Chetney, R. (2005): Wound care using interactive telehealth. Home Health Care Management Practice, 17(3), 203–212.

Mor, V. (2005): Improving the Quality of Long-Term Care with Better Information. The Milbank Quarterly, 83(3), 333–364.

Opdenakker, R. (2006): Advantages and Disadvantages of Four Interview Techniques in Qualitative Research. Forum Qualitative Social Research (Online Journal), 7(4), Art. 11. Available at URL: http://www.qualitativeresearch.net/fqs-texte/4-06/06-4-11-e.htm (15.01.2009).

Peck, A. (2005): Changing the face of standard nursing practice through telehealth and telenursing. In: Nursing Administration Quarterly, 29(4), 339–343.

Potthoff, P./Müller, U./von Törne, I. (2000): Quantitative Erhebungsverfahren in der pflegewissenschaftlichen Forschung. In: B. Rennen-Allhoff/D. Schaeffer (Hrsg.): Handbuch Pflegewissenschaft. Weinheim, München: Juventa, 133–157.

Proctor, P. (2007): Telematics in Health and Nursing: The United Kingdom NHS Experience. In: A. Barnard/R. Locsin (eds.): Technology and Nursing. Practice, Concepts and Issues. New York: Palgrave Macmillan, 91–108.

Rantz, M. J./Marek, K. D./Aud, M./Tyrer, H. W./Skubic, M./Demiris, G./Hussam, A. (2005): A technology and nursing collaboration to help older adults age in place. Nursing Outlook, 53(1), 40–45.

Remmers, H./Hülsken-Giesler, M. (2011): Technology Acceptance of e-Health in Nursing: International Research Status, Recent Survey Results and Subsequent Ethical Issues. In: Ziefle, M. (Ed.): Human-Centered Design of E-Health Technologies. Vol. 4: Social and Ethical Aspects. Hersehy, New York: Medical Information Science Reference, pp. 154–178.

Remmers, H./Hülsken-Giesler, M. (2007): Zur Technisierung professioneller Pflege - Entwicklungsstand, Herausforderungen, ethische Schlussfolgerungen. In: D. Groß/E.-M. Jacobs (Hrsg.): E-Health und technisierte Medizin. Neue Herausforderungen im Gesundheitswesen. Berlin: LIT-Verlag, 193–212.

Remmers, H. (2000): Pflegerisches Handeln. Wissenschafts- und Ethikdiskurse zur Konturierung der Pflegewissenschaft. Bern: Huber.

Rialle, V./Duchene, F./Noury, N./Bajolle, L./Demongeot, J. (2002): Health »Smart« Home: Information Technology for Patients at Home. Telemedicine Journal and e-Health, 8(4), 395–409.

Rosenthal, K. (2006): Tech update: Enjoy »smarter« patient monitoring. Nursing Management, 37(5), 52.

Sandelowski, M. (2000): Devices and Desires: Gender, Technology and American Nursing. Chapel Hill, London: University of North Carolina.

Sobin, C./Weissman, M. M./Goldstein, R. B./Adams, P./Wickramaratne, P./Warner, V./ Lish, J. D. (1993): Diagnostic Interviewing for Family Studies: Comparing Telephone and Face-to-Face Methods for the Diagnosis of Lifetime Psychiatric Disorders. Psychiatric Genetics, 3(4), 227–333.

Steffan, S. (2007): Einstellungssache IT-gestützte Pflegedokumentation? Ergebnisse einer empirischen Untersuchung. In: PRInterNet, 02, 94–101.

Stefanov, D. H., Bien, Z./Bang, W.C. (2004): The Smart House for Older Persons and Persons Whith Physical Disabilities: Structure, Technology, Arrangements, and Perspectives. IEEE Transactions on Neural and Rehabilitation Systems Engenering, 12(2), 228–250.

Steinhagen-Thiessen, E./Mix, S./Vogt, A. (2003): Technikakzeptanz bei älteren Menschen – Warum Informations- und Kommunikationstechnologie bei Älteren nur ankommt, wenn sie sich den Gegebenheiten des Alter(n)s anpasst. In W. Niederlag/H.U. Lemke/A. Bondolfi/O. Rienhoff (Hrsg.): Ethik & Informationstechnik am Beispiel der Telemedizin. Dresden: Health Academy, 136–147.

Sturges, J./Hanrahan, K. J. (2004): Comparing Telefone and face-to-face qualitative interviewing: a research note. Qualitative Research, 4(1): 107–118.

Suzuki, R./Ogawa, M./Otake, S./Izutsu, T./Tobimatsu, Y./Izumi, S.-I. et al. (2004): Analysis of activities of daily living in elderly people living alone: Single-subject feasibility study. Telemedicine Journal and e-Health, 10(2), 260–276.

Tammelleo, A. (2006): »Telefon triage« is »risky business« for nurses. Nursing Law's Regan Report, 46(10), 2.

VDE (2008): Intelligente Assistenz-Systeme - im Dienst für eine reife Gesellschaft. VDE-Positionspapier. Online im Internet unter URL:

http://www.vde.com/de/infocenter/seiten/details.aspx?eslshopitemid=bf0cf8cb-33a9-4769-
    94b5-4fb960138ad3 (Stand 20.06.2010)

Wagner, C./van Merode, G. G./van Oort, M. (2003): Costs of quality management systems in
    long-term care organizations: an exploration. Quality Management in Healthcare, 12,
    106–114.

Wälivaara, B.-M./Andersson, S./Axelsson, K. (2009): Views on Technology among people in
    Need of Health Care at home. International Journal of Circumpolar Health, 68(2), 158–
    169.

Wahl, H. W./Mollenkopf, H. (2003): Impact of Everyday Technology in the Home Environ-
    ment on Older Adults' Quality of Life. In: N. Charness/K. W. Schaie (Eds.): Impact of
    Technology on Successful Aging. New York, 215–241.

Wakefield, B./Holman, J./Ray, A./Morse, J./Kienzle, M. (2004): Nurse and patient preferences
    for telehealth home care. Geriatric Times, V(2), 27–30.

Wootton, R./Loane, M./Mair, F./Moutray, M./Harrisson, S./Sivananthan, S./Allen,
    A./Doolittle, G./McLernan, A. (1998): The potential for telemedicine in home nursing.
    Journal of Telemedicine and Telecare, 4(4), 214–218.

Young, N. L./Barden, W./McKeever, P. et al. (2007): Taking the call-bell: a qualitative evalua-
    tion of Tele-HomeCare for children. Health & Social Care in the Community, 14(3), 231–
    241.

Yu, P./Qiu, Y./Crookes, P. (2006): Computer based nursing documentation in nursing homes:
    a feasibility study. Studies in health technology and informatics, 122, 570–574.

Heiner Friesacher

Macht durch Steuerung – zur Kybernetisierung von Pflege und Gesundheit

Einleitung

Gegenwärtige Entwicklungen im Gesundheitswesen der westlichen Industrie-nationen sind durch ähnliche Trends gekennzeichnet. Demographische Verän-derungen, die Zunahme chronisch-degenerativer Erkrankungen und Entwick-lungen im medizinischen und pharmakologisch-technischen Bereich führen zu neuen Herausforderungen und erweiterten Handlungsoptionen bei gleichzeitig scheinbar knapper werdenden Ressourcen. Das führt dazu, dass in Zukunft (und auch wohl schon heute) nicht mehr alle Versorgungsleistungen für jeden Bürger uneingeschränkt zur Verfügung stehen. Die Akteure im Gesundheitswe-sen arbeiten jetzt schon unter sich ständig verschärfenden Knappheitsbedin-gungen und müssen ihre Leistungen mehr oder weniger offen und verdeckt, direkt und indirekt rationieren (vgl. Borchers & Tolle 2009). Das dahinter ste-hende moralphilosophische Problem und auch die durchaus kritisierbare These von der unaufhaltsamen Kostenexplosion sollen in dieser Studie nicht weiter vertieft werden. In diesem Beitrag soll es primär um eine von Foucault inspi-rierte Kritik eines zentralen Ansatzes der Gesundheitsversorgung gehen: die Prozesssteuerung und -optimierung innerhalb der Idee des New Public Mana-gement und des Konzeptes des Managed Care. Unter diesem Ansatz lassen sich sowohl Steuerungsprozesse auf der Makro-Ebene wie Disease-Management-Programme (DMP) als auch institutionelle Konzepte wie Clinical Pathways und individuelle Steuerungsformen wie das Case Management und der Prozess der Pflege subsumieren. Als theoretische Basis und gemeinsamer Rahmen dieser Ansätze ist die Kybernetik zu identifizieren. Diese in den 40er und 50er Jahren des letzten Jahrhunderts entwickelte mathematisch-technische Großtheorie lässt sich in alle Bereiche des Mensch Seins übertragen, somit geraten alle Di-mensionen des Humanen in den Sog einer kybernetischen Modellierung. Im

Folgenden soll aufgezeigt werden, wie die Kybernetisierung des Menschen zu Subjektivierungsprozessen führt und wie mittels Steuerung und Feedback-Mechanismen eine Macht ausgeübt wird, die autoritären Herrschaftsstrukturen und deren disziplinierenden Praktiken in nichts nachsteht. Dazu werden zunächst einige Überlegungen zur Kritikform und Machtanalytik von Foucault dargelegt. Daran schließt sich eine kurze Rekonstruktion der Kybernetik als Universalwissenschaft an. In dem folgendem Abschnitt wird dann die Kybernetisierung der Pflege und Gesundheit aufgezeigt und die damit verbundene Subjektkonzeption. In den weiteren Ausführungen werden dann die verschiedenen Steuerungsansätze einer kritischen Analyse unterzogen. Dabei zeigt sich die allen Konzepten gemeinsame Idee der Menschenführung, die letztlich einer Aufrechterhaltung der Ordnung und der Durchsetzung einer neoliberalen Gouvernementalität Vorschub leistet.

Foucaults Analytik der Macht – Kritik als Praxis

Kritik ist ein konstitutives Merkmal menschlicher Praxis. Jegliches Handeln beruht auf normativen Unterscheidungen und damit auf der Möglichkeit von Kritik. Die vielen Frage- und Problemstellungen, die sich daraus ergeben, z.B. woher die Maßstäbe der Kritik gewonnen werden, ob Kritik sich auf universell gültige, externe Wertmaßstäbe oder auf die existierenden Normen der Gemeinschaft beziehen sollte und ob Kritik ein konstruktives Moment enthalten oder doch eher auf der Negativität von Kritik beharren sollte, diese Fragen sind jüngst an anderer Stelle ausgiebig diskutiert worden (vgl. Jaeggi & Wesche 2009, Forst u.a. 2009). In dieser Untersuchung soll es um eine ganz bestimmte Perspektive und Art der Kritik gehen. Aus der Vielzahl der Varianten kritischer Theorie erscheint uns die Foucaultsche Kritikform als besonders geeignet für die Analyse und Kritik von Prozessen im humanwissenschaftlichen und Gesundheitsbereich. Die Stärke des Ansatzes liegt erstens in der Machtanalyse und der großen Praxisnähe, zweitens in der möglichen Verbindung mit und Anschlußfähigkeit an normativ gehaltvolle Varianten kritischer Theorie, die gemeinsam das Potential der Kritik erhöhen (vgl. Friesacher 2008, Honneth 2007).

Foucaults Werk hat mehr als 25 Jahre nach seinem Tod eine enorme Strahlkraft erlangt und wird nicht nur in der Philosophie, sondern vor allem in den Sozial-, Kultur- und Geisteswissenschaften fruchtbar rezipiert. Auch die Pflegewissenschaft hat Anschluss an Foucault gefunden und nutzt die Ansätze vor allem zur Analyse und Kritik diskursiver Praktiken und Techniken der Disziplinierung (vgl. Friesacher 2008, 2004, Schroeter 2004). Die Foucaultsche Kritikform läßt sich als eine bestimmte Art der Analyse beschreiben, wobei der Gegenstand aus einem neuen, oftmals überraschenden und provokativen Blickwinkel betrachtet wird. Dabei betont Foucault den Charakter der Kritik als lokale und partikulare, denn die globalen, ganzheitlichen Theorien haben eher eine hemmende Wirkung, »jede Wiederaufnahme in Kategorien der Totalität hat in Wirklichkeit einen Bremseffekt gehabt«. Die lokale Kritik ist für Foucault dezentral und autonom und bedarf zur »Bestätigung der eigenen Gültigkeit nicht der Billigung eines allgemeinen Normensystems« (Foucault 1978: 58–59).

Seine Untersuchungen bezeichnet Foucault selbst als Analytik der Macht und nicht als Theorie, in der streng nominalistischen Perspektive besitzt die Macht kein Wesen und auch keinen Substanzkern, gleichwohl lassen sich allgemeine und generalistische Aussagen in Foucaults Werk finden (vgl. Foucault 1995). Trotz des lokalen Charakters der Kritik sind die Untersuchungen durchaus breiter zu lesen, so ist die Studie »Überwachen und Strafen« über Gefängnisse und die moderne Strafjustiz eine groß angelegte Gesellschafts- und Institutionenkritik (Foucault 1994) und die Geschichte der Gouvernementalität (Foucault 2004 u. 2004a) ist als eine scharfe Kritik am Neoliberalismus und des damit untrennbar verbundenen Subjektmodells zu interpretieren.

Besonderes Augenmerk legt Foucault auf die Subjektivität und das Selbst. Galt er lange Zeit als ein Theoretiker, der das Subjekt in den Strukturen der Gesellschaft zum Verschwinden bringen wollte, so hat sich dieses Bild spätestens mit der Veröffentlichung der Vorlesungen am Collège de France und seiner Gouvernementalitätskonzeption verändert. Für Foucault ist das Subjekt nicht Anfang sondern Effekt von verschiedenen Praktiken (Saar 2009: 251ff, vgl. 2003, Geuss 2003). Foucaults Machtanalytik erfährt durch die Erweiterung des Zusammenhangs zwischen Macht, Subjektivität und Staat eine große Anwendungsbreite, die sich vor allem in der Beschreibung und Kritik von Fremdbestimmung, Menschenführung und Freiheitsbeschränkungen zeigt. Der weitgehende Verzicht auf normative und moraltheoretische Begründungen enthebt von Ansprüchen, die Maßstäbe der Kritik begründen zu müssen, sondern erlaubt Kritik als Praxis mit dem Ziel, »die Wahrheit auf ihre Machteffekte hin zu befragen und die Macht auf ihre Wahrheitsdiskurse«, die Kritik hat die Funktion der »Entunterwerfung« (Foucault 1992: 15).

Als eine für die Gesundheitsbereiche zentrale Meta-Theorie, die ihren Zenit eigentlich schon längst überschritten hat, kann die Kybernetik angesehen werden. Dieser universelle Theorieansatz, und das ist die These dieser Untersuchung, erlebt im Human- und Gesundheitsbereich eine nicht zu unterschätzende Renaissance. Die Kybernetik lässt sich als neue Herrschaftstechnologie bezeichnen, die eine »autonome Welt von Dispositiven« darstellt, »die mit dem

kapitalistischen Projekt, insofern es ein politisches Projekt ist, eine Einheit
bilden [...] Die kybernetische Hypothese ist also eine politische Hypothese, eine
neue Fabel, welche die liberale Hypothese seit dem zweiten Weltkrieg endgültig
verdrängt hat. Im Gegensatz zu jener schlägt sie vor, die biologischen, physischen und sozialen Verhaltensweisen als voll und ganz programmiert und neu
programmierbar zu betrachten« (Tiqqun 2007: 12–13).

Die Idee der Kybernetik als Universalwissenschaft

Begriffsklärungen und Definitionen

Der ursprünglich griechische Begriff bedeutet soviel wie Steuermann und Steu-
ermannskunst, und damit sind lenken und regieren ebenso gemeint wie ganz
allgemein die Kunst der Handlungssteuerung oder Handlungsregelung. Philo-
sophie- und wissenschaftsgeschichtlich als älteste Belege gelten Platons Dialog
›Kleitophon‹ und ›Politeia‹, in Anlehnung an diese Texte verwendete Ampére
1834 das Wort ›cybernétique‹ zur Bezeichnung der Regierungskunst (Stachowiak 1992: 182). Der heute sehr populäre Begriff ›governance‹ geht auf den gleichen Wortstamm zurück und bezeichnet ebenfalls lenken. Im Französischen
wie im Englischen wird seit der Neuzeit mit government / gouvernement die
Regierungstätigkeit bezeichnet (vgl. Brand 2004: 111ff).

Der Kernbereich der Kybernetik meint eine formale Theorie der geregelten
dynamischen Systeme, wobei kreisrelationale Funktionsabläufe eine Anglei-
chung von Ist- an Soll-Werte leisten. Die Verbindung mit der Informationsthe-
orie führt zur Kybernetik im engeren Sinne, während die Ergänzung um ein-
zelwissenschaftliche und technische Aspekte die Kybernetik im weiteren Sinne
darstellt Stachowiak (1992: 183, vgl. Hagner & Hörl 2008).

Aufstieg und Fall der kybernetischen Idee – ein Abriss

Mit ihrem universalistischen Programm verfolgt die Kybernetik in der Mitte
des 20. Jahrhunderts die Überwindung der Grenzen zwischen Natur- und Geisteswissenschaften, mit ihrer Hilfe soll die Trennung von Erklären und Verstehen, von Subjekt und Objekt aufgehoben werden. Während Anhänger die Förderung des interdisziplinären Denkens und die Verbindung von Theorie und
Praxis positiv hervorheben (Stachowiak 1992: 185, vgl. Günther 2002), setzt
eine frühe Kritik an den Leitvorstellungen der Kybernetik mit ihren Grundbegriffen der Information, Steuerung und Rückkoppelung an und sieht darin den

Ausdruck einer totalen Technisierung des Denkens. So konstatiert Heidegger: »Es bedarf keiner Prophetie, um zu erkennen, daß die sich einrichtenden Wissenschaften alsbald von der neuen Grundwissenschaft bestimmt und gesteuert werden, die Kybernetik heißt. Diese Wissenschaft entspricht der Bestimmung des Menschen als des handelnd-gesellschaftlichen Wesens. Denn sie ist die Theorie der Steuerung des Planens und Einrichtens menschlicher Arbeit« (Heidegger 1969: 64).

Und in der Tat steht die Kybernetik für eine neue (Seins)Art der Technik, die nicht mehr nur Arbeit verrichtet sondern Informationen maschinell prozessiert. Diese Denkmaschinen verbinden technische mit geistigen Prozessen. In einer Sprache mit den Zentralbegriffen Information, Kommunikation, Rückkoppelung und Steuerung verschmilzt Erkennen (episteme) und Handeln (techné im Sinne von poiesis, also herstellen) und schafft einen Brückenschlag zwischen den verschiedenen Wissenschaftskulturen. So lassen sich alle Bereiche menschlichen Lebens in der Sprache der Kybernetik modellieren. Diese »Kybernetisierung des Menschen« restrukturiert das Humane mit technisch-mathematischen Grundbegriffen, der Mensch wird als komplexer Funktionsmechanismus aufgefasst, der sich von Maschinen nicht grundsätzlich unterscheidet (Hörl & Hagner 2008: 10 u. 11). Die Analogisierung von Mensch und Maschine und im Besonderen von Gehirn und Rechenmaschine bzw. Computer, diese Grundfigur des Denkens finden wir auch heute in neueren Technologien. So gibt es Forschungsprogramme zur kompletten Verschmelzung von Mensch und Computer mit der Zielsetzung, emotionale Zustände und kognitive Fähigkeiten zielgerichtet zu manipulieren und für situative Erfordernisse zu optimieren (Kogge 2008: 937). Schon in den 50er Jahren des letzten Jahrhunderts lässt sich eine Kybernetisierung der Transzendentalphilosophie ausmachen, wenn Gehirne als eine kaum verstandene Art von Rechenmaschine dargestellt werden und die seit Descartes getroffene Unterscheidung zwischen Subjekt und Objekt durch die moderne Maschinentheorie in Form der Kybernetik in Zweifel gezogen wird (vgl. Günther 1980). Somit teilt die Kybernetik das Ziel der Überwindung der traditionellen Philosophie mit einem ihrer schärfsten Kritiker, denn auch Heidegger geht es in seiner Fundamentalontologie um eine komplette Neuausrichtung der philosophischen Grundlagen.

Als wichtiger Meilenstein in der Etablierung und Verbreitung der Kybernetik können die Macy-Konferenzen angesehen werden, die im Zeitraum von 1946 bis 1953 in New York stattfanden. Auf diesen Tagungen trafen sich interdisziplinär denkende Wissenschaftler, denen es um einen Brückenschlag zwischen Natur- und Geisteswissenschaften ging. Dabei ging es von Beginn an um eine theoretische Neufassung sozialer Phänomene. Während Norbert Wiener,

einer der Gründerväter der Kybernetik, eine bessere Gesellschaft nach dem
Schrecken des zweiten Weltkriegs und die Überwindung der ›zwei Kulturen‹ in
der Wissenschaft mit Hilfe der Kybernetik anstrebte, formulierte schon 1940
der deutsche Hermann Schmidt seine Vorstellungen von einer Regelungstechnik, die einen »vollständig subjektlosen objektiven Betrieb« garantiert und
auch, ähnlich wie bei Wiener, eine Überwindung der ›zwei Kulturen‹ verfolgt.
Allerdings stand Schmidt ganz im Sinne der nationalsozialistischen Ideologie,
während Wiener die Kybernetik als Frieden stiftenden Ansatz verstanden wissen wollte (Hagner 2008: 46ff). In den 50er Jahren gingen wesentliche Impulse
für die Etablierung der Kybernetik in Deutschland von Max Bense aus, der in
diesem neuen Ansatz nicht nur eine Weiterentwicklung der Technik sah sondern sie als Metatechnik und somit auch als philosophische Angelegenheit
betrachtete. War es bis dahin dem wissenschaftstheoretischen Diskurs vorbehalten, grundlegende Zusammenhänge der Wissenschaften zu untersuchen, so
dringt die Kybernetik bis in die »Feinstrukturen der Welt, in die immateriellen
Bestandteile«, vor (Bense 1998 [1951], zit. n. Hagner 2008: 55). Während Bense
politisch eher dem linksliberalen Spektrum zuzurechnen war und in der Kybernetik die Möglichkeit der Anpassung des Intellektuellen an die technische Welt
sah, wurde von dem konservativen Gehlen die Kybernetik zu einer Großthese
formuliert, die den Menschen überhaupt erst zu sich selbst führt. Dabei übernimmt er die von Schmidt vertretene These der vollständigen Objektivation der
Technik durch die Regelungslehre. Der von Gehlen bezeichnete Handlungskreis, der das Wesen des Menschen als ein handelndes beschreibt, enthält die
für die Kybernetik zentrale Denkfigur der Rückkopplung, mit deren Hilfe Erfolg oder Misserfolg des Handelns gesteuert und gegebenenfalls korrigiert wird
(Gehlen 1957).

Mit dem Einsetzen einer »normativen Wende« in der Technikdebatte in den
60er Jahren des letzten Jahrhunderts, die vor allem in den unkalkulierbaren
Folgen des Technisierungsprozesses ihren Ursprung hat, wurde der technologische Imperativ kritisch diskutiert (Ropohl 1996: 24ff). Die noch von Wiener,
Bense und auch Gehlen heraufbeschworene Idee einer Bestimmung des Menschen in der technisierten Welt wich einer pessimistischen und unumkehrbaren
Weltsicht. Diese als Technokratiethese von Autoren wie Schelsky (1965) vorgetragene Kritik sah die Freiheit und Autonomie des Menschen bedroht durch
einen technokratischen Determinismus. Es war bekanntermaßen Jürgen Habermas (1971) der in der Technisierung eine einseitige, emanzipatorische Bestrebungen gefährdende Entwicklung sah. Habermas Kritik richtete sich sowohl
gegen die Technokratiethese, die ein nicht vollständiges Bild der gesellschaftlichen Rationalisierung darstellte, als auch gegen den universalistischen An

spruch der Kybernetik. Nach dieser Entzauberung der Technik als Ideologie und Herrschaftsinstrument verschwand die Kybernetik als Universalwissenschaft »sang- und klanglos in den Kellerräumen der Wissenschaftsgeschichte« (Hagner 2008: 71).

Wenn die Kybernetik auch in der allgemeinen wissenschaftlichen Debatte keine zentrale Rolle mehr spielt, hat sie doch in verschiedenen Bereichen der Gesundheits- und Humanwissenschaften einen bis heute zentralen Einfluss. Die Auswirkungen der kybernetischen Idee lassen idealtypisch an den neuen Steuerungsformen im Bereich der Gesundheitsversorgung aufzeigen.

Die Kybernetisierung von Pflege und Gesundheit

Mit der seit etwa zwei Jahrzehnten konsequenten Umsetzung marktwirtschaftlicher Steuerungsprinzipien im Gesundheitsbereich wird die kybernetische Idee ›reanimiert‹ bzw. reaktiviert und erlebt eine nicht zu übersehende Präsenz. Als »kybernetische Maschine« (Manzei 2003: 117) und als »kybernetischer Kapitalismus« (Tiqqun 2007: 41) sind die Grundideen dieses Ansatzes beibehalten und mit den aktuellen Entwicklungen im Gesundheitswesen verschmolzen worden. Kybernetik bildet dabei sowohl die Folie für die neueren Technisierungsprozesse als auch eine Form des modernen Kapitalismus ab.

Wie sehr die Kybernetik die Maschinenbilder in der Medizin geprägt hat, hat Manzei (2003) eindrücklich dargelegt. Dabei kommt der Kybernetik zu Gute, dass sie als Formalwissenschaft gegenstandsunabhängig zur Erklärung von Systemen beitragen kann, solange diese auf Information, Kommunikation und Rückkoppelung basieren und sich beobachten lassen. Dieser Maschinenbegriff eignet sich zur Beschreibung des menschlichen Organismus und ist anschlussfähig an die Theorie autopoietischer Systeme. Die Nähe zur Technik und zur Maschinenlogik ist immanent und in der ursprünglichen Idee der Kybernetik angelegt. Sie ist ein wesentliches Element einer zu beobachtenden »Maschinisierung« der Medizin und der Pflege mit den Folgen eines »Erfahrungsverlustes« von Wissensformen, die sich der Formalisierung entziehen und als nichtprofessionalisierte entwertet werden (Hülsken-Giesler 2008: 223ff, 283ff u. 388ff, Friesacher 2008: 199ff).

Stärker noch als in den Maschinenbildern der Medizin und Pflege wirkt die Kybernetik in den Instrumenten der Prozesssteuerung im Gesundheitsbereich (vgl. Manzei 2009). Das Krankenhaus als autopoietisch-geschlossenes, komplexes soziales System folgt der Logik des systemischen Managements und der kybernetischen Idee mit ihrem Prinzip des Regelkreises. Die Kybernetik ist dieser Organisationstheorie quasi immament. Die systemtheoretisch-kybernetische Konzeption der Krankenbehandlung ermöglicht den Umgang mit Komplexität durch ›Kontrolle‹ (in der angelsächsischen Bedeutung) (vgl. Baecker 2008: 48). Das Subjekt hat dabei seinen Platz in der Umwelt des Systems und wird gelenkt, überwacht und gesteuert. Die Steuerung erfolgt aber nicht im Sinne einer einfachen Determinierung durch das System oder mittels disziplinierender Praktiken. Das wäre ein Fall für Technik, verstanden als Vereinfachung in unterkomplexen und trivialen Systemen. Voraussetzung dafür sind die Isolierbarkeit und Bestimmung von Kausalfaktoren und das Aufzeigen einfacher Ursache-Wirkungszusammenhänge. In komplexen sozialen Systemen wie dem Krankenhaus und anderen Institutionen des Gesundheitswesens lässt sich im Anschluss an die Systemtheorie und Kybernetik zeigen, dass das Managen und Organisieren auf Differenz beruht und nicht auf Einheit. Nach Baecker (1999: 20–21) geht es nicht darum, den Subjekten ihren Platz im System zuzuweisen sondern »den Leithammel mit einer Glocke auszustatten, die hinreichend weit hörbar ist, damit alle Schafe ihren Launen nachgehen können und dennoch immer wissen, wie sie sich zur Herde verhalten«. In foucaultscher Lesart würden wir von flexibler Normalisierung sprechen, bei der die Normalitätszone maximal ausgeweitet und dynamisiert wird. Die Normalitätsgrenze ist demnach stets in Bewegung und reversibel, statt Außenlenkung wird an die Bereitschaft zur Selbst-Normalisierung und Selbst-Justierung appelliert. Normalisierung in diesem Sinne heißt dann beobachten, differenzieren, justieren und korrigieren. In der Kontrollgesellschaft »entwickeln sich neue Typen der Sanktionierung, der Erziehung und der Krankenpflege. Offene Krankenhäuser, häusliche Krankenpflege etc. sind nichts Neues mehr« (Deleuze 1993: 250ff). Die scheinbar größere Freiheit in den Kontrollgesellschaften steht den härtesten Praktiken in der Disziplinargesellschaft in nichts nach.

In der Weiterentwicklung einer neoliberalen und markförmigen Logik, die wesentlich auf Steuerung und Kontrolle abhebt, fungiert die Kybernetik als »neue Herrschaftstechnologie«, die kybernetische Hypothese ist den »totalitären Ideologien ebenso verwandt wie all den Formen des ganzheitlichen Denkens [...], die kybernetische Hypothese ist »heute der konsequenteste Anti-Humanismus, der die allgemeine Ordnung der Dinge aufrechterhalten will und sich zugleich damit brüstet, das Humane überschritten zu haben« (Tiqqun 2007: 12, 14 u. 16). Folgt man Foucaults Analyse moderner Regierungskunst, dann ist diese neue und zugleich alte Form der Technik des Steuerns in drei Bereichen wesentlich präsent: in der Heilkunst, der Regierung der Bürger und der Leitung seiner selbst (Foucault 2004 und 2004a).

Seit ihrer erstmaligen Übertragung in die Sozialwissenschaften auf den Macey-Konferenzen findet sich die Kybernetik in gruppendynamischen Prozessen ebenso wie in modernen Managementstrategien und Qualitätsdiskursen. Voraussetzung dafür ist allerdings die Transformation des Patienten zum kritischen Konsumenten oder Nutzer (Friesacher im Druck). Dahinter verbirgt sich ein mit dem neoliberalen Ansatz kompatibles Konzept des Selbst. Mit der Denkfigur des ›Unternehmers seiner Selbst‹ lassen sich sowohl Ärzte und Pflegende als auch die Nutzer im Sinne neoliberaler Subjektbildung formen. Ontologisch wird dabei von einem rationalen Subjekt ausgegangen, welches sich handlungslogisch nutzenmaximierend verhält. Die scheinbaren Freiheiten (informiert sein, Optionenvielfalt, Wahlfreiheit), die zum Kernbestand der Idee des autonomen Subjekts und auch der Konstruktion des Nutzers zugrunde liegen, entpuppen sich bei genauer Analyse als Fiktion. Die permanenten Wettbewerbs- und Steigerungszwänge haben zu neuen Steuerungsinstrumenten und prozessoptimierten Verfahrensweisen geführt, die der Logik der Beschleunigung folgen und die Subjekte (Ärzte/ Pflegende und Nutzer) unter permanenten Druck setzen bei gleichzeitig erhöhter individueller Verantwortung und Risikoübernahme. Der Aktivierungsimperativ im Nutzerkonzept, verhandelt unter Begriffen wie Empowerment und Partizipation, ist ein äußerst ambivalentes Konstrukt: zunächst muss den Betroffenen ja Passivität (die klassische Patientenrolle) unterstellt werden, die dann durch die Mobilisation von Ressourcen überwunden werden soll. Als Co-Produktion von Leistungen und Übernahme von Verantwortung wird Aktivierung von den Nutzern verlangt und zugeschrieben, auch wenn diese oftmals nicht dazu in der Lage sind oder, was empirische Studien andeuten, viele Patienten mit der Rolle des »passiven Konsumenten« (guter Service aber Delegation der Verantwortung an den Arzt) zufrieden sind (Stollberg 2008: 356).

Dass die These vom mündigen Patienten dennoch weithin akzeptiert ist, lässt sich dann eher mit einer Legitimationsstrategie der Gesundheitswissenschaftler begründen, die die »Positionierung gesundheitswissenschaftlich ausgebildeter professionals in der Gesellschaft zu festigen« suchen, »indem sie das politisch-pädagogische Konzept vom aktiven Konsumenten vertreten«. Eine weiter gefasste Erklärung liefert der gegenwärtige Zeitgeist, welcher die »Kunden- gegenüber der Patientensemantik« stützt und es zu einer »Ökonomisierung des Rollengefüges kommt« (Stollberg 2008: 359). Der kybernetische Kapitalismus ist darauf ausgerichtet, Verantwortlichkeiten zu vervielfältigen. »Die Rede vom Risiko ist der Motor zur Entfaltung der kybernetischen Hypothese: sie wird zunächst verbreitet und dann verinnerlicht. Denn Risiken werden umso besser akzeptiert, wenn diejenigen, die ihnen ausgesetzt sind, den Eindruck haben, sie hätten die Wahl gehabt, sie einzugehen, wenn sie sich verantwortlich fühlen und das Gefühl haben, sie selber kontrollieren und beherrschen zu können ... Da das Risiko für das System ständig gegeben ist, ist es ein ideales Werkzeug zur Affirmation neuer Formen der Macht, die den wachsenden Einfluß der Dispositive auf Kollektive und Individuen begünstigen« (Tiqqun 2007: 51). Mittels dieser Strategien lässt sich das Nutzerkonzept in ein ökonomisch transformiertes Gesamtkonstrukt des Gesundheitsmarktes einfügen unter Beibehaltung des Mythos vom mündigen Patienten (Friesacher im Druck).

Steuerung als Subjektivierung

Die seit etwa zwei Jahrzehnten vehement vorangetriebene ›Verbetriebswirtschaftlichung‹ des Gesundheitssektors hat zur Entstehung zahlreicher neuer Steuerungsinstrumente geführt, die sich zu großen Teilen unter dem Begriff des New Public Management (NPM) zusammen fassen lassen. Dabei geht es um »ziel- und ergebnisorientierte Steuerung«, persönliche »Ergebnisverantwortung«, »deutliche Orientierung am Bürger (Kunden) und an klaren Qualitätsmaßstäben«, »Öffnung in Richtung Wettbewerb«, »Transparenz von Kosten und Leistungen« und »Personalmanagement, das vor allem auf Leistungsmotivation und Personalentwicklung abstellt« (Oppen 1996: 39). Bei Görres u.a. (2006: 161) heißt es dann noch ergänzend dazu: »In Erweiterung eines rational-technischen Steuerungsbegriffs bedeutet Steuerung auch – und dies ist von besonderer Relevanz – die kommunikative Einwirkung eines sozialen Systems und darin Handelnder auf ein anderes System ... Ausgangspunkt ist die evidenz-basierte Weiterentwicklung pflegerischen Handelns, die einfordert, dass sich pflegerisches Handeln weniger auf langjährig entwickelte Intuitions- oder Erfahrungskonzentrate der Interaktions- und Beziehungsebene stützt, denn zunehmend mehr auf professionell systematisiertes Wissen und eine daraus abgeleitete zielgerichtete Steuerung von Prozessen«. Für die Institutionen im Gesundheitswesen bedeutet das zunächst eine konsequente Strategieentwicklung mittels betriebswirtschaftlicher Diagnose-Instrumente, um im Wettbewerb mit den Konkurrenten am Gesundheitsmarkt zu bestehen. Typische Ansätze sind unter anderem Stärken-Schwächen-Analysen, Chancen-Risiko-Analysen und strategische Portfolioanalysen.

Als Problem erweist sich die Tatsache, dass die Entwicklungen im Gesundheitswesen primär eine Kostenreduktion als Zielgröße anvisieren, obwohl die Finanzprobleme eher ein Einnahmeproblem als Ursache haben und andere Lösungen zu favorisieren wären (vgl. Simon 2007). So geraten die Konzepte und Instrumente der Prozessoptimierung in den Sog einer »Instrumentalisierung durch den Zeitgeist« (Deppe 2009: 63).

In Deutschland werden die Steuerungsverfahren erst zu Beginn der 90er Jahre des letzten Jahrhunderts, häufig unreflektiert und wenig systematisch, eingeführt. Als Vorbilder dienen dabei die Managed Care Ansätze aus den USA und Großbritannien. Zur Steuerung der Leistungsinanspruchnahme dienen dabei unter anderem Konzepte wie das Care- und Case Management, Disease-Management-Programme (DMP) und Clinical Pathways (Behandlungspfade); zur Steuerung der Leistungserstellung dienen Instrumente des Qualitätsmanagements, Fallpauschalen und Eigenbeteiligungen (vgl. Amelung 2007).

Managed Care – die Verbetriebswirtschaftlichung der Gesundheit

Dieses schon zu Beginn des 20. Jahrhunderts in den USA zunächst als Krankenversicherung für die Arbeiterklasse konzipierte Konzept hat seit den 90er Jahren des letzten Jahrhunderts zu einer Umwälzung des medizinischen Systems in den USA geführt. Managed Care kann dabei im Kern als die Anwendung von Prinzipien und Instrumenten betrieblichen Managements in der medizinischen und pflegerischen Versorgung angesehen werden (Amelung 2007, Herbeck Belnap 2000, Kühn 1997). Dabei wird die professionelle Autonomie und Dominanz der Ärzte im Gesundheitsbereich gebrochen, ein nicht zu leugnender positiver Aspekt für die anderen Professionen und Berufe im Gesundheitswesen. Die Managed Care Organisationen (MCO) in Form von Health Maintenance Organizations (HMOs) wurden erstmals 1973 gegründet. Sie sind private und kapitalverwertende Bürokratien, deren Dynamik von Märkten und wirtschaftlicher Konkurrenz angetrieben werden. Diese MCOs übernehmen als Krankenversicherung gegen eine Prämie die medizinische und pflegerische Versorgung ihrer Mitglieder. Die MCOs haben entweder eigene Versorgungseinrichtungen oder aber sie gehen vertragliche Beziehungen mit externen Anbietern ein. Das Prinzip besteht darin, dass die Akteure der Leistungsanbieter (Ärzte, Pflegende u.a.) arbeitsteilig nach inhaltlichen Vorgaben unter der Kontrolle eines betrieblichen Managements ihre Dienste anbieten. Die MCOs tendieren zur ›Integration‹. Damit ist in diesem Falle nicht die Integration gemeint, die die verschiedenen Dienstleistungen für den Patienten koordinieren, sondern ein Versorgungsmanagement mit dem Ziel einer effektiven und effizienten Steuerung von Versorgungsabläufen (Ewers & Schaeffer 2000).

Die Integration der MCOs ist eine Netzwerkbildung und Verschmelzung vormals einzelner, nebeneinander agierender Anbieter von Dienstleistungen zu integrierten Netzwerken, die zu Ketten zusammengeschlossen die gesamte medizinisch/ pflegerische Versorgungskette von der ambulanten primärärztlichen Versorgung bis hin zu Hospizen zu erfassen versuchen. Diese Unternehmenskonglomerate sind in ihren Außenbeziehungen konkurrenzwirtschaftlich und in den Binnenbeziehungen planwirtschaftlich-bürokratisch organisiert (Kühn 1997: 21). Pharmafirmen wie ›Eli Lilly‹ schließen Verträge mit den Gesundheitsorganisationen und übernehmen die Gesamtverantwortung für die Behandlung eines Patienten inclusive Prävention, Pflege und Medikamentenverabreichung (Rifkin 2000: 125).

Das wirtschaftliche Risiko wird von der Versicherung auf die Leistungsanbieter übertragen und der Patient ist eigenverantwortlich für seine Gesundheit. Dieser Rückzug des Sozialstaates kann als schleichende Durchsetzung einer versicherungsmathematischen Logik gegen die soziale Gerechtigkeit angesehen werden (vgl. Schmidt-Semisch 2000).

Disease-Management-Programme und Clinical Pathways – Die Passung des Patienten ins System

Die seit 2002 existierenden Disease-Management-Programme (DMP), das sind evidenzbasierte Behandlungsprogramme für Menschen mit epidemiologisch relevanten chronischen Erkrankungen wie z.B. Diabetes Typ I und II und koronare Herzkrankheit (KHK), sollen zu einer verbesserten sektoren- und berufsgruppenübergreifenden Versorgung und einer Senkung der Leistungsausgaben der Krankenkassen führen. Sie sind Teil eines integrierten Versorgungssystems (vgl. Müller de Cornejo 2005). Die Kosten für die DMPs, die über den Risiko-Strukturausgleich (RSA) finanziert werden, unterscheiden sich erheblich von den Aufwendungen innerhalb der Regelversorgung. Die von den Krankenkassen zu entrichtenden Beiträge für Patienten im DMP liegen bis zu 376 % (bei Brustkrebs) höher (Sachverständigenrat 2007: 231). Grundlage zur Teilnahme ist ein von Arzt und Versichertem auszufüllender Dokumentationsbogen. Dieser enthält eine Reihe von Daten zur Evaluation des Programms. Diese Art der Qualitätssicherung ist Voraussetzung zur Teilnahme. Leistungsanbieter wie Krankenkassen profitieren von der Teilnahme aufgrund des RSA und den damit verbundenen finanziellen Anreizen. Mit einem hohen Werbeaufwand wurden Patienten für die Programme gewonnen. Bisher zeigen internationale wie nationale Studien zur Wirkung der Programme zunächst einen immensen bürokratischen und administrativen Aufwand, der in keinem Verhältnis zu den Ergebnissen steht. So erweisen sich weniger als die Hälfte der DMP's, die Angaben zur Krankheitskontrolle und Kostenentwicklung machen, als effektiv. Die Effektgröße bleibt dabei auch eher gering (Fischer et al. 2005: 16). Eine auf einer Meta-Analyse von 317 Evaluationsstudien basierende Publikation zu

DMP`s für sechs verschiedene chronische Erkrankungen kommt zu dem Ergebnis, dass es zwar bei vier Erkrankungen zu einer nachweislich besseren Einhaltung von Therapieleitlinien kommt und mittelfristig auch zur Verbesserung von Kontrollwerten, es aber für klinische Befunde (Mortalität, Funktionseinschränkungen), für gesundheitsökonomische Effekte und für die Patientenzufriedenheit und Lebensqualität nur eine unzureichende Evidenz gibt (Mattke 2007). Die große Gefahr besteht in einer Selektion chronisch Kranker mit hohem Risiko und Multimorbidität, außerdem droht eine finanziell schlechtere Versorgung für die Patienten der Regelversorgung. Insgesamt lässt sich ein primär an Kosten ausgerichtetes Ergebnis feststellen.

Das Handeln ist stark an ärztlichen Leitlinien orientiert und die individuelle Patientensicht wird weitgehend ausgeblendet. Im Sinne einer verbesserten Mitarbeit wird der Patient als aktiver Nutzer und gut informierter Konsument konzipiert und entsprechend ›empowert‹ durch zielgruppenspezifische Schulungsprogramme. Mittels des in der Kybernetik zentralen Konzeptes der Rückkoppelung sollen Feedback-Berichte und Erinnerungssysteme eine qualitätsgesicherte Kontinuität der Behandlung ermöglichen. Damit wird analog zur klassischen Regelungstechnik gewährleistet, dass die Steuerung des Systems durch das Wiedereinschalten der Arbeitsergebnisse in das System selbst aufrecht erhalten wird. Dabei wird ein positives Feedback zur Verstärkung ebenso genutzt wie die negative Rückkoppelung, die als Selbststeuerungsmechanismus des Patienten konzipiert ist. Durch laufenden Abgleich der Ist-Werte mit dem vorgegebenen Soll-Wert gleicht der mündige Patient als aktiver Nutzer sein Verhalten laufend an. Die Selbstkontrolle und Selbststeuerung im Rahmen solcher Programme gleicht den frühen gruppendynamischen Ansätzen von Kurt Lewin. Inspiriert durch die Arbeiten von Norbert Wiener zur Kybernetik entwickelte Lewin am Research Center for Group Dynamics am Massachusetts Institute of Technology (MIT) ab 1945 Konzepte des sozialen Managements, die ein effizientes social engineering ermöglichen sollten (vgl. Bröckling 2008: 326ff). Feedback-Systeme in den DMP-Programmen sind eine methodisch ausgearbeitete und professionell angeleitete Technologie, die ein rationalistisches Regime des Selbst etabliert. Der Patient muss Selbstverantwortung übernehmen, die nicht mehr mittels einer mechanistischen Disziplin von außen gelenkt wird sondern an ihre Stelle tritt das Selbstmanagement. Das humane jeder menschlichen Interaktion und Kommunikation, die Responsivität, wird transformiert in ein formalistisches und technisches Programm. Dabei geht es in den expertenorientierten Programmen ausschließlich um krankheitsbezogene Arbeit, die alltagsbezogene und biografische Arbeit, wie sie von den Betroffenen im Rah-

men der Verlaufskurve zu leisten ist, bleibt ein »blinder Fleck« des DMP (Blättner & Wachtlin 2005: 71).

Innerhalb der Klinik sind die Betroffenen Teil einer Prozesskette, die es zu
optimieren gilt. Dafür steht der Begriff des *Reengineering*. Darunter versteht
man das Aufdecken und Verändern bisheriger Vorgehensweisen und eine neue
Betrachtung der Produkte, Dienstleistungen und Abläufe. Dabei sollen Versor-
gungskonzepte patientenorientiert bei gleichzeitig wirtschaftlich tragbaren
Personalstrukturen etabliert werden. Anhand von Clinical Pathways, das sind
klinische Behandlungspfade zur Optimierung der Prozessabläufe, soll eine
bessere Versorgung und Kostentransparenz bzw. -einsparung erreicht werden.
Auch dieser Ansatz erweist sich nach Sichtung einschlägiger Studien als überwiegend eher technisch-pragmatisches Instrument, welches der »zweckrationa-
len Logik des biomedizinischen Paradigmas sowie der betriebswirtschaftlichen
Perspektive« folgt und zu einer »pflegekulturellen Verarmung« führt mit einem
»verbleibenden Rest an Gefühlsarbeitszeit als ›nano-second-emotionality‹«
(Hellige & Stemmer 2005: 178, 183; Bone 2002). Behandlungspfade als allgemeines Rahmenkonzept für die Versorgung bestimmter Patientinnengruppen
stehen im Spannungsverhältnis zum individuellen Fallverstehen im Arbeitsbündnis. Beim Überwiegen der technisch-ökonomischen Aspekte der Pfade
und ihrer vorstrukturierten und vorinterpretierten Wirklichkeitskonstruktion
bleiben emanzipatorische Aspekte ungenutzt (Friesacher im Druck).

Case Management und der Prozess der Pflege – individualisierte Menschenführung

Eine scheinbar stärkere Orientierung am Patienten sollen durch Care- und Case
Management Ansätze erreicht werden. Sie sollen der Fragmentierung und Zer-
splitterung von Leistungen entgegen steuern. Während Care Management
(oder auch Versorgungsmanagement) stärker auf die Steuerung und Koordination von Versorgungsstrukturen abzielt, wird beim Case Management die ein-
zelfallorientierte Ausgestaltung der Versorgung ins Zentrum gerückt. Dieser
Ansatz wird im Folgenden dargelegt vor allem mit Blick auf das *Insider Management* der Betroffenen.

Historisch gesehen wandelte sich die ursprünglich auf Unterstützung von
hilfsbedürftigen Menschen angelegte Idee des Case Management (»guarding
the patient«) immer mehr in Richtung Steuerung der Versorgungsnutzung und
Reduzierung der Kosten (»guarding the health-care dollars«). Case Management innerhalb des Rahmens von Managed Care ist primär ein Instrument zur
Lenkung und Nutzung von Versorgungsangeboten (Ewers 2000: 44ff). Wenn

sich auch verschiedene Modelle und Formen von Case Management unterscheiden lassen, so können die Aufgaben eines Case Managers nach Schaeffer und Kuhlmey (2008: 84) folgendermaßen beschrieben werden: a) die Fallverantwortung für einzelne Pflegebedürftige; b) die Planung, Organisation, Umsetzung und Steuerung der individuellen Versorgung nach Bedarfs- und Bedürfnislage; c) die Überwachung des Prozesses und Ergebnissicherung und d) die weitere Verlaufsprüfung mit gegebenenfalls Neuausrichtung und Zielkorrektur und e) das Wahrnehmen einer anwaltschaftlichen Funktion für den Betroffenen.

Das methodische Vorgehen lässt sich ebenfalls unabhängig vom jeweiligen Konzept als mehrschrittiges, Regelkreis orientiertes Phasenmodell beschreiben. Die Nähe zum Pflegeprozess- Modell ist unverkennbar, allerdings wird in das Case Management nur aufgenommen, wer bestimmte Kriterien erfüllt. So besteht der erste Schritt in der *Identifikation* der definierten Zielgruppenzugehörigkeit. Diese ist zum Beispiel erfüllt bei einem hohen Bedarf an Versorgungsleistungen, mangelnder Selbstorganisation oder einem hohen Rückfallrisiko (vgl. Ewers 2000: 72ff). Die Zugangsregelung ermöglicht der Case Managerin eine Selektionsfunktion durch gezielte Zugangssteuerung. Dieser Prüfung durch ein ›Gate-Keeping‹ schließt sich als zweiter Schritt das *Assessment* an, die möglichst vollständige Erfassung und Beurteilung der Lebenssituation des Betroffenen. Mittels etablierter Instrumente und systematischer Befragungen wird der biopsychosoziale funktionale Status des Patienten erhoben, seine Bedürfnislage geklärt, die objektiven Selbstversorgungsdefizite aufgezeigt und der gesamte lebensweltliche Kontext erfasst. Die möglichst umfassend gesammelten Daten bilden die Grundlage für den dritten Schritt, der Erstellung des *Versorgungs- und Hilfeplans*. Wie im Pflegeprozess sollen kurz- und langfristige Versorgungsziele formuliert werden, dabei ist auf Operationalisierbarkeit zur späteren Überprüfung zu achten. Der mündige Patient wird konsequent in die Zielfindung und -planung mit einbezogen, damit eine informierte Entscheidung ermöglicht wird (Ewers 2000: 76ff). In der anschließenden vierten Phase wird der Plan *implementiert*, dabei muss der Case Manager mit den Leistungsanbietern und Kostenträgern verhandeln und das Leistungsgeschehen steuern, koordinieren und überwachen. Diese Phase erweist sich als äußerst Konflikt trächtig, müssen doch die Interessen der Betroffenen mit den Systemerfordernissen in Einklang gebracht werden. In einer abschließenden fünften Phase wird der gesamte Prozess *evaluiert* und beendet. Geprüft wird dabei der Zielerreichungsgrad und die Erfüllung der vereinbarten Aufgaben.

Damit das Case Management möglichst effizient und effektiv umgesetzt werden kann, ist die aktive Teilnahme des Betroffenen notwendig. Als Experte in eigener Sache soll das Selbsthilfepotential und die Eigenverantwortung gestärkt werden. Die Entwicklung zum »Insider-Experten« ist ein Prozess, der zu Veränderungen auf affektiver, kognitiver und handlungsbezogener Ebene führt. Dabei werden drei Phasen durchlaufen, die sich nach Lamb & Stempel (2000: 161ff, hier 166) als bonding (Beziehungsherstellung), working (gemeinsame Arbeit) und changing (Veränderung) bezeichnen lassen. Dabei wechselt die Case Managerin zwischen den Rollen der Expertin und der Insiderin.

Betrachtet man das Case Management im Rahmen des Gesamtprozesses der Versorgung, so ist es ein unlösbarer Teil des New Public Management. Die Rolle der Case Managerin erweist sich dabei als äußerst ambivalent, muss sie doch zwischen Systemimperativen und individuellen Bedürfnissen der Patienten changieren. Die Realisierung des Case Management als kybernetisches Regelkreismodell offenbart aber schon eine eindeutige Ausrichtung: Die als Prüfung und Normalisierungsapparat angelegte Konzeption operiert mit einem bestimmten Typus der Machtausübung, die sowohl Elemente der Disziplinierung enthält als auch das Selbstmanagement der Betroffenen ins Zentrum rückt. Der Case Manager fungiert dabei als ›guter Hirte‹, der das Feld eventuellen Handelns der anderen strukturiert. Dieses wird ermöglicht durch die Anlage des gesamten Prozesses als Prüfung, die Foucault als eine bestimmte Form der Machtausübung und Wissensformierung beschreibt (vgl. Foucault 1987 und 1994: 241ff, Schroeter 2004). Das Case Management beinhaltet alle notwendigen Elemente, von der Objektivierung der Problemidentifikation bis zur fast lückenlosen Ansammlung privater Informationen (denn welche Informationen können nicht von Interesse für eine gelingende Prozesssteuerung sein). Mittels dieser »Individualisierungs-Matrix« (Foucault 1987: 249) kann eine unter dem positiv besetzten Label des Empowerment, der Aktivierung und der Motivationssteigerung gezielte Normalisierungsstrategie realisiert werden. Diese bezieht sich weniger auf vordefinierte Norm- und Kontrollwerte als auf die Orientierung an frei flottierenden flexiblen Grenzziehungen, an die das eigene Verhalten durch Selbst-Adjustierung angeglichen wird. Der aktivierende Sozialstaat verlangt von den Patienten die Aktivierung von Ressourcen, die Case Managerin kann in ihren Rollen als Expertin und Insiderin mittels sozialpsychologischer Begleitung und ihrer umfassenden Kenntnisse über die Situation des Betroffenen auf die vereinbarten Ziele hin arbeiten. »Durch die mehr oder weniger aufgezwungenen Praktiken der pflegerischen und betreuerischen Versorgungsmuster mit ihren Empowerment generierenden, Kompetenz aktivierenden, Gesundheit fördernden und Resilienz steigernden Strategien werden die zu unterstützenden Personen Disziplinierungstechniken unterworfen, die der ˋNormalisierungˋ persönlicher Bewältigungsformen in schwierigen Lebenssituationen dienen. In diesem Sinne ist das Case-Management ein Verfahren zur Normalisierung alltäglicher Lebensmuster und eine Methode zu Re-Integration hilfebedürftiger Menschen in den normativen Rahmen sozialer Konformität« (Schroeter 2004: 159). Die Prozeduren der Prüfung, der Einschätzung und der Überwachung sind Teil des Juristisch-administrativ-therapeutischen Systems (vgl. Fraser 1994: 237ff), dabei sind die Bedürfnisse der Betroffenen nicht nur ein subjektives Phänomen sondern ein Gegenstand der politischen Auseinandersetzung. Die Inanspruchnahme von Leistungen ist an bestimmte Normen und Anerkennungsverfahren gekoppelt. Die Case Managerin kann aus ihrer Rolle als soziale Handlungsträgerin nicht heraustreten. Die Ambivalenz wird besonders sichtbar beim Aktivierungsimperativ, denn die Aktivierung der Betroffenen setzt ja zunächst Passivität voraus. Verstanden wird Aktivität auch als Übernahme von Verantwortung (unter den Bedingungen des Krank Seins, der Pflegebedürftigkeit), auch wenn Menschen oftmals nicht oder nur bedingt in der Lage sind, aktiv Verantwortung zu übernehmen. So kann auch der Ansatz des Empowerment, d.h. die Stärkung der eigenen Ressourcen und der Selbstbestimmung, in diesem Rahmen nur scheitern. Die Macht im Gesundheitswesen ist ungleich verteilt, der einzelne Betroffene ist als Patient in einer benachteiligten Situation.

Konzepte wie die Informierte Einwilligung, die die Autonomie und Selbstbestimmung der Betroffenen stärken sollen, sind Eingebunden in den ökonomisierten Gesundheitsmarkt. Dabei wird der philosophisch-moralische Diskurs um Autonomie und freien Willen in eine juridische Form gebracht. Die scheinbare Stärkung der Betroffenenautonomie tritt in der Institution hinter die formale Absicherung und freiwillige Risikoübernahme seitens des mündigen Patienten und Nutzers zurück. Die informierte Einwilligung schafft Planungs- und Ablaufsicherheit und entlastet in erster Linie die Institution. Die juristisch-medizinische Fachsprache rationalisiert den alltagssprachlichen Diskurs, lenkt den Blick auf klare Entscheidungen des Einzelnen und klammert damit bewusst offenere, mehrschichtige Möglichkeitsfelder und Handlungsoptionen aus. Informierte Einwilligung ist an Experten gebunden, welche durch Informationen eine »präparierte Zukunft« in Kraft setzen. Die Einwilligung gleicht somit einer »blinden Kaufentscheidung« (Gehring 2002: 28). Das Paradigma der Einwilligung in Form von informierten Entscheidungen, Patientenverfügungen und Pflege- und Behandlungsverträgen führt in einem ökonomisierten Gesundheitssystem zu einer Verrechtlichung, Rationalisierung und Risikoverschiebung in ursprünglich lebensweltlich geprägten Situationen, in denen es um Verständigung, Aushandlungsprozesse und Situationsdeutungen geht. Diese Transformationsleistung ermöglicht soziale Handlungen auf entscheidungs- und

nutzentheoretische Erwägungen zu reduzieren, welche die Anschlussfähigkeit
an ökonomische Diskurse ermöglichen. Die Arzt bzw. Pflegenden-Patient-
Beziehung wird instrumentalisiert und gouvernementalisiert, Autonomie verliert in diesem Kontext gänzlich seinen ursprünglichen semantischen Gehalt
und seinen Sinn (Gehring 2002: 32, vgl. Graefe 2007).

Auch der für die Pflege scheinbar so zentrale und notwendige Pflegeprozess,
ein als Regelkreis konzipiertes Arbeitshandeln für die praktisch tätigen Pflegenden, folgt der kybernetischen Logik (vgl. Hülsken-Giesler 2008: 313ff, Schrems
2003: 92ff). Dabei geht Schrems davon aus, dass die Anwendung des Pflegeprozesses in der Praxis oftmals der Kybernetik erster Ordnung entspricht, das heißt
ein einfacher Regelkreis mit Informationsermittlung, Sollfestlegung, Planung
und Durchführung von Interventionen und Evaluation und Abgleich mit dem
Soll-Wert. Diese Konzeption geht vom Modell der trivialen und einfachen
Maschine aus. Pflegesituationen sind aber von Unvorhersehbarkeiten, mangelnder Planbarkeit eingeschränkter Voraussagbarkeit geprägt, entsprechen
also dem Modell der komplexen Maschine. Die Anwendung von Prinzipien der
Kybernetik zweiter Ordnung sind demnach grundlegend. Dabei stehen die
Beobachter und die Interaktionen zwischen Beobachter und beobachtetem
System im Vordergrund. »Der Pflegeplan ist eine auf ständigem Austausch und
ständiger Abstimmung basierende Beschreibung zweier Beobachtungen. Der
gesamte Pflegeprozess kann nur mittels einer Beobachtung zweiter Ordnung
oder auch Reflexion erfasst werden. In der Praxis findet sich dieses Prinzip als
Pflegevisite« (Schrems 2003: 94). Während Schrems die Bestimmung der Ziel-
festlegung in einem idealtypischen Aushandlungsprozess auf der Mikro-Ebene
verortet, kann eher von einer externen Steuerung ausgegangen werden. Mit der
Kybernetik zweiter Ordnung wird durch die Untersuchung der Selbstorganisation in komplexen Systemen eine eher physikalisch-technische Interpretation
von Bedeutung festgelegt. Der Pflegeprozess wird in der Praxis vornehmlich
inhaltlich mit den pflegetheoretischen Ansätzen verbunden, die von jeher einem systemisch- struktur-funktionalistischen oder verhaltenswissenschaftli-
chen Paradigma folgen und sich mit der Idee des kybernetischen Regelkreises
als hoch kompatibel erweisen (Hülsken-Giesler 2008, Friesacher 2008, Remmers 1997, vgl. dazu allerdings in unkritischer Haltung: Panfil 2010).

Auch ein Blick in die Historie unterstützt diese These. In der Blütezeit der
Kybernetik, in den 50er Jahren des letzten Jahrhunderts, wird der Begriff des
Nursing Process etabliert. Ursprünglich aus Interesse an einer Stärkung der
interaktiven und kommunikativen Dimensionen innerhalb der Pflegebeziehung
inspiriert, wandelt sich der Fokus mehr und mehr in Richtung Problemidentifikation und -analyse, Planung, Durchführung und Evaluation der Interventio-

nen. Der Prozess der Pflege mutiert zu einem am Forschungsprozess und am kybernetischem Regelkreis orientierten Vorgehen (vgl. Buus & Traynor 2006). Trotz fehlender wissenschaftlich überzeugender Studien für die Wirksamkeit, d.h. belegbare Qualitätsverbesserung der Patientenversorgung anhand von validen Qualitätsindikatoren, wird das Instrument weltweit als handlungsleitender Orientierungsrahmen für die pflegerische Praxis propagiert und mit viel Aufwand in die Praxis integriert (vgl. Hülsken-Giesler 2008; Habermann & Uys 2006). Eine zielorientierte, geplante und systematisch durchgeführte und evaluierte Pflege auf der Mikroebene (im Arbeitsbündnis Pflegende – Patient bzw. Nutzer) schließt sich dabei nahtlos an weitere Steuerungsinstrumente (Clinical Pathways, Case-Management) an und ermöglicht die Integration in Systeme der Gesundheitsversorgung auf höherer Ebene. Der systemisch-kybernetische Ansatz des Pflegeprozesses und seine technokratische Passung in die bestehende Praxis lassen die Rede von selbstbestimmten, die Ziele der Pflege aushandelnde Nutzerinnen und Nutzer als absurd erscheinen.

So kann man Habermann folgen wenn sie konstatiert, dass »in terms of power relations, the legal enforcement of the nursing Process might be seen as a tool for surveillance, which enforces a paradigmatic order created and fostered by the most powerful players within the system« (Habermann 2006: 103).

Schlussbetrachtung

Die Kybernetisierung des Menschen in Gesundheit und Pflege lässt sich als kaum wahrnehmbarer aber permanenter Prozess der Transformation beschreiben. Es geht dabei nicht um das Verschwinden des Subjekts oder die Ablösung des vorherrschenden Menschenbildes, sondern um seine Restrukturierung in der Sprache der Technik und der Ökonomie. Dabei geraten alle Bereiche des menschlichen Lebens zum Objekt kybernetischer Modellierung. Während in der allgemeinen wissenschaftlichen und wissenschaftstheoretischen Diskussion die Kybernetik keine prominente Rolle mehr spielt, findet sich gerade in alternativen und scheinbar kritischen Ansätzen eine recht große Nähe zur Kybernetik. So sind postmoderne Theoretiker wie Donna Haraway (1995) und auch Medizintheoretiker wie Uexküll & Wesiak (1998) dem kybernetischen Denken ebenso verpflichtet wie moderne Modelle des Managements in der Pflege (vgl. Borsi & Schröck 1995). Die Pflege in Deutschland hat sich bis auf wenige Ausnahmen (z.B. Hülsken-Giesler 2008, Remmers 1997) eher unkritisch mit der kybernetischen Idee auseinandergesetzt. Dabei wäre eine kritische Rezeption vor allem unter dem Blickwinkel der Ökonomisierung und Subjektivierung ein fruchtbarer Ansatz. Für einige Autoren ist das Schlagwort der Steuerung sogar zur Hauptmetapher geworden, »um nicht nur die Politik, sondern jede menschliche Tätigkeit zu beschreiben. Die Kybernetik wird zum Projekt einer grenzenlosen Rationalisierung« mit der Zielsetzung der Wiederherstellung einer Ordnung und der Beherrschung von Unsicherheitsfaktoren (Tiqqun 2007: 17ff). Dieses allumspannende Netz verwandelt auch den Kapitalismus in eine »Hilfskraft der Kybernetik«, der Prozess der gesellschaftlichen Selbstregulierung basiert heute auf der »Valorisierung der Information« (Tiqqun 2007: 38). Mit der Ökonomisierung des Gesundheitssystems werden auch die Ideen des kybernetischen Kapitalismus schleichend übertragen. Die Rede vom Risiko und von der Verantwortungsübernahme entpuppt sich als ideales Werkzeug zur Affirmation neuer Machtformen. So lassen sich Ansätze zur Organisationsentwicklung wie Prozessoptimierung, Netzwerk-Organisation, partizipatives Management und Qualitätskontrollen als kybernetische Lösungen interpretieren, die mittels Steuerung und Kontrolle Subjektivierungsprozesse in Gang setzen und Systemstabilität erzeugen. Die Denkfigur des unternehmerischen Selbst lässt sich bruchlos einfügen in die Kybernetisierung des Menschen. Auch die Diskurse um den mündigen Patienten und Nutzer, um Autonomie und Selbstbestimmung sind Teil des Dispositivs (vgl. Friesacher im Druck). Unter dem Schlagwort des Empowerment kann die Machtlosigkeit der Patienten gegenüber den Professionellen verhandelt werden. Dabei werden die jetzt als Nutzer bezeichneten mündigen Patienten durch verschiedene Programme durch Experten befähigt, ihre Problemlösefähigkeiten und Ohnmachtsgefühle zu überwinden. In der Logik der Governance werden alle Beteiligten in den Diskurs einbezogen, werden Entscheidungsprozesse partizipativ gestaltet und so mit dem ökonomischen Kalkül versöhnt. Im New Public Managagement finden sich dialogische und kooperative Ansätze ebenso wie technokratische Steuerungsprinzipien. Partizipation und Empowerment werden allerdings formalistisch funktionalisiert auf effektive Problemlösung. Darin zeigt sich ein »eigentümliches Demokratiedefizit«, denn »Machtasymmetrien und Herrschaftsstrukturen bleiben ausgeblendet«, die Machtverhältnisse selber stehen nicht im Vordergrund (Brand 2004: 115, vgl. Bröckling 2004: 57ff). Um hier anzusetzen bedarf es zusätzlicher Kritikformen. Mit Foucault lässt sich zeigen, wie die soziale Wirklichkeit, in diesem Fall der Bereich der Gesundheit und Pflege, durchzogen ist von herrschaftsstabilisierenden Praktiken. In einer rekonstruktiven Kritik, können die normativen Ideale freigelegt werden, die sich zur Kritik der bestehenden Praxis eignen und gleichzeitig wird das Ideal vernünftiger Zustände mittels einer Rationalitätskonzeption begründet. Eine solchermaßen konzipierte kritische Theorie der Gesellschaft lässt sich dann auch als lokale kritische Theorie auf institutioneller Ebene entfalten (vgl. Jaeggi 2009, Scherer 2006).

Literaturverzeichnis

Amelung, V. E. (2007): Managed Care. Neue Wege im Gesundheitsmanagement. Wiesbaden.

Baecker, D. (2008): Zur Krankenbehandlung ins Krankenhaus. In: Saake, I./ Vogd, W. (Hg.): Moderne Mythen der Medizin. Studien zur organisierten Kraneknbehandlung. Wiesbaden, 39–62.

Baecker, D. (1999): Wieviel Organisation braucht die Organisation. In: Ders.: Organisation als System. Aufsätze. Frankfurt/ M., 14–26.

Bense, M. (1998) [1951]: Kybernetik oder die Metatechnik einer Maschine. In: Ders.: Ausgewählte Schriften, Bd 2: Philosophie der Mathematik, Naturwissenschaft und Technik. Stuttgart, 429–446.

Blättner, B./ Wachtlin, M. (2005): Lebensgeschichtliche Arbeit im Krankheitsverlauf. Ein blinder Fleck im Konzept des Diesease-Managements. In: Essers, M. u.a. (Hg.): Jahrbuch für Kritische Medizin, Band 41: Disease-Management-Programme: Behandlung nach Maß?. Hamburg, 71–92.

Bone, D. (2002): Dilemmas of emotion work in nursing under market-driven health care. In: The International Journal of Public Sector Management, Vol 15, No. 2: 140–150.

Borchers, D./ Tolle, P. (2009): Verteilungsgerechtigkeit in der Intensivmedizin – Fragen; Antworten und mögliche Perspektiven aus philosophischer Sicht. In: Meyer, G./ Friesacher, H./ Lange, R. (Hg.): Handbuch der Intensivpflege, 24. Ergänzungslieferung 04/09, Kap. II – 2.5: 1–22.

Borsi, G. M./ Schröck, R. (1995): Pflegemanagement im Wandel. Perspektiven und Kontroversen. Berlin u.a.

Brand, U. (2004): Governance. In: Bröckling, U./ Krasmann, S./ Lemke, T. (Hg.): Glossar der gegenwart. Frankfurt/M., 111–117.

Bröckling, U. (2008): Über Feedback. Anatomie einer kommunikativen Schlüsseltechnologie. In: Hagner, M./ Hörl E. (Hg.): Die Transformation des Humanen. Beiträge zur Kulturgeschichte der Kybernetik. Frankfurt/ M., 326–347.

Bröckling, U. (2004): Empowerment. In: Bröckling, U./ Krasmann, S./ Lemke, T. (Hg.): Glossar der gegenwart. Frankfurt/M., 55–62.

Buus, N./ Traynor, M. (2006): The Nursing Process: nursing discourse and managerial technologies. In: Habermann, M./ Uys, L. (Ed.) (2006): The Nursing Process: A Global Concept. Edinburgh u.a., 31–46.

Hagner, M./ Hörl, E. (Hg.) (2008): Die Transformation des Humanen. Beiträge zur Kulturgeschichte der Kybernetik. Frankfurt/ M., 326–347.

Deleuze, G. (1993): Postkriptum über die Kontrollgesellschaften. In: Ders.: Unterhandlungen. 1972–1990. Frankfurt/ M.

Deppe, H.-U. (2009): Strukturelle Veränderungen der Gesundheitssicherung – Am Beispiel des Krankheits- und Gesundheitsbegriffs. In: Mozygemba, K. u.a. (Hg.): Nutzerorientierung – ein Fremdwort in der Gesundheitssicherung? Bern, 55–64.

Ewers, M. (2000): Case Management im Schatten von Managed Care: Sozial- und gesundheitspolitische Grundlagen. In: Ewers, M./ Schaeffer, D. (Hg.): Case Management in Theorie und Praxis. Bern u.a., 29–52.

Ewers, M./ Schaeffer, D. (Hg.) (2000): Case Management in Theorie und Praxis. Bern u.a.

Fischer, T./ Lichte, T./ Popert, U. (2005): Disease-Management-Programme – Halten Sie, was sie versprechen? Ein aktueller Überblick über den Stand der Literatur. In: Essers, M. u.a. (Hg.) (2005): Patientenbeteiligung im Gesundheitswesen. Jahrbuch für Kritische Medizin, Band 42. Hamburg, 8–19.

Forst, R./ Hartmann, M./ Jaeggi, R./ Saar, M. (Hg.) (2009): Sozialphilosophie und Kritik. Frankfurt/ M.

Foucault, M. (2004): Geschichte der Gouvernementalität I. Sicherheit, Territorium, Bevölkerung. Vorlesungen am Collège de France 1977–1978. Herausgegeben von Sennelart, M. Frankfurt/ M.

Foucault, M. (2004a): Geschichte der Gouvernementalität II. Die Geburt der Biopolitik. Vorlesungen am Collège de France 1978–1979. Herausgegeben von Sennelart, M. Frankfurt/ M.

Foucault, M. (1995) [1976]: Der Wille zum Wissen. Sexualität und Wahrheit Bd. 1. Frankfurt/ M.

Foucault, M. (1994) [1975]: Überwachen und Strafen. Die Geburt des Gefängnisses. Frankfurt/ M.

Foucault, M. (1992): Was ist Kritik? Berlin.

Foucault, M. (1987): Das Subjekt und die Macht. In: Dreyfus, H. L./ Rabinow, P./ Foucault, M. Jenseits von Strukturalismus und Hermeneutik. Frankfurt/ M., 241–261.

Foucault, M. (1978): Dispositive der Macht. Michel Foucault über Sexualität, Wissen und Wahrheit. Berlin.

Fraser, N. (1994): Widerspenstige Praktiken. Macht, Diskurs, Geschlecht. Gender Studies. Frankfurt/ M.

Friesacher, H. (im Druck): Nutzerorientierung – Zur normativen Umcodierung des Patienten. In: Schmidt-Semisch, H./ Paul, B. (Hg.): Risiko Gesundheit. Zu den Risiken und Nebenwirkungen der Gesundheitsgesellschaft. VS-Verlag, Wiesbaden (im Druck).

Friesacher, H. (2008): Theorie und Praxis pflegerischen Handelns. Begründung und Entwurf einer kritischen Theorie der Pflegewissenschaft. Osnabrück.

Friesacher, H. (2004): Foucaults Konzept der Gouvernementalität als Analyseinstrument der Pflegewissenschaft. In: Pflege, 17. Jg., H. 6, 364–374.

Gehlen, A. (1957): Die Seele im technischen Zeitalter. Hamburg.

Gehring, P. (2002): Autonomie als Diskursbaustein? Die »Informierte Einwilligung« unter Machtgesichtspunkten. In: Schnell, M. W. (Hg.): Pflege und Philosophie. Interdisziplinäre Studien über den bedürftigen Menschen. Bern u.a., 23–33.

Görres, S.u.a. (2006): Optimierung des Pflegeprozesses durch neue Steuerungsinstrumente. Der Pflegeforschungsverbund Nord. In: Zeitschrift für Gerontologie und Geriatrie, 39. Jg., H. 3: 159–164.

Graefe, S. (2007): Im Schatten des Homo Oeconomicus. Subjektmodelle »am Lebensende« zwischen Einwilligungs(un)fähigkeit und Ökonomisierung. In: Krasmann, S./ Volkmer, M. (Hg.): Michel Foucaults »Geschichte der Gouvernementalität« in den Sozialwissenschaften. Internationale Beiträge. Bielefeld, 267–286.

Geuss, R. (2003): Kritik, Aufklärung, Genealogie. In: Honneth, A./ Saar, M. (Hg.): Foucault, M. Zwischenbilanz einer Rezeption. Frankfurt/ M., 145–156.

Günther, G. (2002)[1955]: Das Bewußtsein der Maschinen. Eine Metaphysik der Kybernetik. Baden-Baden.

Günther, G. (1980): Maschine, Seele, Weltgeschichte. In: Ders.: Beiträge zur Grundlegung einer operationsfähigen Dialektik, Bd. III. Hamburg, 211–235.

Habermann, M. (2006): The Nursing Process: developments and issues in Germany. In: Habermann, M./ Uys, L. (Ed.): The Nursing Process: A Global Concept. Edinburgh u.a., 95–105.

Habermann, M./ Uys, L. (Ed.) (2006): The Nursing Process: A Global Concept. Edinburgh u.a.

Habermas, J. (1971): Technik und Wissenschaft als >Ideologie<, 5. Auflage. Frankfurt/ M.

Hagner, M. (2008): Vom Aufstieg und Fall der Kybernetik als Universalwissenschaft. In: Hagner, M./ Hörl, E. (Hg.): Die Transformation des Humanen. Beiträge zur Kulturgeschichte der Kybernetik. Frankfurt/ M., 38–71.

Hagner, M./ Hörl, E. (Hg.) (2008): Die Transformation des Humanen. Beiträge zur Kulturgeschichte der Kybernetik. Frankfurt/ M.

Haraway, D. (1995): Die Neuerfindung der Natur. Primaten, Cyborgs und Frauen. Frankfurt/ M.

Heidegger, M (1988): Die Frage nach der Technik. In: Ders.: Die Technik und die Kehre, 7. Aufl. Pfullingen, 5–36.

Heidegger, M. (1969): Das Ende der Philosophie und die Aufgabe des Denkens. In: Ders.: Zur Sache des Denkens. Tübingen.

Hellige, B./ Stemmer, R. (2005): Klinische Behandlungspfade: Ein Weg zur Integration von standardisierter Behandlungsplanung und Patientenorientierung? In: Pflege, 18 Jg.: 176–186.

Herbeck Belnap, B. (2000): Ist Managed Care eine Lösung für unsere gesundheitspolitischen Probleme? In: psychomed 12/1: 43–52.

Honneth, A. (2007): Pathologien der Vernunft. Geschichte und Gegenwart der Kritischen Theorie. Frankfurt/ M.

Hörl, E./ Hagner, M. (2008): Überlegungen zur kybernetischen Transformation des Humanen. In: Hagner, M./ Hörl, E. (Hg.): Die Transformation des Humanen. Beiträge zur Kulturgeschichte der Kybernetik. Frankfurt/ M., 7–37.

Hülsken-Giesler, M. (2008): Der Zugang zum Anderen. Zur theoretischen Rekonstruktion von Professionalisierungsstrategien pflegerischen Handelns im Spannungsfeld von Mimesis und Maschinenlogik. Osnabrück.

Jaeggi, R. (2009): Was ist eine (gute) Organisation? In: Forst, R./ Hartmann, M./ Jaeggi, R./ Saar, M. (Hg.): Sozialphilosophie und Kritik. Frankfurt/ M., 528–544.

Jaeggi, R./ Wesche, T. (Hg.) (2009): Was ist Kritik? Frankfurt/ M.

Kogge, W. (2008): Technologie des 21. Jahrhunderts. Perspektiven der Technikphilosophie. In: Deutsche Zeitschrift für Philosophie, 56. Jg., H. 6: 935–956.

Kühn, H. (1997): Managed Care. Medizin zwischen kommerzieller Bürokratie und Integrierter Versorgung. Am Beispiel USA. Paper der Arbeitsgruppe Public Health am Wissenschaftszentrum Berlin (WZB). Berlin.

Lamb, G./ Stempel, J. E. (2000): Pflegerisches Case Management aus Patientensicht: die Entwicklung zum Insider-Experten. In: Ewers, M./ Schaeffer, D. (Hg.) (2000): Case Management in Theorie und Praxis. Bern u.a., 161–177.

Manzei, A. (2009): Neue betriebswirtschaftliche Steuerungsformen im Krankenhaus. Wie durch die Digitalisierung der Medizin ökonomische Sachzwänge in der Pflegepraxis entstehen. In: Pflege & Gesellschaft, 14. Jg., H. 1: 38–53.

Manzei, A. (2003): Körper – Technik – Grenzen. Kritische Anthropologie am Beispiel der Transplantationsmedizin. Münster u.a.

Mattke, S. (2007): Evidence for the Efffekt of Disease Management: Is $ 1 Billion a Year a Good Investment? In: The American Journal of Managed Care, 13. Jg.: 670–676.

Müller de Cornejo, G. (2005): Disease-Management-Programme in Deutschland. In: Essers, M., u.a. (Hg.): Jahrbuch für Kritische Medizin, Band 41: Disease-Management-Programme: Behandlung nach Maß?. Hamburg, 20–37.

Oppen, M. (1996): Qualitätsmanagement. Grundverständnisse, Umsetzungsstrategien und ein Erfolgsbericht: die Krankenkassen, 2., unveränderte Aufl. Berlin.

Panfil, E.-M. (2010): Editorial: Forschung zur Selbstpflegedefizit-Theorie von Dorothea Orem in den deutschsprachigen Ländern. In: Pflege, 23. Jg.: 3–4.

Remmers, H. (1997): Kulturelle Determinanten amerikanischer Pflegetheorien und ihre wissenschaftlichen Kontexte. In: Uzarewicz, C./ Piechotta, G. (Hg.): Transkulturelle Pflege. Berlin, 63–97.

Rifkin, J. (2000): Access: Das Verschwinden des Eigentums. Frankfurt/ M.

Ropohl, G. (1996): Ethik und Technikbewertung. Frankfurt/ M.

Saar, M. (2009): Genealogische Kritik. In: Jaeggi, R./ Wesche, T. (Hg.): Was ist Kritik? Frankfurt/ M., 247–265.

Saar, M. (2003): Genealogie und Subjektivität. In: Honneth, A./ Saar, M. (Hg.): Foucault, M.. Zwischenbilanz einer Rezeption. Frankfurt/ M., 157–177.

Sachverständigenrat zur Begutachtung der Entwicklung im Gesundheitswesen (2007): Kooperation und Verantwortung. Voraussetzungen einer zielorientierten Gesunheitsversorgung. URL:http://www.svr-gesundheit.de (Stand 28.02.2009).

Schaeffer, D./ Kuhlmey, A. (2008): Pflegestützpunkte – Impulse zur Weiterentwicklung der Pflege. In: Zeitschrift für Gerontologie und Geriatrie, 41: 81–85.

Schelsky, H. (1965) [1961]: Der Mensch in der wissenschaftlichen Zivilisation. In: Ders.: Auf der Suche nach der Wirklichkeit. Gesammelte Aufsätze. Düsseldorf, 439–480.

Scherer, A. G. (2006): Kritik der Organisation oder Organisation der Kritik? – Wissenschaftstheoretische Bemerkungen zum kritischen Umgang mit Organisationstheorien. In: Kieser, A./ Ebers, M. (Hg.): Organisationstheorien, 6. Aufl. . Stuttgart, 19–61.

Schmidt-Semisch, H. (2000): Selber schuld. Skizzen versicherungsmathematischer Gerechtigkeit. In: Bröckling, U./ Krasmann, S./ Lemke, T. (Hg.): Gouvernementalität der Gegenwart. Studien zur Ökonomisierung des Sozialen. Frankfurt/ M., 168–193.

Schrems, B. (2003): Der Prozess des Diagnostizierens in der Pflege. Wien

Schroeter, K. R. (2004): Der pflegerische Blick. »The Nursing Gaze – Big Sister is Watching You«. In: Blüher, . S./ Stosberg, M. (Hg.): Neue Vergesellschaftungsformen des Alter(n)s. Wiesbaden, 139–166.

Simon, M. (2007): Das deutsche DRG-Fallpauschalensystem: Kritische Anmerkungen zu Begründungen und Zielen. In: Jahrbuch für Kritische Medizin, Band 44: Geld als Steuerungsmedium im Gesundheitswesen. Herausgegeben von Essers, M. u. a., Hamburg, 41–63.

Stachowiak, H. (1992): Kybernetik. In: Seiffert, H./ Radnitzky, G. (Hg.): Handlexikon zur Wissenschaftstheorie. München, 182–186.

Stollberg, G. (2008): Kunden der Medizin? Der Mythos vom mündigen Patienten. In: Saake, I./ Vogd, W. (Hg.): Moderne Mythen der Medizin. Studien zur organisierten Krankenbehandlung. Wiesbaden, 345–362.

Tiqqun (2007): Kybernetik und Revolte. Zürich, Berlin.

Uexküll, T./ Wesiak, W. (1998): Theorie der Humanmedizin. Grundlagen ärztlichen Denkens und Handelns, 3. Aufl. München u.a.

Autorenhinweise

Gernot Böhme, Dr. phil., zuletzt Professor für Philosophie an der TU Darmstadt, 1997–2001 Sprecher des Graduiertenkollegs Technisierung und Gesellschaft. Seit 2005 Direktor des Instituts für Praxis der Philosophie e.V., IPPh; www.ipph-darmstadt.de
Arbeitsschwerpunkte: Klassische Philosophie und Ethik, Ästhetik als Aisthetik, Anthropologie und Leibphilosophie, Technik-, Wissenschafts- und Zeitphilosophie.
Aktuelle Veröffentlichungen: Zus. mit W. R. LaFleur und S. Shimazono (Hrsg.): Fragwürdige Medizin. Unmoralische Forschung in Deutschland, Japan und den USA im 20. Jahrhundert, Frankfurt/M. 2008. – Invasive Technisierung. Technikphilosophie und Technikkritik. Kusterdingen 2008. – Ethik leiblicher Existenz. Frankfurt/M. 2008.

Farideh Akashe Böhme (1951–2008), Dr. phil. Sie war als freie Autorin tätig.
Arbeitsschwerpunkte: Fremdheitserfahrungen von Frauen, insbesondere Migrantinnen. Iranische Zeitgeschichte und Politik. Gender und Islam.
Wichtigste Veröffentlichungen: Sexualität und Körperpraxis im Islam. Frankfurt/M.: Bandes & Apsel 2006. – In geteilten Welten. Fremdheitserfahrungen zwischen Migration und Partizipation. Frankfurt/M: Brandes & Apsel 2000. – Die Burg von Chah Barrdi. Von Persien nach Deutschland – Die Geschichte einer Jugend. Frankfurt/ M.: Brandes und Apsel 2000.

Jutta Busch M.A., Erziehungswissenschaftlerin, Fachkrankenschwester für Intensiv- und Anästhesiepflege, 1997–2005, 2007–2009 wissenschaftliche Mitarbeiterin im Fachgebiet Pflegewissenschaft an der Universität Osnabrück; Lehrbeauftragte der Universität Osnabrück in den Fachgebieten Berufs- und Wirtschaftspädagogik und Pflegewissenschaft, Mitarbeiterin im Bildungszentrum des Universitätsklinikums Schleswig-Holstein.
Projekte: 2007–2008 »Virtuelle Modelle zur Unterstützung spezifischer Master Programme im Gesundheitswesen (VIMM healthcare)«, 2008–2009 »Optimierung der Palliativversorgung in der Region Osnabrück« im Fachgebiet Pflegewissenschaft an der Universität Osnabrück.

Veröffentlichung: Medienvielfalt zur Vermittlung von komplexen Sachverhalten in Masterprogrammen des Gesundheitswesens (gem. m. Hübner, U., Remmers, H., Stier, B., Hotze, E., Berger, H., Goossen, W., Holtgräwe, M., Egbert, N., Joachimsen, J., Henze, E., Fichten, W. & Winkel, J.). In: Appelrath, J. & Schulze, L. (Hrsg.): Exzellentes E-Learning – Materialien, Didaktik und Erfolgskriterien des E-Learning-Einsatzes an niedersächsischen Hochschulen. Waxmann-Verlag: Münster, 2009, S. 91–101.

Dietrich v. Engelhardt, Prof. Dr. phil. med. habil., Medizin- und Wissenschaftshistoriker, Medizinethiker, Komm. Direktor des Instituts für Geschichte und Ethik der Medizin der TU München.

Arbeitsschwerpunkte: Medizin- und Wissenschaftshistoriographie, deutsch-russische und deutsch-italienische Wissenschaftsbeziehungen, Naturwissenschaften und Medizin in Idealismus und Romantik, Geschichte der Medizinischen Ethik, Medizin in der Literatur der Neuzeit, Umgang des Kranken mit der Krankheit (Coping).

Veröffentlichungen: Medizin in der Literatur der Neuzeit, 2 Bde., Pressler Verlag, Hürtgenwald 1991/2000. – Krankheit, Schmerz und Lebenskunst, Beck Verlag, München 1999. – Karl Jaspers im Schnittpunkt von Zeitgeschichte, Psychopathologie, Literatur und Film (hrsg. mit H.-J. Gerigk), Mattes Verlag, Heidelberg 2009.

Carolin Finkemeyer, Master of Education in Musik und Geschichte. Seit dem 1.08.2010 als Referendarin am Ernst-Moritz-Arndt Gymnasium in Osnabrück.

Heiner Friesacher, Pflegewissenschaftler und. Dipl. Berufspädagoge, Dr. phil, Freier Dozent, Autor, Herausgeber. Lehrbeauftragter an verschiedenen Universitäten und Fachhochschulen, Gast- bzw. Vertretungsprofessur für Pflegewissenschaft an der Alice- Salomon Hochschule Berlin und der Universität Bremen von 2006–2009. Leiter der Abteilung Professions- und Qualitätsentwicklung beim Ambulanten Hauspflegeverbund Achim (zusammen mit A. Rux-Haase).

Arbeitsschwerpunkte: Wissenschaftstheorie und theoretische Grundlagen pflegerischen Handelns, Ethik und Sozialphilosophie, Macht und Technik, Professions- und Qualitätsentwicklung.

Aktuelle Veröffentlichungen: Nutzerorientierung – Zur normativen Umcodierung des Patienten. In: Schmidt-Semisch, H., Paul, B. (Hg.): Risiko Gesundheit. Zu den Risiken und Nebenwirkungen der Gesundheitsgesellschaft. VS-Verlag, Wiesbaden. 2010 – Pflege und Technik – konventionelle oder IT-gestützte Pflegedokumentation – spiegelt die Praxis den theoretischen Diskurs wider? Eine empirische Studie aus dem Bereich der stationären Altenpflege (gem. m. M. Albrecht, K. Wolf-Ostermann). In: Pflegewissenschaft, H. 1. Online im Internet: http:/www.printernet.info/detail.asp?=983. – Friesacher, Heiner (2009): Pflegerisches Handeln. In: Ertl-Schmuck, Roswitha, Franziska Fichtmüller: Pflegedidaktik als Disziplin. Eine systematische Einführung. Weinheim und München, 2009, S. 69–74.

Hardinghaus, Winfried, Prof. Dr. med., Chefarzt für Innere Medizin, Palliativmediziner, Ärztlicher Direktor Niels-Stensen-Kliniken Osnabrück, Leiter der Niedersächsischen Koordinierungsstelle für Hospizarbeit und Palliativversorgung, Vizepräsident Certkom e.V. – Gesellschaft für qualifizierte Schmerztherapie, Vizepräsident MEDICA – Deutsche Gesellschaft für interdisziplinäre Medizin e.V., Universität Osnabrück – Humanwissenschaften/ Palliativmedizin.

Aktuelle Veröffentlichungen: Qualität der Schmerztherapie in deutschen Krankenhäusern, D. Ärzteblatt, 107, 30, 607–613,2010. – SAPV in Niedersachsen, Z. Angewandte Schmerztherapie und Palliativmedizin, 1–10, 2010. – SAPV – Vertrag liegt bereit, Niedersächs. Ärzteblatt 10/2010. – Garantiert schmerzfrei?, Klinikarzt 37 (11), 2008, S. 517. – Fibromyalgiesyndrom, Z. »Schmerz«, 12, 2008, Bd. 22, S. 682.

Martina Holtgräwe, Diplom-Psychologin, Dr. phil.

Arbeitsschwerpunkte: Psychoonkologie, onkologische Pflegeforschung.

Aktuelle Veröffentlichungen: Posttraumatisches Wachstum, Krankheitsverarbeitung und Lebensqualität von Frauen mit Brustkrebs im perioperativen Verlauf (2010). Hamburg: Verlag Dr. Kovač. – Stresses and Strains and the Needs of Breast Cancer Patients in the Phase of Surgical Primary Therapy. In: European Journal of Oncology Nursing 14, pp. 11–16 (gem. mit Chr. Pinkert & H. Remmers). – Coping bei Frauen mit Brustkrebs im perioperativen Bereich – Selbst- und Fremdeinschätzung (2008). In: Pflege 21 (2), S. 95–103 (gem. mit Chr. Pinkert & H. Remmers).

Manfred Hülsken-Giesler, Pflegewissenschaftler und Diplom Berufspädagoge, Dr. phil., Habilitand und Wissenschaftlicher Mitarbeiter im Fachgebiet Pflegewissenschaft, Fachbereich Humanwissenschaften der Universität Osnabrück. Sprecher der Sektion »Entwicklung und Folgen von Technik und Informatik in der Pflege« in der Deutschen Gesellschaft für Pflegewissenschaft (DGP).

Arbeitsschwerpunkte: Pflege und Technik; Intersubjektivität in der Pflege: Sprachliche, körperliche und leibliche Expressionen als Bezugspunkte pflegerischen Handelns; Hochschulische Bildung in Gesundheit und Pflege.

Aktuelle Veröffentlichungen: E-Health Technologies in Home Care Nursing: Recent Survey Results and Subsequent Ethical Issues (gem. m. H. Remmers). In: Ziefle, M./Röcker, C. (Eds): Human-Centered Design of E-Health Technologies. Concepts, Methods and Applications. Hersehy, P.A. IGI Global, 2011 – Technikkompetenzen in der Pflege – Anforderungen im Kontext der Etablierung Neuer Technologien in der Gesundheitsversorgung. In: Pflege & Gesellschaft 15(4), 2010, S. 330–352. – Der Zugang zum Anderen. Zur theoretischen Rekonstruktion von Professionalisierungsstrategien pflegerischen Handelns im Spannungsfeld von Mimesis und Maschinenlogik. Schriftenreihe Pflegewissenschaft und Pflegebildung, Band 3, hrsg. v. H. Remmers. Göttingen: Vandenhoeck und Ruprecht, unipress, 2008.

Susanne Kreutzer, Historikerin und Pflegewissenschaftlerin, Dr. phil., Wissenschaftliche Mitarbeiterin im Fachgebiet Pflegewissenschaft, Fachbereich Humanwissenschaften der Universität Osnabrück.
Arbeitsschwerpunkte: Historische Pflegeforschung, Professionalisierung der Pflege im internationalen Vergleich, Biographieforschung, Geschlechterforschung, Historische Anthropologie.
Veröffentlichungen: Transformationen pflegerischen Handelns. Institutionelle Kontexte und soziale Praxis vom 19. bis 21. Jahrhundert. Göttingen: Vandenhoek & Ruprecht unipress 2010 (Hg.). – Vom »Liebesdienst« zum modernen Frauenberuf. Die Reform der Krankenpflege nach 1945. Frankfurt a. M., New York: Campus Verlag 2005. – Seelsorgerin »im Kleinen«. Krankenseelsorge durch Diakonissen im 19. und 20. Jahrhundert. In: Zeitschrift für medizinische Ethik, Jg. 56 (2010), H. 1, S. 45–56 (gem. m. Karen Nolte).

Andreas Kruse, Dipl.-Psych., Dr. phil., Dr. h. c., Professor, Direktor des Instituts für Gerontologie an der Ruprecht-Karls Universität Heidelberg und Dekan der Fakultät für Verhaltens- und Empirische Kulturwissenschaften. Vorstandsmitglied des Interdisziplinären Forums für Biomedizin und Kulturwissenschaften (IFBK). Vorsitzender mehrerer Altenberichtskommissionen der Bundesregierung.
Arbeitsschwerpunkte: Kompetenz im Alter, Rehabilitationsforschung, Palliativmedizin und Palliativpflege, Ethik sowie politische Dimension des Alterns.
Aktuelle Veröffentlichungen: Menschenwürde am Lebensende (gem. m. Th. Fuchs und G. Schwarzkopf). Heidelberg: Universitätsverlag Winter, 2010. — (Hrsg.): Leben im Alter. Eigen- und Mitverantwortlichkeit in Gesellschaft, Kultur und Politik. Festschrift zum 80. Geburtstag von Prof. Dr. Dres. h.c. Ursula Lehr. Heidelberg: Akademische Verlagsgesellschaft. 2010. – (Hrsg.): Le-

bensqualität bei Demenz? Zum gesellschaftlichen Umgang mit einer Grenzsituation im Alter. Heidelberg: Akademische Verlagsgesellschaft, 2010.

Bärbel Küpers, Diplompsychologin, ehemals wiss. Mitarbeiterin der Poliklinischen Psychotherapieambulanz, Psychologische Psychotherapeutin i. A. Weiterbildungsstudiengänge Psychotherapie der Universität Osnabrück.

Martina Ludwig, Dipl. Psych., wiss. Mitarbeiterin im Fachbereich Humanwissenschaften der Universität Osnabrück, Institut für Psychologie, Fachgebiet Pädagogische Psychologie. Arbeitsschwerpunkte: Stress- und Copingforschung.

Reinhold Mokrosch, Evangelischer Theologe, Dr. phil und Dr. theol. habil., Professor em. für Ev. Theologie: Praktische Theologie/Religionspädagogik am Institut für Ev. Theologie der Universität Osnabrück, Vorstand der Forschungsstelle »Wertebildung«.
Arbeitsschwerpunkte: Religionspädagogik und Religionsdidaktik; Wertebildung bes. im Kontext von Schule; Kirchengeschichte des 16. und 20. Jahrhunderts; Bonhoeffer- und Tillich-Forschung; Theologische Ethik; Interreligiöse Theologie.
Aktuelle Veröffentlichungen: Werte, Bildung, Erfahrung. Wie entstehen Werte im Individuum? In: Hermann T. Krobath (Hrsg.): Werte in der Begegnung. Wien 2011, S. 5–36. – Dietrich Bonhoeffers Ethik in Indien, in: Festschrift für Christian Gremmels, hrsg. von Christiane Tietz, Gütersloher Verlagshaus 2011, S. 124–140. – Dietrich Bonhoeffers Gedichte – Haben sie das öffentliche Friedensbewusstsein beeinflusst? In: E.M. Remarque Jahrbuch 2011, hrsg. von Thomas Schneider, Göttingen: Vandenhoek & Ruprecht, S. 1–16.

Bernhard Müßgens, Dr. phil., Professor für Schulische Musikpädagogik im Fachgebiet Musik/Musikwissenschaft der Universität Osnabrück.
Arbeitsschwerpunkte: Musikunterricht an Grundschulen, musikalische Lern- und Entwicklungspsychologie, Musik- und Tanz in der Lern- und Entwicklungsdiagnostik des Grundschulalters.
Aktuelle Veröffentlichungen: Tanz an Schulen in Niedersachsen – Schritte (zurück) in die Zukunft? In: H. Kinzler (Hrsg.): Musik – Geschichte(n) – Erzählen. Freundesgabe für Hans-Christian Schmidt-Banse zur Emeritierung. Universität Osnabrück. epOs-Verlag Osnabrück: 2009, S. 209–224. – Soziale und emotionale Förderung durch Musik und Tanz an Schulen. In: Individuelle Förderung multipler Begabungen. Beiträge zum 3. Münsteraner Bildungskongress des Internationalen Centrums für Begabungsforschung an der Universität

Münster vom 9. bis zum 12. September 2009, Münster. Lit-Verlag 2011 (im Druck).

Christiane Pinkert, Pflegewissenschaftlerin, MScN, wissenschaftliche Mitarbeiterin im Deutschen Zentrum für Neurodegenerative Erkrankungen (DZNE), Standort Witten.

Arbeitsschwerpunkte: Onkologische Pflegeforschung, Palliative Care, Qualitative Sozialforschung, Versorgungsforschung Demenz.

Veröffentlichungen: Stress and nursing care needs of women with breast cancer during primary treatment: A qualitative study. In: European Journal of Oncology Nursing, 14 (1), pp. 11–16 (gem. m. H. Remmers und M. Holtgräwe) – Coping bei Frauen mit Brustkrebs im perioperativen Bereich – Selbst- und Fremdeinschätzung, Pflege 21(2), S. 95–103 (gem. m. M. Holtgräwe und H. Remmers) – Qualitative Untersuchung zu Belastungen von Brustkrebspatientinnen in stationärer Ersttherapie, Pflegezeitschrift 61 (5), S. 274–277 (gem. m. M. Holtgräwe und H. Remmers).

Hartmut Remmers, Pflegewissenschaftler, M.A., Dr. phil., Professor im Fachbereich Humanwissenschaften der Universität Osnabrück, Fachgruppe Gesundheitswissenschaften.

Arbeitsschwerpunkte: Ethik im Gesundheitswesen, Wissenschaftstheorie, theoretische Grundlagen pflegerischen Handelns, Qualifikations- und klinische Pflegeforschung, onkologische und Palliativpflege.

Aktuelle Veröffentlichungen: (Hrsg. gem. m. H. Kohlen): Bioethics, Care and Gender – Herausforderungen für Medizin, Pflege und Politik. Bd. 4 der Schriftenreihe: *Pflegewissenschaft und Pflegebildung.* Göttingen: V & R unipress, Universitätsverlag Osnabrück, 2010. – Altersbilder in Medizin und Pflege (gem. m. U. Walter). In: Kruse, A. (Hrsg.): Leben im Alter. Eigen- und Mitverantwortlichkeit in Gesellschaft, Kultur und Politik. Festschrift zum 80. Geburtstag von Prof. Dr. Dres. h.c. Ursula Lehr. Akademische Verlagsgesellschaft: Heidelberg, 2010, S. 103–115. – Transformationen pflegerischen Handelns. Entwurf einer theoretischen Erklärungsskizze. In: Kreutzer, S. (Hrsg.): Transformation pflegerischen Handelns. Institutionelle Kontexte und soziale Praxis vom 19. bis 21. Jahrhundert. Bd. 5 der Schriftenreihe: Pflegewissenschaft und Pflegebildung. Göttingen: V & R unipress, Universitätsverlag Osnabrück, 2010, S. 33–64.

Josef Rogner, Dipl.Psych., Dr.rer.nat. habil., Apl. Professor im Fachbereich Humanwissenschaften der Universität Osnabrück, Institut für Psychologie, Fachgebiet Forschungsmethodik, Diagnostik und Evaluation.

Arbeitsschwerpunkte: Gesundheitspsychologie, Evaluation.

Aktuelle Veröffentlichungen: Die Beoachtungsskala »Therapierelevanter interpersoneller Verhaltensweisen« (TRIB) in der Auswahl von Teilnehmern der Psychotherapieausbildung (gem. m. Eversmann, J., Schöttke, H. & Wiedl, K.H.). In: *Zeitschrift für klinische Psychologie und Psychotherapie, 2011, 40,* S. 11–21. – Entwicklung und psychometrische Kennwerte des Fragebogens zur Evaluation von Psychotherapieverläufen (FEP) (gem. m. Lutz, W., Schürch, E., Stulz, N., Böhnke, J.R., Schöttke, H. & Wiedl, K.H.). In: *Diagnostica, 2009, 55,* S. 106–116. – Psychosoziale Auswirkungen von Magenrestriktionen zur Behandlung extremen Übergewichtes: Ergebnisse einer Zwei-Jahres-Katamnese. (gem. m. Reiffen, I., Bröhl, F. & Wirth, A.). In: *Verhaltenstherapie und Verhaltensmedizin, 2004, 25,* S. 179–196.

Henning Schöttke, Diplompsychologe, Dr. rer.nat.habil., außerplanmäßiger Professor im Fachbereich Humanwissenschaften der Universität Osnabrück, Institut für Psychologie, Klinische Psychologie und Psychotherapie, Leiter der Poliklinischen Psychotherapieambulanzen der Universität Osnabrück, Psychologischer Psychotherapeut mit Schwerpunkt Verhaltenstherapie, Supervisor.

Arbeitsschwerpunkte: Klinische Neuropsychologie, Pathopsychologie und Psychotherapie der Schizophrenie und der Persönlichkeitsstörungen, Psychotherapieforschung, Verhaltenstherapie-Ausbildung und Versorgung, Aus- und Weiterbildung in Psychotherapie, Affektregulation bei Essstörungen.

Aktuelle Veröffentlichungen: Verhaltenstherapeutische Standardverfahren: Operante Methoden, Training sozialer Kompetenz und Selbstsicherheit, Stressbewältigungs- und Problemlösetraining. In: W. Lutz (Hrsg.): *Lehrbuch der Psychotherapie.* Bern: Huber Verlag, 2010. – Entwicklung eines Screening-Verfahrens zur Diagnostik von Persönlichkeitsstörungen: Das Persönlichkeitsstörungs-Screening – Kurzform (PSS-K). (gem. m. Lange, J., Imholz, M. & Wiedl, K. H.) eingereicht *Verhaltenstherapie* – The impact of basic relational skills of student therapists on their training and treatment success in cognitive behavioral therapy. (gem. m. Eversmann, J.), subm. *Psychotherapy Research.*

Manuel Waldorf, Dr. rer. nat., Dipl.-Psych., wissenschaftlicher Mitarbeiter des Instituts für Psychologie der Universität Osnabrück (Klinische Psychologie und Psychotherapie).

Arbeitsschwerpunkte: Gesundheitspsychologie; Krankheitsrepräsentationen bei Schizophrenie; Bewältigung und Lebensqualität bei chronischen Erkrankungen; Dynamische Testdiagnostik und Veränderungsmessung.

Aktuelle Veröffentlichungen: On the concordance of three Reliable Change Indices: An analysis applying the Dynamic Wisconsin Card Sorting Test. (gem. m. Wiedl, K. H. & Schöttke, H.). In: Journal of Cognitive Education and Psychology, 8(1), 2009, S. 63–80.

Karl H. Wiedl, Dr. phil., Dipl.-Psych., Psychologischer Psychotherapeut, Professor am Fachbereich Humanwissenschaften, Institut für Psychologie (Klinische Psychologie und Psychotherapie).

Arbeitsschwerpunkte: Bewältigungsorientierte Therapie und gesundheitspsychologisch fundierte Interventionen bei Schizophrenie; Dynamische Testdiagnostik und Veränderungsmessung.

Aktuelle Veröffentlichungen: Bewältigungs- und gesundheitsorientierte Therapie (gem. m. Kauffeldt, S.). In: M. Linden & W. Weig (Hrsg.): Salutotherapie in Prävention und Rehabilitation. Köln: Deutscher Ärzte-Verlag, 2009, S. 225–240. – Manual zur bewältigungsorientierten Therapie und Gesundheitsförderung (gem. m. Kauffeldt, S. & Krüger, J., Rauh, D. A. & Rieger, A.). in Vorb. Osnabrück: Universität, Institut für Psychologie.

Susanne Windhagen, Dr.med., Fachärztin für Neurologie, Leiterin der Multiple-Sklerose- Sprechstunde am Klinikum Osnabrück

Arbeitsschwerpunkt: Multiple Sklerose.

Pflegewissenschaft und Pflegebildung

Bereits erschienen:

Band 2
Heiner Friesacher
Theorie und Praxis pflegerischen Handelns
Begründung und Entwurf einer kritischen Theorie der Pflegewissenschaft
2008. 456 Seiten, gebunden
ISBN 978-3-89971-403-6

Band 3
Manfred Hülsken-Giesler
Der Zugang zum Anderen
Zur theoretischen Rekonstruktion von Professionalisierungsstrategien pflegerischen Handelns im Spannungsfeld von Mimesis und Maschinenlogik
2008. 495 Seiten, gebunden
ISBN 978-3-89971-373-2

Band 4
Hartmut Remmers /
Helen Kohlen (Hg.)
Bioethics, Care and Gender
Herausforderungen für Medizin, Pflege und Politik
2010. 265 Seiten, gebunden
ISBN 978-3-89971-546-0

Band 5
Susanne Kreutzer (Hg.)
Transformationen pflegerischen Handelns
Institutionelle Kontexte und soziale Praxis vom 19. bis 21. Jahrhundert
2010. 234 Seiten, gebunden
ISBN 978-3-89971-784-6

Band 6
Frauke Lanius
Menschenwürde und pflegerische Verantwortung
Zum ethischen Eigengewicht pflegebedürftiger Menschen im Spannungsfeld von moralischem Standpunkt und moralischem Status
2010. 370 Seiten, gebunden
ISBN 978-3-89971-634-4

Im Juli 2011 erscheint:

Band 7
Ulrike Böhnke
Dem Leibkörper auf der Spur
Theoretischer Begründungsrahmen professioneller reflexiver Könnerschaft im Berufsfeld Pflege
ca. 308 Seiten, gebunden
ISBN 978-3-89971-654-2

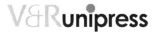

Leseproben und weitere Informationen unter: www.vr-unipress.de
Email: info@vr-unipress.de | Tel.: +49 (0)551 / 50 84-301 | Fax: +49 (0)551 / 50 84-333